Anamnese und Befund

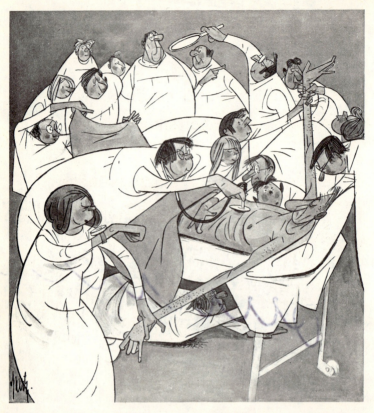

Die »systematische« ärztliche Untersuchung (mit freundlicher Genehmigung des Grafikers Josef Partykiewicz und des Deutschen Ärzteblattes)

Jürgen Dahmer

Anamnese und Befund

Die systematische ärztliche Untersuchung

Mit 653 Fragen zur Selbstkontrolle
und einem Schlüssel zum Gegenstandskatalog

5., überarbeitete und erweiterte Auflage

254 Abbildungen, 78 Schemata und Tabellen

1984
Georg Thieme Verlag Stuttgart · New York

DAHMER, JÜRGEN, Prof. Dr. med. Dipl.-Psych. Dr. rer. nat.
Didaktik der Medizin
Medizinische Hochschule Hannover

Für dieses Buch wurde Material aus einer früheren Veröffentlichung, J. Dahmer:
»Die ärztliche Untersuchung«, Urban & Schwarzenberg, München, verwendet.

Neuzeichnungen
von Peter v. Aspern

CIP-Kurztitelaufnahme der Deutschen Bibliothek

Dahmer, Jürgen:
Anamnese und Befund : d. systemat. ärztl. Unters. ; mit
653 Fragen zur Selbstkontrolle u. e. Schlüssel zum
Gegenstandskatalog / Jürgen Dahmer. – 5., überarb. u.
erw. Aufl. – Stuttgart ; New York : Thieme, 1984.

Wichtiger Hinweis: Medizin als Wissenschaft ist ständig im Fluß. Forschung und klinische Erfahrung erweitern unsere Kenntnisse, insbesondere was Behandlung und medikamentöse Therapie anbelangt. Soweit in diesem Werk eine Dosierung oder eine Applikation erwähnt wird, darf der Leser zwar darauf vertrauen, daß Autoren, Herausgeber und Verlag größte Mühe darauf verwandt haben, daß diese Angabe genau dem **Wissensstand bei Fertigstellung des Werkes** entspricht. Dennoch ist jeder Benutzer aufgefordert, die Beipackzettel der verwendeten Präparate zu prüfen, um in eigener Verantwortung festzustellen, ob die dort gegebene Empfehlung für Dosierungen oder die Beachtung von Kontraindikationen gegenüber der Angabe in diesem Buch abweicht. Das gilt nicht nur bei selten verwendeten oder neu auf den Markt gebrachten Präparaten, sondern auch bei denjenigen, die vom Bundesgesundheitsamt (BGA) in ihrer Anwendbarkeit eingeschränkt worden sind.

1. Aufl. 1970
2. Aufl. 1973
3. Aufl. 1978
4. Aufl. 1981
1. japanische Aufl. 1977

Geschützte Warennamen (Warenzeichen) werden *nicht* besonders kenntlich gemacht. Aus dem Fehlen eines solchen Hinweises kann also nicht geschlossen werden, daß es sich um einen freien Warennamen handele.
Alle Rechte, insbesondere das Recht der Vervielfältigung und Verbreitung sowie der Übersetzung, vorbehalten. Kein Teil des Werkes darf in irgendeiner Form (durch Photokopie, Mikrofilm oder ein anderes Verfahren) ohne schriftliche Genehmigung des Verlages reproduziert oder unter Verwendung elektronischer Systeme verarbeitet, vervielfältigt oder verbreitet werden.
© 1970, 1984 Georg Thieme Verlag, Rüdigerstraße 14, D-7000 Stuttgart 30
Printed in Germany
Gesetzt auf VIP S, Druck: Clausen & Bosse, Leck

ISBN 3-13-455805-X   1 2 3 4 5 6

Vorwort

In diesem Taschenbuch findet der **Student** die systematische Patientenuntersuchung, der praktizierende **Arzt** Einzelheiten zu bestimmten Untersuchungstechniken und der **Hochschullehrer** didaktische Vorbereitungshilfen für den Unterricht.

Darüber hinaus soll das Buch dazu beitragen, Anamnese und Befund im größeren Rahmen der problemorientierten Patientenbetreuung und Dokumentation zu sehen.

Für den ersten Arzt, den der Patient aufsucht, bilden das Gespräch mit dem Patienten und die körperliche Untersuchung die Grundlage der Diagnose; Labor, EKG, Röntgenuntersuchung usw. spielen eine sekundäre Rolle. Auch in der differenzierteren Krankenhausmedizin werden Entscheidungen über weitere diagnostische Maßnahmen vom Ergebnis der allgemeinen Untersuchung abhängig gemacht. Sie ist die **Voraussetzung für die Diagnose** und damit für eine zweckmäßige Therapie. Sie ist aber auch Hilfsmittel bei der Beurteilung von **Krankheitsverläufen.**

An den genannten Zwecken orientiert sich der jeweilige Umfang der Untersuchung. Er hängt damit sowohl vom einzelnen Krankheitsfall als auch von der Fragestellung ab. Entscheidungen über sinnvolle Abkürzungen, sogenannte gezielte oder problemorientierte Untersuchungen, die sich an der Zuordnung einzelner Beschwerden und Befunde zu vermuteten Diagnosen ausrichten, setzen ein umfangreiches klinisches Wissen voraus, das dem Studenten im Untersuchungskurs noch fehlt. Für ihn ist die ausführliche, systematische Untersuchung die unumgängliche Vorbedingung dafür, auch **ohne »jahrelange klinische Erfahrung«** mit einer sorgfältigen Untersuchungstechnik Voraussetzungen für Diagnosen zu schaffen, mit denen man praktisch arbeiten kann.

Für die Ausbildung kommt es darauf an, eine Methode darzustellen, nach der die ärztliche Allgemeinuntersuchung als überschaubares System gelehrt werden kann. Der traditionelle nosologische Zugang, anhand bestimmter Symptome einzelner Krankheiten die entsprechenden Untersuchungsverfahren zu lehren, sollte zugunsten eines allgemeingültigen Untersuchungssystems aufgegeben werden. Es richtet sich (phänomenologisch) unabhängig von bestimmten vermuteten Krankheiten auf das möglichst vollständige Erfassen des Patienten.

Damit steht für das Studium nicht mehr die enzyklopädische Wissensanreicherung über einzelne Krankheiten und die Symptome, die man bei ihnen findet, im Vordergrund, sondern ein Verfahren, mit dem man Symptome »aller« Krankheiten systematisch suchen und finden kann. An die Stelle des Auswendiglernens tritt eine Methode, ein Werkzeug, mit dem der Student auch schon in der ersten Phase seiner klinischen Ausbildung ärztliche Probleme lösen kann. Deshalb werden wir auf Krankheiten nur in Form von Beispielen zur Veranschaulichung des Untersuchungsganges eingehen und ausführlich den Denkweg schildern, der von Symptomen zu Diagnosen und zur Therapie führt. Eine erweiternde Anpassung dieser Aussage an die problemorientierte Patientenbetreuung und Dokumentation finden Sie auf Seite 414, eine Zuordnung im Buch genannter Symptome zu häufigen Diagnosen auf S. 467.

Der Zuspruch, den die dargestellte Systematik in den ersten Auflagen des Taschenbuches bei Studenten und anderen Autoren gefunden hat, und die

Tatsache, daß auch die Gegenstandskataloge von einer Untersuchungslehre abrücken, die sich an einzelnen Krankheiten orientiert, rechtfertigen das Beibehalten des bisherigen methodischen Zugangs.

Außer der Antwort auf unsere beiden Grundfragen: »**Was** untersucht man?« und »**Wie** untersucht man?« finden Sie am Ende der einzelnen Abschnitte **Aufgaben**, mit denen Sie die wichtigsten Inhalte zusammenfassend wiederholen und selbst prüfen können, ob Sie die Lernziele – soweit sie den kognitiven Anteil der ärztlichen Untersuchung betreffen – erreicht haben. Es ist zweckmäßig, konsequent jede Aufgabe schriftlich zu lösen, bevor Sie Ihre Arbeit mit den praktischen Übungen am Patienten fortsetzen. Es wird Ihnen den Zugang zur Klinik erleichtern, wenn Sie Krankheitsbilder oder andere klinische Begriffe, die Ihnen noch fremd sind, deren Erläuterung aber den Rahmen einer Untersuchungslehre sprengen würde, in Wörter- oder Lehrbüchern nachschlagen.

Ich möchte an dieser Stelle besonders meinen klinischen Lehrern für die Erfahrungen danken, die ich bei ihnen sammeln konnte. Für die Beratung und Kritik, die der Erweiterung des Taschenbuches zustatten kamen, danke ich allen Hochschullehrern, die zu Text- und Drehbuchentwürfen Stellung genommen haben, besonders Frau S. POSER und den Herren J. BRODEHL, D. DAUSCH, R. HEYER, K. HOFFMANN, H.-J. SCHULTZ-COULON, G. RITTER und J. WENNER. Den Herren F. GROSS, R. HAECKEL, G. KLOSTERMANN, P. KOLLE, P. LICHTLEN, H. SCHLIACK, F.-W. SCHMIDT und J. SCHNEIDER gilt mein Dank für die Durchsicht einzelner Kapitel, Herrn E. SCHENCK für seine kritische Stellungnahme zum neurologischen Teil, für ihre Beteiligung an der Erweiterung des Kapitels über die gynäkologisch-geburtshilfliche Untersuchung den Herren H. SCHMIDT-MATTHIESEN, H. W. VASTERLING und W. VÖLKER, Herrn P. WAGENER für seine Mitarbeit an der Symptomenliste und meiner Frau für ihre geduldige Mitarbeit.

Hannover, im Frühjahr 1984   JÜRGEN DAHMER

Inhaltsverzeichnis

Vorwort V

1.0	**Ärztliche Diagnostik – Allgemeines**	1
1.1	Lernziele	1
1.2	Der Denkprozeß »Vom Symptom zur Diagnose«	2
1.3	Vorschlag zur Zeiteinteilung für den Kursus der allgemeinen klinischen Untersuchung	7
1.4	Aufgaben für die Selbstkontrolle	12
2.0	**Arzt und Patient – Anamnesetechnik**	13
2.1	Lernziele	13
2.2	Voraussetzungen der Anamneseerhebung	13
2.3	Vier Ziele der Anamnese	17
2.4	Interaktion beim Arzt-Patienten-Gespräch	18
2.5	Fragen und ihre Formulierung	21
2.6	Dokumentation	22
2.7	Standardisierungsverfahren	22
2.8	Aufgaben für die Selbstkontrolle	26
3.0	**Das Erheben der Anamnese**	27
3.1	Lernziele	27
3.2	Name, Alter und Beruf	27
3.3	Hauptbeschwerde	27
3.4	Differenzierung der Beschwerden	30
3.5	Schmerzen und andere Beschwerden	34
3.6	Aufgaben für die Selbstkontrolle	43
4.0	**Begleitbeschwerden, Systemübersicht und bisheriger Krankheitsverlauf, Anamnese im weiteren Sinn**	44
4.1	Lernziele	44
4.2	Begleitbeschwerden und Systemübersicht	44
4.3	Bisheriger Krankheitsverlauf	48
4.4	Eigenanamnese	51
4.5	Gewohnheiten und Medikamente	53
4.6	Gynäkologische Anamnese	53
4.7	Sozioökonomische Anamnese	56
4.8	Psychologische Anamnese	56
4.9	Familienanamnese	60
4.10	Bedeutung der Anamnese für die körperliche Untersuchung ...	60
4.11	Aufgaben für die Selbstkontrolle	62
5.0	**Befund**	65
5.1	Allgemeine Voraussetzungen für die Befunderhebung	65
5.2	Methodik der körperlichen Untersuchung	65
5.3	Die Durchführung der körperlichen Untersuchung	70
6.0	**Der allgemeine Eindruck**	72
6.1	Lernziele	72
6.2	Konstitutionstypen	73

6.3	Allgemeinzustand und Ernährungszustand	74
6.4	Untersuchung der Haut	78
6.5	Die Körperhaltung	87
6.6	Der Bewegungsablauf	88
6.7	Der Gang	88
6.8	Die Mimik	88
6.9	Der Geruch des Patienten	89
6.10	Eigenarten der Sprache	89
6.11	Aufgaben für die Selbstkontrolle	89
7.0	**Die Untersuchung des Kopfes**	93
7.1	Lernziele	93
7.2	Charakteristische Beschwerden am Kopf	93
7.3	Untersuchungsgang am Kopf	94
7.4	Aufgaben für die Selbstkontrolle	96
8.0	**Die Untersuchung der Augen**	98
8.1	Lernziele	98
8.2	Die Umgebung des Auges	98
8.3	Die Augenlider	99
8.4	Das Tränenorgan	99
8.5	Erkrankungen der Konjunktiven	101
8.6	Der Augapfel	103
8.7	Aufgaben für die Selbstkontrolle	124
9.0	**Die Untersuchung von Hals, Nase und Ohren**	126
9.1	Lernziele	126
9.2	Instrumente, Sitzhaltung und Kopfführung	126
9.3	Die Untersuchung der Ohren	128
9.3.5	Aufgaben für die Selbstkontrolle	138
9.4	Die Untersuchung der Nase	139
9.4.5	Aufgaben für die Selbstkontrolle	144
9.5	Die Untersuchung von Mund und Rachen	145
9.5.4	Aufgaben für die Selbstkontrolle	151
9.6	Die Untersuchung des Kehlkopfes	153
9.7	Die Untersuchung des Nasen-Rachen-Raumes (Rhinoscopia posterior)	156
9.8	Die Untersuchung des äußeren Halses	157
9.8.3	Aufgaben für die Selbstkontrolle	161
10.0	**Die Untersuchung des Thorax**	163
10.1	Lernziele	163
10.2	Charakteristische Beschwerden	163
10.3	Die Befunderhebung am Thorax	166
10.4	Qualitäten des Perkussionsschalles	172
10.5	Ablauf der Perkussion	173
10.6	Auskultation des Thorax	175
10.7	Funktionsprüfung der Lungen	179
10.8	Aufgaben für die Selbstkontrolle	183

Inhaltsverzeichnis IX

11.0	**Die Untersuchung des Herzens**	185
11.1	Lernziele	185
11.2	Charakteristische Beschwerden	185
11.3	Ablauf der Untersuchung des Herzens	186
11.4	Herzrhythmus, Herztöne, Herzgeräusche	192
11.5	Auskultation des Herzens	193
11.6	Einfache Funktionsprüfungen	203
11.7	Aufgaben für die Selbstkontrolle	210
12.0	**Kreislauf, Puls und Pulsationen**	213
12.1	Lernziele	213
12.2	Puls und Pulsationen	213
12.3	Pulsqualitäten	215
12.4	Pulsbesonderheiten	215
12.5	Die Auskultation der Gefäße	218
12.6	Der Venenpuls	219
12.7	Kreislauf-Funktionsprüfungen	220
12.8	Aufgaben für die Selbstkontrolle	225
13.0	**Bauch und Bauchorgane I – Untersuchung des Gastrointestinaltraktes**	229
13.1	Lernziele	229
13.2	Charakteristische Beschwerden	229
13.3	Einteilung des Bauchraumes	232
13.4	Inspektion der Bauchoberfläche	234
13.5	Leber, Galle, Milz und Hernien	235
13.6	Perkussion des Bauches, Aszites	246
13.7	Auskultation der Darmgeräusche	247
13.8	Aufgaben für die Selbstkontrolle	247
14.0	**Bauch und Bauchorgane II – Untersuchung der Urogenitalorgane und des Rektums**	251
14.1	Lernziele	251
14.2	Charakteristische Beschwerden	251
14.3	Harn und Harnveränderungen	253
14.4	Untersuchung des Harntraktes	254
14.5	Die Geschlechtsorgane	256
14.6	Die rektale Untersuchung	258
14.7	Proktoskopie	264
14.8	Aufgaben für die Selbstkontrolle	265
15.0	**Wirbelsäule und Extremitäten**	268
15.1	Lernziele	268
15.2	Allgemeine Meßtechnik	268
15.3	Charakteristische Beschwerden	268
15.4	Die Untersuchung der oberen Extremität	269
15.5	Aufgaben für die Selbstkontrolle	280
15.6	Die Untersuchung der unteren Extremität	281
15.7	Die Untersuchung der Wirbelsäule	292
15.8	Aufgaben für die Selbstkontrolle	301

X Inhaltsverzeichnis

16.0 Die Untersuchung des Nervensystems 304
16.1 Lernziele 304
16.2 Routineuntersuchung des Nervensystems 305
16.3 Charakteristische Beschwerden 305
16.4 Reflexe und Reflexstatus 307
16.5 Aufgaben für die Selbstkontrolle 317
16.6 Untersuchung der Motorik – Bewegungsstörungen 317
16.6.8 Aufgaben für die Selbstkontrolle 330
16.7 Koordination der Bewegungen 331
16.7.4 Aufgaben für die Selbstkontrolle 334
16.8 Sensibilität 335
16.8.5 Aufgaben für die Selbstkontrolle 346
16.9 Die Untersuchung der Hirnnerven 347
16.9.1 Aufgaben für die Selbstkontrolle 356
16.10 Hirnleistungsuntersuchungen 357
16.11 Psychologischer Anteil der Untersuchung 362
16.12 Aufgaben für die Selbstkontrolle 367

17.0 Zusammenfassung des Befundes 369

18.0 Zusammenstellung häufiger technisch-diagnostischer Untersuchungen und Normalwerte 371

19.0 Gynäkologisch-geburtshilfliche Untersuchung 377
19.1 Lernziele 377
19.2 Anamnestische Besonderheiten 377
19.3 Der gynäkologische Befund 382
19.4 Die Untersuchung der Mammae 391
19.5 Anamnese in der Schwangerschaft 393
19.6 Befund in der ersten Schwangerschaftshälfte 395
19.7 Befund in der zweiten Schwangerschaftshälfte 396
19.8 Tabelle erhöhter Risiken 398
19.9 Aufgaben für die Selbstkontrolle 399

20.0 Die Untersuchung von Kindern 400
20.1 Lernziele 400
20.2 Besonderheiten bei der Untersuchung von Kindern 400
20.3 Informationen durch die Mutter 401
20.4 Das Kind als Informationsquelle 402
20.5 Der Vater als Informationsquelle 402
20.6 Charakteristische Beschwerden im Kindesalter 402
20.7 Verfahrenshinweise zur Anamneseerhebung 406
20.8 Besondere Inhalte der Anamnese bei Kindern 407
20.9 Das Erheben des Befundes 408
20.10 Aufgaben für die Selbstkontrolle 431

21.0 Untersuchung Bewußtloser und Notfalluntersuchung ... 433

22.0 Problemorientierte Patientenbetreuung – problemorientierte Dokumentation 434
22.1 Datenpool 437
22.2 Problemliste 438
22.3 Aktionsplan (ZIRCE) 444

22.4	Verlaufsdokumentation	448
22.5	Abschlußbericht (Epikrise)	450
23.0	**Lösungsvorschläge zu den Aufgaben für die Selbstkontrolle**	453

Literaturhinweise ... 485

Symptomenliste mit Diagnosebeispielen ... 488

Sachregister ... 511

Schlüssel zum Gegenstandskatalog ... 520

1.0 Ärztliche Diagnostik – Allgemeines

1.1 Lernziele

Im folgenden Abschnitt lernen Sie, wie man
- die der ärztlichen Untersuchung zugrundeliegenden Begriffe definiert und
- auf den Denkprozeß »vom Symptom zur Diagnose« anwendet,
- den Stellenwert der ärztlichen Intuition abschätzt und
- ein einfaches System der ärztlichen Untersuchung in den größeren Rahmen der problemorientierten Patientenbetreuung und Dokumentation einordnet.

Kontrollieren Sie selbst anhand der gestellten Fragen, ob Sie diese Lernziele erreichen. Lösungsvorschläge finden Sie am Ende des Buches.

1.2 Der Denkprozeß »Vom Symptom zur Diagnose«*

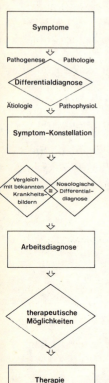

Während der praktischen Ausbildung bereitet das »Stellen von Diagnosen« dem Medizinstudenten oft deshalb Schwierigkeiten, weil von ihm außer der Untersuchungstechnik ein bestimmter Denkprozeß gefordert wird, der von Symptomen zu Diagnosen führt. Diesen Denkprozeß gilt es zunächst darzustellen. Achten Sie im folgenden besonders auf die angebotenen Definitionen.

Am Anfang des Weges zur Diagnose stehen Beschwerden (Anamnese im engeren Sinn) und Befunde. Diese **Krankheitszeichen** (= Symptome) erfassen Sie mit Ihren Sinnen und mit einfachen Hilfsmitteln. Es hängt in erster Linie vom systematischen Vorgehen und von der Sorgfalt ab, die Sie auf die Untersuchung verwenden, ob Ihnen die Informationen, die Sie vom Patienten erhalten, weiterhelfen. Selten bietet Ihnen der Patient mehr als eine Summe von Einzelinformationen, die Sie nach sorgfältigem Abwägen für die Diagnose verwenden können. Differentialdiagnostische Überlegungen anhand der mit den Sinnen erfaßbaren Symptome (Phänomene) nennt man *phänomenologische Differentialdiagnostik,* z.B. läßt Ikterus an Hepatitis, Hämolyse und Cholestase denken.

Sie wägen jetzt das Phänomen Ikterus aufgrund Ihres Wissens um seine unterschiedlichen Erscheinungsformen, seine Entstehungsmechanismen und unter Berücksichtigung der anderen Symptome, die der Patient bietet, ab.

Abwägen heißt hier feststellen, welche Bedeutung die geschilderten Beschwerden und die erhobenen Befunde für das Kranksein des Patienten haben und welcher Zusammenhang zwischen den einzelnen Symptomen besteht. Um also die einzelnen Symptome im Mosaik einer Erkrankung zu begreifen und richtig einzuordnen, d.h.

---

* Der klinische Anfänger möge sich durch Terminologie und kurzgefaßte Definitionen nicht abschrecken lassen. Wir kommen auf dieses Thema im Rahmen der Zusammenfassung des Befundes und bei der problemorientierten Patientenbetreuung und -dokumentation ausführlicher zurück.

Der Denkprozeß »Vom Symptom zur Diagnose«

Diagnosen zu stellen, müssen Sie die individuelle Symptomkonstellation des Patienten mit den bekannten Krankheitsbildern vergleichen.

Diese **Zuordnung** bedeutet Denken an bestimmte Krankheitsmuster. Hierbei spielt die Intuition eine nicht unwesentliche Rolle. Sie kann aber auch nach logischen Regeln (Algorithmen) als Ausschlußverfahren erfolgen, wie sie in der Computertechnik Anwendung finden. In beiden Fällen sind Fehler möglich: Die Intuition hängt weitgehend von subjektiven Faktoren ab, besonders vom Wissensschatz des Arztes und seiner Fähigkeit, dieses Wissen auf den individuellen Fall anzuwenden. Bei der nur logischen Analyse werden unter Umständen während der Untersuchung unterbewußt aufgenommene Informationen vernachlässigt, und damit bleibt viel Unwägbares von dem Erkenntnisprozeß, der zur Diagnose führt, ausgeschlossen.

Mit **Krankheitsbildern** meinen wir die etwa 2000 häufigen Krankheiten, die unabhängig von einem bestimmten Patienten in den Lehrbüchern der einzelnen Fächer beschrieben sind. Krankheiten in diesem Sinne sind Abstraktionen realer Erkrankungen, die mit bestimmten gleichen, mindestens aber ähnlichen Beschwerden und Befunden auftreten. Bei den Krankheitsbildern handelt es sich nicht nur um Symptomsummen, sondern die einzelnen Krankheitszeichen haben einen bestimmten Stellenwert. An einem Krankheitsbild sind also neben den Einzelsymptomen das Wie, das Warum, das Zueinander und schließlich auch das zeitliche Nacheinander der Krankheitszeichen von Bedeutung. Deshalb spricht man auch von der **charakteristischen Symptomkonstellation.** Vergleicht man, um zu einer Diagnose zu kommen, den Krankheitszustand des Patienten insgesamt mit verschiedenen ähnlichen Krankheitsbildern, die in der Krankheitslehre (Nosologie) beschrieben werden, dann spricht man von *nosologischer Differentialdiagnostik;* z. B. unterscheidet sich der Gesamteindruck der Cholestase vom Krankheitsbild einer Appendizitis durch die Lage des Schmerzes (soweit die Leber nicht wesentlich vergrößert ist), durch schon länger bekannte Unverträglichkeit für Fett, durch Ikterus usw. Unterscheiden Sie also gedanklich zwischen dem (immer individuellen) Zustand des Patienten und Krankheitsbildern, wie sie als »Idealformen« in der Krankheitslehre beschrieben sind.

Die Ätiologie (Krankheitsursachen), Pathophysiologie (Funktionsstörungen), Pathogenese (Krankheitsentstehung) und Pathologie (krankheitsbedingte morphologische Veränderungen) machen ein Krankheitsbild über das, »was man davon sieht und hört«, hinaus verständlich. Gemeinsam mit Anatomie, Physiologie, Biochemie usw., also dem naturwissenschaftlichen Hintergrund, gestatten sie es dem Arzt, die Bedeutung der *Symptome differentialdiagnostisch abzuwägen* (symptomatologische Differentialdiagnose).

Insgesamt ähnelt der Denkprozeß, der den Arzt von Symptomen zu Diagnosen fortschreiten läßt, der empirischen Forschung. Der Arzt sammelt Informationen, durchdenkt sie und stellt Hypothesen auf im Sinne von Arbeitsdiagnosen. Dann versucht er, während der Betreuung des Patienten diese Hypothesen immer wieder zu überprüfen und zu ergründen, ob sie sich widerlegen lassen (Popper 1969).

In diesem Zusammenhang muß auf die Gefahr hingewiesen werden, die in dem Versuch liegt, in einem diagnostischen Prokrustesbett unzureichende Befunde zu strecken bzw. zusätzliche Befunde zu ignorieren oder sich mit intuitiven Anhiebsdiagnosen im Sinne einer »Probabilistik« zu begnügen. Besonders gefährlich ist das Fahnden nach »Beweisen« für gestellte Diagnosen.

Häufige Fehlerquellen im diagnostisch-therapeutischen Entscheidungsprozeß sind:
– unterlassene Untersuchungen,
– falsch-positiv oder -negativ bewertete Befunde,
– das Fehlen einer scharfen Trennung zwischen anamnestischen Angaben, Befunden und ihrer Interpretation,
– das Vernachlässigen von Symptomen, die nicht in die eigene diagnostische Hypothese passen,
– Zweitkrankheiten, die das Bild verzerren.

Mancher dieser Fehler kann vermieden werden, wenn man sich entschließt, problemorientiert vorzugehen (s. S. 434ff.). Schon eine gelegentliche Analyse eigener diagnostischer Unzulänglichkeiten gibt Hinweise auf gehäufte Ursachen diagnostischer Fehler nach dem Motto: Wenn man seine Fehler kennt, kann man sie beseitigen.

Fassen wir noch einmal zusammen: Die mit den Sinnen (phänomenologisch) erfaßten Symptome (Beschwerden und Befunde) benutzen Sie für die symptomatologische Differentialdiagnostik, mit der Sie Antwort auf die Frage suchen: Welche diagnostische Bedeutung haben die gefundenen Symptome? Aus der Antwort ergeben sich Vermutungen (Hypothesen), aufgrund derer Sie versuchen, eine Zuordnung des Gesamtzustandes des Patienten zu bekannten Krankheitsbildern zu treffen. Dann vergleichen Sie diese möglichen Krankheitsbilder (Diagnosen) untereinander auf ihre Gültigkeit für den Patienten und kommen schließlich aufgrund dieser nosologischen Differentialdiagnostik (Hypothesenprüfung) zu diagnostischen Entscheidungen, die Sie im Lauf der Behandlung immer wieder überprüfen. Diesen etwas komplizierten Denkablauf nennt man schlicht »Diagnosen stellen«. Sie werden ihn später in der Praxis in vielen Fällen blitzschnell und mit Leichtigkeit vollziehen. Manches diagnostische Problem, das über die Alltagsroutine hinausgeht, läßt sich leichter und besser lösen, wenn Sie den geschilderten Denkablauf – von Symptomen zu Diagnosen – bewußt vollziehen.

Der Denkprozeß »Vom Symptom zur Diagnose«

Voraussetzung dafür ist, daß Sie sich klar darüber werden, wie kompliziert Ihre Alltagslogik im Grunde funktioniert.

Ärztliche Intuition heißt, Krankheiten ohne analytische Denkprozesse zu diagnostizieren. Dabei schafft der Arzt eine unmittelbare eingebungsartige Verbindung zwischen seiner Sicht für die vorliegende Krankheit des Patienten und den ihm bekannten Krankheitsbildern. Intuitive Diagnosen haben nicht selten den Charakter von Erleuchtungen und sind von hohen Evidenzgefühlen begleitet. Die intuitive Zuordnung kann zu Fehldiagnosen führen, wenn das Wissensnetz des Arztes zu weitmaschig oder zu speziell ist oder wenn systematisch analysierende Untersuchungsmethoden, differentialdiagnostisches Abwägen und Abschätzen von Wahrscheinlichkeiten unterbleiben.

Vorentscheidungen, die der Arzt mit seiner Vermutung trifft, bergen dann Gefahren, wenn er sich durch diese Vorentscheidungen (Vorurteile) einengen läßt und nicht mehr sine ira et studio systematisch seine Hypothesen prüft, sondern nur noch nach der Bestätigung einmal vorgefaßter Meinungen sucht.

Kommt zum Beispiel ein 50jähriger Patient mit einer charakteristischen Schuppenflechte an den Augenlidern und Schwächegefühl zum Arzt, so kann intuitiv und am bekleideten Patienten die richtige Diagnose Psoriasis gestellt werden. Lediglich zum »Beweis« seiner Vorentscheidung sucht und findet der Arzt noch Ölflecken im Nagelbett. Er sieht seine Anhiebsdiagnose bestätigt, unterläßt eine unvoreingenommene Untersuchung des Patienten, ordnet auch das Schwächegefühl der Psoriasis zu und übersieht dadurch das jetzt noch operable Frühstadium eines Rektumkarzinoms.

Nur die ausführliche Untersuchung und die sorgfältige Analyse der Befunde sowie das immer wiederholte Überprüfen der Schlußfolgerungen rechtfertigen intuitive Vorentscheidungen, mit deren Hilfe man in erster Linie auf dem Wege des Ausschlusses zu ärztlichen Diagnosen und schließlich zu wissenschaftlichen Leistungen kommen kann.

Es gilt also, nicht nach »Beweisen« für seine Meinung zu suchen, die es nach der Logik empirischer Forschung (Popper) gar nicht geben kann, sondern darum, Hypothesen (Vermutungsdiagnosen, die der Arzt stellt) mit dem Ziel zu prüfen, sie zu **widerlegen.** Das Beherzigen dieses Grundsatzes könnte den Patienten und dem Ansehen der Medizin insgesamt nützen.

Das **System** der ärztlichen Untersuchung ist mit wenigen Worten dargestellt: Nach Zuhören und Befragen führen Sie in den einzelnen Körperregionen immer wieder Inspektion, Palpation, Perkussion, Auskultation und Funktionsprüfung in eben dieser Folge durch. Der programmförmige Untersuchungsablauf und Ihr entschiedener Wille zur Vollständigkeit sind eine gewisse Gewähr dafür, daß Sie nicht wesentliche Symptome übersehen.

Nach der hier geschilderten Allgemeinuntersuchung trifft der Arzt Entscheidungen über technisch-diagnostische Hilfsmittel, mit denen er seine Informationen vervollständigt (Datenpool); er formuliert die Probleme, die er lösen will, stellt Aktionspläne für die Lösung der einzelnen Probleme auf und dokumentiert den Krankheitsverlauf. Das vorliegende Buch bietet dazu Anleitungen und Dokumentationshilfen.

Die Anleitung zur Untersuchung wäre unvollständig ohne einen Hinweis darauf, wie Sie bei der Einzel- und Gruppenarbeit in den Untersuchungskursen und während Ihrer weiteren klinischen Ausbildung vorgehen müssen, um vom bloßen Wissen darüber, wie man einen Patienten untersucht, zum **Können** fortzuschreiten (s. Abschnitt 1.3). Mit Filmen, die den wesentlichen Ablauf der Untersuchung zeigen, und Untersuchungsbögen für die Dokumentation können Sie sich die Arbeit erleichtern. Die Filme können Sie als Video-Bänder bzw. Video-Kassetten, 16 mm oder Super 8, über die medizinische Klinik Ihrer Universität bei der Bayer AG in Leverkusen anfordern. Die Filme können in teilverdunkelten Räumen sowohl im Stations- oder Sprechzimmer als auch in großen Hörsälen gezeigt werden.

1.3 Vorschlag zur Zeiteinteilung
für den Kursus der allgemeinen klinischen Untersuchung*

	Gruppendiskussion mit Dozenten	Filmteil	Praktische Patientenuntersuchung	Selbständige Vorbereitung im Taschenbuch
				entsprechend den Themen der Gruppendiskussion in der 1. Woche
1. Woche	Allgemeines zur ärztlichen Diagnostik, Zweck der Anamnese, Voraussetzungen der Anamneseerhebung, Kommunikationsformen und Standardisierung der Anamnese	Teil 1–7 als Rahmen für den Untersuchungskurs (80')	Übungen zur Führung eines Arzt-Patienten-Gespräches	Teil 1: Differenzierung der Hauptbeschwerde, Systemübersicht und bisherigem Krankheitsverlauf
2. Woche	Diskussion von Inhalten, Aufgaben und offenen Fragen zu den vorbereiteten Themen: Hauptbeschwerde, Begleitbeschwerden, Systemübersicht, Krankheitsverlauf	hierzu Teil 1 der Anamnese	hierzu von 2 Patienten Teil 1 der Anamnese erheben und die Ergebnisse dokumentieren	Teil 2: Eigenanamnese, Gewohnheiten, gynäkologische Anamnese, sozioökonomische Anamnese, psychologische Anamnese und Familienanamnese; Bedeutung der Anamnese für die körperliche Untersuchung

1.3 Vorschlag zur Zeiteinteilung (Fortsetzung)

	Gruppendiskussion mit Dozenten	Filmteil	Praktische Patientenuntersuchung	Selbständige Vorbereitung im Taschenbuch
3. Woche	Patientenvorstellung zu Teil 1 anhand der Dokumentation. Besprechung der vorbereiteten Themen: Eigenanamnese, Gewohnheiten; gynäkologische, sozioökonomische Anamnese, psychologische Anamnese und Familienanamnese; Bedeutung der Anamnese für die körperliche Untersuchung	hierzu Teil 2 der Anamnese	hierzu von 2 Patienten Teil 2 der Anamnese erheben und die Ergebnisse dokumentieren	Teil 3: Befunderhebung, Meßwerte und Konstitutionstypen, AZ und EZ, Haut und Schleimhaut, Haltung, Bewegung, Mimik, Sprache und Geruch
4. Woche	Patientenvorstellung zu Teil 2 anhand der Dokumentation. Besprechung der vorbereiteten Themen: Befunderhebung, Meßwerte und Konstitutionstypen, AZ und EZ, Haut und Schleimhaut, Haltung, Bewegung, Mimik, Sprache und Geruch	hierzu Teil 3 Allgemeiner körperlicher Eindruck	hierzu 2 Patienten auf den allgemeinen körperlichen Eindruck untersuchen und die Ergebnisse dokumentieren	Teil 4: IPPAF** von Kopf, Auge und Umgebung, Ohr und Nase, Mund, Rachen, Zunge, Hals und Thyreoidea

Zeiteinteilung der allgemeinen klinischen Untersuchung

5. Woche	Patientenvorstellung zu Teil 3 anhand der Dokumentation. Besprechung der vorbereiteten Themen: IPPAF von Kopf, Auge und Umgebung, Ohr und Nase, Mund, Rachen, Zunge, Hals und Thyreoidea	hierzu Teil 4 Untersuchung des Kopfes***	hierzu den Kopf von 2 Patienten untersuchen und die Ergebnisse dokumentieren	Teil 5: IPPAF Thorax; Thoraxform, Mammae, Darstellung von Perkussion und Auskultation
6. Woche	Patientenvorstellung zu Teil 4 anhand der Dokumentation. Besprechung der vorbereiteten Themen: IPPAF Thorax; Thoraxform, Mammae, Perkussion, Auskultation	hierzu Teil 5 Untersuchung des Thorax	hierzu den Thorax von 2 Patienten untersuchen und die Ergebnisse dokumentieren	Teil 5: IPPAF Herz und Kreislauf
7. Woche	Patientenvorstellung zu Teil 5 anhand der Dokumentation. Besprechung der vorbereiteten Themen: IPPAF Herz und Kreislauf	hierzu Teil 5 Untersuchung des Herzens	hierzu das Herz von 2 Patienten untersuchen Ergebnisse dok.	Teil 6: IPPAF Bauch; Unterteilung, Leber, Milz, Nieren, Lymphknoten und Aszites; Urogenitalorgane

* Bei diesem Vorschlag wird davon ausgegangen, daß in einer Unterrichtsveranstaltung zunächst die Ergebnisse der vorangegangenen selbständigen Patientenuntersuchung, von den Studenten vorgetragen und anhand der Dokumentation mit dem Dozenten diskutiert werden. Daran schließen sich die Besprechung des im Taschenbuch erarbeiteten neuen Stoffes und die Vorführung des entsprechenden Filmteils an. Beides dient als Vorbereitung für den Teil der Patientenuntersuchung, den Sie im Laufe der Woche selbst durchführen werden. Eine zusätzliche Vertiefung der einzelnen Themen können Sie durch gegenseitiges Untersuchen und durch studentische Gruppenarbeit erzielen, in der Sie die von Ihnen untersuchten Patienten untereinander vorstellen und die Diskussion mit dem Dozenten systematisch vorbereiten.
** fünf Methoden: **I**nspektion, **P**alpation, **P**erkussion, **A**uskultation, **F**unktionsprüfungen
*** Gesonderte Filmteile zur Untersuchung der Augen und zur hals-nasen-ohrenärztlichen Untersuchung können über die Augen- bzw. HNO-Klinik Ihrer Fakultät bei der Arbeitsgruppe Didaktik der Medizinischen Hochschule Hannover angefordert werden.

1.3 Vorschlag zur Zeiteinteilung (Fortsetzung)

	Gruppendiskussion mit Dozenten	Filmteil	Praktische Patientenuntersuchung	Selbständige Vorbereitung im Taschenbuch
8. Woche	Patientenvorstellung zu Teil 5 anhand der Dokumentation. Besprechung der vorbereiteten Themen: IPPAF Bauch; Unterteilung, Leber, Milz, Nieren, Lymphknoten und Aszites; Geschlechtsorgane, urologische und rektale Untersuchung	hierzu Teil 6 Untersuchung des Bauches	hierzu den Bauch von 2 Patienten untersuchen und die Ergebnisse dokumentieren	Teil 7: IPPAF Extremitäten und Wirbelsäule
9. Woche	Patientenvorstellung zu Teil 6 anhand der Dokumentation. Besprechung der vorbereiteten Themen: IPPAF Extremitäten und Wirbelsäule	hierzu Teil 7 Untersuchung der Extremitäten und der Wirbelsäule	hierzu Extremitäten und Wirbelsäule von 2 Patienten untersuchen und die Ergebnisse dokumentieren	Teil 7: Nerven und Psyche, Reflexe, Sensibilität, Koordination, psychologische Untersuchung
10. Woche	Patientenvorstellung zu Teil 7 anhand der Dokumentation. Besprechung der vorbereiteten Themen: Nerven und Psyche; Reflexe, Sensibilität, Koordination, psychologische Untersuchung	hierzu Teil 7 Untersuchung von Nerven und Psyche	hierzu Nerven und Psyche von 2 Patienten untersuchen und die Ergebnisse dokumentieren	Zusammenfassung von Anamnese und Befund; Zuordnung des gewonnenen Datenpools zur problemorientierten Dokumentation; Problemliste, Aktionspläne, Krankheitsverläufe

11. Woche	Patientenvorstellung zu Teil 7 anhand der Dokumentation. Besprechung der vorbereiteten Themen: Zusammenfassung von Anamnese und Befund; Zuordnung des gewonnenen Datenpools zur problemorientierten Dokumentation; Problemliste, Aktionspläne, Krankheitsverläufe	hierzu vollständige Untersuchung von Patienten und problemorientierte Dokumentation	Vorbereitung der Untersuchung von Kindern mit Hilfe des Taschenbuches: Besonderheiten, Informationsquellen, charakteristische Beschwerden, Verfahrensweise und Befunderhebung
12. Woche	Besprechung der vorbereiteten Themen: Besonderheiten, Informationsquellen, charakteristische Beschwerden, Verfahrensweise und Befunderhebung bei der Untersuchung von Kindern	hierzu selbständige Untersuchung von 3 Kindern unterschiedlicher Altersstufen (Untersuchung von Säuglingen und Kleinkindern unter Anleitung)	

Ärztliche Diagnostik – Allgemeines

1.4 Aufgaben für die Selbstkontrolle

1/1 Welche drei praktischen Zwecke werden mit ärztlichen Untersuchungen verfolgt?
1/2 Wie unterscheiden sich nosologische und phänomenologische Untersuchungslehre?
1/3 Welche beiden deutschen Begriffe werden hier unter der Bezeichnung Symptome (Krankheitszeichen) zusammengefaßt?
1/4 Was heißt diagnostisches Abwägen?
1/5 Welche beiden Verfahren diagnostischer Zuordnung von Symptomen werden als Gegensätze dargestellt?
1/6 Was wird hier unter Krankheitsbildern verstanden?
1/7 Welcher Zwischenschritt führt von Symptomen zu Diagnosen?
1/8 Nennen Sie fünf Fehlerquellen, die häufig zu Fehldiagnosen führen!
1/9 Geben Sie eine kurze Definition für den Begriff »ärztliche Intuition«!
1/10 Nur unter welcher Voraussetzung sind intuitive Vorentscheidungen gerechtfertigt?

2.0 Arzt und Patient – Anamnesetechnik

2.1 Lernziele

Im folgenden Abschnitt werden Sie lernen, wie man
- allgemeine Voraussetzungen für das Erheben einer Anamnese berücksichtigt,
- Gesichtspunkte für die Beurteilung des Patienten kennenlernt, die über die körperliche Krankheit hinausgehen,
- Variablen auf seiten des Arztes und des Patienten unterscheidet, die sich auf den Ablauf des Kommunikationsprozesses bei der ärztlichen Untersuchung auswirken,
- Beteiligung und Verständnis für den Patienten ausdrückt,
- den spontanen Bericht des Patienten präzisiert,
- unterschiedliche Frageformen zur Differenzierung der Patientenangaben verwendet und
- verschiedene Standardisierungsformen der Anamnese unterscheidet.

Am Ende dieses Abschnittes können Sie anhand der Fragen selbst kontrollieren, ob Sie die genannten Ziele erreicht haben.

2.2 Voraussetzungen der Anamneseerhebung

Spätestens nach dem zehnten Patienten beginnt sich bei jedem Arzt in der Anamnesetechnik eine Routine einzustellen, die zu einem mehr oder weniger unbewußten Ablauf von Standardfragen führt; Ihr Gefühl für die Besonderheit der Situation, die ein Arzt-Patienten-Gespräch doch für den Patienten darstellt, tritt dabei hinter Sachfragen zurück. Mit Gefühl für die Besonderheit der Situation ist die Tatsache gemeint, daß ein Patient sich offenbart, um Verständnis und Hilfe zu finden, und daß ihm diese Offenbarung keineswegs immer leichtfällt. Denken Sie an das junge Mädchen, das nach einer Vergewaltigung schwanger ist und bei Ihnen Rat sucht, oder an den jungen Mann, der mit einer Phimose in die Sprechstunde kommt. Solchen Patienten und sich selbst können Sie es leichter machen, wenn Sie die folgenden **alltagspsychologischen Regeln** berücksichtigen.

1. Manchem Patienten ist es peinlich, über seelische, körperliche oder soziale Probleme in Gegenwart Dritter zu sprechen oder sich untersuchen zu lassen.
Deshalb müssen Sie dafür sorgen, daß Sie während der Untersuchung möglichst mit dem Patienten allein sind. Bei der gynäkologischen Befunderhebung ist es dagegen aus forensischen Gründen zweckmäßig, wenn eine Arzthelferin oder eine Krankenschwester anwesend ist. Grundsätzlich sollen auch Familienmitglieder bei der Untersuchung nur in Ausnahmefällen anwesend sein (Hinfällige, Ohnmächtige und

kleine Kinder). Im Zweifelsfall können Sie den Patienten fragen, ob anwesende Familienangehörige bei der Untersuchung im Zimmer bleiben sollen.
2. Gesundheitliche Probleme haben für Patienten eine so große Bedeutung gewonnen, daß sie zum Arzt gehen. Die Krankheit beherrscht oft ihr ganzes Denken. Dadurch wird ihr Verständnis dafür, daß der Arzt auch gegenüber anderen Patienten Verpflichtungen hat, nicht gefördert.
Sie müssen deshalb bewußt den Eindruck vermeiden, daß Ihre Zeit knapp bemessen sei.
3. Auch die Beachtung sogenannter Kleinigkeiten kann es dem Patienten leichter machen, sich in eine Sprechzimmer- oder Untersuchungszimmer-Situation hineinzufinden. Würden Sie als Patient von einem Arzt, den Sie noch nicht kennen, erwarten, daß er sich Ihnen vorstellt?
Die Vorstellung ist mehr als eine gesellschaftliche Usance. Der Arzt versucht bei einer ersten Begegnung mit dem Patienten, eine Vertrauenssituation zu schaffen; weißgekleidete Anonymität regt den Patienten kaum an, sich vertrauensvoll zu eröffnen.
Würden Sie als Patient einen Händedruck erwarten?
Der Händedruck ist mindestens bei einer ersten Begegnung Ausdruck unmittelbarer Zuwendung und in unserem Kulturkreis durchaus üblich.

Wäre es Ihnen gleichgültig, ob Sie bei der Anamnese dem Arzt so gegenübersitzen, daß ein gelegentliches Ausweichen mit den Augen kaum möglich oder ob die Schreibtischlampe so gestellt ist, daß sie wie ein Scheinwerfer wirkt?
Schaffen Sie deshalb auch durch Berücksichtigung derartiger »Äußerlichkeiten« für den Patienten eine Situation, die es ihm erleichtert, sich Ihnen anzuvertrauen. Sie brauchen sein Vertrauen, und es fällt Ihnen nicht zu, ist aber die Voraussetzung für ein partnerschaftliches Verhältnis und die Mitarbeit des Patienten.

Arzt und Patient
Der Erfolg der Untersuchung als der grundlegenden ärztlichen Tätigkeit hängt weitgehend von Ihren persönlichen Eigenschaften, von Ihrem Eingehen auf den Patienten und Ihrem Verhalten am Krankenbett ab. Pflegen Sie deshalb Ihre **ärztlichen Eigenschaften.** Dazu gehören neben Bestimmtheit und Güte taktvoll-bescheidenes Verhalten und teilnehmende Zuwendung, die eine echte Hilfsbereitschaft erkennen läßt. Offenheit kann der Arzt nur von Patienten erwarten, denen er das Gefühl des Akzeptiertwerdens gibt. Sie sollen sich jeder moralischen Beurteilung enthalten. Natürliche Freundlichkeit und Einfühlungsvermögen in die Situation des kranken Menschen bilden den Schlüssel zum Patienten.

Für den Arzt sind **Einfühlungsvermögen und Verständnis** Mittel, um Patientenängste abzubauen und Vertrauen zu schaffen. Sie werden bewußt als Methode eingesetzt, um den Patienten sowohl rational als auch in bezug auf seine Gefühle, Einstellungen und Wünsche zu erfassen, und dienen damit dem diagnostisch-therapeutischen Zweck ärztlichen Handelns. Ihr Einfühlungsvermögen können Sie schulen, indem Sie sich darum bemühen, mit Analogieschlüssen auf Ihre eigene Erlebnisfähigkeit Gefühle des Patienten und deren Bedeutung wahrzunehmen und den Patienten erkennen lassen, daß Sie sich in seine Probleme und in seine Situation einfühlen. An seinen Reaktionen und im Vergleich mit der Einfühlung anderer können Sie Ihre Einfühlungsfähigkeit kontrollieren. Unterscheiden Sie von der Einfühlung folgende ähnliche Begriffe:

Gegenüber dem bloßen *Mitgefühl* steht bei der Einfühlung das »Für-den-Anderen« im Vordergrund; gegenüber der *Sympathie* vermeidet man bei der Einfühlung eine bewertende Zustimmung zu Gefühlen, Ideen oder Geschmacksrichtungen, und gegenüber der *Gefühlsansteckung* muß sich der Arzt davor hüten, bei seinem Bemühen um Einfühlung in die Freude oder das Leid des Patienten zu versinken und damit die für den diagnostisch-therapeutischen Zweck seines Vorgehens erforderliche Distanz aufzugeben.

Eine wesentliche Voraussetzung für ein partnerschaftliches Verhältnis zum Patienten schaffen Sie sich mit einer seinem Bildungsstand angepaßten **Sprache.** Einfache Worte erleichtern selbst auf einer höheren intellektuellen Ebene nicht nur das Begreifen, sondern auch das Sichverstehen. Autoritätsgläubige Patienten, die sich mit Fachausdrücken aus dem Munde des Arztes begnügen, sind seltener geworden. Denken Sie auch in bezug auf Ihr Sprechtempo an die Aufnahmefähigkeit Ihrer Patienten.

Der Grad der **Bindung** zwischen Arzt und Patienten wird durch die Persönlichkeit des Patienten und seine Krankheit bedingt, die auch das Maß für die Kooperation ist, die der Arzt von seinem Patienten fordern muß. Übermäßige Bindung des Patienten bedeutet oft unberechtigte Erwartungen, die enttäuscht werden könnten. Unter Umständen führt sie beim Patienten zur Haltung des nur Nehmenden, der nicht mehr selbst für seine Gesundheit verantwortlich ist. Das heute geforderte Partnerschaftsverhältnis zwischen Arzt und Patienten stellt auch an den Patienten Anforderungen, zu denen er hingeführt werden muß.

Wohl jeder Mensch hat Stimmungen, Emotionen und Launen und kann sie dadurch, daß er sie äußert, auf seine Mitmenschen übertragen. Wenn der Arzt das weiß und seine Reaktionen auf eine solche Übertragung – also seine Gegenübertragung – kennt, kann er sie kontrollieren.

Erst wenn Sie wissen, wie Sie reagieren, können Sie Ihre eigenen Reaktionsmuster auf die Patienten – z. B. Abwehr, Ärger, Rückzug, Verlegenheit oder Aggression – nicht nur in den Griff bekommen, sondern

> **Faktoren der Einfühlung – praktische Beispiele**
>
> verbal Zuwendung zeigen
> z. B. durch Eingehen auf Sprechweise, Sprechtempo und verbale Eigenheiten des Patienten
>
> averbal Zuwendung zeigen
> z. B. durch körperliche Zuwendung, Distanzminderung, Signale der Aufnahmebereitschaft oder Beseitigung von Ablenkungsmöglichkeiten
>
> verbal Geduld haben
> z. B. durch Ausredenlassen, Sprechpausen, Formulierungshilfen oder zusammenfassende Wiederholungen
>
> averbal Geduld haben
> z. B. durch dauerhaftes Aufrechterhalten der Zuwendung, ausdauerndes Zuhören, Vermeiden von Ausweichhandlungen und Zeichen der Ungeduld
>
> verbal Vertrauen schaffen
> z. B. durch Eingehen auf geäußerte Beschwerden und Sorgen, das Anbieten von Rückversicherungen, etwa durch Betonung positiver Aspekte und Information des Patienten
>
> averbal Vertrauen schaffen
> z. B. indem man den Patientenerwartungen an das Äußere und das Verhalten eines Arztes entspricht, den Eindruck der Zuverlässigkeit vermittelt durch Pünktlichkeit, Einhalten von Zusagen oder dadurch, daß man selbst das tut, was man anderen empfiehlt
>
> verbal Wärme fühlen lassen
> z. B. durch Bestätigung, daß man die Probleme des Patienten ernst nimmt, mit ihm fühlt, Verbundenheit bzw. Gemeinsamkeiten zum Ausdruck bringt und negative Gefühle möglichst vermeidet
>
> averbal Wärme fühlen lassen
> z. B. durch kontaktfördernde Maßnahmen wie bequemen Platz bei der Gesprächsführung, durch freundliches Lächeln bei der Begrüßung, Spielzeug für Kinder, Takt bei körperlichen und seelischen Leiden

auch diagnostisch nutzen; denn im Laufe der Zeit werden Sie den »Patiententyp« kennen, auf den Sie in ganz bestimmter Weise reagieren. Wie komplex die Einflüsse sind, denen Sie bei der Erhebung der Anamnese unterliegen, zeigt die Abb. 2.1.

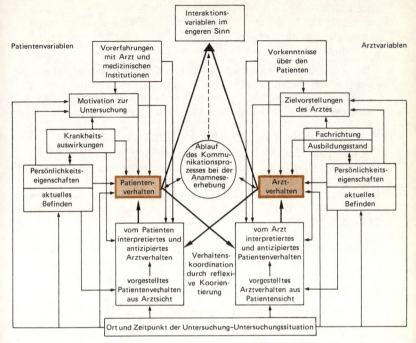

Abb. 2.1 Einflüsse auf den Kommunikationsprozeß beim Arzt-Patienten-Gespräch (aus: Habeck, D.: Systematische Aspekte der Anamnestik und Anamnese. Med. Welt 28 [1977] 8)

Achten Sie auf die bei Arzt und Patienten gleichen bzw. unterschiedlichen Variablen, die im Kommunikationsprozeß zur Geltung kommen.

2.3 Vier Ziele der Anamnese

Die Anamnese dient dazu, Ihnen **Informationen** über die Beschwerden des Patienten und frühere Krankheiten zu vermitteln und Ihnen damit eine Diagnose zu ermöglichen. Sie bietet Ihnen auch Einblick in die **Persönlichkeit** des Patienten, sie gestattet es, ein für die wirksame Therapie meist unerläßliches **Vertrauensverhältnis** mit dem Patienten aufzubauen, und sie stellt für den Patienten eine (meist willkommene) Gelegenheit dar, sich im Sinne einer **Katharsis** auszusprechen (Gross 1965). Der meistgehörte Einwand gegen unsere heutige Medizin ist, daß sie zu unpersönlich sei. Bemühen Sie sich deshalb darum, bei der Untersuchung und im Gespräch mit dem Patienten nicht nur seine Beschwerden zu erfragen, sondern auch herauszufinden, wie der Patient sie erlebt, d. h. den ganzen Menschen zu erfassen.

> **Erst wenn Sie neben seinen körperlichen Beschwerden und Befunden auch seine seelischen Regungen, seine sozialen und wirtschaftlichen Probleme berücksichtigen, werden Sie ihn voll beurteilen können, erst dann wird er Ihr Patient im besten Sinne des Wortes.**

2.4 Interaktion beim Arzt-Patienten-Gespräch

Das Erreichen aller vier Ziele der Anamnese hängt von Ihrem Geschick ab, ein Arzt-Patienten-Gespräch zu führen. Die Skala der Kommunikation bei diesem Gespräch reicht vom »nicht-direktiven« Monolog des Patienten bis zum Monolog des Arztes. Welche Zwischenformen – Dialog, Diskussion, Disput, Exploration, Interview oder gar Verhör – jeweils zum Tragen kommen, hängt von den teilnehmenden Personen und dem Zweck ab. Lassen Sie die Anamnese, z.B. aus Zeitmangel oder Unmut über ungenaue Patientenangaben, nicht zum Verhör werden. Entgleist das Gespräch mehr zu einem Disput, den Sie zur Selbstbehauptung führen, so widerspricht das dem Grundanliegen des Kranken, sich Ihnen anzuvertrauen und verstanden zu werden.

> In bezug auf die **Kontingenz* der Interaktion** unterscheiden Jones u. Gerard (nach Graumann 1976):
>
> Pseudokontingenz:
> : als Beschränkung der Interaktion auf den Austausch habitualisierter Verhaltensmuster, z.B. bei der Begrüßung, dem Gespräch über das Wetter, wiederkehrenden Verordnungen usw.
>
> asymmetrische Kontingenz:
> : liegt vor beim rücksichtslosen Durchsetzen des Planes eines Partners, z.B. bei der sehr straff geführten Befragung des Patienten oder beim nicht endenden weitschweifigen Patientenbericht
>
> reaktive Kontingenz:
> : ist das planlose Aufeinanderreagieren beim Gespräch, einer Unterhaltung um der Unterhaltung willen
>
> wechselseitige Kontingenz:
> : ist eine Interaktionsform, bei der jeder während des Gebens und Nehmens seinen Plan verfolgt

---

* = von bestimmten Bedingungen abhängige Möglichkeiten
** Ausführlicher s. Dahmer, H. und J. Dahmer: Gesprächsführung – Eine praktische Anleitung. Georg Thieme Verlag, Stuttgart 1982

Geben Sie dem Patienten mindestens am Anfang des anamnestischen Gespräches Gelegenheit, frei zu berichten. Diesen **spontanen Bericht** sollen Sie möglichst wenig unterbrechen. Ihre Aufgabe ist es, dabei nicht nur zuzuhören, sondern auch auf das Verhalten des Patienten zu achten, um sich ein Bild von ihm zu machen. Schon seine Reaktion auf die Eröffnung des Gespräches bietet mehr als den sachlichen Inhalt, und Sie dürfen die einleitende Situation nicht durch sofortiges gezieltes Weiterfragen einengen. Anstelle eines zielgerichteten »Seit wann?« lenkt man einen Patienten, der mitteilt, er habe Kopfschmerzen, lieber mit der Aufforderung, mehr darüber zu erzählen, auf einen freien Bericht. Lösende oder ermutigende Fragen, z. B.: »Wie hat es angefangen?« oder »Was geschah dann?«, können zu einer chronologischen Darstellung des Krankheitsgeschehens beitragen.

Neben der Beobachtung und dem Aufrechterhalten der Kommunikation ist bei der Anamnese eine **Präzisierung der Begriffe,** die der Patient benutzt, anzustreben. Berichtet er z. B., daß er vor zwei Jahren schon einen Nervenzusammenbruch gehabt habe, so läßt das Wort »schon« vermuten, daß der Patient meint, es handele sich um ein Rezidiv, und Sie müssen ihn bitten, genauer anzugeben, was ihm damals fehlte. Nur allzuleicht hört der sensible Patient aus der Frage: »Was meinen Sie mit einem Nervenzusammenbruch?« eine kritische Bewertung. Fordern Sie ihn deshalb lieber auf, seine damalige Krankheit näher zu beschreiben.

Fortführung und Ergiebigkeit des spontanen Berichtes hängen nicht zuletzt vom Taktgefühl des Arztes ab. Die Frage: »Warum sind Sie nervös?«, selbst an einen Patienten, der sich als nervös bezeichnet, hieße besser: »Was macht Sie nervös?« Für alle Fragen, die der Arzt in bezug auf die jetzige Krankheit, frühere Krankheiten, besonders aber aus der Intimsphäre des Patienten stellt, gilt die Regel, daß man den Patienten wohl fragt oder sogar ermutigt, aber niemals zwingt, Fragen zu beantworten. Es entspräche einer unärztlichen, autoritativen Haltung, geriete der Arzt durch die Nichtbeantwortung von Fragen in Zorn oder ließe den Patienten eine Verärgerung fühlen.

Gelegentlich werden Sie gezwungen sein, den Bericht des Patienten durch **Zwischenfragen** zu unterbrechen, sei es, um zusätzliche Informationen zu erhalten, um eine umständliche Darstellung abzukürzen oder um zu präzisieren. Vor jeder Unterbrechung einer »Weitschweifigkeit« sollten Sie sich zunächst fragen, auf welche nicht gestellte Frage der Patient mit seinen Ausführungen wohl antwortet.

Nur wenn Sie davon ausgehen, daß einerseits das »Unwichtige« für den Patienten offenbar so wichtig ist, daß er es Ihnen mitteilt, und wenn Sie sich darum bemühen, zu verstehen, warum er »Unwichtiges« erzählt – z. B. zum Kompensieren von Angst, Verdecken tatsächlicher Beschwerden, als Ablenkungsmanöver gegen Fragen, die ihm peinlich sind usw. –, können Sie lernen, diese Unwichtigkeiten als Wegweiser zu den Informationen zu nutzen, die Sie brauchen. Hinterfragen Sie also für sich selbst immer wieder, warum Ihnen der Patient etwas Bestimmtes mitteilt.

Durch notwendige Unterbrechungen soll selbst der Redselige nicht verletzt werden. Zeigen Sie ihm deshalb den Wert, den die Antwort auf die unterbrechende Frage hat, z. B.: »Damit ich mir ein besseres Bild von Ihren Beschwerden machen kann, . . .« oder »Um das richtig beurteilen zu können, . . .«

Auch unerwünschte **Pausen** oder Unsicherheiten des Patienten können durch eine Zwischenfrage des Arztes leicht überbrückt werden. Ihr Schweigen kann je nach der Situation als teilnehmendes Zuhören oder als mangelndes Interesse gedeutet werden. Für die Deutung spielt Ihr Gesamtverhalten bei der Zuwendung zum Patienten eine entscheidende Rolle.

Längeres Schweigen des Patienten ist nicht unbedingt eine Aufforderung, mit Fragen den Bericht wieder in Gang zu bringen. Der Patient braucht möglicherweise eine Pause, um seine Gedanken zu ordnen, nachzudenken, sich zu erinnern. Zur Beurteilung gilt es abzuwägen, ob die Pausen für den Patienten produktiv oder quälend sind. Über die peinliche Pause des verlorenen Fadens kann der Arzt leicht hinweghelfen, indem er z. B. das letzte Wort des gesprochenen Satzes als Fragewort wieder aufnimmt (»Die Magenschmerzen beginnen, wenn ich mich ärgere.« Pause – »Ärgere?«). Auch eine gelegentliche Zusammenfassung dessen, was der Patient gesagt hat, kann den Bericht wieder in Gang bringen bzw. ein unauffälliges Straffen gestatten.

Erkennt der Arzt aus der zunehmenden Spannung des Patienten, daß länger werdende Pausen Angstpausen sind, so können lösende Überleitungen auf ein anderes Thema zur Entspannung beitragen. In einer solchen Situation sollen Sie gezielte Fragen zum bisherigen Inhalt des Gespräches vermeiden und lieber später mit Vorsicht darauf zurückkommen.

Wie können Sie auch ohne unterbrechende Fragen Ihr Interesse, Ihre **Beteiligung** und auch Ihr Verständnis für das Gesagte kundtun? Ängstliche Patienten bedürfen einer derartigen Sicherung (Reassurance) durch ein leichtes Nicken mit dem Kopf, ein »Hmhm« zu rechten Zeit. Auch eine kurze Bemerkung: »Das ist verständlich« oder »Das ist nicht überraschend«, fördert die Bereitschaft des Patienten, über seine Beschwerden zu berichten. Stärker wirkt schon die einfühlende Anteilnahme an Emotionen, wie z. B.: »Ich kann verstehen, daß Sie sich darüber geärgert haben.« Vor wertenden oder besänftigenden Stellungnahmen sollte sich der Arzt jedoch hüten. Eine kurze Ermutigung hält eine spontan vorgetragene Anamnese flüssig; falsch verstandene Kameraderie kann abstoßend wirken.

2.5 Fragen und ihre Formulierung

Wenn Sie Fragen stellen, müssen Sie sich über die Vor- und Nachteile der Formulierung im klaren sein. Mit gezielten Fragen kann man punktförmig auf einen Sachverhalt eingehen, der für die Beurteilung des Patienten wesentlich ist. Außerdem können gezielte Fragen den freien Bericht wieder in Gang bringen (»Erinnern Sie sich noch daran, bei welcher Gelegenheit die Schmerzen zum erstenmal auftraten?«).

Fragen können aber auch **suggestiv** bereits die Antwort vorausnehmend in eine bestimmte Richtung leiten oder dazu führen, daß der Patient Ihnen eine erwartete oder, wie er glaubt, erwünschte Antwort anbietet, um Ihnen einen Gefallen zu tun, z. B.: »Haben denn die Tabletten, die ich Ihnen gegeben habe, geholfen?« – Sie dienen aber gelegentlich dem therapeutischen Zweck, dem Patienten die Zustimmung zu einer von Ihnen formulierten Auffassung zu erleichtern, z. B.: »Sind Sie nicht auch der Meinung, daß sich Ihr übermäßiger Alkoholgenuß schädlich auf Ihre Gesundheit auswirken kann?«

Offene Fragen – »Und was geschah dann?« –, die dem Patienten Freiräume für die Antwort lassen, sind nicht notwendig besser als **gezielte Fragen,** die meist nicht zu umgehen sind, wenn man wesentliche Details exakt erfassen will. In ihrer Extremform lassen diese »direktiven« oder geschlossenen Fragen nur eine Ja- oder Neinantwort zu.

Sondierungsfragen geben Spielraum zum freien Bericht des Patienten, der sich nicht in eine bestimmte Richtung gelenkt fühlt, z. B.: »Wie ging es Ihnen nach der Entlassung aus dem Krankenhaus?« oder »Was fiel Ihnen dabei auf?«

Katalogfragen sind dagegen »geschlossen« und gestatten meist nur eine bestimmte Auswahl aus vorgegebenen Antworten, z. B. »War der Stuhl fest, breiig oder flüssig?«

Mit **Konfrontationsfragen** können Sie auch den Patienten mit seinen eigenen Gefühlen, seinem Verhalten und seinen Angaben konfrontieren.
»Sie haben mehrfach den Arzt gewechselt, weil keiner rechtzeitig erkannt hat, daß Sie krank sind?« oder
»Sie fühlen sich durch die Erkältung so schwer behindert, daß Sie mindestens noch 14 Tage arbeitsunfähig sind?« oder
»Sie haben sich streng an die Magenschonkost gehalten, aber am Freitagabend Kognak getrunken?« oder
»Ihre Frau ist nach der Auseinandersetzung ohne ersichtlichen Anlaß abgereist?«
Mit solchen Fragen richten Sie die Aufmerksamkeit des Patienten auf ihn selbst, Sie regen zur Präzisierung, unter Umständen auch zur Korrektur von Ungereimtheiten oder Widersprüchen an.

Etwas milder wirkt die **Reflexionsfrage.** Sie ist Ihr Echo auf das Gesagte und Anlaß zum Überdenken bzw. zur Fortsetzung des Berichtes in einer

bestimmten Richtung. Dabei nehmen Sie reflektierend auf die vorangegangenen Patienteninformationen Bezug, z.B.:
»Sie haben seit gestern abend überhaupt nichts mehr zu sich genommen?« oder
»Sie fühlen sich seit der Geburt Ihres Kindes abgespannt?« oder
»Und Sie haben keine Hoffnung, daß es jemals besser wird?«
Interpretationsfragen nehmen Bezug auf die Schlußfolgerungen, die Sie aus den Angaben oder dem Verhalten des Patienten ziehen, z.B.:
»Sie scheinen den Tod Ihrer Mutter überwunden zu haben?« oder
»Wollten Sie mit der Schilderung Ihres Lehrers Ihre Abneigung gegen die Schule zum Ausdruck bringen?« oder
»Haben Sie damit sagen wollen, daß ein gebrochenes Bein Sie nicht vom Training abhalten kann?«

Grundregel: Stellen Sie immer nur eine Frage gleichzeitig.

2.6 Dokumentation

Die Vorteile aufgezeichneter Patientendaten als Entscheidungshilfe für die eigene Arbeit und die Selbstkontrolle, aber auch als Mittel der Kommunikation mit Kollegen und all denen, die an der Behandlung beteiligt sind, sind kaum zu überschätzen. Wenn Sie während der Anamnese feststellen, daß Sie mit Ihren Notizen den freien Redefluß des Patienten hemmen, oder wenn die Dokumentation der Befunde den Ablauf der Untersuchung stört, müssen Sie Ihre Aufzeichnungen nachträglich machen.
Die Aufzeichnung der Anamnese mit dem Tonband, z.B. bei psychiatrischen Fällen oder für Forschungszwecke, bedarf in jedem Falle der Zustimmung des Patienten.

2.7 Standardisierungsverfahren

Verschiedene Standardisierungsverfahren (Tab. 2.1) sind zur Anamneseerhebung entwickelt worden. Die verbreitete Skepsis gegenüber Anamnesefragebögen beruhte auf der Vermutung, daß der Kontakt des Arztes zum Patienten dadurch vermindert werden könnte, daß man ihm schriftlich Beschwerden suggeriert oder ihn intellektuell überfordert. Diese Skepsis beginnt der Einsicht zu weichen, daß man mit diesen technischen Hilfen (Fragebögen, Fragekarten, die der Patient sortiert, und Patienten-Computer-Dialog) nicht nur Zeit sparen kann. Die anamnestischen Angaben können auch viel ausführlicher erhoben werden, der Arzt gewinnt aus den ausgefüllten Fragebogen Anhaltspunkte, die gegebenenfalls zu einer Vertiefung bestimmter Fragen führen. Sowohl dem Arzt als auch dem Patienten dient damit der Fragebogen der Vorbereitung der persönlichen Begegnung. Er soll aber auch in Zukunft die unmittelbare Kommunikation zwischen Arzt und Patienten nicht ersetzen.

Unter den verwendeten Fragebögen hat sich besonders die Form bewährt, bei der dem Patienten zunächst ein Übersichtsbogen vorgelegt und dann – gesteuert durch seine Antworten – speziellere Bögen angeboten werden (s. Musterbogen). Eine besondere Variation der Fragebögen ist der Bilderfragebogen und/oder der fremdsprachliche Fragebogen für Ausländer.

Dokumentieren Sie, ob Sie die Anamnese vom Patienten selbst (persönliche Anamnese), von Eltern, Angehörigen oder anderen Personen erheben (Fremdanamnese; sie wird keineswegs immer von »Fremden« erhoben). Wenn Sie Zweifel an der Vollständigkeit oder der Gültigkeit der anamnestischen Angaben haben, sollen Sie das auch schriftlich festhalten.

24 Arzt und Patient – Anamnesetechnik

Tabelle 2.1 Standardisierungsverfahren zur Anamneseerhebung

Anamneseform	Vorteile	Nachteile
freie Anamnese	Patient erlebt uneingeschränkte persönliche Betreuung unmittelbares ärztliches Eingehen auf den Patienten Patientenformulierungen verwendbar	Dokumentation aufwendig erneutes Benutzen der Daten durch behandelnden Arzt und andere erschwert unmittelbare individuelle und epidemiologische Vergleichbarkeit begrenzt Umfang durch Zeit und Erfahrung des Arztes begrenzt
vollstandardisierte Anamnese	volle Vergleichbarkeit mit früheren Angaben volle Vergleichbarkeit mit anderen Patienten maschinelle Verarbeitung möglich vollständige Berücksichtigung »wichtiger Negativa« (Nulldaten) möglich	kaum individuelle Variationsmöglichkeiten individuelle Gewichtung der vergleichbaren Daten nicht möglich persönliche Betreuung bei der Anamneseerhebung entfällt Patientenformulierungen bleiben unberücksichtigt
teilstandardisierte Anamnese	große Bereiche vergleichbarer Patientendaten können erfaßt und dokumentiert werden Spielraum für Patientenformulierungen bleibt erhalten ökonomische und selektive Vorbereitung der persönlichen Betreuung möglich »wichtige Negativa« (Nulldaten) können weitgehend berücksichtigt werden	denkbare Verständnisschwierigkeiten bei den schriftlichen Formulierungen, die aber beim Arzt-Patienten-Gespräch behoben werden können

Standardisierungsverfahren 25

Muster aus einem Anamnesefragebogen der Gemeda, Köln

26. Medikamenteneinnahme / Impfungen

		nein	ich weiß nicht	ja, zuletzt vor 1–30 Tagen	ja, zuletzt vor mehr als 30 Tagen
225	Haben Sie Penicillin oder andere Antibiotika genommen	☐	49 ☐ 0	☐ 1	☐ 2
226	Haben Sie Herzmittel genommen (Digitalis usw.)	☐	50 ☐ 0	☐ 1	☐ 2
227	Haben Sie Mittel gegen hohen Blutdruck genommen	☐	51 ☐ 0	☐ 1	☐ 2
228	Haben Sie Mittel zur Veränderung der Blutgerinnung (Marcumar, Tromexan, Sintrom usw.) genommen	☐	52 ☐ 0	☐ 1	☐ 2
229	Haben Sie Mittel zur Entwässerung genommen (Lasix, Hygroton usw.)	☐	53 ☐ 0	☐ 1	☐ 2
230	Haben Sie Abführmittel genommen	☐	54 ☐ 0	☐ 1	☐ 2
231	Haben Sie Cortison oder cortisonähnliche Mittel genommen	☐	55 ☐ 0	☐ 1	☐ 2
232	Haben Sie Insulin oder Tabletten gegen Zuckerkrankheit genommen	☐	56 ☐ 0	☐ 1	☐ 2
233	Haben Sie Mittel gegen Schilddrüsenüberfunktion (Thyreostatica) genommen	☐	57 ☐ 0	☐ 1	☐ 2
234	Haben Sie Hormone (Antibabypille usw.) genommen	☐	58 ☐ 0	☐ 1	☐ 2
235	Nehmen oder nahmen Sie regelmäßig Medikamente ein, nach denen vorstehend nicht gefragt wird	☐	59 ☐ 0		ja ☐ 1
236	Sind Sie in den letzten 8 Wochen geimpft worden	☐	60 ☐ 0		☐ 1

2.8 Aufgaben für die Selbstkontrolle

2/1 Nennen Sie drei allgemeine Voraussetzungen, die Sie bei der Erhebung einer Anamnese berücksichtigen müssen!

2/2 Welche Anamnesebereiche führen über die körperlichen Beschwerden und Befunde hinaus und sollten im Arzt-Patienten-Gespräch berücksichtigt werden, wenn Sie den ganzen Patienten erfassen wollen?

2/3 Welche Variablen auf seiten des Arztes und des Patienten sind beim Kommunikationsprozeß identisch? (Vergleichen Sie hierzu das Schema nach Siegrist, Abb. 2.1!)

2/4 Welchen vier Zwecken dient die Anamnese?

2/5 Welche Aufgabe haben Sie während des Patientenberichtes neben dem Zuhören?

2/6 Wozu können Sie Zwischenfragen benutzen (3)?

2/7 Welche der aufgezeigten Kommunikationsformen beim Arzt-Patienten-Gespräch halten Sie für am meisten direktiv und für eine Anamnese offenbar am unzweckmäßigsten?

2/8 Überdenken Sie noch einmal die Kommunikationsformen, die ein anamnestisches Gespräch annehmen kann. Was verstehen Sie unter Dialog, Diskussion, Disput, Exploration, Interview und Verhör?

Sie können geeignete Gesprächsformen nur anwenden und ungeeignete vermeiden, wenn Sie sich ihrer besonderen Bedeutung bewußt sind.

2/9 Nennen Sie mindestens zwei nicht-verbale Möglichkeiten, Ihre Beteiligung an den Ausführungen des Patienten auszudrücken!

2/10 Was ist für Suggestivfragen charakteristisch?

2/11 Wie unterscheiden sich offene und gezielte Fragen voneinander?

2/12 Wodurch zeichnen sich geschlossene Katalogfragen aus?

2/13 Worauf wird der Patient mit Konfrontationsfragen gelenkt?

2/14 Ein Patient berichtet Ihnen, daß er seit 14 Tagen nicht mehr trinkt. Formulieren Sie hierzu eine Reflexionsfrage!

2/15 Auf wessen Schlußfolgerungen richten sich Interpretationsfragen?

2/16 Nennen Sie zwei Beispiele für lösende oder ermutigende Fragen!

2/17 Welche technischen Hilfen zur Standardisierung der Anamnese kennen Sie?

2/18 Versuchen Sie eine freie Definition der Begriffe Einfühlung, Mitgefühl, Sympathie und Gefühlsansteckung!

3.0 Das Erheben der Anamnese*

3.1 Lernziele

Im folgenden Abschnitt werden Sie lernen, wie man
- die Hauptbeschwerde nach Dauer, Stärke, Art und Ort und ihren Beziehungen zu den Körperfunktionen differenziert und dokumentiert,
- Schmerzen und andere Beschwerden anatomisch, physiologisch oder psychologisch begründet.

Am Ende der einzelnen Abschnitte können Sie mit der Lösung der Aufgaben selbst kontrollieren, ob Sie diese Ziele erreichen.

3.2 Name, Alter und Beruf

Für die Anamnese bleibt der Patient angezogen bzw. zugedeckt. Sie beginnt im allgemeinen mit Fragen nach Namen, Alter und Beruf des Patienten. Das sind nicht nur »neutrale« Themen, mit denen Sie ein anamnestisches Gespräch leichter eröffnen können als mit der unmittelbaren Frage nach den Beschwerden, sondern diese Angaben bieten auch diagnostische Hinweise, der **Name** manchen Anknüpfungspunkt.

Die Bedeutung des **Alters** ergibt sich aus der Häufung von Erkrankungen in bestimmten Altersstufen, Keuchhusten bei Kleinkindern, Kollumkarzinom im gebärfähigen Alter und Morbus Parkinson nach dem fünften Lebensjahrzehnt.

Der Zusammenhang zwischen Krankheit und **Beruf** ist nicht immer so eindeutig wie bei der Silikose des Bergmannes, der Leberzirrhose des Gastwirtes oder der Bleivergiftung des Batteriewerkarbeiters. Dennoch gibt Ihnen die Berufsangabe sowohl für die Diagnose als auch für die Therapie wertvolle Hinweise.

3.3 Hauptbeschwerde

Auf Ihre **Eröffnungsfrage:** »Was führt Sie zu mir?« oder »Welche Beschwerden haben Sie?« berichten manche Patienten **spontan** zuerst über das, was sie am meisten bedrückt, über ihre Hauptbeschwerde, die sie zum Arzt führt und den Kern des subjektiven Krankheitserlebens bildet. Feinstein (1967) spricht von den iatrotropen Symptomen. Sie kann zum diagnostischen, in vielen Fällen auch zum differentialdiagnostischen

---

* Zur Veranschaulichung dieses Themas können Sie Teil I des Filmes »Die allgemeine ärztliche Untersuchung« benutzen (s. S. 7).

Ariadnefaden für die Beurteilung der Erkrankung werden, indem sie als **Leitsymptom** eine Entscheidungshilfe in dem Denkprozeß bietet, der vom Symptom zu Diagnosen führt. Es lohnt sich also, gegebenenfalls nicht auf eine Spontanschilderung der Hauptbeschwerde zu warten, sondern gezielt im Gespräch mit dem Patienten darauf hinzuarbeiten. Der Patient kann Ihnen bei der Suche helfen, wenn Sie ihn dazu anleiten, aus der möglichen Vielfalt seiner Beschwerden **selbst das auszuwählen,** was ihm am wichtigsten erscheint.

Folgende Symptome sind besonders geeignet, als **Leitsymptome** zu funktionieren:

- lokalisierbare Symptome, die sich bestimmten Organen zuordnen lassen, wie Gelenkschmerzen, Husten, Doppelbilder, Nackenschmerz;
- zeitlich definierbare Symptome wie die Dauer einer Obstipation, das Auftreten wiederholten Erbrechens, die Dauer einer Bewußtlosigkeit oder das Auftreten einer Blutbeimengung zum Urin;
- quantifizierbare Symptome wie der Umfang eines Gesichtsfeldausfalles oder einer Hörstörung oder wie die meßbare Einschränkung der Beweglichkeit eines Gelenkes;
- Symptome, die in ihrer besonderen Vergesellschaftung mit anderen Symptomen für bestimmte Körperregionen oder Krankheitsbilder charakteristisch sind, wie die Obstipation mit Blutbeimengungen zum Stuhl bei Hämorrhoidalleiden oder Schmerz im rechten Oberbauch mit Fettunverträglichkeit und Ikterus bei Gallenerkrankungen oder unabhängig von einem bestimmten Organ Grübeln, ungeklärte Traurigkeit und Angst im Rahmen einer Depression;
- Symptome, die hohe diagnostische Signifikanz haben, wie z.B. Lymphknotenschwellungen in der Axilla oder tonisch-klonische Krämpfe oder Druckschmerz über dem McBurney-Punkt.

Ihr Wissen über die Krankheitslehre und die Symptomatologie bilden ein fast unerschöpfliches Reservoir, das Sie wechselweise einsetzen können, um zu einer Entscheidung darüber zu kommen, was für die diagnostische Abklärung in den Vordergrund gerückt werden sollte.

Vermeiden Sie es soweit wie möglich, vieldeutige Symptome als Leitsymptom zu verwenden wie Appetitmangel, Zahnschmerzen oder allgemeine Schwäche. Denken Sie aber daran, auch diese weniger wichtigen Hinweise zu dokumentieren. Sie könnten nur allzuleicht wegen ihrer primären Bedeutungslosigkeit vergessen werden und im Lauf der späteren Überlegungen bei der Prüfung Ihrer diagnostischen Hypothesen als Begleitsymptome doch diagnostische Bedeutung gewinnen.

Wenn Sie über den Patienten berichten oder ihn vorstellen, sollten Sie im Zusammenhang mit der Hauptbeschwerde Alter, Geschlecht und Beruf des Patienten angeben. Mit Hilfe dieser »identifizierenden Daten« kann der Leser oder Zuhörer Ihres Berichtes die Hauptbeschwerde sofort mit einer Person verbinden, sie personalisieren, d.h., er erfährt nicht nur die Beschwerde, sondern auch, *wer* die Beschwerde hat.

Beispiel: *Ein 53jähriger Postbeamter klagt über Schmerzen unter dem Brustbein.*

> Achten Sie darauf: Es geht zunächst um die Haupt*beschwerde* wie Atemnot, Sehstörungen oder Erbrechen, nicht um Diagnosen wie Herzfehler, rheumatisches Fieber, Appendizitis usw., die zwar Beschwerden machen, aber selbst keine Beschwerden sind.

Bei bewußtlosen Patienten, die nicht in der Lage sind, ihre Beschwerden selbst zu nennen, tritt die Beschreibung des Zustandes und des Zeitpunktes, zu dem der Patient so vorgefunden wurde, an die Stelle der Beschwerden. In einem solchen Fall gilt es, von Angehörigen oder anderen Begleitpersonen so viel wie möglich über die Vorgeschichte zu erfahren und es zu dokumentieren.

Beispiel: *Nach Angaben der Nachbarin (Name und Anschrift) wurde der 72jährige Rentner Egon Meier vor 3 Std. bewußtlos in seinem Bett aufgefunden. Er ist Diabetiker und wurde bisher von Dr. Insel (Anschrift und Telefon) behandelt.*

3.4 Differenzierung der Beschwerden

»Bauchschmerzen« sind so vieldeutig, daß sie Ihnen für die Diagnose und die Therapie nicht genug Informationen bieten. Sie müssen also Genaueres über jede Beschwerde erfahren.

Zur Differenzierung von Beschwerden kommen Sie in den meisten Fällen mit fünf Kategorien und den entsprechenden Fragewörtern aus:

> **Dauer:**
> Wann begonnen? Wie lange, mit welchem zeitlichen Ablauf (allmählich, akut, chronisch, in Phasen ⁓⁓ oder Schüben ⊓⊔⊓⊔), wann schon, wie oft?
>
> **Stärke:**
> Wie sehr? Wie zu beschreiben, womit vergleichbar (subjektiv), wieviel im Sinne von »meßbar«, mit welchem quantitativen Verlauf, wie oft?
>
> **Art:**
> Wie beschaffen (z.B. dumpfer, spitzer, bohrender o.ä. Schmerz)? Welche Auswirkungen, wovor (Furcht), mit welchem qualitativen Verlauf, mit welchen Vorboten und Begleiterscheinungen und wodurch gebessert?
>
> **Ort:**
> Wo genau? An welcher Stelle, wohin ausstrahlend, mit welcher Änderung des Beschwerdeortes, was hängt örtlich damit zusammen?
>
> **Funktion:**
> Wobei? Bei welcher Gelegenheit oder Tätigkeit, wodurch ausgelöst, in welchem Zustand, mit welcher Änderung in seiner Beziehung zu Funktionen, in Verbindung womit, wonach?

3.4.1 Dauer der Beschwerden und Begleitumstände

Drei Stunden dauernde Schmerzen im rechten Unterbauch haben einen ganz anderen diagnostischen Wert als Schmerzen am gleichen Ort seit zwei Monaten; ebenso sind Gelenkbeschwerden im Rahmen des jahrelangen Verlaufs einer rheumatoiden Arthritis anders zu bewerten als plötzliche Gelenkschmerzen nach eitriger Angina. Im Rahmen eines akuten Geschehens helfen Ihnen sehr genaue Zeitangaben bei der Diagnose. So unterscheidet sich der Angina-pectoris-Anfall dadurch von Schmerzen bei einem Herzinfarkt, daß er meist nur wenige Minuten dauert.

Nicht selten werden die Angaben des Patienten durch die Frage nach dem **ersten Auftreten** der Beschwerden wesentlich präzisiert, wenn sich z. B. herausstellt, daß die akuten Oberbauchschmerzen wie beim Ulkus periodisch seit mehreren Jahren wiederkehren. Eine Schilderung der Situation, in der die Beschwerden zuerst auftraten, kann Aufschlüsse über die Genese der Erkrankung geben; z. b. läßt der erstmalig nach »ungeschicktem Aufstehen vom Tisch« aufgetretene Knieschmerz einen Meniskusschaden vermuten; stechender linksseitiger Brustschmerz, der beim Holzsägen beginnt, ist anders zu beurteilen als gleichartige Beschwerden, die den Patienten nachts wecken. Die Begleitumstände beim Einsetzen der Hauptbeschwerde geben Hinweise auf ihre Genese.

> Die Dauer der Beschwerden und die Begleitumstände beim ersten Auftreten gestatten Rückschlüsse darauf, ob es sich um eine akute, rezidivierende oder chronische Krankheit handelt und wie dringend die Behandlung ist. Sie bietet aber bei manchen Krankheiten mit charakteristischen Beschwerden auch unmittelbare diagnostische Hinweise.

3.4.2 Stärke der Beschwerden

Die Stärke von Schmerzen läßt sich mit Eigenschaftswörtern beschreiben, die der Patient selbst verwendet, wie z. B. heftig, unerträglich oder leicht. Die Stärke des Durchfalls ist mit der Häufigkeit des Stuhlganges objektiver zu erfassen. Nach der Tiefe (Stärke) einer Ohnmacht zu fragen, erscheint zunächst wenig sinnvoll. Bei oberflächlichen Bewußtseinsstörungen kann der Patient aber noch fähig gewesen sein, z. B. das Klingeln des Telefons zu hören. Die Stärke mancher Sehstörungen wird sich z. B. mit der Größe des Gesichtsfeldausfalles beschreiben lassen. Die treffende Darstellung der Stärke der Beschwerden hängt also vom Charakter der Beschwerden sowie der Differenzierungsfähigkeit des Patienten ab und von der Mühe, die sich der Untersucher gibt. Genaues Nachfragen hilft bei der Differenzierung.

Beispiel: *Beim Infarkt werden die Brustschmerzen meist zu Recht »unerträglich« genannt.*
Auch Angaben über die Zunahme oder Abnahme der Beschwerden lassen diagnostische Schlußfolgerungen zu. Anfänglich leichte Bauchschmerzen können z. B. bei Perforation des Gastrointestinaltraktes »den Atem nehmen«; Koliken, deren Intensität wellenförmig verläuft, sind mit Wehen vergleichbar. Zusätzliche Hinweise erhalten Sie auch hier aus Angaben über die Anlässe, die Beschwerden verstärken oder abschwächen.

> Die Stärke der Beschwerden unterliegt der subjektiven Beurteilung durch den Patienten. Sie können versuchen, sie durch qualitative Vergleiche, Häufigkeitsangaben usw. zu objektivieren.

3.4.3 Art der Beschwerden

Gemeint ist hier die besondere Eigenart der Beschwerde wie dumpfer, brennender, bohrender, stechender oder klopfender Schmerz, punktförmige oder flächenhafte Sehstörungen, Taubheitsgefühl, kribbelnde oder brennende Parästhesien. Es gilt also, mit erklärenden Eigenschaftswörtern die Beschwerden zu erläutern.

Im Verlauf der Erkrankung kann sich ebenso wie Lage und räumliche Ausdehnung auch die Qualität der Beschwerden ändern, wenn z.B. der brennende Schmerz einer lokalen Fingerentzündung zum bohrenden Schmerz der Handphlegmone und schließlich zum dumpfen Schmerz im ganzen Arm wird. Ein zunächst erbsensuppenartiger Durchfall kann sich beim Typhus zu blutig-wäßrigen Stühlen wandeln.

> Für die qualitative Beschreibung von Beschwerden verwenden Sie die Eigenschaftswörter des Patienten. Qualitätsänderungen im Verlauf einer Erkrankung bieten diagnostische Hinweise.

3.4.4 Ort der Beschwerden

Ihre anatomischen Kenntnisse gestatten Ihnen, aus der Schmerzlokalisation Rückschlüsse auf die erkrankten Organe zu ziehen; z.B. erweckt ein eng umschriebener Druckschmerz im rechten Oberbauch, etwa zwei Finger breit rechts von der Mittellinie, Verdacht auf ein Ulcus duodeni. Halbseitige, anfallsartige Hinterkopfschmerzen lassen ein Zervikalsyndrom vermuten.

Exakte Lokalisationen bilden die Voraussetzungen für Angaben über **wandernde** Beschwerden. Zum Beispiel kann der Oberbauchschmerz bei Appendizitis, der in der Umbilikalregion beginnt, schließlich zum McBurney-Punkt ziehen. **Ausstrahlende** Schmerzen behalten im Gegensatz zu wandernden Schmerzen ihren ursprünglichen Ort und verursachen zusätzliche Beschwerden in anderen Regionen. Beispiele dafür sind der gürtelförmig in den Rücken ausstrahlende, linksseitige Oberbauchschmerz bei Pankreatitis oder in Schulter und Arm ausstrahlende Brustschmerzen beim Herzinfarkt.

> Die exakte Lokalisation der Beschwerden gestattet Rückschlüsse auf das betroffene Organ. Wandernde oder ausstrahlende Schmerzen sind eine diagnostische Hilfe und bieten Hinweise auf den Krankheitsverlauf.

3.4.5 Körperfunktionen und Beschwerden

Bestimmte Körperfunktionen wie Atmung, Bewegung, Nahrungsaufnahme, Schlaf, Verdauung, Stuhlgang, Menstruation usw. können zum Auftreten oder zur Änderung der Beschwerden führen. Berichtet der Patient nicht spontan, wodurch die Beschwerden einsetzen oder zunehmen, so müssen Sie nach Einzelheiten fragen: Wann, wie, wo, wodurch, wobei, wonach usw. kommt es zu den Beschwerden? (s. Schema S. 26).

Als Beispiel sei an das Sodbrennen bei Hiatushernie erinnert, das auftritt, wenn der Patient sich nach dem Essen die Schuhe zuschnürt, an das Schwinden thrombophlebitischer Schmerzen bei Hochlagerung der Beine, die bei arteriellen Verschlüssen zu einer Schmerzverstärkung führt. Oberbauchschmerzen und Übelkeit treten bei einer Gastritis unmittelbar nach der Nahrungsaufnahme auf. Kopfschmerzen beim Lesen haben häufig ihre Ursache in der fehlenden oder unzureichenden Brille. Der unerträgliche Augenschmerz älterer Leute nach einem Kinobesuch weist auf einen Glaukomanfall hin. Oberbauchschmerzen nach Ärger oder der Durchfall in Examensnöten sind Beispiele für körperliche Beschwerden durch seelische Ursachen.

Aus dem Auftreten von Beschwerden bei bestimmten Körperfunktionen lassen sich Schlüsse auf das erkrankte Organsystem ziehen.

Für Ihren Patienten mit einem Herzinfarkt würde die Beschreibung der Hauptbeschwerde z. B. lauten:

Die Hauptbeschwerde	53jähriger Postbeamter klagt über unerträgliche, stechende
Dauer	Brustschmerzen, die seit 3 Std. in einem handgroßen Bezirk unter
Stärke	und links neben dem Brustbein bestehen und in den linken Arm
Art und Ort	ausstrahlen. Durch Haltungsänderungen oder Nitrolingual
Beziehung zu Funktionen	waren diese Schmerzen nicht zu beeinflussen.

3.5 Schmerzen und andere Beschwerden

Bisher haben wir beschrieben, wie eine Hauptbeschwerde differenziert werden kann, und uns dabei weitgehend an einer Hauptbeschwerde orientiert, die Schmerzen bereitet.
Die Feststellung des Schmerzbeginns, seine Lokalisation, die Abgrenzung gegen schmerzfreie Zonen, Auslösung, Verschlimmerung oder Besserung und Schmerzverlauf ergeben so häufig diagnostische Hinweise, daß man den Schmerz gern zum Leitsymptom wählt und sich von ihm in seinem diagnostischen Denken führen läßt (ausführlicher hierzu Janzen, R.: Schmerzanalyse als Wegweiser zur Diagnostik, Thieme 1973).

Schmerzen – anatomische und physiologische Grundlagen

Schmerzempfindungen werden durch Schmerzrezeptoren, Leitungen und zerebrale Integrationsmechanismen möglich. Alle schmerzleitenden Fasern treten durch das dorsale Ganglion in das Rückenmark ein, kreuzen das Rückenmark zum gegenüberliegenden anterolateralen Quadranten und steigen als Tractus spinothalamicus auf. Dabei passieren sie den Hirnstamm, Thalamuskerne, den Hypothalamus und werden von dort in die hintere Zentralwindung fortgeleitet (s. Abb. 3.**1**a). Schmerzen werden im Thalamus *empfunden,* in der Hirnrinde so verarbeitet, daß man die Schmerzen lokalisieren, Schmerzqualitäten *wahrnehmen* und unterscheiden kann.
Nach dem **Prinzip des adäquaten Stimulus** ist für jeden spezifischen sensorischen Rezeptor ein spezieller Stimulus erforderlich, um ihn zu erregen. Spezifische Reize im viszeralen Bereich sind Überdehnung, Spasmen und chemische Irritation. Das Prinzip des adäquaten Stimulus erklärt, warum man Bauchoperationen in Lokalanästhesie durchführen kann, solange z. B. Zug am Mesenterium vermieden wird.
Man kann Schmerzen zu tiefen Organen nach topographischen Gesichtspunkten zuordnen, aber auch aus Muskel- und Oberflächenschmerzen auf betroffene viszerale Organe schließen. Bei der Übertragung von Eingeweideschmerzen in Muskelgruppen spricht man von den Mackenzie-Zonen. Mit Hilfe der Head-Zonen schließen Sie aus Hyperalgesien und Hyperästhesien der Haut auf unter Umständen weit vom Reizort entfernt liegende tiefe Organe.
Viszerale Schmerzen werden häufig auf die Oberfläche projiziert, weil diese Dermatome aus Fasern derselben Hinterwurzeln versorgt werden, durch die viszerale afferente Impulse des schmerzenden Organs in das Rückenmark eintreten (s. Abb. 3.**1**b). Dann entstehen (wahrscheinlich) durch Kurzschlüsse die sogenannten ausstrahlenden Schmerzen, beispielsweise bei Patienten mit Angina-pectoris-Anfällen, die vom Herzen über die erste, zweite und dritte Thorakalwurzel in die Thoraxwand und den medialen Arm ausstrahlen.

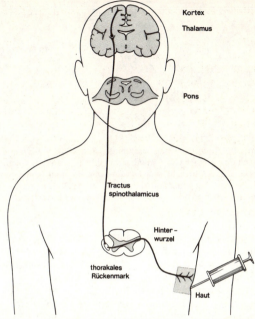

Abbildung 3.1a. Schmerzleitung von einem Hautbereich zur hinteren Zentralwindung

Über die kutane Ausstrahlung hinaus können viszerale Schmerzen auch direkt als sogenannte Splanchnikusschmerzen auftreten. Sie werden dann als tiefe, diffuse und schwer lokalisierbare Schmerzen empfunden, entstehen durch Überdehnung der Hohlorgane und werden durch den rechten N. splanchnicus zum Rückenmark geleitet, wo sie in der grauen Substanz über kurze Neuronen ohne kurzgeschlossene Ausstrahlungsmöglichkeiten auf Hautareale bis zum Thalamus geleitet werden.

Schmerzpsychologie
Gegenüber den quantitativen und qualitativen Unterschieden, die bei der anatomischen und physiologischen Betrachtung von Schmerzphänomenen eine Rolle spielen, steht für den Patienten das Erleben des Schmerzes so weit im Vordergrund, daß seine Schmerzen zum Mittelpunkt der Welt werden können. Auch diese subjektiven **Erlebnisanteile am Schmerz** kann der Arzt über den Inhalt des Patientenberichts hinaus an Begleitsymptomen überprüfen: Haltung, Mimik, Gestik, Motorik, Sprechform und Ausdrucksweise oder Tachykardie, Tachypnoe, Er-

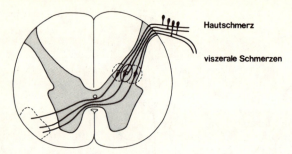

Abbildung 3.1b Theorie der »ausstrahlenden Schmerzen«: Viszerale und kutane Impulse treten durch dieselbe Nervenwurzel ein und kreuzen zum Tractus spinothalamicus. Dabei kann es zu Kurzschlüssen kommen, die viszerale Schmerzen in bestimmten Hautbereichen spürbar machen (Abb. a u. b nach: B. E. Finneson: Diagnosis and Management of Pain Syndromes, 2. Aufl. Saunders, Philadelphia 1969)

schöpfung oder gar Ohnmacht bieten ein objektives Bild von der Gesamtreaktion des Patienten auf seine Schmerzen. Dennoch ist es in manchen Fällen schwer, organische Schmerzen von sogenannten »eingebildeten« Schmerzen zu unterscheiden. Schon der alltägliche Sprachgebrauch »Das bereitet mir Kopfschmerzen« deutet auf die Neigung hin, Schwierigkeiten oder Probleme mit Schmerzcharakter auszustatten und sie gegebenenfalls in Organen zu lokalisieren, die durchaus gesund sein können. Solche Schmerzen nennen wir funktional, behandeln sie in vielen Fällen mit leichten Analgetika oder Placebos und dürfen uns nicht allzusehr darüber wundern, wenn das nicht jedem Patienten hilft, noch auf die Dauer die Arzt-Patienten-Situation stabilisiert. Der einzige kausale Ansatz für die Therapie ist in einem solchen Fall die ausführliche Exploration.

Einen nicht unerheblichen Einfluß auf Schmerzen haben **Gefühle und Stimmungslagen** des Patienten. Sie »bahnen« seine Reaktionsbereitschaft, die beispielsweise in einer ausweglos erscheinenden Lage sehr viel größer ist, oder sie heben den seelischen Schwellenwert für die Reaktion auf Schmerzen, die z. B. in ungeeigneten Situationen als »unerwünscht« erlebt und damit mindestens zeitweise verdrängt werden. Als Beispiele mögen der Militaryreiter bei einer Olympiade gelten, der mit gebrochenem Schlüsselbein weiterritt, oder die vielen Berichte von Verwundungen im Krieg, die erst dann wahrgenommen wurden und Schmerzen bereiteten, wenn die unmittelbare Todesangst überwunden war.

Auch die Körperregionen, in denen Schmerzen auftreten, spielen in bezug auf die Neigung des Patienten eine Rolle, darüber zu berichten. Schmerzen im Rektogenitalbereich scheinen dem Patienten eher genant als Kopfschmerzen und führen zum schamhaften Verschweigen nicht

nur gegenüber Familienmitgliedern und Freunden, sondern gelegentlich auch gegenüber dem Arzt.
Für praktische Belange ist es nicht nur wichtig, den Hypochonder und den Simulanten zu erkennen, sondern auch, sie voneinander zu unterscheiden: Bei der Krankengeschichte des **Hypochonders** fällt auf, daß er viele Ärzte konsultiert hat und freigebig Kritik übt. Oft berichtet er über Beschwerden von mehr als einem Organ. Sie werden nur selten präzise beschrieben und noch seltener auf die Dauer gleichbleibend lokalisiert. In seiner Vorgeschichte finden sich ständig wiederholte Untersuchungen, aber selten pathologische Ergebnisse. Die verordneten Medikamente, die er meist namentlich nennt und deren Dosierung er ernster nimmt als andere Patienten, »helfen überhaupt nicht«. Als Ergebnis intensiver häuslicher Erörterung sind begleitende Familienmitglieder meist auf das genaueste über die Beschwerden und die vorangegangenen therapeutischen Versuche unterrichtet. Nur in seltenen Fällen verläßt der Hypochonder in seinem Bericht die Bandbreite noch erträglicher Beschwerden oder läßt sich gar auf operative Eingriffe ein, wenn ihm das Risiko erläutert wird.
Der **Simulant** sucht mit seiner Darstellung den Krankheitsgewinn, mag er nun finanzieller, sozialer oder situativer Art sein. Man erkennt ihn meist an Widersprüchen zwischen geschilderten Behinderungen und tatsächlicher Funktionsfähigkeit oder an einer offensichtlichen Diskrepanz zwischen geschilderten Beschwerden und feststellbarer organischer Ursache. Seine Symptome sind nicht nur in bezug auf den Ausprägungsgrad und die Lokalisation vage, veränderlich und wechselnd, sondern lassen sich auch in ihrer Variabilität provozieren. Suggeriert man dem Patienten, daß eigentlich zu der von ihm dargestellten Erkrankung auch dieses oder jenes Symptom gehört, dann tritt es bald in der eigenen Sprechstunde oder in der Sprechstunde des dann konsultierten Kollegen auf.
Im Unterschied zum Hypochonder bezieht der Simulant seine Symptome enger auf den angeblich erkrankten Körperteil und vermeidet Nebensymptome, die ihm nicht nur weniger bedeutungsvoll, sondern auch in bezug auf die Glaubwürdigkeit seiner Darstellung gefährlich erscheinen.
Im Gegensatz zum Erwachsenen, der in der Lage ist, mitzuteilen, wo, wie lange, wie sehr, wodurch und wobei es schmerzt, sind **Kinder** weit hilfloser. Sie erleben ihre Schmerzen auch diffuser. Da Kleinkinder überhaupt keine Angaben über ihre Schmerzen machen können, soll die Schmerzanalyse bei ihnen mit der Beobachtung des Schreiens und Weinens beginnen. Wir werden hierauf bei der Untersuchung von Kindern näher eingehen.
Einige Beschwerden lassen sich nur schwer oder gar nicht mit den Kategorien Dauer, Stärke, Art und Ort sowie Beziehung zu Funktionen differenzieren. Wir nennen im folgenden besonders Beschwerden, die in

bezug auf ihre Organzugehörigkeit vieldeutig sind, und werden auf Beschwerden, die sich leichter bestimmten Körperregionen zuordnen lassen, bei den entsprechenden Kapiteln eingehen.

Bei Beschwerden, die eine **allergische Reaktion** nahelegen, haben Saisonbedingtheit, Kontinuität, Dauer und Zeitpunkt des Auftretens diagnostische Bedeutung. Das Aufspüren von Allergenen, bestimmten Nahrungsmitteln, Kontakt mit Chemikalien, Baumaterialien, Bäckermehl, Hausstaub, Tieren oder Kosmetika erfordert darüber hinaus oft kriminalistische Fähigkeiten.

Nur wenige Patienten sind sich klar darüber, daß es sich bei dem Zustand, der sie zum Arzt führt, um **Angst** handelt. Mit Angst meinen wir nicht für den Patienten verständliche Einwirkungen von außen im Sinne von Furcht vor etwas. Das charakteristische Krankmachende der Angst ist gerade, daß der Patient eine unklare Bedrohung seiner Existenz nur ahnt. Angst ist nicht unmittelbar als körperliches Symptom sichtbar, doch lassen typische Begleitsymptome Angstzustände vermuten. Dazu gehören weite Pupillen, verspannte Gesichts- und Halsmuskulatur, feuchte Hände, Schlaflosigkeit, Impotenz, Appetitmangel oder Antriebsarmut und Bauchschmerzen, die nicht eindeutig lokalisierbar sind und sich bei näherem Befragen eher als uncharakteristische Oberbauchbeschwerden beschreiben lassen. Bei akuten Angstzuständen können Herzklopfen, Atemnot, Schweiß an den Handflächen und in den Achselhöhlen, erhöhter Muskeltonus, Pollakisurie und Diarrhö auftreten. In Ihrem anamnestischen Gespräch mit dem Patienten gilt es zunächst,

- mögliche Ursachen der Angst zu ergründen,
- festzustellen, seit wann die Angst auftritt und wie lange sie anhält (Dauer),
- wie sehr sich der Patient durch die Angst beeinträchtigt fühlt (Stärke),
- wie sich die Angst auf seinen Gesundheitszustand im einzelnen auswirkt (Art) und
- durch welche Anlässe, in welchen Situationen oder bei welchen Tätigkeiten die Angst auftritt (Anlaß).

Für eine ausführliche Exploration eines Patienten, dessen Gesundheitszustand durch seine Angst beeinträchtigt wird, sollten Sie einen Psychologen oder einen Psychiater hinzuziehen.

Von der **Appetitlosigkeit** im Rahmen einer Angstreaktion oder einer Depression läßt sich organisch bedingte Appetitlosigkeit, z.B. bei Magen-Darm-Erkrankungen oder chronischen Infektionen, durch die Begleitsymptome der erkrankten Organe unterscheiden. Außerdem fehlt bei organischen Ursachen wie z.B. der Stauungsgastritis im Rahmen einer Rechtsinsuffizienz meist die unmittelbare Verbindung mit Emotionen.

Vermehrter Appetit bis zur Freßsucht kann als Kompensation empfundenen Mangels psychisch bedingt sein, kommt aber auch während Gravidität und bei Bandwurmerkrankungen vor.

Bei **Bewußtseinsverlust** kann der Patient selbst keine Details über die Anfälle angeben und berichtet meist nur vom Hörensagen oder über eigene Schlußfolgerungen. Es gilt festzustellen, was sich vor und nach dem Bewußtseinsverlust ereignet hat, z. B. können zeitliche Beziehungen zu den Mahlzeiten Hinweise auf Hypoglykämien geben, Herzsensationen deuten auf kardiale Ursachen der Bewußtlosigkeit hin. Sie müssen auch herauszufinden suchen, ob der Patient vollständig bewußtlos war oder z. B. noch hörte, was in seiner Umgebung gesprochen wurde.

Die Zusammenstellung gezielter Fragen nach Stevenson ist eine Anleitung zur Fragetechnik bei Patienten, die über eine abgelaufene Bewußtlosigkeit berichten, und gibt Hinweise auf die differentialdiagnostischen Möglichkeiten bei Ohnmacht unklarer Genese:

1. Welche besonderen Ereignisse traten in den 30 Min. vor der Bewußtlosigkeit ein?
2. Welche Warnzeichen sind unter welchen Begleitumständen unmittelbar vor dem Anfall aufgetreten?
3. Wie trat die Bewußtlosigkeit ein? Plötzlich, allmählich, in Phasen?
   Hatten Sie die Möglichkeit, sich hinzusetzen oder hinzulegen, welche Verletzungen haben Sie erlitten?
   Hatten Sie irgend etwas besonders Anstrengendes unternommen?
   Waren Sie in einem warmen oder kalten Raum?
   Standen, saßen, lagen Sie, als Sie ohnmächtig wurden, oder sind Sie vor der Ohnmacht gerade aufgestanden?
   Haben Sie geschwitzt, hatten Sie Herzklopfen, schlug Ihr Herz schneller oder unregelmäßig?
   War Ihnen vorher schwindlig, hatten Sie Brechreiz?
   Haben Sie vor der Bewußtlosigkeit irgend etwas Besonderes gehört, gesehen, gerochen oder geschmeckt?
   Änderte sich Ihre Sehfähigkeit?
4. Wie lange waren Sie bewußtlos und woraus schließen Sie auf die Dauer?
5. Sind während Ihrer Bewußtlosigkeit Urin und Stuhl abgegangen?
6. Wie fühlten Sie sich, als Sie wieder aufwachten?
7. Wie oft sind Sie in letzter Zeit bewußtlos geworden und wie unterschieden sich frühere Anfälle vom letzten Anfall?
8. Hatten Sie schon einmal ein Magengeschwür, Teerstühle, Blutungen oder Erkrankungen des Nervensystems?
9. Haben Sie kürzlich irgendwelche Medikamente oder Drogen genommen oder ungewöhnlich viel Alkohol getrunken?

Klagt der Patient über **Erbrechen,** so sind Angaben über die Häufigkeit des Erbrechens, genaue zeitliche Beziehungen zur Nahrungsaufnahme oder ob das Erbrechen zur Änderung von Schmerzen bzw. anderer Beschwerden geführt hat, besonders wichtig. Außerdem haben Menge, Geruch, Geschmack und Aussehen des Erbrochenen diagnostische Bedeutung (z. B. Blut oder kaffeesatzähnliches Erbrechen bei Ösophagusvarizen oder Ulkusblutung, unverdaute Nahrung oder Kot beim Ileus). Weiterführende Hinweise auf mögliche Ursachen des Erbrechens können Sie aus den Angaben über die Nahrungsmittel und Getränke erhalten, die der Patient während der letzten 24 Std. aufgenommen hat.

Zu berücksichtigen ist auch die Möglichkeit psychologisch bedingten Erbrechens, dessen Anlaß sich unter Umständen aus der Situation ableiten läßt, in der der Patient erbrach.

Differentialdiagnostische Überlegungen zu den organischen Ursachen des Erbrechens orientieren sich am Verlauf des Gastrointestinaltraktes:

Ösophagus:
Ösophagusdivertikel und -atresie, Kardiaspasmen oder -stenosen, Hiatushernien

Magen:
akute oder chronische Gastritis, Ulkus, Magenkarzinom, Pylorusspasmen, Geschwürnarben oder Tumor-Stenosen

Duodenum, Ileum und Kolon:
Erkrankungen der Leber und der Gallenwege, Pankreatitis, Ileus, Wurmerkrankungen, Appendizitis, Divertikulitis, Divertikulose, Neoplasmen, Mißbildungen.

Als sonstige allgemeine Ursachen eines Erbrechens kommen kardiopulmonale Ursachen wie Herzinfarkt oder Lungenödem in Frage oder entzündliche, vaskuläre, traumatische bzw. tumoröse zerebrale Ursachen sowie Intoxikationen (Alkohol, Drogen, Medikamente, z.B. Überdigitalisierung, Thyreotoxikose, bei Gravidität usw.). Kinder neigen eher als Erwachsene dazu, auf Infektionen mit Erbrechen zu reagieren. Gemeinsam mit Unruhe, Schlafstörungen und Fieber bildet das Erbrechen dann häufig ein typisches Symptommuster, das Infektionen aller Art begleitet.

Häufig meinen Patienten mit **Fieber** (über 38° C) **und Schüttelfrost** (Schütteln des ganzen Körpers) nicht dasselbe wie der Arzt, sondern eher Schwitzen und Frösteln. Sie müssen deshalb genau feststellen, ob und wie häufig und mit welchen Verfahren die Temperatur gemessen wurde, wie die Temperatur schwankt und ob echte Schüttelfröste vorgelegen haben, bei denen im wahrsten Sinne des Wortes das Bett wackelt.

Zu den charakteristischen **Fiebertypen** gehören:

Kontinuafieber:
: mit einer Differenz von weniger als 1° C im Verlauf des Tages, z.B. bei akuten Infektionskrankheiten

remittierendes Fieber:
: mit Tagesdifferenzen um 2° C, z.B. bei der Tuberkulose

intermittierendes Fieber:
: mit Tagesdifferenzen von mehr als 2° C, z.B. bei Sepsis

periodisches Fieber:
: bei dem afebrile mit febrilen Tagen wechseln. Dabei kommt ein regelmäßiger Wechsel z.B. bei Malaria vor, unregelmäßiger Wechsel z.B. bei Brucella-Infektionen.

Bei **Gewichtsveränderungen** gilt es festzustellen, ob z.B. das Absinken des Gewichts mit dem Krankheitsbeginn zusammenfällt und ob der Energieumsatz im Verhältnis zur Energieaufnahme steht. Besonders kritisch sind gleichmäßige und größere Gewichtsabnahmen zu beurteilen, die unfreiwillig und unter Beibehaltung der bisherigen Eßgewohnheiten auftreten und als sogenannter »konsumierender Prozeß« den Verdacht auf eine fortgeschrittene Tuberkulose oder ein Malignom lenken. Soweit Patienten sich nicht gewogen haben, geben Angaben über ein Zu-eng- oder Zu-weit-Werden der Kleidung Hinweise. Denken Sie daran, daß eine Gewichtszunahme auch durch Ödeme bedingt sein kann.

Die **Potenzstörungen** eines Patienten im zeugungsfähigen Alter können Folge einer disharmonischen Ehe, psychischer Störungen oder Zeichen organischer Erkrankungen sein. Bei jeder allgemeinen Anamnese müssen Sie deshalb klären, ob Potenzstörungen bestehen und ob sie auf Erektions- oder Ejakulationsstörungen bzw. auf einem Libidoverlust beruhen.

Um **Schlafstörungen** richtig zu bewerten, vergleicht man die tägliche geistige und körperliche Belastung des Patienten mit seinem Schlafbedürfnis. Dazu müssen Sie feststellen, wieweit z.B. abendliche Einschlafstörungen durch ausgedehnte mittägliche Bettruhe bedingt sind oder ob der Patient z.B. durch ungelöste Probleme nicht zur Ruhe kommt.

Es ist wichtig zu untersuchen, wie viele Stunden der Patient wirklich nachts schläft, wann er gewöhnlich ins Bett geht, aufwacht und aufsteht. Es darf auch nicht unberücksichtigt bleiben, wieweit andere Personen, schnarchender Ehepartner oder lärmende Kinder, Überheizung, mögliche Schmerzen, paroxysmale Dyspnoe, Nykturie oder zu schwere Abendmahlzeiten den Schlaf stören. Für eine gezielte Therapie ist festzustellen, ob es sich um Einschlaf- oder um Durchschlafstörungen handelt.

Im Gegensatz zur Müdigkeit, die meist erst nach Belastung auftritt, ist **Schwäche** ein echter dauernder Verlust an Muskelkraft und meist Zeichen einer körperlichen Erkrankung. Müdigkeit nach einem ausgedehnten Marsch und Schwäche beim Hochsteigen einer Treppe müssen unterschieden werden vom »Sich-schwach-Fühlen« des Deprimierten, bei dem der fehlende Antrieb schon die Inangriffnahme einer ermüdenden Arbeit verhindert.

Auf mögliche Ursachen einer **Übelkeit** können Vorgeschichte und Begleitumstände hinweisen. Deshalb müssen Sie den Genuß der Nahrungsmittel und Getränke erfragen, die Beschäftigung oder die Ereignisse, bei denen dem Patienten übel wird. Versuchen Sie auch, Übelkeit als Vorstufe des Erbrechens vom bloßen Ekelgefühl abzugrenzen.

Eine weiterführende Darstellung charakteristischer Beschwerden finden Sie bei der Beschreibung des Untersuchungsganges in den einzelnen Körperregionen. Klagt der Patient über Beschwerden, die nicht in der Systemübersicht aufgeführt sind (s. S. 45), so finden Sie im Index Seitenverweise, die Sie auf die Funktionssysteme oder Körperregionen hinleiten, die erkrankt sein können und dann bei der Untersuchung besonderer Aufmerksamkeit bedürfen. Zum Beispiel wird der Drehschwindel (s. S. 135) im Zusammenhang mit den Gleichgewichtsprüfungen besprochen und leitet Sie auf einen Vestibularisschaden hin.

> **Berücksichtigen Sie, daß es bei der bisherigen Besprechung der Beschwerden in erster Linie um die Beschwerden selbst ging. Der Arzt sucht diese Beschwerden zu erfassen und für seine diagnostisch-therapeutischen Zwecke »scharfzustellen«. Die zweite Frage, wie der Patient seine Beschwerden und seine Krankheit erlebt und wie man ihm dabei helfen kann, die Probleme, die seine Beschwerden für ihn bilden, zu lösen, ist in der traditionellen Medizin bisher weitgehend unberücksichtigt geblieben.**

3.6 Aufgaben für die Selbstkontrolle

3/1 Warum sollte der Patient bei der Anamnese angezogen bzw. zugedeckt bleiben?

3/2 Führen Sie über die genannten Beispiele hinaus einige Krankheiten oder Krankheitsgruppen auf, von denen Sie eine Häufung in bestimmten Altersgruppen vermuten!

3/3 Mit welcher Eröffnungsformel würden Sie Ihr Gespräch mit einem erwachsenen Patienten, den Sie noch nicht kennen, beginnen?

3/4 Was unterscheidet Beschwerden von Diagnosen?

3/5 Welche fünf Symptomarten eignen sich besonders als Leitsymptome?

3/6 Welche fünf Kriterien reichen für die Differenzierung der meisten Beschwerden aus?

3/7 Formulieren Sie selbständig je drei Fragen zur Dauer, zur Stärke, zur Art und zum Ort der Beschwerden und zum Zusammenhang zwischen einer Beschwerde und bestimmten Funktionen!

3/8 Worauf müssen Sie sich bei der Beschreibung von Beschwerden meist verlassen?

3/9 Nennen Sie aus eigener Erfahrung einige weitere Beispiele für Körperfunktionen, die sich auf Beschwerden auswirken können!

Praktische Aufgabe

Erfragen und dokumentieren Sie detailliert bei einem Kommilitonen eine frühere Hauptbeschwerde, die Sie differenzieren nach Dauer, Stärke, Art und Ort und ihren Beziehungen zu den Funktionen!

4.0 Begleitbeschwerden, Systemübersicht und bisheriger Krankheitsverlauf, Anamnese im weiteren Sinn*

4.1. Lernziele

Im folgenden Kapitel lernen Sie, wie man
- Beschwerden, die mit der Hauptbeschwerde in Beziehung stehen, erfaßt,
- die Systemübersicht als Zusammenstellung häufiger Begleitbeschwerden, geordnet nach Organen bzw. Organsystemen, benutzt,
- Hauptbeschwerden und Begleitbeschwerden im »bisherigen Krankheitsverlauf« chronologisch ordnet und
- die Anamnese im weiteren Sinne (frühere Krankheiten, Medikamente und Gewohnheiten, gynäkologische, sozioökonomische und soziale Anamnese, Familienanamnese) erhebt und dokumentiert.

Kontrollieren Sie anhand der gestellten Aufgaben, ob Sie diese Ziele erreichen.

4.2. Begleitbeschwerden und Systemübersicht

Als nächstes müssen Sie das Wichtigste, die Hauptbeschwerde, dadurch erweitern, daß Sie die Beschwerden erfragen, die mit der Hauptbeschwerde in Zusammenhang stehen können. Sie werden hier Begleitbeschwerden genannt und setzen ein gewisses Verständnis für den Zusammenhang mit der Hauptbeschwerde voraus.

Ein System erleichtert Ihnen die sinnvolle Auswahl unter den zahlreichen möglichen Beschwerden, nach denen Sie den Patienten fragen können. Lassen Sie sich in diesem System zunächst von der Hauptbeschwerde und den spontan geäußerten sonstigen Beschwerden des Patienten auf den Organbereich leiten, in dem sich die jetzige Erkrankung vermutlich abspielt.

Die **Systemübersicht** ist eine Zusammenstellung häufig auftretender Beschwerden, die nach Organen bzw. Organsystemen geordnet sind. Sie dient dem Arzt als Suchhilfe und als Gedächtnisstütze, die es ihm er-

---

* Zur Veranschaulichung dieses Themas können Sie Teil 1 + 2 des Filmes »Die allgemeine ärztliche Untersuchung« benutzen (s. S. 7/8).

leichtert, von einer bestimmten Patientenbeschwerde auszugehen, auf das erkrankte Organ bzw. System zu schließen und dann gezielt nach weiteren Beschwerden aus dem wahrscheinlich erkrankten Organbereich zu fragen.

Zusätzlich können in dieser tabellarischen Aufstellung Beschwerden dokumentiert werden, die nicht unmittelbar mit der jetzigen Erkrankung in Zusammenhang stehen, z.B. ein gelegentliches Nasenbluten nach zu kräftigem Schneuzen, der prothesenbedingte Schmerz am Oberkiefer, gelegentliche Nackensteifigkeit am zugigen Arbeitsplatz usw.

Für unser bisher gewähltes Beispiel mit der Hauptbeschwerde Brustschmerz hilft Ihnen also die Systemübersicht, die **Begleitbeschwerden** zu erfassen, die für das Organsystem charakteristisch sind, in dem sich die Krankheit offenbar abspielt (»Atmung, Herz und Kreislauf«). Diese Begleitbeschwerden sind für die richtige Zuordnung der Hauptbeschwerde »Brustschmerzen« von differentialdiagnostischer Bedeutung. Zum Beispiel weist der mehrstündige, linksseitige Brustschmerz mit den Begleitbeschwerden Atemnot, Todesangst und Kollaps auf einen Herzinfarkt hin, während ein ähnlicher mehrstündiger, linksseitiger Brustschmerz, aber begleitet von segmentalem Kribbeln und Brennen, eher an einen Herpes zoster denken läßt, selbst wenn die charakteristischen blasenförmigen Effloreszenzen der Haut noch fehlen.

Für die Formulierung der Beschwerden in der Systemübersicht wurde bewußt die Sprache des Patienten und nicht die Fachterminologie gewählt, um Ihnen die Formulierung entsprechender Fragen zu erleichtern.

Sie sollten bei der Dokumentation auch Beschwerden und Befunde nennen, die Sie im Rahmen Ihrer diagnostischen Vermutungen vermissen. Die sogenannten **»wichtigen Negativa«**, z.B. die Feststellung langanhaltender, linksseitiger Thoraxschmerzen **ohne** Ausstrahlung, **ohne** vegetative Begleitsymptome und **ohne** Vernichtungsgefühl, führen Sie differentialdiagnostisch über den Herzinfarkt hinaus und doch weiter als die ausschließliche Feststellung des linksseitigen Thoraxschmerzes. Unter »Allgemeinbeschwerden« sind in der Systemübersicht Beschwerden zusammengestellt, die entweder keinem Organsystem zugeordnet werden können, wie z.B. Angst oder Schwächegefühl, oder die in bezug auf ihre Zugehörigkeit zu den Organsystemen mehrdeutig sind. Eine strikte Zuordnung beispielsweise des Herzklopfens zu dem System »Atmung, Herz und Kreislauf« ließe das endokrine System (Hyperthyreoidismus) oder das hämatopoetische System (Anämie) unberücksichtigt, zu denen das Herzklopfen ebenfalls gehören kann.

Andererseits können gerade die Allgemeinbeschwerden durch ihre Vieldeutigkeit zu differentialdiagnostischen Überlegungen Anlaß geben. Mit zunehmender Erfahrung werden Sie Allgemeinbeschwerden als Hilfe zur Differenzierung anderer Symptome schätzen lernen.

46 Systemübersicht

SYSTEM-ÜBERSICHT

> Dieses und die folgenden Schemata wurden für den im Text besprochenen Beispielpatienten ausgefüllt.

> Ein Exemplar des im folgenden in Teilen abgedruckten Untersuchungsbogens können Sie bei der Arbeitsgruppe Didaktik der Medizin, Hochschule Hannover anfordern.

Hier sind Beschwerden und Besonderheiten als **Gedächtnisstütze** nach Organsystemen geordnet. Sie werden entsprechend den Angaben des Patienten **durchkreuzt** und im Krankheitsverlauf erläutert.

							Bemerkungen
Allgemein-Beschwerden:	Appetitmangel	~~Übelkeit~~	Erbrechen	Durchfall	Verstopfung	Gew. Verän./Z.	Übelkeit: seit 5 J., nach dem Essen; verschwindet bei Bewegung.
	übermäß. Durst	Nykturie	Polyurie	Anurie	Potenzstörungen	Schwäche	
	Schwindel	Gleichgewichts-Störungen		Ohnmacht	Bewußtlosigkeit	Angst	
	Erregbarkeit	Unruhe	Kopfschmerzen	~~geschw. Füße~~	geschw. Beine	geschw. Gesicht	
	Herzklopfen	Krämpfe	Lähmungen	~~Schweißausbr.~~	Veränderung der Hautfarbe		
	Veränderung d. Körperbehaarung		Fieber	Schüttelfrost	Einschlafstör.	Durchschlafstör.	
Kopf:	Schmerzen	Haarausfall					
Augen:	verminderte Sehfähigkeit		Flimmern	schwarze Flecke	Doppelbilder	~~Nahbrille~~	Nahbrille: + 1,5 D. bds. Schmerzen: beim Lesen
	Fernbrille	vermehrter Tränenfluß		Druckgefühl	Brennen	~~Schmerzen~~	
Ohren:	Hörstörung	Ohrensausen	Absonderung	Schmerzen			
Nase:	Behinderung der Nasenatmung		Störung des Geruchssinns		~~Nasenbluten~~	Absonderungen	Nasenbluten: gelegentl. beim Nasenputzen
Mund:	Zahnfleischbluten	Zungenbrennen	kein Geschmack	Zahnschmerzen			
Rachen:	Halsschmerzen	**Schluckbeschw.**	Heiserkeit				
Hals:	Schwellungen	Knoten am Hals	Nackenschmerz	eingeschränkte Beweglichkeit			
Brustkorb:	Schwellungen	Knoten in der Achselhöhle		Veränderg. d. Brüste/Brustwarzen			

Systemübersicht

Atmung, Herz, Kreislauf:

kurzatmig (Ruhe, Anstrengung)	nächtliche Dyspnoe	Todesangst	~~Husten~~
Auswurf (weiß, gelb, rot)	~~Brustschmerzen~~	Nachtschweiß	~~unregelmäßiger Herzschlag~~
plötzliches Herzrasen			

Verdauungstrakt:

Schluckbeschw.	Aufstoßen	~~Sodbrennen~~	Oberbauchbeschwerden	Völlegefühl
Bauchschmerzen (erläutern)		Blähungen	zunehmender Bauchumfang	Unvertr. f. Fett
Kaffee	Gewürze	Obst;	Übelkeit	Erbrechen: ....×/24 h
Änderung d. übl. Verdauung		Stuhlgang m. ziehd. Schmerzen	Brennen	Stuhl schwarz
schleimig	blutig	unverdaute Speisen	Würmer	

Sodbrennen: wenn sich der Pat. nach Mahlzeiten hinlegt oder Schuhe zuschnürt

Urogenitalsystem:

Harnstottern	Startschwierigk.	Tröpfeln	Schmerzen	Brennen beim Wasserlassen
Urin nicht halten können		Nierenschmerzen	Urin dunkel	blutig	schaumig
trübe	Steine		Blutung beim/nach Geschl.-Verk.	

Hämatopoet. u. Lymphsystem:

Verletzungsblutung » 5 Min.		ungewöhnliche blaue Flecken	schlechte Wundheilung
Knoten in der Achselhöhle	i. d. Leiste		

Extremitäten, Muskel- und Skelettsystem:

Schmerzen in Gelenken		Schmerzen in den Gliedern	im Rücken	Beweg. Einschr.
Mißempfindung	Kältegefühl	Schmerzen beim Gehen	in Ruhe	

Neurolog., psychiatr., psycholog.:

Ungeklärte Traurigkeit		Grübeln	»Nervenzusammenbrüche«	Gedächtnisstör.
Konzentrationsstörungen		Haltlosigkeit	Taubheit	Kribbeln	Schmerzen
Gangstörungen	Sprechstörungen	Lähmungen		

Endokrin:

Auffallend viel Urin	Empfindlichkeit gegen Wärme	gegen Kälte	Hitzewallungen

Sonst. Beschwerden und Erläuterungen   ohne Abführmittel Verstopfung

~~Erbrechen~~   ~~Erbrechen~~

Fehlerhaftes Ankreuzen bitte durch Nachziehen des Kästchens korrigieren

Es ist wenig sinnvoll, die gesamte Systemübersicht abzufragen!

Nachdem Sie mit der Systemübersicht das Umfeld jeder Hauptbeschwerde systematisch nach Begleitbeschwerden abgesucht haben, können Sie die Befragung des Patienten nach Beschwerden mit der offenen Frage nach »sonstigen Beschwerden oder Problemen« abschließen. Sie sollten aber mit dieser Frage dem Patienten ausdrücklich die Möglichkeit einräumen, bisher Unerwähntes zur Sprache zu bringen, z.B.: »Haben Sie in letzter Zeit darüber hinaus noch Beschwerden oder Probleme gehabt, die sich auf Ihren Gesundheitszustand auswirken könnten?« Oft schließt sich der Patient erst auf, nachdem er seine körperlichen Beschwerden besprochen hat, und kommt dann zum Kern der Sache. Halten Sie sich in einem solchen Fall nicht starr an die im folgenden Schema angebotene Reihenfolge der Anamneseerhebung, sondern gehen Sie auf den Patienten ein und lassen Sie ihn dann von den Dingen sprechen, die ihm »am Herzen liegen«, wenn ihm danach zumute ist.

4.3 Bisheriger Krankheitsverlauf

Hauptbeschwerden und zugehörige Begleitbeschwerden werden unter Berücksichtigung des eventuellen Zusammenhanges als Verlauf der jetzigen Krankheit chronologisch geschildert. Dabei müssen Sie drei Gesichtspunkte berücksichtigen:
1. Die **zeitliche Reihenfolge** des Auftretens der einzelnen Symptome, z.B. Oberbauchschmerzen unmittelbar nach dem Essen, die sich 3 Std. später gürtelförmig nach links zogen. Wiederum 2 Std. später trat ein Kreislaufschock ein (z.B. durch eine Ulkuspenetration in das Pankreas).
2. Die **Kontinuität** bzw. die **Intervalle** zwischen wiederkehrenden Beschwerden bzw. Beschwerdekomplexen geben wertvolle diagnostische Hinweise, z.B.:
Die Hauptbeschwerde Oberbauchschmerz nach dem Essen tritt gemeinsam mit den Begleitbeschwerden Sodbrennen, gelegentlichem Erbrechen und Gewichtsabnahme als Beschwerdekomplex seit 5 Jahren regelmäßig im Frühjahr und Herbst auf. Das ist ein Beispiel für die **Periodik** einer Ulkusanamnese. Häufig finden Sie beim Ulkus auch eine Beschwerde-**Rhythmik**. So bezeichnet man die charakteristische Verteilung von Beschwerden auf den 24-Std.-Tag. Andere Beispiele sind die jahreszeitliche Periodik sogenannter rheumatischer Beschwerden oder die Rhythmik depressiver Verstimmungen im Laufe eines Tages, die morgens besonders intensiv sind.
Bei der Erhebung und Dokumentation von Rezidiven und chronischen Krankheiten beginnt man mit dem ersten Krankheitsereignis.

Es erleichtert Ihnen die Arbeit, wenn Sie zunächst feststellen, bis wann sich der Patient wohlgefühlt hat. Besondere Ereignisse, Familienfeiern, Festtage und ähnliches bieten sich als zeitliche Hilfspunkte an.
3. Für die Beurteilung des bisherigen Krankheitsverlaufs gibt die genaue Darstellung der **bisherigen Behandlung** Hinweise auf Erfolg, Mißerfolg und eventuelle Nebenwirkungen der Therapie. Sie können daraus auch Schlüsse ziehen, wieweit eventuell Symptome durch die Therapie verdeckt werden.

Die Gesamtsicht für die Hauptbeschwerde, ihre Begleitbeschwerden und den bisherigen Krankheitsverlauf gibt Ihnen ein vollständigeres anamnestisches Bild der jetzigen Krankheit und erleichtert wesentlich den Schritt von Einzelbeschwerden zu Vermutungsdiagnosen.

Beispiel für einen bisherigen Krankheitsverlauf: s. Schema auf S. 50f.

4.4 Eigenanamnese

In der Eigenanamnese werden frühere oder chronische **Krankheiten** besonders gründlich aufgeführt, wenn sie **Risikofaktoren** für den jetzigen Gesundheitszustand darstellen.

Hierher gehören auch **Krankenhausaufenthalte,** Operationen und **besondere Umstände** wie z.B. Allergien, Auslandsaufenthalte in Zonen mit bestimmten Infektionskrankheiten wie Maltafieber, Gelbfieber usw., oder der Besitz von Haustieren, z. B. Wellensittichen (Psittakose), Hunden (Echinokokkus).

Meist ahnt der Patient mit einer Herzinsuffizienz nicht den Zusammenhang zwischen seinen jetzigen Beschwerden und dem Gelenkrheumatismus im Kindesalter, der so viele Jahre zurückliegt, und nur in seltenen Fällen weiß er, daß Infertilität die Folge einer Parotitis epidemica sein kann. Sie müssen ihm deshalb »Gedächtnisbrücken bauen«: An langes Fehlen in der Schule und an die Befreiung vom Turnunterricht erinnert sich auch ein alter Patient leichter als an pauschal erfragte »frühere Krankheiten«.

Es ist zweckmäßig, alle wesentlichen Krankheiten, besonders diejenigen, die mit dem jetzigen Beschwerdebild in Zusammenhang stehen können, aufzuzählen. Mit Hilfe eines Schemas können Sie die Eigenanamnese chronologisch ordnen und mit Besonderheiten in bezug auf Beschwerden, Befunde, Verläufe und Behandlung der früheren Krankheiten dokumentieren, wie es das Schema »Eigenanamnese« darstellt.

Untersuchungsbogen	Schütte, Georg Hannover, Burgstr. 5 geb. 15.12.1923 (53 J.) Tätigkeit: Angestellter	Aufn.-Dat.: 13.5.1977, 5.00 Uhr Überweis. Arzt: Dr. K. Salter, Hann. Früher hier behandelt? Nein nächster Angehöriger: Ehefrau Lotte Sch. (Tel. 16522)
Einweisungsgrund oder -diagnose	Verdacht auf Herzinfarkt	

ANAMNESE der jetzigen Krankheit

Die Hauptbeschwerde	Seit drei Stunden unerträgliche, nach li. ausstrahlende Brust-schmerzen in einem handgroßen Bezirk links neben dem Brust-bein, die durch Haltungsänderung, Husten oder Nitrolingual nicht beeinflußt werden.
Dauer	
Stärke	
Art und Ort	
Beziehung zu Funktionen	

Bisheriger Krankheitsverlauf und Begleitbeschwerden

Benutzen Sie die Systemübersicht als Gedächtnisstütze.

Im Rahmen des chronologischen Krankheitsverlaufs werden die Begleitbeschwerden dargestellt, die mit der Hauptbeschwerde zusammenhängen.

Bei Rezidiven und chron. Verläufen mit dem ersten Krankheitsereignis beginnen.

Bisherige Behandlung der jetzigen Krankheit erwähnen.

Der Patient berichtet, daß er in den letzten 3 Wochen mehrmals nachts mit Angstgefühl und Stichen in der linken Brust aufgewacht sei. In der Nacht vor der Einweisung wurde er gegen 2 Uhr durch schwerste, stechende, präkordiale Schmerzen geweckt, die in die linke Schulter und in den linken Arm bis zum Ellenbogen austrahlten. Er hatte Todesangst, war schweißgebadet und erbrach zweimal. 2 Kapseln Nitrolingual blieben erfolglos. Die Schmerzen nahmen erst 3 Stunden später nach einer Dolantin-Injektion ab.

Etwa eine halbe Stunde nach Beginn dieses Anfalls wurde der Patient kurzatmig und merkte, daß sein Herz unregelmäßig schlug. Die Atemnot nahm so zu, daß er nur noch im Sitzen genügend Luft bekam. Die Abstände wiederholter Hustenanfälle wurden in den letzten 2 Stunden immer kürzer. Sie trugen zur Steigerung der Kurzatmigkeit bei.

Dokumentation

Eigenanamnese

Frühere Krankheiten, Unfälle usw.

(Zutreffendes bitte durchkreuzen)

Chronologisch geordnet;
Besonderheiten über Verlauf,
Behandlung usw.

1 bes. Kinderkrankh.	1938 Blinddarmoperation. 1942 und 1943 3 leichte Verwundungen im Zweiten Weltkrieg. Im Januar 1964 nach einer Grippe mit Halsschmerzen Nierenentzündung (Fieber, Gesichtsödem, wenig Urin). Die Erkrankung dauerte 3 Wochen und wurde mit Penicillin behandelt.
2 Krankenh. Aufenth.	
3 rheumat. Fieber	
4 Lues, Gonorrhoe	
5 Lungenkrankheiten	
6 Tuberkulose	
7 Magenkrankh.	
8 Darmkrankh.	
9 Gelbsucht	
10 Gallenbl. Erkr.	
11 Hochdruck	
12 Herzkrankh.	
~~13 Nierenerkr.~~	
14 Thrombose	
15 Embolie	
16 Glaukom	
17 Epilepsie	
18 Krebs	
19 Zuckerkrankh.	
20 (Entgleisung	
21 Urin	
22 Blutzucker)	
23 Unfälle	
~~24 Operationen~~	
25 Allergien	
~~26 Zusätzl. Erkr.~~ bes. Ereignisse	

4.5 Gewohnheiten und Medikamente

Hierzu gehören Hinweise auf bestimmte Gewohnheiten, Drogen-, Alkohol- und Zigarettenkonsum usw. Für die Anamnese der **Trinkgewohnheiten** bedarf es einer Klärung der Situation, in der getrunken wird (in Gesellschaft oder zum Beispiel nachts allein vor dem Eisschrank), der erhöhten Alkoholtoleranz, des »Hinunterstürzens«, des einsamen Trinkens (einschließlich des einsamen Barbesuchs). Möglicherweise wird Alkohol im Sinne einer Medizin gegen Spannung, Angst oder als Schlafmittel benutzt. Aber auch Trinken »bis zur Bewußtlosigkeit«, die »heimliche Flasche«, das Überschreiten geplanter Trinkmengen, Tremor am Morgen oder der morgendliche »Kurze« sollten beschrieben werden. Beim Verdacht auf chronischen Alkoholismus gilt es, die entsprechenden Fragen sorgfältig formuliert, aber doch taktvoll zu stellen (eine ausführliche Anweisung findet sich bei Steinhilber 1967).

Der tägliche **Tabakkonsum** soll ebenso wie der Alkoholgenuß nach Art und Menge festgestellt werden, außerdem die Einnahme von **Medikamenten** (Schmerz- und Beruhigungstabletten, Schlafmittel, Rauschmittel und Laxantien), ggf. auch die Abhängigkeit von diesen Mitteln. Optimal wäre die Formulierung nach der Fünffingerregel für die Verordnung von Medikamenten: »Wann – wieviel – wie oft – wie lange und in welcher Form das Präparat genommen werden soll.«

Besondere **Diätformen** des Patienten können u. U. Mangelerscheinungen erklären und müssen ggf. bei der jetzigen Behandlung berücksichtigt werden.

Falls Rückfragen nötig werden, hilft Ihnen die Dokumentation der Anschrift des bisher behandelnden Arztes.

Auch für diesen Teil der Anamnese erleichtert Ihnen das Schema als Erinnerungs- und Dokumentationshilfe die Arbeit.

4.6 Gynäkologische Anamnese*

Ein großer Teil der weiblichen Erkrankungen gehört in den gynäkologischen Bereich oder kann mit ihm in engem Zusammenhang stehen. Bei Patientinnen, die älter als 12 Jahre sind, darf deshalb die gynäkologische Anamnese nicht fehlen. Sie muß ggf. mit Unterstützung der begleitenden Mutter erfragt werden.

Dazu gehört eine **Regelanamnese:** erste Regel, Zyklusdauer, Mensesdauer, letzte Regel und evtl. Menopause. Bei Ausfluß und Zyklusanomalien wie Schmerzen, Menstruationsunregelmäßigkeiten, Gerinnung des Menstruationsblutes und Blutungen außerhalb der erwarteten Regel sollen Sie die Patientin an einen Gynäkologen überweisen.

---

* Ausführlicher s. **19.0**

Gewohnheiten und Medikamente — Zutreffendes bitte durchkreuzen

Tabak

	1	5	10	15	20				
keinen						~~»20~~	Zigaretten/Tag	40	
	1	2	3	4	5	»5	Zigarren/Tag		
	2	4	6	8	10	~~»10~~	Pfeifen/Tag		
	seit 3	5	10			~~»10~~	Jahren	seit 30 Jahren	
	aufgegeb. vor:		«5	5	10	»10	Jahren		

Alkohol

keinen	Bier:		1	~~X bis 4~~		6	8	10	»10 Gläser pro Tag
	Schnaps oder Likör:			1	2	3	4	5	»5 Gläser pro Tag
	Wein:			1	2	3	4	5	»5 Gläser pro Tag
	seit .... Jahren				unregelm. starkes Trinken				.... Entziehungskuren

Tee, Kaffee

| keinen | Kaffee: | | ~~»6~~ | »6 | Tassen pro Tag |
| keinen | Tee: | | «6 | »6 | Tassen pro Tag |

Sonst. Med. oder Drogen

keine	~~Abführmittel~~	Schmerzmittel	Beruhigungs-	Schlafmittel	seit 7 Jahren
	Antikoagulant.	Herztabletten	Stimulantien	Sonstige	
	~~Diät~~ (erläutern)				"salzarm aus Gewohnheit"

Erläuterungen

Präparate und Dosen

2 Abführdragees "Stuhlgut" täglich, abends seit zwei Jahren

Gynäkologische Anamnese

Zutreffendes bitte durchkreuzen

Regelanamnese

Erste Regel mit	Jahren
Zyklusdauer	Tage
Menstruationsdauer	Tage
Menopause mit	Jahren

Letzte Regel: _____

Besonderheiten d. Regel

Schmerzen
Unregelmäßigkeit
Blutgerinnung
Blutungen außerhalb der Regel

Geburten

1. m., w. 19   , 2. m., w. 19   , 3. m., w. 19   , 4. m., w. 19

Gewicht über 9 Pfd.   x;   Aborte;   Totgeburten;

Antikonzeptionsmittel Ja/Nein;

Schwangerschaftserkr. (erläutern)

sonstige Hormontherapie

Erläuterungen

Hinweise auf mögliche Ursachen der jetzigen Erkrankung bieten **Geburten und Schwangerschaftserkrankungen,** z.B. Pyelonephritis, Angaben über das Gewicht der Kinder (Diabetes?), Aborte, gynäkologische Operationen und die Einnahme von Antikonzeptionsmitteln oder sonstige Hormontherapie (s. das Schema).

4.7 Sozioökonomische Anamnese

In der sozioökonomischen Anamnese sollen Sie wesentliche Daten über den schulischen und beruflichen Werdegang des Patienten, die jetzige Tätigkeit, das Betriebsklima, seine Zufriedenheit mit dem Beruf und Beziehungen zu Vorgesetzten und Kollegen erfassen. Es gilt auch, besondere Belastungen am Arbeitsplatz zu erkennen, z.B. Lärm, Überforderung, Nachtschichten, die sowohl das psychische als auch das körperliche Wohlergehen des Patienten beeinflussen können. Aus der Einstellung des Patienten zu seiner Krankheit oder aus dem Bericht über etwaige psychosoziale Schwierigkeiten kann man gelegentlich Ursachen oder Überlagerungen organischer Krankheiten entnehmen. Leistungssport und Hobbys geben Hinweise auf körperliche Leistungswilligkeit, soziale Bindungen oder Freundschaften und darauf, wie der Patient seine Freizeit verbringt.
Als pauschales Verfahren, den Patienten anzuregen, näheres über soziale Bindungen, wirtschaftliche Verhältnisse und Lebensstil mitzuteilen, bieten sich Tages-, Wochen-, Monats-, Jahres- oder Freizeit**profile** an. Dazu lassen Sie den Patienten zunächst in groben Zügen schildern, wie sein 24stündiger Wochentag, sein Wochenende oder sein Arbeitsjahr ablaufen. Aus der spontanen Schilderung gewinnen Sie dann die Stichworte, mit deren Hilfe Sie gezielte Fragen formulieren können, die Ihr Verständnis für die Gesamtsituation des Patienten vertiefen. Dabei können Sie mit den fünf Kategorien des in der Tab. 4.1 dargestellten Schemas arbeiten.

4.8 Psychologische Anamnese

Welche Bedeutung für den Gesundheitszustand des Patienten seelische Regungen haben, zeigt schon unsere Alltagssprache: Sich vor einem Examen trotz einer Grippe »mühsam auf den Beinen halten«, bei einer chronischen Erkrankung »den Widerstand aufgeben«, »sich zu Tode schuften«, »sich krank ärgern«, »seinen Kummer ersäufen«, »das ist kein Beinbruch«, »jemandem auf die Hühneraugen treten« usw.

Tabelle 4.1 Stichworte zur sozio-ökonomischen Anamnese

Familie	Wohnung	Wirtschaftliche Verhältnisse	Arbeitsplatz	Freundeskreis
Stand	Zahl und Art der Räume	Einkommen/Ausgaben	Ausbildung	Freundschaften
Dauer der Ehe	Zahl der Personen	Abzahlungskäufe	Entfernung	soziales Niveau (höher, gleich, tiefer)
Zahl der Kinder	Wohngegend	Was machen Sie mit unerwarteter Erbschaft von 1000 DM o. ä.?	Zufriedenheit mit der Arbeit, Belastungen, Arbeitsplatzwechsel und Krankmeldungen	Vereine
Scheidung	nachbarschaftliche Beziehungen	was angestrebt?		wem Herz ausschütten?
Wie feiert man Weihnachten und andere Feste?	Garten	Erwartung erfüllt?	Kollegen und Vorgesetzte	Geheimnisse teilen?
Würden Sie gern in einer größeren/kleineren Familie leben?	Brauchen Sie eine größere Wohnung?	Kommen Sie mit dem Geld, das Sie verdienen, aus?	Würden Sie gern Ihren Arbeitsplatz wechseln?	Hätten Sie gern mehr Freunde?

Tabelle 4.2 Psychologische Kategorien

Triebe	Stimmungen und Gefühle	Antriebe, Strebungen, Wille, Intellekt
Hunger, Durst	Grundstimmung: heiter, traurig, lustig, mißmutig, gelangweilt, überdrüssig	Tätigkeitsdrang, Genußstreben, Erlebnishunger, Geltungsdrang, Egoismus
Sexualität und Partner	besondere Ängste, Sorgen, Kümmernisse, Erwartungen, Hoffnungen	Beziehungen zu Werten, geistige Vorbilder, Ordnung oder Chaos
Erfüllung sexueller Wünsche	besonderer Ärger, Freude, worüber?	Schaffensdrang, Interessen, Anstrengungsbereitschaft
	Sympathie, Antipathie, Achtung, Verehrung, Verachtung, Haß, Wut, Neid, Liebe	Sport, Hobbys, mit wem würden Sie gern tauschen?
	Selbstgefühl, Sicherheit, Schüchternheit, Schreckhaftigkeit	Durchsetzung eigener Wünsche und Interessen, Durchhaltevermögen
	soziale Gefühle gegenüber Partner, Familie, Freunden, Kollegen	Abstraktionsfähigkeit, Begriffsbildung, Urteilsbildung, Denkformen, Handlungsmuster

Psychosoziale Anamnese

Psychologische Besonderheiten

Triebe	Stimmungen	Gefühle	Antriebe
Strebungen	Wille	Intellekt	

Familienstand

ledig	~~verheiratet~~	geschieden	
getrennt	verwitwet	Kinder	
seit 1944			

Schulausbildung (abgeschlossen)

Sonderschule	~~Volksschule~~	Mittelschule
Oberschule	Fachschule	Hochschule

erlernter Beruf: Postbeamter

jetzige Tätigkeit: "

Erläuterungen: Patient in gedrückter Stimmung; äußert Zweifel an seiner Genesung

Belastung am Arbeitsplatz

Hitze	Lärm	Staub
Chemikalien	sonst.	
seit:	; wegen:	
seit:	; wegen:	
durch:		

arbeitsunfähig

Rente

Versorgung

Einkommen/Ausgaben:

Soziale Bindungen: bewohnt zusammen mit seiner Familie und seiner Mutter ein Eigenheim

Oft sind es auch psychische Probleme, die den Patienten mit körperlichen Beschwerden zum Arzt führen, und ohne die wirkliche Ursache der »Gehbeschwerden« zu ergründen, wird es Ihnen schwerfallen, einem bestimmten Patienten zu helfen, der »beruflich nicht von der Stelle kommt«. Sie sollten deshalb Ihre Anamnese nicht auf körperliche Beschwerden beschränken, sondern **versuchen, den ganzen Menschen zu erfassen.**
Die in der Tab. 4.2 dargestellten Kategorien bieten Ihnen Stichworte für das Gespräch mit dem Patienten (s. auch Schema »Psychosoziale Anamnese«).

4.9 Familienanamnese

Im allgemeinen wird das Ausmaß, in dem der Arzt auf Einzelheiten der Familienanamnese eingehen muß, durch Vermutungen in bezug auf die Diagnose bestimmt. In jedem Fall sollen Sie jedoch **Erbkrankheiten** oder **Infektionen** erfragen, die sich in der gesamten Familie ausbreiten können, und Krankheiten, für die es kein feststehendes Erbmuster, aber doch **familiäre Häufungen** gibt, z.B. Ulkuserkrankungen, Hyperthyreoidismus oder Hypertonie. Aus epidemiologischen Gründen kann es zweckmäßig sein zu klären, ob ein anderes Familienmitglied die gleiche Krankheit wie der Patient hat.
Für die Erhebung der Familienanamnese bieten vage Fragen nach Erbkrankheiten weniger Aussicht auf Erfolg als eine systematische Befragung nach:
Tuberkulose, Diabetes, Steinleiden, Hochdruck, Schlaganfällen, Mißbildungen, Nerven- und Geisteskrankheiten, Trunksucht, Allergien, Herzinfarkt oder Krebs in der Familie.
Außerdem interessieren Krankheiten, Todesalter und Todesursache von Vater, Mutter und sämtlichen Geschwistern und wesentliche Erkrankungen der eigenen Kinder. Für die Dokumentation eignet sich ein numeriertes Schema (s. S. 61).

4.10 Bedeutung der Anamnese für die körperliche Untersuchung

Sie dürfen die Anamneseerhebung nicht abschließen, ohne den Patienten zu fragen, ob im Zusammenhang mit seinem Gesundheitszustand irgend etwas Wesentliches bisher noch nicht erörtert worden sei und was er selbst über seine Krankheit denke.
Die abwägende Bewertung der gewonnenen anamnestischen Daten lenkt dann bei der systematischen körperlichen Gesamtuntersuchung

Familienanamnese

Familienanamnese – Dokumentation 61

Krankheiten in der Blutsverwandtschaft

1. Tuberkulose	
2. Diabetes	
3. Steinleiden	
4. Hochdruck	
5. Schlaganfall	
6. Nerven- u. Geisteskrkh.	
7. Krebs	
8. allerg. Diat.	
9. Trunksucht	
10. Herzinfarkt	Großvater väterl. (4) "Herzschlag"
11. Sonstige	

```
                                            4♂      5♀                      6♂      7♀
                                             └──────┘                        └───────┘
                                                                  Großeltern
                                                                      ┌───────────┐
                                            2a○    2b○            2♂     3♀    3a○   3b○
                                                                   └─────┘
                                                                     Eltern
                                                                  ┌─────────┐
                                                                 1○  1a○ 1b○ 1c○
                                                                   Patient
                                                         Kinder
                                                                  a○  b○  c○  d○
```

Vater: lebt, tot, Todesursache **Herzasthma** Alter **62** J.

Mutter: lebt, tot, Todesursache Alter **73** J. **gesund**

Geschw.: Zahl **1** ; Krankheiten, Todesursachen (erläutern) **Bruder; im 2. Weltkrieg gefallen**

Familie: Ähnl. Erkrankungen wie beim Patienten Ja Nein (erläutern)

Sonst.

Ihr besonderes Interesse auf die Organbereiche, deren Erkrankung nach den anamnestischen Angaben naheliegt. Nutzen Sie bewußt die Gelegenheit, während der Befunderhebung die Anamnese zu vertiefen. Anlässe dazu bieten z. B. Reaktionen des Patienten auf die Palpation oder die Ergebnisse der Funktionsprüfungen, die Sie schon bei der klinischen Untersuchung durchführen.

Fragen Sie den Patienten mit Beschwerden oder Befunden in einer bestimmten Region ausdrücklich nach früheren ähnlichen Erkrankungen und deren Behandlung!

4.11 Aufgaben für die Selbstkontrolle

4/1 Wie nennt man die Gruppe der Beschwerden, die offenbar mit der Hauptbeschwerde in Zusammenhang stehen wie z. B. Schwächegefühl mit Durchfall oder Schmerzen beim Geschlechtsverkehr mit Zirkulationsstörungen?

4/2 Wovon lassen Sie sich bei der Wahl des Organs oder des Organsystems leiten, zu dem Sie weitere Beschwerden gezielt erfragen wollen?

4/3 Welche drei Funktionen hat die Systemübersicht für den Untersuchenden?

4/4 Nach welchen fünf Gesichtspunkten werden auch die Begleitbeschwerden differenziert?

4/5 In welcher Sprache sollen Sie Fragen an den Patienten zur Erhebung seiner Beschwerden formulieren?

4/6 Wie erklären Sie die mehrfache Nennung von Übelkeit in der Systemübersicht unter »Allgemeines« und unter »Verdauungstrakt«?

4/7 Welche beiden Beschwerdeformen werden im »bisherigen Krankheitsverlauf« in ihrem chronologischen Auftreten für jedes Patientenproblem gesondert geschildert?

4/8 Welche drei Gesichtspunkte sollen Sie bei der Beschreibung des Krankheitsverlaufs berücksichtigen?

4/9 Nennen Sie vier Informationsgruppen, die bei der Eigenanamnese Erwähnung finden sollen!

4/10 Wie können Sie dem Patienten helfen, sich an lange zurückliegende Erkrankungen zu erinnern?

4/11 Womit ergänzen Sie chronologisch geordnete Aufzählungen der Eigenanamnese?

4/12 Nennen Sie drei in Deutschland häufig verwendete Rauschmittel!

4/13 Von welchem Lebensalter an sollen Sie bei weiblichen Patienten eine gynäkologische Anamnese erheben?

4/14 Welche Kategorien bieten Ihnen einen Zugang zu psychologischen Problemen des Patienten?

4/15 Mit welcher Technik gewinnen Sie einen pauschalen Überblick über den Lebensstil des Patienten?

Aufgaben für die Selbstkontrolle

4/16 Mit welchen fünf groben Kategorien können Sie die sozialen und wirtschaftlichen Verhältnisse des Patienten untersuchen?
4/17 Auf welche drei Krankheitsgruppen sollen Sie im Rahmen der Familienanamnese eingehen?
4/18 Von welchen Angehörigen interessieren Krankheiten, Todesalter und Todesursache besonders?
4/19 Welche grundsätzliche Bedeutung hat die Anamnese für die körperliche Untersuchung?
4/20 Zu welchen Aussagen sollen Sie jedem Patienten am Ende der Anamnese Gelegenheit geben?

64 Anamnese im weiteren Sinn

Praktische Aufgaben zur Anamneseerhebung

	Aufgabe	Thematik	Besonders beachten
4/A	Erheben Sie eine normale Anamnese	problemlose Kommunikation und Interaktion	Berücksichtigen Sie dabei die Beschwerden, die der Patient vorträgt, zu erwartende Begleitbeschwerden, den bisherigen Krankheitsverlauf und Daten zur Vorgeschichte
4/B	Dokumentieren Sie die anamnestischen Angaben	geplantes Sammeln und Ordnen von Daten	Berücksichtigen Sie dabei vorgegebene Dokumentationshilfen wie Untersuchungsschemata, Umfang und Vollständigkeit, wortgetreue Wiedergabe und Reliabilität
4/C	Gehen Sie geduldig auf besondere Patienten ein	bei denen die Anamneseerhebung nicht reibungslos abläuft, z. B. Widerstände, Kontaktschwäche, Redseligkeit	Berücksichtigen Sie dabei die Persönlichkeitsstruktur des Patienten, seine Reaktion auf die Krankheit, die Reaktion des Arztes auf den Patienten
4/D	Analysieren Sie gegenseitig die Anamnesen	auf Interaktionsformen (Tempo, Kontinuität, Kommunikationsformen) und auf Interaktionsmittel (verbale, paraverbale wie Sprechweise), kognitive und affektive Interaktionsebene, Interaktionsergebnis	Berücksichtigen Sie dabei Einflußvariablen des Patienten, Einflußvariablen des Arztes, Interaktionsvariablen

5.0 Befund

Bei der Befunderhebung können Sie davon ausgehen, daß die Symptome, die Sie sehen, fühlen, hören und aus gestörten Funktionen ableiten, meßbarer und damit objektivierbarer sind als Beschwerden, die der Patient vorträgt. Damit soll weder die Glaubwürdigkeit noch die diagnostische Bedeutung von Beschwerden angezweifelt, sondern lediglich auf den unterschiedlichen erkenntnistheoretischen Zugang hingewiesen werden: Einerseits arbeiten Sie mit den mehr subjektiven anamnestischen Angaben des Patienten, andererseits mit objektiven Befunden, die Sie selbst erheben und zu denen wir auch die technisch-diagnostischen Werte zählen.

5.1 Allgemeine Voraussetzungen für die Befunderhebung

Zur körperlichen Untersuchung gehört **Takt**. Sie sollen es sich zur Regel machen, Körperregionen, deren Entblößung das Schamgefühl des Patienten verletzen könnte, nur für die Zeit der unmittelbaren Untersuchung unbedeckt zu lassen. Das ausgezogene Nachthemd des Patienten oder ein Untersuchungstuch leisten dabei gute Dienste.

Zum **Handwerkszeug** des Arztes für die unmittelbare körperliche Untersuchung gehören (Abb. 5.1) Bandmaß, Blutdruckmeßgerät, Ophthalmoskop, Lampe, Einmalspatel, Stethoskop, Reflexhammer, Zahnrädchen und Pinsel oder Einmalkanüle für die Headschen Zonen und zur Feststellung von Hyperästhesien und Hyperalgesien, Gummihandschuhe, Fingerlinge und Haemoccult-Test.

Untersuchen Sie den Patienten in einem **warmen Raum** auf einer festen, im Kopfteil verstellbaren* Untersuchungsliege, die möglichst von allen Seiten zugänglich ist, und an einem Ort, an dem Arzt und Patient nicht durch Telefon, andere Patienten und Besucher oder das Verteilen von Essen usw. gestört werden.

5.2 Methodik der körperlichen Untersuchung

Für die Systematik der körperlichen Untersuchung reichen neben dem Grundsatz »von Kopf bis Fuß«, der bei konsequenter Anwendung eine gewisse Gewähr für die Vollständigkeit der Untersuchung bietet, fünf Methoden aus: ***Inspektion, Palpation, Perkussion, Auskultation und Funktionsprüfungen (IPPAF).***

---
* Manche Patienten können nicht lange Zeit flach liegen.

66 Befund

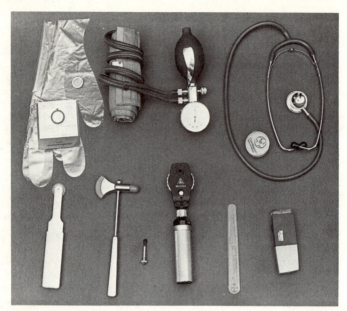

Abb. 5.1 Ärztliches Handwerkszeug

1. Mit der *Inspektion* gewinnen Sie zunächst einen optischen Gesamteindruck vom Patienten, in den Statur, Körperhaltung, Bewegungsabläufe, Gesicht und Mimik eingehen. Bei der Inspektion begrenzter anatomischer Bereiche kommt es auf das »genaue Hinschauen« an. Sie achten auf Größe, Farbe und Form sowie auf pathologische Abweichungen von der Norm. Ihr Wissen um das Aussehen eines gesunden Körpers und der Seitenvergleich sind dabei einfache methodische Hilfen. Zur Inspektion im weiteren Sinne gehören Befunde »mit dem bewaffneten Auge«, d.h. mit Hilfe von Ophthalmoskop, Otoskop usw.
Die Bedeutung der Lichtquelle für die Inspektion wird jedem klar, der versucht hat, einen leichten Ikterus bei gelbhaltigem und eine leichte Zyanose bei blauhaltigem Neonlicht zu erkennen. Auch die Tönung der Wände eines Untersuchungsraumes kann den Eindruck einer Verfärbung des Patienten entstehen lassen.

2. Die *Palpation* ergänzt und sichert in vielen Fällen das Ergebnis der Inspektion. Palpieren heißt nicht nur Befühlen oder Betasten, sondern gleichzeitig den kinästhetischen Sinn für Lage und Vibration sowie den Temperatursinn benutzen. Als Hilfe bietet sich auch hier der Seitenvergleich oder der Vergleich mit anderen Körperregionen an.

Für den Tastsinn sind die Fingerspitzen und die Fingerbeeren besonders empfindlich, für den Temperatursinn Handrücken oder Finger, für den Vibrationssinn eher der distale Anteil der Handflächen unter den Metakarpophalangealgelenken.

Bei der Palpation der Gefäße ist eine Verwechslung mit den Eigenpulsen des Untersuchers möglich. Eine gleichzeitige Auskultation des Herzens oder die Palpation großer Patientengefäße wie der A. carotis helfen Ihnen, diesen Fehler zu vermeiden.

Was können Sie palpatorisch beurteilen? Größe, Form, Struktur, Konsistenz, Temperatur, Beweglichkeit und Druckschmerzhaftigkeit der untersuchten Organe. Zum Beispiel an der Haut Struktur, Feuchtigkeit und Temperatur; an den Augen den intraokularen Druck; am Thorax die Dehnbarkeit; mit den Fingerkuppen den Herzspitzenstoß; Pulsationen oder Schwirren über dem Herzen mit der Innenfläche der Hand; mit den Fingerbeeren die Konsistenz einer vergrößerten Gallenblase.

Auf die Palpation der einzelnen Organe und auf besondere Palpationstechniken, wie die ballotierende Palpation eines tiefliegenden abdominalen Tumors oder die Palpation von Flüssigkeitswellen, werden wir bei der Untersuchung der entsprechenden Körperregionen gesondert eingehen.

3. Das Beklopfen z. B. eines Fasses gibt Aufschluß über die Beschaffenheit des beklopften Materials oder den Inhalt. Die **Perkussion** des Körpers gestattet Rückschlüsse auf die Dichte des durch Klopfen in Schwingung versetzten Gewebes und z. B. am Schädel auf die Unversehrtheit, in anderen Regionen wie der Wirbelsäule auf die Schmerzhaftigkeit. Insgesamt wirken drei Faktoren auf den Charakter des Perkussionsschalles ein:
   - die Schwingungsfähigkeit der beklopften Körperregion,
   - am Thorax die Reaktionen des Lungengewebes auf die Vibration der Thoraxwand und
   - die Dämpfung der erzeugten Perkussionsschwingungen durch luftfreies Material bzw. Flüssigkeit.

   Gewöhnlich perkutieren Rechtshänder mit dem rechten Mittelfinger als »Perkussionshammer« unmittelbar auf das zu perkutierende Organ (direkte Perkussion) oder auf das Endglied bzw. das Endgelenk des fest aufgelegten linken Mittelfingers als »Plessimeter« (indirekte Perkussion). Die Perkussion erfolgt aus dem Handgelenk (Abb. 5.2). Für einen deutlichen und vergleichbaren Perkussionsschall ist der kurze, schnell zurückfedernde Perkussionsschlag aus dem lockeren Handgelenk entscheidend. Der Nagel des perkutierenden Fingers muß kurz sein.

4. Die **Auskultation** mit bloßem Ohr wird kaum noch angewandt. Im Laufe von 150 Jahren hat sich aus dem Laennecschen Hörrohr un-

68 Befund

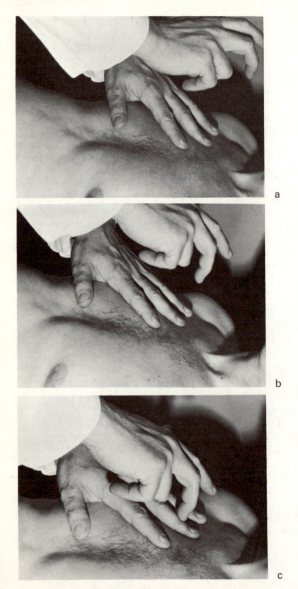

Abb. 5.**2a–c** Die Perkussion erfolgt aus dem lockeren Handgelenk mit kurzem, schnell zurückfederndem Schlag

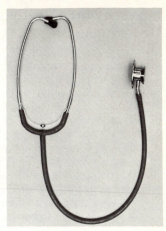

Abb. 5.3 Stethoskop mit einem Membranteil (große Fläche) für hohe Frequenzen und einem Aufnahmetrichter für tiefe Frequenzen

ser heutiges Stethoskop entwickelt, das meist einen Membrananteil für hohe Frequenzen und einen offenen Aufnahmetrichter für tiefe Frequenzen hat (Abb. 5.**3**).

Geräusche, ähnlich wie beim Horchen an einer Seemuschel, treten auf, wenn die Ohrstücke des Stethoskops nicht passen oder das Stethoskop nur teilweise der Thoraxwand anliegt.

Die Auskultation ist aber nicht nur eine Methode zur Untersuchung des Thorax. Über den großen Arterien können Sie in der Systole ein dumpfes Gefäßgeräusch hören. Wegen seines kurzen Charakters spricht man von einem »Gefäßton«. Turbulenzen bei abnormen Gefäßverhältnissen lassen dagegen lange Gefäßgeräusche entstehen. Sie kommen – abgesehen von arteriosklerotischen Veränderungen – bei hohem Fieber, Thyreotoxikose oder Anämie vor und gehen häufig mit einer großen Blutdruckamplitude einher. Bei der Gefäßauskultation müssen Sie sich davor hüten, durch zu starken Stethoskopdruck ein artifizielles Gefäßgeräusch hervorzurufen. Auskultatorisch können Sie auch Reibegeräusche beim Milzinfarkt unter dem linken Rippenbogen hören. Degenerative Veränderungen an den Gelenken sind oft schon mit dem bloßen Ohr, z. B. bei Kniebeugen, wahrnehmbar.

Der Grad der Fortleitung der Schwingungen hängt von der Elastizität, von der Masse und der Dichte der Medien zwischen Stethoskop und Entstehungsort der Schwingungen ab.

5. *Funktionsprüfungen* werden hier nur soweit dargestellt, wie sie mit Mitteln der Praxis durchgeführt werden können. Für die diagnostische Beurteilung des Patienten sind diese Funktionsprüfungen von weitreichender Bedeutung. Wir schildern sie bei der Besprechung der einzelnen Körperregionen oder Organsysteme. Merkhilfe für die praktische Arbeit: IPPAF.

5.3 Die Durchführung der körperlichen Untersuchung

Die körperliche Untersuchung hält sich – abgesehen von Patientenangaben zu bestimmten Befunden wie Druck-, Klopf-, Stauch- und Bewegungsschmerz – an objektive Gegebenheiten. Fragliche Befunde sollen Sie als solche mit einem Fragezeichen kennzeichnen. Ergänzen Sie bei der Befunderhebung auch Einzelheiten zur Anamnese.

Befunde können sich im Laufe der Zeit ändern oder gar verschwinden; deshalb ist es wichtig, jeden Befundbericht mit einem **Datum** zu versehen. Auch für den Verlauf einer Krankheit, für Forschungszwecke, Versicherungen, Gerichte und Krankenkassen kann der Tag einer Befunderhebung Bedeutung haben.

Zu jeder Untersuchung gehören neben Größe und Gewicht des Patienten die sogenannten Vitalzeichen: Blutdruck, Puls (s. Kreislaufuntersuchung, S. 213) und Temperatur. Die **Temperaturmessung** erfolgt 5 Min. lang, oral, axillär oder rektal. Neuerdings kann die Temperatur auch elektronisch bestimmt werden, je nach Gerät mit unterschiedlich kurzer Meßdauer. Bei der Messung mit Thermometern können Sie die entsprechenden hygienischen Bedingungen dadurch sicherstellen, daß Sie für die einzelnen Verfahren unterschiedliche Thermometerformen benutzen (Abb. 5.4) und zusätzlich die Thermometer nach jeder Benutzung reinigen lassen. Bei der axillären Messung müssen Sie darauf achten, daß das Thermometer wirklich von der Haut der Achselhöhle ständig umschlossen bleibt. Dazu lassen Sie den Patienten mit der freien Hand den Oberarm, unter dem gemessen wird, gegen den Thorax pressen (Abb. 5.5).

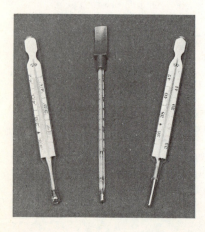

Abb. 5.4 Unterschiedliche Thermometerformen für die orale, axilläre und rektale Messung benutzen!

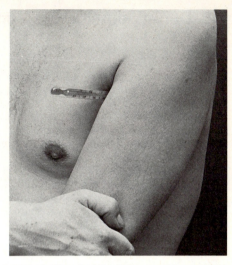

Abb. 5.5 Damit das Thermometer von der Haut der Achselhöhle umschlossen bleibt, preßt der Patient mit der freien Hand den Oberarm, unter dem gemessen wird, gegen den Thorax

Zur rektalen Messung wird das Thermometer lediglich bis zum Ende des schmalen Quecksilbersockels in den Anus eingeführt. Bei kleinen Kindern und unruhigen Patienten (z. B. im Koma oder Delirium) müssen Sie darauf achten, daß der Patient für die Zeit der Messung die Seiten- oder Bauchlage beibehält.

Die Form der gewählten Temperaturmessung muß als solche dokumentiert werden, weil die rektale Temperatur, wenn nur der dünne Quecksilbersockel eingeführt wird, 0,5° C, sonst sogar 1° C höher liegt als die anderen Meßwerte. Bei kleinen Kindern, Schwerkranken, Darmerkrankungen und Verdacht auf Simulation (Manipulationen am Thermometer erkennt man verhältnismäßig leicht an der Diskrepanz zwischen Temperatur und Puls) soll immer rektal gemessen werden. Als Grundregel gilt, daß die Abendtemperatur etwa 0,5° C über dem Normalbereich von 36,6–37° C axillar gemessen liegt und daß mit jedem Grad Temperaturerhöhung sich auch die Pulsfrequenz um 10 Schläge pro Minute erhöht.

6.0 Der allgemeine Eindruck*

6.1 Lernziele

Im folgenden Abschnitt lernen Sie, wie man
- den Patienten den Körperbautypen nach Kretschmer zuordnet,
- den seelisch-geistigen Allgemeinzustand und den Ernährungszustand des Patienten beurteilt,
- Haut und Schleimhaut untersucht und häufige Effloreszenzen definiert und
- Bewegung, Haltung, Mimik, Sprache und Geruch des Patienten benutzt, um zunächst einen umfassenden körperlichen Eindruck vom Patienten zu gewinnen und zu dokumentieren.

Am Ende dieses Abschnittes können Sie mit der Lösung der Aufgaben selbst kontrollieren, ob Sie diese Ziele erreicht haben.

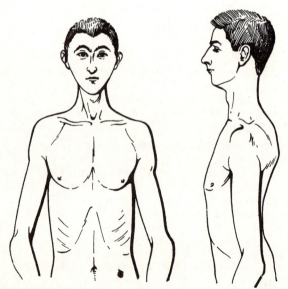

Abb. 6.1 Leptosomer oder asthenischer Körpertyp (Abb. 6.1–6.3 aus: E. Kretschmer: Körperbau und Charakter. Springer, Heidelberg 1951)

---

* Zur Veranschaulichung dieses Themas können Sie Teil 3 des Filmes »Die allgemeine ärztliche Untersuchung« benutzen (s. S. 8).

6.2 Konstitutionstypen

Die Zuordnung des Patienten zu einem der Konstitutionstypen erfolgt wegen des Zusammenhanges zwischen Körperbau und Persönlichkeitsstruktur des Patienten und wegen der relativen Häufung einiger Krankheiten bei bestimmten Kretschmer-Typen. So finden sich z. B. beim Pykniker häufiger Hypertonie, Arteriosklerose, Apoplex und Herzinfarkt und beim Leptosomen Morbus Addison, Hypotonie, synkopale vasomotorische Anfälle, orthostatischer Kollaps, Ulkus, spastische Obstipation und Tuberkulose.

1. Der leptosome (asthenische) Typ ist ein schmaler, magerer, aufgeschossener Mensch mit langem Gesicht, schmalen Schultern, langem, flachem Brustkorb, der nur in Ausnahmefällen eine Adipositas entwickelt (Abb. 6.**1**).
2. Der athletische Typ ist muskulös und untersetzt gebaut. Er hat breite, auslaufende Schultern, einen eher quadratischen Schädel, wirkt widerstandsfähig, sein Rumpf verjüngt sich nach unten.
   Man nimmt an, daß bei diesen Typen die Epilepsie gehäuft vorkommt (Abb. 6.**2**).
3. Der Pykniker, der im ganzen eher klein und rundlich wirkt, hat ein weiches, wangenbetontes Gesicht, die Schultern sind schmal, der Bauch ist betont (Abb. 6.**3**).

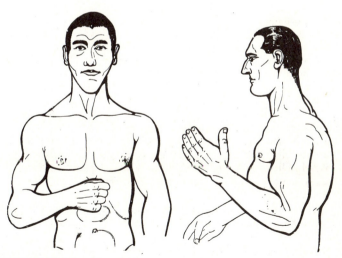

Abb. 6.2 Athletischer Körpertyp

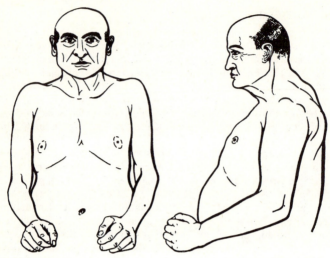

Abb. 6.3 Pyknischer Körpertyp

6.3 Allgemeinzustand und Ernährungszustand

Bei der allgemeinen Inspektion dürfen Sie sich nicht auf die Feststellung »in gutem AZ und EZ« beschränken. Unter seelisch-geistigem **Allgemeinzustand** versteht man die weiten Skalen von zeitlicher und örtlicher Orientiertheit, die man auch als Bewußtseinsklarheit bezeichnet, bis zum tiefen Koma oder zwischen aufgeschlossener Mitarbeit und apathischer Niedergeschlagenheit (ausführlicher s. psychologischer Anteil der neurologischen Untersuchung, S. 362). Zum AZ gehören auch Hinweise auf Erregtheitszustände, psychotische Verhaltensweisen oder die Schwere des Krankheitszustandes.

Der nach Atem Ringende oder sich vor Schmerzen Krümmende und der Patient mit einer Tumorkachexie sind in einem Allgemeinzustand, dessen Beschreibung zum gesundheitlichen Gesamtzustand des Patienten so wesentlich beiträgt, daß er nicht mit dem Hinweis »reduzierter AZ« abgetan werden kann.

Für die Beurteilung des **Ernährungszustandes** gibt es außer den üblichen Tabellen die Faustregel: Größe in cm über Hundert minus 10% = Gewicht in kg (z. B. 170 cm → 70 kg − 7 kg = 63 kg) (Tab. 6.1).

Ein deutliches **Übergewicht** kann auch durch einen ungewöhnlich stabilen Knochenbau oder die kräftig entwickelte Muskulatur eines Waldar-

Allgemeinzustand und Ernährungszustand 75

Tabelle 6.1 Durchschnitts- und Idealgewicht Erwachsener*

Größe (in Schuhen) cm	Durchschnittsgewicht[1] in Kilogramm (in Hauskleidern)								Idealgewicht[2] in Kilogramm (in Hauskleidern), 25 Jahre und älter		
	15–16 Jahre	17–19 Jahre	20–24 Jahre	25–29 Jahre	30–39 Jahre	40–49 Jahre	50–59 Jahre	60–69 Jahre	Leichter Körperbau	Mittelschwerer Körperbau	Schwerer Körperbau
Männer											
153	44,9	51,7	55,7	58,4	59,7	61,1	62,0	60,7			
154	45,6	52,1	56,2	58,9	60,3	61,6	62,5	61,2			
155	46,3	52,6	56,7	59,5	60,8	62,2	63,1	61,7			
156	47,2	53,2	57,2	60,0	61,3	62,7	63,6	62,2			
157	48,1	53,7	57,8	60,5	61,9	63,2	64,1	62,8	50,5–54,2	53,3–58,2	56,9–63,7
158	49,0	54,3	58,4	61,2	62,5	63,9	64,7	63,3	51,1–54,7	53,8–58,9	57,4–64,2
159	49,9	55,1	59,1	61,9	63,2	64,6	65,2	63,9	51,6–55,2	54,3–59,6	58,0–64,8
160	**50,8**	**55,8**	**59,9**	**62,6**	**63,9**	**65,3**	**65,8**	**64,4**	**52,2–55,8**	**54,9–60,3**	**58,5–65,3**
161	51,7	56,5	60,6	63,1	64,7	66,0	66,5	65,1	52,7–56,3	55,4–60,9	59,0–66,0
162	52,6	57,2	61,3	63,7	65,4	66,7	67,2	65,8	53,2–56,9	55,9–61,4	59,6–66,7
163	53,5	58,0	61,9	64,2	66,1	67,5	67,9	66,6	53,8–57,4	56,5–61,9	60,1–67,5
164	54,4	58,7	62,5	64,8	66,8	68,2	68,6	67,3	54,3–57,9	57,0–62,5	60,7–68,2
165	55,3	59,4	63,0	65,3	67,5	68,9	69,4	68,0	54,9–58,5	57,6–63,0	61,2–68,9
166	56,1	60,1	63,5	66,0	68,2	69,6	70,0	68,7	55,4–59,2	58,1–63,7	61,7–69,6
167	57,0	60,8	64,1	66,7	68,9	70,3	70,8	69,4	55,9–59,9	58,6–64,4	62,3–70,3
168	57,9	61,6	64,6	67,3	69,7	71,1	71,5	70,2	56,5–60,6	59,2–65,1	62,9–71,1
169	58,8	62,2	65,1	67,9	70,4	72,0	72,4	71,1	57,2–61,3	59,9–65,8	63,3–72,0
170	**59,7**	**62,9**	**65,7**	**68,4**	**71,1**	**72,9**	**73,3**	**72,0**	**57,9–62,0**	**60,7–66,6**	**64,3–72,9**
171	60,6	63,6	66,4	69,1	71,8	73,6	74,1	72,7	58,6–62,7	61,4–67,4	65,1–73,8
172	61,5	64,3	67,1	69,8	72,5	74,3	74,8	73,4	59,4–63,4	62,1–68,3	66,0–74,7
173	62,4	65,1	67,8	70,5	73,2	75,0	75,5	74,2	60,1–64,2	62,8–69,1	66,9–75,5
174	63,3	65,8	68,5	71,2	73,9	75,8	76,2	75,1	60,8–64,9	63,5–69,9	67,6–76,2
175	64,2	66,5	69,2	71,9	74,7	76,5	76,9	76,0	61,5–65,6	64,2–70,6	68,3–76,9
176	64,9	67,2	69,9	72,6	75,5	77,3	77,8	76,9	62,2–66,4	64,9–71,3	69,0–77,6
177	65,7	67,9	70,6	73,4	76,4	78,2	78,7	77,8	62,9–67,3	67,7–72,0	69,7–78,4
178	66,4	68,6	71,4	74,1	77,3	79,1	79,6	78,7	63,6–68,2	66,4–72,8	70,4–79,1

76   Der allgemeine Eindruck

179	67,1	69,3	72,1	74,8	78,0	79,8	80,5	79,5	64,4–68,9	67,1–73,6	71,2–80,0
180	**67,8**	**70,1**	**72,8**	**75,5**	**78,7**	**80,5**	**81,3**	**80,4**	**65,1–69,6**	**67,8–74,5**	**71,9–80,9**
181	68,5	70,9	73,6	76,3	79,5	81,3	82,2	81,3	65,8–70,3	68,5–75,4	72,7–81,8
182	69,2	71,8	74,5	77,2	80,4	82,2	83,1	82,2	66,5–71,0	69,2–76,3	73,6–82,7
183	70,0	72,7	75,4	78,1	81,3	83,1	84,0	83,1	67,2–71,8	69,9–77,2	74,5–83,6
184	70,9	73,4	76,1	79,0	82,0	83,8	84,7	84,0	67,9–72,5	70,7–78,1	75,2–84,5
185	71,7	74,1	76,8	79,9	82,7	84,5	85,4	84,9	68,6–73,2	71,4–79,0	75,9–85,4
186	72,6	74,8	77,5	80,8	83,5	85,3	86,2	85,8	69,4–74,0	72,1–79,9	76,7–86,2
187	73,5	75,5	78,2	81,7	84,4	86,2	87,1	86,7	70,1–74,9	72,8–80,8	77,6–87,1
188	74,4	76,2	79,0	82,6	85,3	87,1	88,0	87,6	70,8–75,8	73,5–81,7	78,5–88,0
189	75,3	76,9	79,7	83,3	86,2	88,0	88,9	88,5	71,5–76,5	74,4–82,6	79,4–88,9
190	**76,2**	**77,7**	**80,4**	**84,0**	**87,1**	**88,9**	**89,8**	**89,4**	**72,2–77,2**	**75,3–83,5**	**80,3–89,8**
191	77,1	78,4	81,0	84,7	88,1	89,9	90,8	90,3	72,9–77,9	76,2–84,4	81,1–90,7
192	78,0	79,1	81,5	85,4	89,2	91,0	91,9	91,4	73,6–78,6	77,1–85,3	81,8–91,6
193	–	79,8	82,1	86,2	90,2	92,0	92,9	92,5	74,4–79,3	78,0–86,1	82,5–92,5
194	–	80,5	82,6	86,9	91,3	93,1	94,0	93,6	75,1–80,1	78,9–87,0	83,2–93,4
195	–	81,2	83,2	87,6	92,4	94,2	95,1	94,6	75,8–80,8	79,8–87,9	84,0–94,3

Frauen

148	44,4	45,3	46,6	48,9	52,4	55,6	56,9	57,8	42,0–44,8	43,8–48,9	47,4–54,3
149	44,9	45,8	47,2	49,4	52,8	55,9	57,3	58,2	42,3–45,4	44,1–49,4	47,8–54,9
150	45,4	46,3	47,7	50,0	53,1	56,3	57,7	58,6	42,7–45,9	44,5–50,0	48,2–55,4
151	46,0	46,9	48,2	50,5	53,7	56,9	58,2	58,9	43,0–46,4	45,1–50,5	48,7–55,9
152	46,5	47,4	48,8	51,0	54,2	57,4	58,8	59,3	43,4–47,0	45,6–51,0	49,2–56,5
153	47,1	48,1	49,4	51,6	54,8	57,9	59,3	59,8	43,9–47,5	46,1–51,6	49,8–57,0
154	47,9	48,8	50,1	52,1	55,3	58,5	59,8	60,3	44,4–48,0	46,7–52,1	50,3–57,6
155	48,6	49,5	50,8	52,6	55,8	59,0	60,4	60,8	44,9–48,6	47,2–52,6	50,8–58,1
156	49,3	50,2	51,3	53,2	56,3	59,5	60,9	61,3	45,4–49,1	47,7–53,2	51,3–58,6
157	50,0	50,9	51,9	53,7	56,9	60,0	61,4	61,9	46,0–49,6	48,2–53,7	51,9–59,1
158	50,6	51,5	52,4	54,3	57,4	60,6	62,1	62,5	46,5–50,2	48,8–54,3	52,4–59,7
159	51,1	52,1	53,0	54,8	58,0	61,1	62,8	63,2	47,1–50,7	49,3–54,8	53,0–60,2
160	**51,7**	**52,6**	**53,5**	**55,3**	**58,5**	**61,7**	**63,5**	**63,9**	**47,6–51,2**	**49,9–55,3**	**53,5–60,8**
161	52,2	53,3	54,0	55,9	59,0	62,4	64,2	64,7	48,2–51,8	50,4–56,0	54,0–61,5
162	52,8	54,0	54,6	56,5	59,6	63,1	64,9	65,4	48,7–52,3	51,0–56,8	54,6–62,2

Tabelle 6.1 Durchschnitts- und Idealgewicht Erwachsener* (Fortsetzung)

Größe (in Schuhen) cm	Durchschnittsgewicht[1] in Kilogramm (in Hauskleidern)							Idealgewicht[2] in Kilogramm (in Hauskleidern), 25 Jahre und älter		
	15–16 Jahre	17–19 Jahre	20–24 Jahre	25–29 Jahre	30–39 Jahre	40–49 Jahre	50–59 Jahre	60–69 Jahre	Leichter Körperbau	Mittelschwerer Körperbau	Schwerer Körperbau

Frauen											
163	53,4	54,8	55,2	57,0	60,1	63,8	65,7	66,1	49,2–52,9	51,5–57,5	55,2–62,9
164	54,1	55,5	55,9	57,7	60,7	64,3	66,4	66,8	49,8–53,4	52,0–58,2	55,9–63,7
165	54,8	56,2	56,6	58,5	61,2	64,8	67,1	67,5	50,3–53,9	52,6–58,9	56,7–64,4
166	55,5	56,7	57,3	59,2	61,9	65,5	67,8	68,2	50,8–54,6	53,3–59,8	57,3–65,1
167	56,2	57,3	58,1	59,9	62,6	66,2	68,5	68,9	51,4–55,3	54,0–60,7	58,1–65,8
168	56,9	57,8	58,7	60,5	63,2	66,9	69,2	69,7	52,0–56,0	54,7–61,5	58,8–66,5
169	57,4	58,3	59,2	61,1	63,8	67,6	69,9	70,4	52,7–56,8	55,4–62,2	59,5–67,2
170	**58,0**	**58,9**	**59,8**	**61,6**	**64,3**	**68,4**	**70,6**	**71,1**	**53,4–57,5**	**56,1–62,9**	**60,2–67,9**
171	58,6	59,6	60,5	62,3	65,0	69,1	71,3	71,8	54,1–58,2	56,8–63,6	60,9–68,6
172	59,4	60,3	61,2	63,0	65,7	69,8	72,1	72,5	54,8–58,9	57,5–64,3	61,6–69,3
173	60,1	61,0	61,9	63,7	66,4	70,5	72,8	73,2	55,5–59,6	58,3–65,1	62,3–70,1
174	60,8	61,7	62,6	64,4	67,1	71,2	73,5	73,9	56,3–60,3	59,0–65,8	63,1–70,8
175	61,5	62,4	63,3	65,1	67,9	71,9	74,2	74,7	57,0–61,0	59,7–66,5	63,8–71,5
176	62,2	63,1	64,0	65,8	68,6	72,8	75,1	75,4	57,7–61,9	60,4–67,2	64,5–72,3
177	62,9	63,8	64,7	66,6	69,3	73,7	75,9	76,1	58,4–62,8	61,1–67,8	65,2–73,2
178	63,6	64,6	65,5	67,3	70,0	74,6	76,8	76,8	59,1–63,6	61,8–68,6	65,9–74,1
179	–	65,5	66,4	68,2	70,9	75,5	77,7	–	59,8–64,4	62,5–69,3	66,6–75,0
180	–	**66,4**	**67,3**	**69,1**	**70,8**	**76,4**	**78,6**	–	**60,5–65,1**	**63,3–70,1**	**67,3–75,9**
181	–	67,3	68,2	70,0	72,7	77,2	79,6	–	61,3–65,8	64,0–70,8	68,1–76,8
182	–	68,2	69,1	70,9	73,6	78,1	80,7	–	62,0–66,5	64,7–71,5	68,8–77,7
183	–	69,1	70,0	71,8	74,5	79,0	81,8	–	62,7–67,2	65,4–72,2	69,5–78,6
184	–	70,0	70,9	72,7	75,4	79,9	82,9	–	63,4–67,9	66,1–72,9	70,2–79,5
185	–	70,9	71,8	73,6	76,3	80,8	83,9	–	64,1–68,6	66,8–73,6	70,9–80,4

[1] Nach Build and Bood Pressure Study, Band 1, Society of Actuaries, Chicago, 1959, S. 16. Auf metrische Maße umgerechnet
[2] Nach Statist. Bull. Metrop. Life Insur. Co., 40, Nov.-Dez. (1959). Auf metrische Maße umgerechnet.
Idealgewicht: Gewicht mit der höchsten Lebenserwartung
* aus: Documenta Geigy, Wissenschaftliche Tabellen, 7. Auflage, Basel 1968

beiters vorgetäuscht werden. Ein solcher Sonderfall bedarf im Befund eines erläuternden Hinweises wie »massives Skelett« oder »Muskelmann«.

Untergewicht muß, soweit es nicht durch das Leitbild der »schlanken Linie« bedingt ist, zu Appetit und Eßgewohnheiten in Beziehung gesetzt werden. Unbeabsichtigter deutlicher Gewichtsverlust bedarf wegen des Malignomverdachts der mehrfachen Gewichtskontrolle durch den Arzt. Von Untergewicht und mangelhaftem Gesamternährungszustand sind lokal begrenzte Atrophien, z.B. bei Lähmungen nach Poliomyelitis, zu unterscheiden.

Den **Kräfte- oder Entwicklungszustand** erwähnt man im Zusammenhang mit chronischen Krankheiten bzw. bei Patienten, die ihre Entwicklung noch nicht abgeschlossen haben. Dabei geht es sowohl um die körperliche Kraft, auf die schon der Händedruck bei der Begrüßung gewisse Schlußfolgerungen zuläßt, als auch um geistig-seelische Faktoren wie Haltung, Frische des Ausdrucks, Reaktionsfähigkeit, Geschwindigkeit und Ablauf der Motorik. Mißbildungen sollten Sie nicht nur in bezug auf ihre organische, sondern auch auf ihre psychologische Bedeutung für den Patienten dokumentieren.

6.4 Untersuchung der Haut

Um die Untersuchung der Haut nicht bei jeder Körperregion wiederholen zu müssen, wird das Thema hier im Zusammenhang dargestellt. Pathologische Befunde können zusätzlich bei den einzelnen Körperabschnitten dokumentiert werden.

6.4.1 Charakteristische Hautbeschwerden

Hierbei handelt es sich um:
1. Veränderungen der Hautstruktur, z.B. durch metabolische oder hormonelle Störungen (mit Ödem) bzw. bei Vitaminmangel;
2. Übermäßige Trockenheit oder Schweißabsonderung, z.B. bei Hypo- bzw. Hyperthyreoidismus. Auch ungewöhnliche Situationen wie z.B. die ärztliche Untersuchung führen bei manchen Patienten zu vermehrter Schweißabsonderung;
3. Veränderungen der Hauttemperatur unabhängig von der Außentemperatur wie »ständig kalte Füße«. Sie richten den Verdacht auf Durchblutungsstörungen;
4. Hautjucken. Es kann örtlich begrenzt oder am ganzen Körper auftreten. Ohne sichtbaren Anlaß für das Jucken sollten Sie die Augen des Patienten auf einen Sklerenikterus untersuchen, denn Hautjucken ist ein Frühsymptom der Hepatitis.

Untersuchung der Haut 79

6.4.2 Inspektion der Haut

Zur allgemeinen Inspektion des Patienten gehört eine sorgfältige Besichtigung der Haut. Sie soll außer dem Hinweis auf die normale, mangelhafte oder übermäßige Durchblutung von Haut und sichtbaren Schleimhäuten Feststellungen über abnorme Hautbeschaffenheit enthalten, z.B. Besonderheiten der **Struktur** wie das verquollene Gesicht des Patienten mit nephrotischem Ödem oder der verminderte Turgor durch Dehydratation, etwa bei intestinalem Wasserverlust durch häufiges Erbrechen oder Diarrhö. Die Exsikkose erkennt man neben der sichtbaren Erschlaffung der Haut an Hautfalten, die nicht nur wie bei der Gewichtsabnahme abzuheben sind, sondern auch nur langsam wieder in das Niveau der Haut zurückkehren (Differenzierung s. pädiatrische Untersuchung, S. 393).

Auf die Hautfarbe wirken sich Durchblutung, Hb-Gehalt des Blutes, andere Blutfarbstoffe und Pigmente aus. Den Zustand **Blässe** als Krankheitszeichen im Gegensatz zur Reaktion des »Blaßwerdens« findet man als Ausdruck arterieller Durchblutungsstörungen in den Extremitäten oder generalisiert als Zeichen einer Anämie. Sie ist am leichtesten am Nagelbett mit leicht angedrücktem Nagel (Abb. 6.4) und an den Konjunktiven festzustellen, deren natürliche »Injektion« dann fehlt.

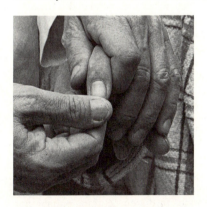

Abb. 6.**4** Der leicht angedrückte Nagel läßt eine Anämie deutlich erkennen

Eine diffuse, bläuliche Tönung der Haut nennt man **Zyanose.** Ihre Erkennbarkeit hängt von der sonstigen Pigmentierung und von der Dicke der Haut ab. Besonders gut erkennt man eine Zyanose bei dicker, unpigmentierter und stark durchbluteter Haut, z.B. in Ohrläppchen, Lippen und im Nagelbett bei hellem Tageslicht.

Eine Zyanose entsteht, wenn das Blut in den subpapillären Venenplexus der Haut mehr als 5 g desoxygeniertes Hämoglobin pro 100 ml enthält. Es handelt sich also um den absoluten Wert, nicht um die Relation von desoxygeniertem zu oxygeniertem Hämoglobin.

Von **zentraler Zyanose** spricht man, wenn das arterielle Blut durch venöse Beimischungen oder mangelhafte Sauerstoffaufnahme vermehrt desoxygeniertes Hämoglobin enthält und damit die Sauerstoffsättigung (normale Hämoglobinkonzentration vorausgesetzt) unter 85 % sinkt. Die periphere Zyanose beruht dagegen auf einer lokalen begrenzten oder generellen Erhöhung der O_2-Ausschöpfung, die beispielsweise bei verzögertem arteriellem Blutfluß auftritt, etwa im Rahmen eines reduzierten Herzminutenvolumens und/oder lokaler Vasokonstriktion. Im Gegensatz zur zentralen Zyanose ist sie an Schleimhäuten oder in besonders warmen Körperregionen, wie der Zunge, nur schwer zu erkennen. Die klinische Unterscheidung der zentralen und peripheren Zyanose ist einfach. Bei der zentralen Zyanose sind die Kapillarpulse blau, bei der peripheren Zyanose im allgemeinen rot.

Die zentrale Zyanose kann respiratorische und/oder kardiovasale Ursachen haben. Ist der Gasaustausch in der Lunge zwischen Alveolarluft und Kapillaren gestört, so kommt es im Extremfall und dann perakut, z.B. bei Fremdkörperverschluß, zu einem plötzlichen Blauwerden. Akut tritt eine respiratorische Zyanose auch bei diphtherischer Laryngitis, Pseudocroup oder Ödem der Epiglottis, z.B. als allergische Reaktion oder durch Insektenstich, auf. Auch Ulzerationen durch längere Intubation oder fehlerhaft eingeführter Trachealkatheter können die Ursache einer akuten respiratorischen Zyanose sein. Bei entsprechend veranlagten Kindern ist auch an Affektkrämpfe zu denken.

Schleichend entstehen Einengungen der oberen Luftwege, die zur alveolaren Hypoventilation führen, z.B. durch Thyreoideakarzinom, Riedelscher Thyreoiditis und seltener durch tuberkulöse Lymphknotenvergrößerungen.

Bei chronischen Lungenkrankheiten – chronischer Bronchitis, Emphysem, Asthma – besteht durch Übersäuerung eine verminderte Fähigkeit des Atemzentrums, auf steigenden CO_2-Druck entsprechend zu reagieren. Schließlich führt die entstehende Hypoxie zur Hypoxämie und damit ebenfalls zur respiratorischen Zyanose.

Diffusionsstörungen, die den Sauerstofftransport aus dem Alveolargas in das Blut der Lungenkapillare behindern, liegen den unterschiedlichen Formen der Lungenfibrose zugrunde. In diesem Zusammenhang hat man auch vom alveolokapillären Block gesprochen. Charakteristisch für diese Ursache der Zyanose ist, daß die Patienten auf Sauerstoffbeatmung sofort mit einer Abnahme der Verfärbung reagieren.

Zu den **kardiovasalen Ursachen** gehört der Rechts-links-Shunt von pulmonalen Arterien in pulmonale Venen, z.B. bei arteriovenösen Fisteln. Hierbei wird der Gasaustausch in den Alveolen umgangen. Derselbe Mechanismus mit venoarteriellem Shunt ist Ursache der Zyanose bei manchen angeborenen Herzfehlern, wie beispielsweise bei der Fallotschen Tetralogie.

Zyanose der unteren Extremitäten mit weniger ausgeprägter oder fehlender Verfärbung der oberen Extremität kann Zeichen eines Ductus arteriosus sein, bei dem durch erhöhten Druck in der A. pulmonalis der Blutstrom umgekehrt ist. In einem solchen Fall fehlt das Maschinengeräusch.

Eine **periphere Zyanose** entsteht durch verminderte arterielle Zufuhr und Abflußstörungen im venösen Schenkel. Verminderter Blutzufluß zu den Kapillaren, z. B. durch vermindertes Herzminutenvolumen beim Schock oder bei der Mitralstenose und beim Versagen des linken Herzens, darf nicht verwechselt werden mit der zentralen Zyanose, die durch ein begleitendes Lungenödem bedingt sein kann.
Lokale Erkrankungen der Arterien führen zur peripheren Zyanose, z.B. bei Endangiitis obliterans, beim Morbus Raynaud, dessen charakteristischer Mechanismus eine Konstriktion der Fingerarterien besonders bei Kälte darstellt; die harmlosere Akrozyanose beruht auf lokalen Spasmen kutaner Arterien und Arteriolen.
Venöse Abflußstörungen aus den Kapillaren sind die Ursache der peripheren Zyanose, z. B. bei Phlebitiden, der Phlegmasia coerulea rubra dolens oder bei einer Phlebothrombose von großen Venen bei unzureichenden Kollateralen. Auf derselben Grundlage kommt es bei venösen Abflußstörungen mit erhöhtem Venendruck, z. B. bei fortgeschrittener Trikuspidalinsuffizienz, zu einer peripheren Zyanose.

Bei **Zyanose durch Hämoglobinanomalien** spricht man auch von Pseudozyanose oder Pigmentzyanose. Sie entsteht durch abnorm ausgeprägte Hämoglobinverbindungen mit dreiwertigem Eisen (Methämoglobin) auf der Basis eines angeborenen Mangels an Enzymen (Reduktasen), die eine Oxydation von zweiwertigen (Ferro-)Verbindungen des Eisens in dreiwertige Ferriverbindungen verhindern. In diesen Fällen liegt eine angeborene Methämoglobinämie vor, die auch durch Aminosäurevarianten in den Peptidketten des Hämoglobins (z. B. Kansas-Hämoglobin) bedingt sein kann und zu einer verminderten Affinität des Hämoglobins zu Sauerstoff und damit zur Zyanose führt.
Ursache erworbener Methämoglobinämien sind chemische Substanzen wie Nitrite und Chlorate, die oxydierend wirken und sowohl über die Atmung als auch durch die Haut aufgenommen werden können.
Zwei Irrtumsmöglichkeiten bestehen bei stark anämischen Patienten. Ihr allgemeiner Hämoglobinmangel erschwert ein Überschreiten der Fünfgrammgrenze desoxygenierten Hämoglobins in 100 ml Blut und damit auch das Auftreten einer Zyanose. Das gegenteilige Ergebnis, eine Zyanose, die auch schon unterhalb einer Konzentration von 5 g desoxygeniertem Hämoglobin pro 100 ml auftritt, kann bei einer Polycythaemia vera vorkommen, bei der besonders hoher Hämoglobingehalt zur Zyanose führt, ohne daß eine Hypoxie oder Hypoxämie vorliegt.

| | Unterscheidung | |
	zentral	peripher
Ohrläppchen massieren, bis Kapillarpulse auftreten (Lewis)	Ohrläppchen blau	rot
Zunge	blau	rot
Temperatur der Extremitäten	normal	kühl

Von einer **Pseudozyanose** spricht man bei abnormen Hämoglobinverbindungen mit dreiwertigem Eisen, wie Methämoglobin, oder mit Hämatin, bei der das Eisen auch dreiwertig ist, das Globin jedoch fehlt. Hegglin spricht von Pseudozyanose auch bei Einlagerungen in der Haut (Pigmentierung), läßt den Begriff aber nicht für eine Verursachung wie Methämoglobin gelten.
Berücksichtigen müssen Sie, daß bei starken Anämien die Menge von 5 g desoxygeniertem Hämoglobin pro 100 ml Blut wegen des allgemeinen Hb-Mangels nicht erreicht wird und daher keine Zyanose auftritt. Hoher Hb-Gehalt wie bei der Polycythaemia vera begünstigt dagegen die Entstehung einer Zyanose. Für die Blauverfärbung ausschlaggebend ist die absolute Menge desoxygenierten Hämoglobins.
Zur **übermäßigen Rötung** des Gesichts kommt es z. B. bei der Polycythaemia vera oder vermehrter Durchblutung im Fieber, bei Abflußbehinderungen wie der Mitralstenose (Mitralgesicht) oder bei Tätigkeiten, die dauernd in der Nähe strahlender Wärmequellen ausgeführt werden (Hochofenarbeiter, Glasbläser).
Bilirubin und Biliverdineinlagerungen in die Haut, die Schleimhäute und die Skleren nennt man **Ikterus**. Ikterus ist ein Zeichen dafür, daß der Bilirubingehalt im Serum 1,5 mg/% übersteigt. Wie leichte Formen der Zyanose erkennt man eine diskrete Gelbfärbung am besten bei hellem Tageslicht, ebenso die Farbnuancen Blaß-Gelb, Gelb-Rot, und Grün-Gelb, die häufig eine Prima-vista-Unterscheidung der drei Ikterusformen, die nach pathogenetischen Gesichtspunkten erfolgt, möglich macht:
– Der blasse Flavinikterus entsteht durch Einlagerung von indirektem Bilirubin infolge Hämolyse (prähepatischer Ikterus), z. B. bei Thalassämie, Autoimmunkrankheiten oder Hämolyse durch Drogen beziehungsweise Chemikalien.
– Der gelbrote Rubinikterus ist Folge der Einlagerung von direktem Bilirubin in die Haut bei Leberschäden (hepatischer Ikterus), z. B. infektiöser Hepatitis, Zirrhose, intrahepatischer Cholestase, Schädigung der Leber durch Medikamente oder Chemikalien und bei hereditären Bilirubinämien.
– Den grünlich-gelben Verdinikterus findet man bei Gallenstauungen (posthepatischer Ikterus). Er entsteht durch Einlagerung von Bili-

Untersuchung der Haut

Prähepatischer Ikterus

Hämolyse
→
vermehrter Hämoglobinabbau in Milz, Leber und Knochenmark (RES)
→
indirektes Bilirubin in der Blutbahn erhöht
→
indirektes Bilirubin im Gewebe

blasser Verdinikterus

Begleitsymptome:

Splenomegalie
dunkler Stuhl
Anämie
Retikulozytose
Schleiersenkung
Transaminasen normal

Intrahepatischer Ikterus

Leberzellschaden
→
Abgabe von direktem Bilirubin in die Blutbahn
→
Ablagerung von direktem Bilirubin in die Haut
→
gelbrötlicher Rubinikterus

Begleitsymptome:

Pruritus, Lebervergrößerung
Stuhl hell
Transaminasen erhöht
GOT + GPT über 50
GLDH

Posthepatischer Ikterus

Gallenstauung
→
Bilirubin und Biliverdin kommen in die Blutbahn
→
Ablagerung von Biliverdin im Gewebe

gelblichgrünlicher Biliverdinikterus

Begleitsymptome:

heller Stuhl
Vitamin-K-Mangel
Quick-Test erniedrigt
röntgenologische Veränderungen am Gallensystem
GOT + GPT 5 bis 50
GLDH

verdin, wenn beispielsweise Neoplasmen, Gallensteine, Cholangitis, Strikturen oder entzündliche Prozesse wie eine akute Pankreatitis in unmittelbarer Nachbarschaft zur Einlagerung von Biliverdin in die Haut führen.

Spider (Spinnennävi) sind ein charakteristisches, aber nicht pathognomonisches (= beweisendes) Zeichen bei der Leberzirrhose. Sie lassen sich mit dem Glasspatel bis auf einen pulsierenden Punkt wegdrücken und treten vornehmlich im Bereich der Stirn, des Nackens und der vorderen Brustwand auf. Spider kommen auch beim Morbus Osler und bei gesunden Menschen vor.

Eine **bräunliche Pigmentierung** als Gesamtverfärbung des Körpers finden Sie z. B. bei der Hämochromatose (Bronzediabetes) und beim Morbus Addison. Grau anmutende Hautverfärbungen entstehen bei der Argyrose, mehr bräunlich schimmern Knorpel von Ohren und Nase, aber auch Skleren und Gesichtshaut bei der Ochronose.

Für eine Beurteilung der **Nägel** spielen die Form der Nagelplatte, Farbveränderungen, Oberflächenbeschaffenheit wie Splitterung und Brökkelung, Verdickung oder Verdünnung der Nägel, Konsistenz der Nagelplatte, Ablösungen und Veränderungen des Nagelbettes, Lokalisation und Ausbreitung der Nagelveränderungen eine Rolle. Auch die Nagelumgebung, die aus dem Nagelwall und dem Nagelhäutchen besteht, gibt diagnostische Hinweise. Häufige Veränderungen der Nägel werden bei der Besprechung der Extremitäten auf S. 271 berücksichtigt.

Der Typ der **Körperbehaarung** hängt von dem Gleichgewicht zwischen Androgenen und Östrogenen ab; ein zunächst weibliches Behaarungsmuster pubertierender Jungen ist nicht pathologisch. Beim erwachsenen Mann dagegen ist die dreieckförmige Pubesbehaarung Zeichen eines Androgenmangels oder ungewöhnlicher Östrogenproduktion. Männliche Behaarungsformen bei der Frau sollten Anlaß zur Suche nach einem maskulinisierenden Tumor sein. Verminderung oder Fehlen der Körperbehaarung weist auf einen Mangel an 17-Ketosteroiden hin. Verlust der gesamten Körperbehaarung kann z.B. beim Hyperthyreoidismus auftreten, aber auch Folge von Bestrahlung oder Medikamenten sein. Achten Sie auf Farbveränderungen, Vermehrung oder Verminderung der Haare, Formveränderungen einzelner Haare, Auflagerungen auf einzelnen Haaren, Lokalisation und Ausbreitung der Haarveränderungen. Die Veränderungen der Kopfhaare werden bei der Inspektion des Kopfes (s. S. 94) erwähnt und dort auch dokumentiert.

6.4.3 Palpation der Haut

Bei der Palpation fühlt sich normale Haut elastisch an. Sie ist weder feucht noch ausgesprochen trocken. Die subkutane Fettschicht können Sie bei der Faltenbildung zwischen den palpierenden Fingern beurteilen. Sie schwindet mit zunehmendem Alter, und die Haut wird dadurch nicht nur dünner, sondern auch gegenüber einem Trauma empfindlicher. Deutlich trockene Haut finden Sie z. B. bei der Ichthyosis vulgaris, feuchte Haut bei Hyperthyreose (Händedruck!).

Hautverdickungen beim Myxödem unterscheiden sich vom echten Ödem dadurch, daß eine eingedrückte Delle nur beim echten Ödem eine Weile stehenbleibt. Die Haut der Patienten mit Sklerodermie in einem fortgeschrittenen Stadium fühlt sich über den Gliedmaßen gespannt an und erscheint glänzend, wie mit Öl eingerieben.

Dermographismus albus entsteht als weißer Streifen bei gesteigerter Kontraktionsbereitschaft der Gefäße nach leichtem Streichen mit einem stumpfen Gegenstand (Streichholz o. ä.) und findet sich bei Atopikern (Patienten mit endogenem Ekzem, Asthma und Heuschnupfen). Dermographismus ruber finden Sie nach üblichem Strich und Urticaria factitia als lokales Ödem. Die beiden letztgenannten Formen sind Hinweise auf die überschießende Ansprechbarkeit des vegetativen Systems.

6.4.4 Hautveränderungen (= Effloreszenzen*)

Im Hautniveau:
Die **Makula**, der Fleck, ist eine umschriebene Farbveränderung im Niveau der Haut durch Pigment oder Gefäßveränderungen, z.B. die Erythrodermie oder das Chloasma gravidarum.
Petechien sind stecknadelkopfgroße Blutungen. Erfolgen sie in die Haut oder andere Gewebe, werden sie auch **Purpura** genannt.

Das **Erythem** ist ebenfalls eine häufig noch im Hautniveau liegende Verfärbung, die durch eine grundsätzlich reversible Blutfülle bedingt ist (z.B. Schamröte oder Zornesröte). Entzündliche Eytheme finden Sie z.B. beim Exanthem oder bei Infektionen. Bei starker Entzündung (Dermatitis) kommt eine Schwellung der Haut hinzu, und aus dem Erythem können sich weitere Effloreszenzen wie **Papel, Bläschen, Erosion** (s. u.) entwickeln.

Erhabene Hautveränderungen sind:
die **Urtika** als flüchtige, schnell resorbierbare Quaddel, die als entzündliches Reizödem ohne Zellinfiltrat vorkommt, meist juckt und durch Insektenstiche oder Medikamente bedingt sein kann. Den spontanen flächenhaften Ausbruch von Urticae nennt man **Urtikaria;**
Vesikula, das Bläschen (bis 0,5 cm), z.B. als Zosterbläschen,
Bulla, die Blase, z.B. bei Verbrennungen,
Pustula, das Eiterbläschen, z.B. bei Impetigo oder Variola,

---

* Man spricht auch von Hautblüten. Die hier aufgeführten Effloreszenzen gehören zur Terminologie der klinischen Medizin. Ihre Bedeutung müssen Sie kennen.

der **Abszeß** als Eiteransammlung in einer nicht vorgegebenen Höhle sowie
Zysten als flüssigkeitsgefüllte Effloreszenzen.

Dagegen sind solide Erhabenheiten der Haut:
Papeln (= Papula = Knötchen) z.B. bei Psoriasis oder Warzen,
Lichen (= klein-papulöses Exanthem*) z.B. beim Lichen ruber planus,
Vegetationen (= Wucherungen der Haut)
Tuber als oberflächlicher und
Nodus als tiefliegender Knoten.
Nach der Größe kann man Papeln bis Erbsgröße, Nodus ab Erbsgröße und Tuber ab Walnußgröße unterscheiden.

Zu den Auflagerungen gehören:
Squama (Schuppe) als abnorme Hornbildung z.B. der Kopfhaut,
Crusta, (Kruste) als leicht abzulösende Auflagerung aus eingetrocknetem Sekret aus Eiter, Serum oder Blut,
Eschara (Schorf) als nekrotische Krusten aus abgestorbenem Gewebe,
Corpora aliena sind Fremdkörper oder Verunreinigungen.

Vertiefte Effloreszenzen sind:
Erosionen, die z.B. dadurch entstehen, daß Bläschen oder Blasen ihre Decke verloren haben (z.B. Aphthen der Mundschleimhaut);
Exkoriationen reichen bis in die Papillenschicht der Lederhaut (= Korium) und treten mit punktförmigen oder siebartigen Blutungen auf;
Fissuren, Rhagaden und Schrunden sind **Einrisse** der Haut durch Elastizitätsverlust.
Unter **Ulkus** (Geschwür) versteht man einen nicht rißförmigen, tieferen Substanzdefekt, der nicht nur das Epithel, sondern zumindest auch Anteile der Lederhaut oder tiefere Gewebsanteile mit betrifft.

6.4.5 Ablauf der Untersuchung bei Hautkrankheiten

Für die Diagnose von Hautkrankheiten müssen Sie versuchen, die Entwicklung der Beschwerden zu erfassen, also wann und in welcher Reihenfolge Brennen, Jucken, Schmerzen oder begleitende Allgemeinsymptome wie Kopfschmerzen und Fieber aufgetreten sind und ob die jetzigen Hautveränderungen von Beginn der Krankheit an in dieser Form und Farbe bestanden oder in welcher Weise die Effloreszenzen ihr Aussehen geändert haben.
Bei urtikarieller Erkrankung der Haut dürfen Sie sich nicht mit der Untersuchung einer einzelnen Hautstelle begnügen. Inspizieren Sie insbe-

---

* Als Exanthem bezeichnet man multiple, auf größere Körperpartien ausgebreitete Effloreszenzen, die mit einem charakteristischen Verlauf im Sinne von Beginn, Höhepunkt und Ende auftreten.

sondere auch die Kopfhaut, die Augenlider und den Bereich hinter den Ohren, am Rumpf die Achselhöhlen und Falten, die Unterflächen der Brüste und die Region zwischen den Nates. An den Extremitäten sollten Sie außer auf Farbveränderungen auf Bläschen- bzw. Schwielenbildungen z. B. in den Handflächen achten.

Einzelne **Effloreszenzen** werden untereinander und die Hautoberfläche in ihrer Gesamtheit mit normalen Hautpartien verglichen. Borken und Krusten müssen Sie entfernen, um zu einer gültigen Beurteilung des Untergrundes zu gelangen. Schorf läßt man besser abheilen.

Bei der Untersuchung der Hautveränderungen haben Symmetrie, Halbseitigkeit und die Bevorzugung bestimmter Regionen, z.B. der Streck- bzw. Beugeseiten, diagnostische Bedeutung.

Der von Siemens empfohlene dermatologische Untersuchungsgang bleibt auf acht Gesichtspunkte beschränkt:
1. Hautfarbe,
2. Effloreszenzen (nach Niveau, Größe, Form, Grenzen, Oberfläche),
3. Palpation nach Oberfläche, Konsistenz und Tiefenausdehnung,
4. Lokalisation,
5. Anzahl und Anordnung der Krankheitsherde,
6. Untersuchung von Haaren, Nägeln und Schleimhäuten,
7. Allgemeinsymptome wie Fieber, Lymphknotenschwellung usw.,
8. anamnestische Angaben über die Dauer der Erkrankung, Rezidive, Juckreiz, bisherige Therapie usw.

6.5. Die Körperhaltung

In den allgemeinen Eindruck geht die Körperhaltung des Patienten ein. Sie wird durch die Form der Wirbelsäule, des Thorax, durch die Muskulatur und Innervation des Gesamtrumpfes bedingt. Diagnostische Bedeutung hat z.B. die gebeugte, schlaffe Haltung des Depressiven, die vorgebeugte »Haltung« bei Morbus Bechterew, die krampfhaft steile Sitzhaltung von sogenannten Rückenpatienten, die Schonhaltung zum Ausgleich von Schmerzen und die bevorzugte Hockstellung der Kinder mit Fallot-Tetralogie.

Herz- und Lungenkranke ziehen eine sitzende Haltung vor; abdominal Kranke liegen bei Peritonealreizung still oder wechseln bei Koliken häufig ihre Lage; Patienten mit einer Pleuritis liegen auf der kranken Seite, um die Atemexkursion des Thorax auf der erkrankten Seite zu vermindern.

6.6. Der Bewegungsablauf

Störungen des Bewegungsablaufs treten als Ataxie (= Störung des Zusammenwirkens von Muskelgruppen) bei Tabes auf, als allgemeine Bewegungsarmut bei Morbus Parkinson, die sich leicht von Stereotypien (gleichförmige Wiederholungen) Schizophrener unterscheiden lassen. Dyskinesien im Sinne von Fehlfunktionen finden Sie auch als extrapyramidale Störungen bei Chorea, Tetanus und Tetanie, Hyperkinesien (= überschießende Bewegung) bei Enzephalitis oder Torticollis spasticus. Krämpfe sind Zeichen einer Epilepsie oder zerebraler Herde (ausführlicher s. Untersuchung des Nervensystems S. 304).

6.7. Der Gang

Er ist ein einfaches Mittel, um die Koordination der Bewegungen und damit wesentliche Funktionen des Zentralnervensystems zu überprüfen. Darüber hinaus bietet der Gang Hinweise auf psychische oder organische Störungen, z.B.
- der »hängende« Gang des Depressiven,
- der schlurfende Gang des Parkinson-Patienten,
- die Zirkumduktion des gelähmten Beines beim Hemiplegiker, der auch den betroffenen Arm nicht mitbewegt,
- der breitbeinige, ataktische Sicherheitsgang des Paralytikers, der seine Schritte mit den Augen kontrollieren muß,
- der spastische Gang bei multipler Sklerose,
- der Scherengang bei spastischer Paraplegie,
- der ataktische Gang bei Kleinhirn- und Labyrintherkrankungen (ausführlicher zum Thema Bewegungsstörungen s. Neurologische Untersuchung S. 317).

6.8 Die Mimik

Ebenso wie der Gang läßt die Mimik Rückschlüsse auf die Persönlichkeit und die Reaktionen des Patienten zu. Achten Sie bei der gesamten Anamnese- und Befunderhebung darauf, mit welcher Mimik der Patient seine Beschwerden vorträgt und wie sich der Ausdruck seines Gesichtes bei der Untersuchung verändert. Einer der krassesten Gegensätze bei den dauerhaften Gesichtszügen sind die eingegrabenen Lachfalten desjenigen, der häufig lacht, und die hängenden Mundwinkel des weinerlich verstimmten Depressiven.

6.9 Der Geruch des Patienten

Diagnostische Hinweise bietet Ihnen z. B. der urinöse Geruch bei Urämie oder Harninkontinenz, der süßliche Azetongeruch bei Coma diabeticum, der Geruch nach saurem Schweiß bei Tuberkulose oder rheumatischem Fieber.

6.10 Eigenarten der Sprache

Auf Besonderheiten in der Sprechweise wie die monotone Stimme des Depressiven oder pathologische Lautbildungen werden Sie beim Gespräch mit dem Patienten aufmerksam. Denken Sie auch an die psychologische Bedeutung der Sprechablaufstörungen wie
beim **Stottern** (= Dysarthria syllabaris) als psychogener Koordinationsstörung der am Sprechen beteiligten Muskelsysteme von Atmung, Artikulation und Phonation.
Die unrichtige Bildung von Lauten und Lautverschiebungen nennt man **Stammeln** (= Dyslalie). Damit bezeichnet man Sprachstörungen, bei denen noch nach dem 4. Lebensjahr Laute falsch gesprochen, ausgelassen oder durch andere ersetzt werden. Hierbei spielen neben psychischen Ursachen auch organische Störungen in den Artikulationsorganen (Zahn-, Zungen- oder Gaumenfehler) eine Rolle.
Poltern ist eine Störung der Satzaussprache des Patienten, der »keine Zeit« zum Sprechen hat.
Die hohe Sprache des Eunuchen und die verfrüht tiefe Sprache bei Pubertas praecox werden Sie seltener hören als die zunehmende Heiserkeit z. B. beim Bronchialkarzinom oder die kratzende Sprache beim Myxödem, die verwaschene Sprache bei Parkinson-Patienten und die tonlose Sprache (= Aphonie) bei Botulismus (Differenzierung der Heiserkeit s. HNO-Untersuchung, S. 153, Aphasie und Dysarthrie s. Untersuchung des Nervensystems S. 358).
Für die Dokumentation des allgemeinen Eindrucks können Sie ein Schema benutzen (Beispiel: s. S. 92).

6.11 Aufgaben für die Selbstkontrolle

6/1 Welche erkenntnistheoretischen Unterschiede bestehen zwischen den Beschwerden und sonstigen anamnestischen Angaben, die der Patient dem Arzt mitteilt, und dem Befund, den der Arzt erhebt?

6/2 Welche fünf Methoden wenden Sie in welcher Reihenfolge in den einzelnen Körperregionen an?
6/3 Welche Sinnesorgane benutzen Sie bei der Palpation?
6/4 Welche methodischen Hilfen stehen Ihnen für die palpierende Beurteilung zur Verfügung?
6/5 Womit palpieren Sie Temperaturunterschiede?
6/6 Mit welchem Anteil der Hand palpieren Sie am besten Vibrationen (z. B. über dem Herzen)?
6/7 Wie vermeiden Sie die Verwechslung des Patientenpulses mit dem eigenen Puls?
6/8 Welche Bedeutung hat das Befunddatum für die Krankheit?
6/9 Welche drei Vitalzeichen gehören zu jeder Befunderhebung?
6/10 Worauf müssen Sie bei der rektalen Temperaturmessung achten?
6/11 Warum muß die Art der Temperaturmessung (oral, axillär, rektal) mit dem Meßwert angegeben werden?
6/12 Nennen Sie je drei charakteristische Merkmale des leptosomen, athletischen und pyknischen Körperbautyps!
6/13 Was gehört zum seelisch-geistigen Allgemeinzustand? Geben Sie eine selbständige Interpretation!
6/14 Welche Faustregel gilt für das durchschnittliche Körpergewicht (Männer und Frauen)?
6/15 Wodurch kann der falsche Eindruck eines Übergewichts entstehen?
6/16 Woran erkennt man exsikkotische Haut?
6/17 In welchen zwei Bereichen können Sie im Zweifelsfall anämische Blässe von ungewöhnlich heller Haut unterscheiden?
6/18 Unter welchen Voraussetzungen tritt eine Zyanose auf?
6/19 Wie können Sie eine periphere Zyanose durch lokal begrenzt vermehrte Sauerstoffausschöpfung von einer zentralen Zyanose, z. B. durch verminderte Sauerstoffaufnahme in der Lunge, unterscheiden?
6/20 Warum tritt bei ausgeprägter Anämie keine Zyanose auf?
6/21 Welche Veränderung des Blutes begünstigt die Entstehung einer Zyanose?
6/22 Welche beiden Einlagerungen führen zum Ikterus?
6/23 Welche drei Ikterusformen sind zu unterscheiden nach der Verfärbung, nach dem Stoff, der sie verursacht, nach den Entstehungsursachen und nach der lokalisatorischen Beziehung?

Benutzen Sie bitte folgendes Schema!

Ikterusart	Einlagerung	Ursache	Lokalisatorische Bezeichnung

Aufgaben für die Selbstkontrolle

6/24 Wie können Sie den Pseudoikterus vom echten Ikterus unterscheiden?
6/25 Welche Befunde unterscheiden Spider von Venektasien?
6/26 Wodurch wird die Haut im Alter dünner und empfindlicher?
6/27 Wodurch unterscheiden sich myxödematöse Hautverdickungen vom echten Ödem?
6/28 Wodurch entstehen Dermographismus albus, ruber und Urticaria factitia?
6/29 Von welchen beiden Hormonen hängt der Typ der Körperbehaarung ab?
6/30 Worauf weist die Verminderung oder das Fehlen der Körperbehaarung hin?
6/31 Welche drei Hautbereiche des Kopfes sind für dermatologische Veränderungen diagnostisch besonders ergiebig?
6/32 In welchen drei Regionen des Rumpfes finden Sie häufig dermatologische Veränderungen?
6/33 Welche zwei Gemeinsamkeiten haben diese Rumpfregionen in dermatologischer Hinsicht?
6/34 Welche formalen Unterschiede bestehen zwischen den Punkten 7 und 8 der von Siemens empfohlenen Reihenfolge des dermatologischen Untersuchungsganges und der Allgemeinuntersuchung?
6/35 Nennen Sie mindestens drei Effloreszenzen im Hautniveau und deren deutsche Übersetzung!
6/36 Was ist eine Urtika?
6/37 Welche drei blasenförmigen Effloreszenzen werden in der Dermatologie unterschieden? Nennen Sie auch die Übersetzungen!
6/38 Wie unterscheiden sich Zysten und Abszesse der Haut?
6/39 Nennen Sie drei Auflagerungen der Haut mit den deutschen Übersetzungen!
6/40 Wie entstehen Erosionen?
6/41 Woran erkennen Sie mit bloßem Auge, daß eine vertiefte Effloreszenz die Papillenschicht erreicht hat (Exkoriation)?
6/42 Wie nennt man einen tiefen, nicht sterilen Substanzdefekt?
6/43 Suchen Sie Beispiele, bei denen die Körperhaltung Ausdruck einer bestimmten seelischen Haltung ist!
6/44 Wie unterscheidet sich das Stottern vom Stammeln?
6/45 In welcher gleichbleibenden Reihenfolge sollen die einzelnen Körperregionen untersucht werden?

Praktische Aufgaben

6/A Stellen Sie bei sich selbst die unterschiedlichen Werte bei oraler, axillärer und rektaler Temperaturmessung fest. Vergleichen Sie die Werte mit den angegebenen Normalwerten!
6/B Ordnen Sie sich selbst einem Konstitutionstyp zu!
6/C Vergleichen Sie Ihr eigenes Gewicht mit der Tabelle für die Durchschnitts- und Idealgewichte Erwachsener!

92 Der allgemeine Eindruck

Befund am 13.5.1977   (Größe, Gewicht und Temperatur siehe Kurve)

Allg. Eindruck

Zutreffendes bitte durchkreuzen

Körperbautyp	Mischform	leptosom	~~pyknisch~~	athletisch		
seelisch-geist. Allgemeinzust.	unauffällig	erregt	apathisch	moribund	alkoholisiert	~~sonst.~~
Ernährungszust.	unauffällig	kachektisch	mager	~~adipös~~	sonst.	
Haut und Schleimhaut	unauffällig	Blässe	Rötung	~~Zyanose (erhaut.)~~	Blutung	Ikterus	Effloreszenzen
		abnorme Pigmentierung		abnorme Behaarung		vermind. Turgor	sonst.
Bewegungen	~~unauffällig~~	verlangsamt	hastig	überschießend	Tremor	sonst.
Haltung	unauffällig	gebeugt	schlaff	straff	steif	sonst.
Mimik	~~unauffällig~~	starr	maskenhaft	betont	überschießend	sonst.
Sprache	unauffällig	Stottern	Poltern	Stammeln	Lispeln	verwaschen	heiser
		tonlos	~~abgehackt~~	sonst.			
Geruch	~~unauffällig~~	urinös	hepatisch	Azeton	sonst.	
Ödeme	~~keine~~	Gesicht	sakrale	Arm	links	rechts
		Fuß	links	rechts	Knöchel	links	rechts
		Bein	links	rechts	eindrückbar	nicht eindrückb.	
vergrößerte Lymphknoten	~~keine~~	submandib.	nuchale	zervikale	suprakavik.	axilläre	inguinale

Sonst. Befunde u. Erläuterungen

Pat. ist gedrückt und sitzt aufrecht im Bett, preßt die li. Hand gegen die Brust, ringt nach Atem; Lippenzyanose

7.0 Die Untersuchung des Kopfes*

7.1 Lernziele
Im folgenden Abschnitt werden Sie lernen**, wie man
- charakteristische Beschwerden am Kopf definiert,
- die Augen des Patienten untersucht,
- die Untersuchung von Hals, Nase und Ohren durchführt,
- den äußeren Hals des Patienten untersucht und
- die erhobenen Befunde dokumentiert.

Mit Hilfe der Fragen am Ende dieses Abschnitts können Sie selbst kontrollieren, ob Sie die gesteckten Ziele erreichen.

7.2 Charakteristische Beschwerden am Kopf

Haarausfall als normale Erscheinung zunehmenden Alters ist meist symmetrisch. Ein unregelmäßig begrenzter oder fleckförmiger Haarausfall kann z.B. Zeichen einer Alopecia areata oder eines Lupus erythematodes sein, kommt aber auch bei Antikoagulantien- und Zytostatikatherapie vor. Bei Thalliumvergiftung ist der Haarausfall besonders deutlich hinter den Ohren ausgeprägt.

Bei **Kopfschmerzen** sollten Sie über die übliche 5-Punkte-Differenzierung hinaus feststellen, zu welchen Tageszeiten die Kopfschmerzen auftreten. Frontaler Kopfschmerz über den Nebenhöhlen ist gewöhnlich morgens stärker, weil sich nachts Sekret in den Nebenhöhlen ansammeln kann. Supraorbitaler oder frontaler Kopfschmerz, der am späten Nachmittag oder Abend auftritt, läßt an eine Überanstrengung der Augen denken und sollte zur Untersuchung des Visus Anlaß geben. Besondere diagnostische Bedeutung haben beim Kopfschmerz die Begleitbeschwerden; z.B. weisen gleichzeitige Übelkeit, Seh- und Hörstörungen auf eine Migräne, Taumeligkeit und Klingeln in den Ohren auf eine Mittelohrentzündung hin.

Schmerzen im Bereich der Nebenhöhlen werden vom Patienten als Nasen-, Gesichts- oder Stirnkopfschmerzen angegeben.

Gewöhnen Sie sich an eine gleichbleibende Reihenfolge der Untersuchung für die einzelnen Körperregionen: *Inspektion, Palpation, Perkussion, Auskultation, Funktion (IPPAF).*

---

* Zur Veranschaulichung dieses Themas können Sie Teil 4 des Filmes »Die allgemeine ärztliche Untersuchung« benutzen (s. S. 8).

** Berücksichtigen Sie bei allen folgenden Kapiteln, daß das Buch Ihnen nur das Wissen vermitteln, aber die gegenseitige praktische Übung oder die Arbeit mit dem Patienten nicht ersetzen kann!

7.3 Untersuchungsgang am Kopf

Der *Inspektion* des Kopfes leicht zugänglich sind Größen- und Formanomalien wie ein Hydrozephalus und Mikrozephalus oder der Turmschädel beim familiären hämolytischen Ikterus. Charakteristisch sind Bewegungen und Haltung des Kopfes wie der betont gerade, fast starr gehaltene Kopf beim Zervikalsyndrom, bei dem Kopfbewegungen oder die seitliche Drehung bzw. die Neigung des Kopfes Schmerzen auslösen. Besonderheiten der **Kopfbehaarung** wie trockenes, glanzloses Haar der Patienten mit Hypothyreoidismus, denen ähnlich wie bei der Thalliumvergiftung das Haar auch büschelweise ausfallen kann, das struppig wirkende Haar bei Eisenmangelanämie und der tiefe Haaransatz beim Turner-Syndrom geben diagnostische Hinweise.

Wegweisend können das ödematös verquollene **Gesicht** bei akuter Nephritis sein, der Risus sardonicus bei Tetanus oder die eingeschränkte Ausdrucksbeweglichkeit des spitz gehaltenen Mundes bei der Sklerodermie. »Fixiertes Entsetzen« scheint das Gesicht des Hyperthyreotikers durch hervortretende Augäpfel und retrahierte Oberlider auszudrücken. Besonders treffend bezeichnet man die fleckförmige Rötung von Wangen und Nase bei einem gelblichen Grundton der Haut als »Clowngesicht«, das ein Zeichen der Hypothyreose ist.

Auffällig sind auch das runde »Vollmondgesicht« bei Morbus Cushing, Gesichtsasymmetrien, z.B. bei der Fazialisparese, plumpe Züge beim Myxödem oder Farbveränderungen wie die anämische Blässe, der Ikterus oder die ins Bläuliche gehende Röte bei Polycythaemia vera.

Bei der *Palpation* des Kopfes untersuchen Sie die Nervenaustrittspunkte (NAP) der Trigeminusäste mit leichtem Daumendruck auf das Foramen supraorbitale für den N. ophthalmicus, auf das Foramen infraorbitale für den N. maxillaris und auf das Foramen mentale für den N. mandibularis (Abb. 7.1).

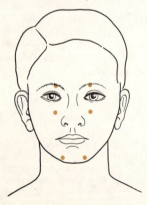

Abb. 7.1 Nervenaustrittspunkte der Trigeminusäste (Foramina supraorbitale, infraorbitale und mentale)

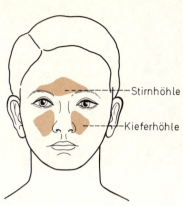

Abb. 7.**2** Nasennebenhöhlen   Abb. 7.**3** Lymphknoten am Kopf

Von Schmerzhaftigkeit der NAP spricht man nur, wenn die Austrittspunkte allein, nicht aber die weitere Umgebung druckschmerzhaft sind. Isolierten Druckschmerz finden Sie bei Meningitis, Trigeminusneuralgie und entzündlichen Prozessen in den Nasennebenhöhlen (Abb. 7.**2**). Druckschmerzhafte supraorbitale und infraorbitale Austrittspunkte des N. trigeminus gehören neben Erbrechen, Bradykardie, Kopfschmerz und Blutdruckabfall zu den allgemeinen Hirndrucksymptomen.
Palpatorisch kann man Druckschmerz über dem Mastoid bei der Mastoiditis als Komplikation der Mittelohrentzündung erfassen.
Immer untersucht werden nuchale, aurikuläre, submandibuläre und submentale Lymphknoten (Abb. 7.**3**). Sie werden nach
  Größe, Verschieblichkeit und Zahl,
  Lage, Festigkeit und Qual (Schmerzhaftigkeit)
beurteilt.
Die *Perkussion* der Schädelkalotte erfolgt mit einer Hand an der oberen Zirkumferenz (Abb. 7.**4**) und ist angezeigt, wenn z.B. nach Unfällen Verdacht auf eine Kalottenfraktur besteht, bei der das Perkussionsgeräusch einer gesprungenen Schüssel ähnelt. Umschriebener Klopfschmerz an der Kalotte entsteht bei Knochenprozessen und lokal empfindlichen Meningen, z.B. durch Tumor. Diffuser Klopfschmerz weist auf eine Meningitis hin.
Mit der *Auskultation* des Kopfes erfassen Sie Gefäßgeräusche in der Temporalregion, wenn z.B. ein plötzlicher Exophthalmus auf ein »rauschendes« Sinus-cavernosus-Aneurysma hindeutet.
Die Befunddokumentation der NAP und der Nebenhöhlen können Sie sich mit dem Schema auf S. 97 erleichtern.

96 Die Untersuchung des Kopfes

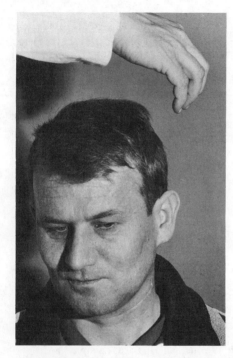

Abb. 7.4 Die Perkussion der Schädelkalotte erfolgt kranzförmig an der oberen Zirkumferenz

7.4 Aufgaben für die Selbstkontrolle

7/1 Welche Frage spielt zur Differenzierung der Kopfschmerzen zusätzlich zur üblichen Differenzierung von Beschwerden eine besondere Rolle?

7/2 Welche Trigeminusäste treten durch welche Nervenaustrittspunkte?

7/3 Welche Voraussetzung muß erfüllt sein, wenn man von einer Schmerzhaftigkeit der Nervenaustrittspunkte sprechen will?

7/4 Welche vier zusätzlichen Symptome gehören außer dem Druckschmerz über den Foramina supra- und infraorbitale zu den allgemeinen Hirndruckzeichen?

7/5 Welche vier Lymphknotengruppen untersuchen Sie am Kopf des Patienten?

7/6 Versuchen Sie, die sechs Gesichtspunkte für die Beschreibung vergrößerter Lymphknoten wiederzugeben (als Reim merkt es sich leichter)!

7/7 Welche anamnestischen Angaben sollen Sie zu einer Perkussion der Schädelkalotte veranlassen?

7/8 Worauf weist diffuser Klopfschmerz an der Schädelkalotte hin?

Kopf

		I			II			III	
	Druckschmerz		li.	re.		links	rechts		li.	re.
	Ödeme	Formbesonderheiten							
	Klopfschm.	Stirnhöhle	links		rechts	Kieferhöhle	links	rechts	

NAP — unauffällig
Gesicht — unauffällig
Nebenhöhlen — unauffällig

Lymphknoten

Sonst. Befunde am Kopf
u. Erläuterungen

8.0 Die Untersuchung der Augen*

8.1 Lernziele

Im folgenden Abschnitt werden Sie lernen, wie man
- den knöchernen Orbitalrand, Augenbrauen, Augenlider, Tränenorgan und Konjunktiven in die Untersuchung der Augen einbezieht,
- charakteristische Beschwerden und Befunde den einzelnen Untersuchungsregionen zuordnet,
- Hornhaut, Vorderkammer und Regenbogenhaut beurteilt,
- Pupillenreaktionen sachgerecht auslöst und beurteilt,
- im umgekehrten und aufrechten Bild den Augenhintergrund spiegelt und
- Funktionsprüfungen (Blickbewegungen, Nystagmus, einfache Gesichtsfeldprüfung, grobe Prüfung der Sehschärfe und des Farbensinns) beschreibt und selbständig durchführt.

Mit Hilfe der Fragen am Ende dieses Abschnittes können Sie selbst kontrollieren, ob Sie die gesteckten Ziele erreicht haben.

> Ein besonderer Hinweis scheint angebracht: Vor jeder Untersuchung sollten Sie den Patienten fragen, ob er Kontaktlinsen trägt. Sie könnten bei der Untersuchung herausfallen. Das Herausnehmen der Kontaktlinsen überlassen Sie am besten dem Patienten selber.
> Achten Sie darauf, daß bei der Untersuchung jede Blendung des Patienten vermieden wird.

8.2 Die Umgebung des Auges

Als Umgebung des Auges werden hier der knöcherne Rand der Orbita, die Augenbrauen, Lider, Konjunktiven und der Tränenapparat besprochen. Bei der seitenvergleichenden *Inspektion* gibt das Verhältnis der Stellung des Augenbulbus zum **Orbitalrand** den Anhalt für die Bestimmung von Exophthalmus und Enophthalmus (Hervortreten bzw. Zurücktreten des Bulbus). Sie können an der Orbita ferner Entzündungszeichen und Verletzungen finden und Frakturen bzw. Tumoren auch *palpieren.*

Extrem stark ausgebildete **Augenbrauen** bei der Frau lenken den Verdacht auf Virilismus. Ein Ausfall der lateralen Augenbrauen (Hertoghe-Zeichen) tritt z.B. bei Myxödem und Thalliumvergiftung auf.

---

* Zur Veranschaulichung dieses Themas können Sie Teil 4 des Filmes »Die allgemeine ärztliche Untersuchung« benutzen (s. S. 8).
Einen zusätzlichen, ausführlicheren Filmteil »Die Untersuchung der Augen« kann die Augenklinik Ihrer Universität bei der Arbeitsgruppe Didaktik der Medizinischen Hochschule Hannover anfordern.

8.3 Die Augenlider

Charakteristische Beschwerden an den Augenlidern sind Jucken, Schmerzen, Veränderung von Farbe und Form, Entzündungszeichen, Störung von Stellung und Beweglichkeit sowie Veränderungen der Lidspalte und der Tränensekretion.

Bei der *Inspektion* der Lider kann das Volumen vermehrt sein bei Ödem, durch ein Hordeolum (Gerstenkorn), Chalazion (Hagelkorn) oder einen Lidabszeß, aber auch durch ein Luftemphysem, z.B. nach einer Siebbeinverletzung. Übermäßig erweiterte Lidspalten können z.B. durch periphere Fazialislähmung bedingt sein oder durch Exophthalmus, verengte Lidspalte durch Ptose oder Blepharospasmus bei Entzündung der Lider oder Verblitzung (Schweißen usw.).
Mit der Inspektion erfassen Sie auch Stellungsanomalien der Augenlider wie die sichelförmige Hautfalte am medialen oberen Augenlid beim Mongolismus (Epikanthus) oder das Ektropium; das ist die Auswärtskantung des Unterlides mit Abstehen des Tränenpünktchens. Eine charakteristische und häufige Erkrankung der Augenlider ist das Basaliom.
Farbveränderungen finden Sie z.B. bei infektiösen Exanthemen, eine leichte Lilafärbung bei der Dermatomyositis – nicht zu verwechseln mit einem ähnlichen Make-up. Achten Sie außerdem an Augenlidern und Tränenapparat auf Entzündungszeichen, die auch aus Orbita und Nebenhöhlen stammen können.
Die gestörte *Funktion* der Augenlider äußert sich als:
- Frequenzveränderung des Lidschlages, z.B. Stellwag-Zeichen (= seltener Lidschlag im Vergleich zum normalen Lidschlag, der alle 2–3 Sek. erfolgt),
- Bewegungseinschränkung durch eine Ptosis (= Herabhängen des Oberlides, z.B. beim Horner-Syndrom) oder beim Symblepharon, der dauernden Verwachsung der Conjunctiva tarsi mit der Conjunctiva bulbi. Normalerweise überdeckt das Oberlid etwa 3 mm des durch die Hornhaut sichtbaren Irisanteils. Das Unterlid reicht bis an den unteren Irisrand,
- fehlender Lidschluß (Lagophthalmus), z.B. bei peripherer Fazialislähmung.

8.4 Das Tränenorgan

Zum Tränenorgan gehören beiderseits die Tränendrüsen, das Tränenpünktchen, der Canalis lacrimalis, der Tränensack, der Ductus nasolacrimalis und schließlich dessen Mündung zwischen unterer Nasenmuschel und lateraler Nasenwand (Abb. 8.1).

100 Die Untersuchung der Augen

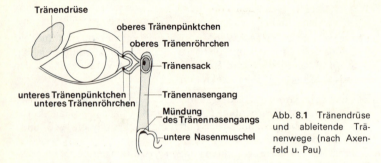

Abb. 8.1 Tränendrüse und ableitende Tränenwege (nach Axenfeld u. Pau)

Charakteristische Beschwerden am Tränenorgan sind:

zu geringer Tränenfluß, z. B. nach Verbrennungen bzw. Verätzungen des Bindehautsackes, oder

zu großer Tränenfluß (= Tränenträufeln oder Epiphora) z. B. bei Dakryozystitis, die Schmerzen und Schwellungen im inneren Lidwinkel verursacht, entzündlichen Erkrankungen der Konjunktiven oder bei eingeschränkter bzw. aufgehobener Durchlässigkeit des Canaliculus lacrimalis;

blutige Tränen deuten auf ein Papillom der Bindehaut oder Vergiftungen mit Muscarin bzw. mit E-605-ähnlichen Stoffen hin;

»verklebte Augen« können durch seröse bzw. eitrige Absonderungen der Konjunktiven oder des Tränenapparates entstehen;

Schmerzen im äußeren Lidwinkel deuten auf Erkrankungen der Tränendrüsen, Schmerzen im inneren Lidwinkel auf Erkrankungen des Tränensackes hin.

Die *Inspektion* erfolgt bei abgezogenem Unterlid immer seitenvergleichend. Zur Untersuchung der Tränendrüsen ziehen Sie Ober- und Unterlid nach lateral auseinander und lassen den Patienten stark nach nasal unten blicken. Dann prüfen Sie, ob die Tränenpünktchen in den Tränensee eintauchen. Dazu blicken Sie auf die nasale Kante des Unterlides und lassen den Patienten nach oben sehen.

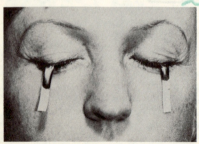

Abb. 8.2 Die eingehängten Streifen des Schirmer-Tests sollen nach 5 Min. etwa 1,5 cm weit feucht sein

Mit leichtem Druck auf den Tränensack können Sie *palpatorisch* feststellen, ob sich schleimiges oder eitriges Sekret rückläufig aus dem Tränenpünktchen entleert. Zur Feststellung der ungestörten *Funktion* legen Sie bis zur deutlichen Anfärbung einen Fluoreszeinpapierstreifen in den Konjunktivalsack und fordern den Patienten nach 2 Min. auf, sich mit zugehaltenem Nasenloch der Gegenseite zu schneuzen. Die abfließenden Tränen färben das Papiertaschentuch gelb-grün. Bei Verdacht auf verminderte Tränenproduktion verwenden Sie den Schirmer-Test. Dazu knicken Sie 0,5 cm an einem Ende des 3,5 cm langen Lackmusstreifens ab und hängen ihn am Übergang vom mittleren zum lateralen Drittel in das Unterlid ein. Nach 5 Min. soll eine 1,5 cm lange Strecke feucht und blau verfärbt sein (Abb. 8.2).

8.5 Erkrankungen der Konjunktiven

Charakteristische Beschwerden an den Konjunktiven:

Als **Jucken** bezeichnet man den (schmerzlosen) Reiz, die Augen zu reiben.
Brennen wird als leichter, oberflächlicher Schmerz empfunden.
Fremdkörpergefühl entsteht, wenn man vermeintlich oder tatsächlich »etwas im Auge hat«.
Von **Lichtscheu** spricht man, wenn das Licht dem Patienten Unbehagen oder Schmerzen bereitet und er es vorzieht, über längere Zeit die Augen geschlossen zu halten bzw. eine dunkle Brille zu tragen.
Pathologische **Sekretion** kann als deutlich vermehrter oder verminderter Tränenfluß oder als schleimige bzw. eitrige Absonderung auftreten.

Die *Inspektion* der Konjunktiven erfolgt bei leicht herabgezogenem Unterlid (Abb. 8.3).

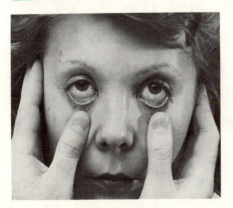

Abb. 8.3 Zur Inspektion der Konjunktiven werden die Unterlider leicht herabgezogen. Der Untersucher stützt dabei seine Hände beiderseits am seitlichen Kopf des Patienten ab. Gleichzeitig kann man den Patienten auffordern, nach oben zu sehen

102 Die Untersuchung der Augen

So können Sie einen Anhalt für die Beurteilung der Durchblutung gewinnen, die z.B. bei Verletzungen der Konjunktiven oder bei Keuchhusten vermehrt, durch Anämie vermindert ist. Verfärbungen durch Bilirubin bzw. Biliverdin entstehen als Ikterus bei hämolytischer Anämie, Erkrankungen der Leber und Rückstau der Galle oder als Pseudoikterus, z.B. beim Hypothyreoidismus. Pigmentablagerungen finden sich z.B. beim Morbus Addison, Petechien bei hämorrhagischer Diathese und Endocarditis lenta.

Farbveränderungen der Skleren sind von Farbveränderungen der Conjunctiva bulbi kaum zu unterscheiden. Der sog. Sklerenikterus entsteht genaugenommen durch Gelbverfärbung der Konjunktiven und Farbablagerungen an den Skleren. Deutliche blaue Skleren lassen an eine Osteogenesis imperfecta denken.

Eine Beurteilung der Bindehaut des Oberlides und des Tarsus wird bei entsprechender Indikation durch einfaches Ektropionieren möglich (Abb. 8.4). (Zur Beurteilung der oberen Umschlagfalte ist das doppelte Ektropionieren erforderlich, das dem Facharzt vorbehalten bleiben sollte.) Die Bindehaut des Unterlides und der Übergangsfalte beurteilt man durch einfaches Ektropionieren, indem man den Patienten nach oben sehen läßt und der Untersucher das Unterlid mit ein oder zwei Fingern nach unten zieht.

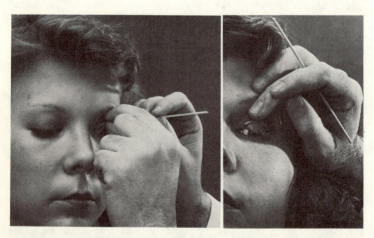

Abb. 8.4a u. b Beim einfachen Ektropionieren des Oberlides wird der Glasstab oder der Holzstab in Höhe der Oberlidfalte (oberer Tarsusrand) leicht eingedrückt. Der Patient wird aufgefordert, nach unten zu sehen; dann zieht man das Oberlid mit den Wimpern ab und stülpt den Tarsus um. Sichtbar wird die Conjunctiva tarsi (Tunica conjunctiva palpebrarum)

8.6 Der Augapfel

8.6.1 Charakteristische Beschwerden bei Erkrankungen des Augapfels sind Sehstörungen.

Plötzliche einseitige Sehverschlechterung bis Erblindung deutet auf Gefäßverschluß oder Glaukom,
plötzliche doppelseitige Sehverschlechterung bis Erblinden läßt an eine Eklampsie oder Tumoren im Sehzentrum denken;
allmähliche meist doppelseitige Sehverschlechterung für das Nahsehen kann Ausdruck einer Altersweitsichtigkeit (Presbyopie) sein, für das Fernsehen z. B. Ausdruck einer Brechungsmyopie bei seniler Katarakt und
für das Nah- und Fernsehen weist sie auf eine Makuladegeneration hin.
Verschleiertes Sehen entsteht bei Trübung von Hornhaut, Kammerwasser, Linse, Glaskörper;
Gesichtsfeldausfälle einer Gesichtshälfte, sektorförmig oder als Zentralkotom, deuten auf Erkrankungen der Netzhaut und der Sehbahnen hin,
Verzerrungen auf Degenerationen der Makulagegend, z. B. beim Makula-Ödem.
Farbige Ringe entstehen als Vorzeichen eines Glaukomanfalls, und Doppelbilder entstehen bei Augenmuskellähmungen.
Von Lichtblitzen (Photopsie) – z. B. bei Netzhautablösung – spricht man bei Lichterscheinungen ohne Lichtreize;
Lichtscheu weist auf Entzündungen der Konjunktiven, der Hornhaut und der Iris oder des Ziliarkörpers hin.
Oberflächliche, vorwiegend brennende Schmerzen sind eher Zeichen einer Erkrankung der Konjunktiven und der Hornhaut,
dagegen können tiefe, bohrende Schmerzen, die in die Nachbarschaft ausstrahlen, bei Iritis und Glaukom auftreten.
Schmerzen hinter dem Auge und bei Druck auf das Auge können Zeichen retrobulbärer Prozesse oder einer Orbitaphlegmone sein.
Achtung: Erkrankungen von Linse, Glaskörper, Aderhaut und Netzhaut verursachen keine Augenschmerzen!
Fragen Sie Patienten mit Beschwerden an den Augen ausdrücklich nach früheren Erkrankungen dieser Region, der Behandlung und nach besonderen Belastungen der Augen am Arbeitsplatz.

Die Untersuchung des Auges richtet sich zunächst auf die abnorme Stellung der Bulbi wie Strabismus, Enophthalmus, Exophthalmus und seitliche Verlagerung des Bulbus (Abb. 8.5). Denken Sie daran, daß Abweichungen von der normalen Augenstellung nicht nur das beidäugige Sehen beeinträchtigen, sondern häufig auch Ursache psychischer Störungen sein können.

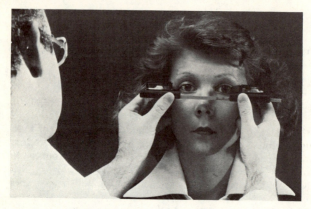

Abb. 8.5 Messung der Bulbusstellung mit dem Exophthalmometer

8.6.2 Untersuchung der Hornhaut

Berücksichtigen Sie im Rahmen der Routineuntersuchung der Hornhaut:

Durchmesser:
 Der normale horizontale Durchmesser beträgt etwa 11–12 mm beim Erwachsenen. Der Oberrand wird 1–3 mm vom Oberlid bedeckt. Das geöffnete Unterlid liegt unmittelbar unterhalb des unteren Hornhautrandes.

Wölbung:
 Mit Hilfe eines Spiegelbildes können Sie Formveränderungen wie den Keratokonus (= kegelförmige Vorwölbung der Hornhautmitte) oder Verzerrungen durch Narben erkennen. Hierzu kann man das Fensterkreuz benutzen oder ein Heftpflaster kreuzweise über eine Scheibe kleben (Abb. 8.6). Beim Blick nach unten müssen Sie das Oberlid anheben.

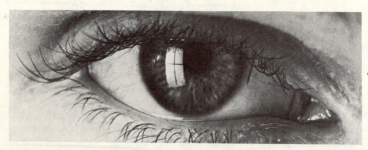

Abb. 8.6 Grobe Beurteilung der Cornea mit einem Spiegelbild

Der Augapfel

Transparenz:
Hornhauttrübungen erkennen Sie bei der frontalen Inspektion als graue Flecken; bei seitlicher, fokaler Beleuchtung mit der Handspaltlampe wirken sie als grauweiße, bei der Spiegelung mit dem Ophthalmoskop als schwarze Flecken vor dem roten Hintergrund. Reflexbilder erscheinen unscharf und verwaschen; Substanzverluste des Epithels und Epithelrinnen färben sich nach dem Einlegen eines Fluoreszeinteststreifens grün an.

Sensibilität:
Benutzen Sie zur Sensibilitätsprüfung einen spitz ausgezogenen Wattefaden, dessen Spitze abgeschnitten ist. Berühren Sie die Hornhaut von der Seite kommend, damit Sie den Patienten nicht irritieren. Dabei lassen Sie den Patienten nach oben blicken (Abb. 8.7) und eventuelle Unterschiede in der Intensität der Berührungsempfindung beurteilen.

Farbveränderungen:
Durch Pigmenteinlagerungen oder unterschiedliche Pigmentdichte entstehen lokale Farbveränderungen. Grün-bräunliche Verfärbung ist durch Blutaustritt, Braunfärbung durch Siderose bedingt. Wesentlich – wenn auch keine eigentliche Farbveränderung – ist der schmale, grauweiße Ring, der vom Limbus durch eine schmale Randzone getrennt ist und Arcus senilis genannt wird; seltener sind der grünliche Limbus (Kayser-Fleischer) bei Morbus Wilson und die gelbliche Farbeinlagerung am Limbus bei Morbus Hand-Schüller-Christian. Unterscheiden Sie die (verschiebliche) konjunktivale und die mehr bläulich schimmernde ziliare Injektion der Konjunktiven, die am Hornhautrand enden, von der Vaskularisation der Hornhaut selbst, die entweder oberflächlich aus den Konjunktivalgefäßen oder aus der Tiefe vom Limbusrand her erfolgt.

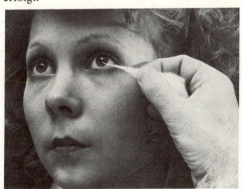

Abb. 8.7 Bei Sensibilitätsausfall führt die Berührung nicht zu einem Lidschlußreflex. Die Berührungsempfindlichkeit ist bei Herpeserkrankungen herabgesetzt, bei Ulcus neuroparalyticum aufgehoben

8.6.3 Die Vorderkammer

Die normale Tiefe der Vorderkammer kann durch Linsenquellung abgeflacht oder z. B. durch eine Linsenluxation vertieft sein. Punktförmige Trübungen an der Hornhautrückfläche finden Sie bei Iritis; Blutbeimischungen verändern die klare Durchsichtigkeit der Vorderkammer und können bei aufrechter Haltung zur Spiegelbildung führen (Hyphäma). Ein Hypopyon, die Eiteransammlung am Boden der Vorderkammer, kommt bei Iritis vor. Vom Tyndall-Phänomen spricht man bei Eiweißteilchen im Kammerwasser, die bei fokaler Beleuchtung von der Seite aufleuchten. Eine grobe Beurteilung des Kammerwinkels erzielen Sie ebenfalls mit fokaler Beleuchtung von der Seite. Fällt dabei ein Schatten auf den nasalen Anteil der Iris, so ist mit einer Engstellung des Kammerwinkels zu rechnen. Die Weite des Kammerwinkels bestimmt man genauer mit dem Gonioskop, das auf die anästhesierte Hornhaut aufgesetzt wird.

8.6.4 Die Untersuchung der Regenbogenhaut

Sie wird bei Beschwerden oder pathologischen Ergebnissen der *Inspektion* erforderlich. Mit fokaler, seitlicher Beleuchtung können Sie sich einen Überblick verschaffen über die:

Lage:
    Die Iris liegt durchschnittlich 3 mm hinter der Hornhaut. Dieser Abstand kann bei Keratokonus vergrößert, beim Engwinkelglaukom kleiner sein.

Oberfläche:
    Ödeme verändern das Relief und lassen die Struktur der Regenbogenhaut verwaschen erscheinen. Exsudat kann sich auflagern; neue, gestaute oder entzündlich veränderte Gefäße können sichtbar werden. Die Ringform der Iris wird durch Kolobome (= Spalten oder Lücken) unterbrochen. Man spricht von einem totalen Kolobom, wenn der Sphinkter mitbetroffen ist, von einem basalen oder randständigen Kolobom bei erhaltenem Sphincter pupillae. Angeborene Kolobome der Regenbogenhaut sind in der Regel nach unten, totale postoperative Kolobome nach oben gerichtet.

Pupillen:
    Beim Gesunden sind sie rund und gleich groß. Die normale Weite schwankt zwischen 2 und 5 mm. Zur Entrundung kann es durch Erhöhung des intraokularen Drucks, Trauma oder durch entzündliche Verwachsungen mit der dahinterliegenden Linse (hintere Synechie) kommen. Die Weite wird normalerweise durch den Lichteinfall bedingt und in fünf Stufen mit sehr eng, eng,

normal, weit, sehr weit angegeben. Bei Verengungen spricht man von *Miosis* (durch Parasympathikusreizung oder Sympathikuslähmung), bei Erweiterung von *Mydriasis,* z.B. bei Schmerz oder Schreck (durch Sympathikusreizung bzw. Parasympathikuslähmung). Seitenunterschiede der Pupillenweite von mehr als 1 mm nennt man **Anisokorie** (z.B. bei Verklebungen). Einen Hinweis auf Morphiumkonsum gibt die stecknadelkopfgroße Pupille. Ungleiche Pupillen erscheinen wie die Pupillenentrundung nach Iritis und bei Tabes dorsalis. Weite Pupillen findet man im epileptischen Anfall, bei Botulismus, Glaukomanfall und Koma.

Pupillenreaktion:

Zur Prüfung der Pupillenreaktion **auf Licht** steht der Patient zum Licht, blickt in die Ferne, und Sie decken die geöffneten Augen des Patienten mit beiden Händen ab. Das Aufdecken eines Auges gestattet die Beobachtung des **direkten Lichtreflexes,** also der im Laufe 1 Sek. eintretenden Miosis. Dann wird nach Abdecken beider Augen das eine Auge voll und das andere Auge nur so weit aufgedeckt, daß Sie die Pupille gerade noch erkennen können. Sie sehen dann den **konsensuellen Lichtreflex,** d.h., das zuletzt aufgedeckte Auge hat auf die Reizung des anderen Auges ebenfalls mit einer Miosis reagiert. Nach erneutem Abdecken beider Augen wird das Verfahren für das andere Auge wiederholt (Abb. 8.**8**). Dieselbe Reaktion erhalten Sie mit Hilfe einer Lampe, mit der Sie ein Auge beleuchten und dabei die freie Hand sagittal auf den Nasenrücken stellen, um das andere Auge abzuschirmen. Sie können dasselbe Ergebnis erzielen, wenn Sie den Patienten in

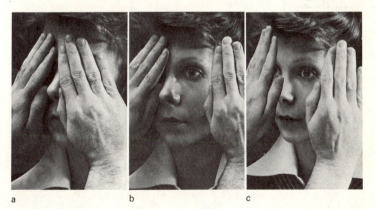

Abb. 8.**8 a–c** Aufdecken eines Auges führt zum direkten Lichtreflex. Beim Aufdecken des zweiten Auges findet man ebenfalls eine Miosis als Zeichen des konsensuellen Lichtreflexes

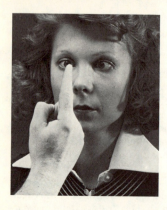

Abb. 8.9 Naheinstellungsreaktion als Engerwerden beider Pupillen bei gleichzeitiger Konvergenzbewegung

die Ferne blicken lassen und den Lichtstrahl einer Taschenlampe von der Seite her in ein Auge fallen lassen (direkter Lichtreflex). Unter erneutem Lichteinfall beobachten Sie dann die konsensuelle Reaktion des anderen, nicht angestrahlten Auges.

Die **Naheinstellungsreaktion,** auch Konvergenzreaktion genannt, erfolgt, wenn der Patient auf einen Nahreiz akkommodiert. Sie können sie prüfen, indem Sie einen Finger in 15–20 cm Entfernung in Höhe der Nasenwurzel vor beide Augen halten. Der Patient muß den Blick aus der Ferne plötzlich auf den Finger richten oder dem horizontal angenäherten Finger folgen. Durch den Nahreiz wird die Pupille enger (Abb. 8.9). Schenck (1975) beschreibt die diagnostische Bedeutung der Pupillen ausführlicher.

Unterbrechungen der Pupillenreflexbahn einer Seite können zu einseitigen Ausfallerscheinungen führen: Bei der **absoluten Pupillenstarre** ist der efferente Schenkel der Pupillenbahn gestört, also Sphinkterkern, Okulomotorius oder Sphincter pupillae. Das erkrankte weitgestellte Auge reagiert weder auf Licht noch auf Naheinstellung. Auch seine konsensuelle Reaktion auf Belichtung des anderen Auges fällt aus.
Das gesunde Auge reagiert aber auf Belichtung des erkrankten Auges. Die einseitige absolute Pupillenstarre kommt z. B. bei Tumoren oder entzündlichen Prozessen an der Schädelbasis vor, doppelseitig beim Botulismus.

Bei der **amaurotischen Pupillenstarre** entfallen die Pupillenreaktion am belichteten Auge und die konsensuelle Reaktion, weil das untersuchte Auge blind ist. Die amaurotische Pupillenstarre beruht also auf einer Störung des afferenten Schenkels der Pupillenbahn – Netzhaut, Sehnerv oder Sehbahn. Damit fällt nicht nur das Bild, sondern auch die pupillomotorische Reaktion des erkrankten Auges aus. Die Pupille des erblindeten Auges reagiert aber auf Lichtreize und auf Nahreize, die das gesunde Auge treffen. Die Naheinstellungsreaktion beider Augen bleibt erhalten. Amaurotische Pupillenstarre findet man bei Erkrankungen, die zum Erblinden führen. Sie ist eine Afferenzstörung. Die **reflektorische Pupillenstarre** ist durch eine Störung im Schaltneuron der Pupillenreflexbahnen bedingt. Dabei ist die Reaktion der meist kleinen und entrundeten Pupillen auf Licht auch bei der Belichtung der Gegenseite gestört. Bei gleichzeitiger überschießender Engstellung der Pupille auf Naheinstellung spricht man vom Argyll-Robertson-Phänomen, das auf eine Tabes dorsalis hinweist.

Die verzögerte oder nur minimale Reaktion auf Licht nennt man **Pupillotonie**. Sie ist eine angeborene oder aus bisher ungeklärten Gründen entstehende, harmlose Abweichung. Tritt sie gemeinsam mit fehlendem Quadrizepsreflex auf, so spricht man vom Adie-Syndrom.

Das deutliche Ansprechen auf Kokain mit Pupillenerweiterung und auf Pilocarpin mit Verengung läßt die Pupillotonie leicht von

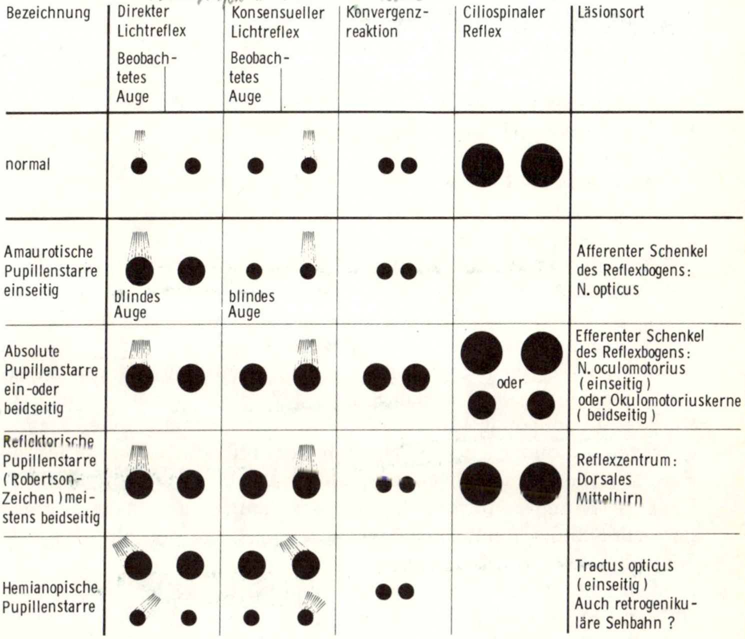

Bezeichnung	Direkter Lichtreflex		Konsensueller Lichtreflex		Konvergenzreaktion	Ciliospinaler Reflex	Läsionsort
	Beobachtetes Auge		Beobachtetes Auge				
normal	●	●	●	●	● ●	● ●	
Amaurotische Pupillenstarre einseitig	blindes Auge		blindes Auge				Afferenter Schenkel des Reflexbogens: N. opticus
Absolute Pupillenstarre ein- oder beidseitig	●	●	●	●		● ● oder ● ●	Efferenter Schenkel des Reflexbogens: N. oculomotorius (einseitig) oder Okulomotoriuskerne (beidseitig)
Reflektorische Pupillenstarre (Robertson-Zeichen) meistens beidseitig	●	●	●	●	● ●	● ●	Reflexzentrum: Dorsales Mittelhirn
Hemianopische Pupillenstarre	●	●	●	●	● ●		Tractus opticus (einseitig) Auch retrogenikuläre Sehbahn?

Abb. 8.**10** Verschiedene Arten von Pupillenstarre (aus: E. Schenck: Neurologische Untersuchungsmethoden, 2. Aufl. Thieme, Stuttgart 1975)

einer absoluten oder reflektorischen Pupillenstarre unterscheiden. Die verschiedenen Arten der Pupillenstarre zeigt das Schema nach Schenck (Abb. 8.**10**).
Jede Störung der Pupillenreaktion auf Licht und Konvergenz muß zu einer ausführlichen ophthalmologischen und neurologischen Untersuchung Anlaß sein.

8.6.5 Die Untersuchung der Linse

Bei der Untersuchung der Linse, die durch weitgestellte Pupillen erleichtert wird, erscheinen Trübungen im seitlichen fokalen Licht grau. Im durchfallenden Licht bilden sie dagegen einen dunklen Schatten vor dem roten Fundus.
Für diese Untersuchung halten Sie in etwa 50 cm Abstand vom Patientenauge eine Lampe unter Ihr eigenes Auge und fordern den Patienten auf, in die Lichtquelle zu blicken. Bei dichter Katarakt kann der Fundus völlig abgedeckt werden, so daß kein roter Reflex der Netzhaut mehr sichtbar wird. Auf die Sehschärfeprüfung gehen wir bei der Besprechung der Funktionsprüfungen gesondert ein. Fehlt der Linsenreflex, dann kann die nachtschwarze Pupille Zeichen einer Linsenluxation sein.
Eine weiterführende Untersuchung des Augenhintergrundes mit dem Ophthalmoskop ist erforderlich:
wenn der Patient über Beschwerden klagt, wie sie oben zusammengestellt sind,
wenn Sie bei der beschriebenen Routineuntersuchung der Augen pathologische Befunde erhoben haben,
oder bei Allgemeinerkrankungen wie Hypertonie bzw. Diabetes, die mit charakteristischen Symptomen an den Augen einhergehen.

8.6.6 Der intraokulare Druck

Durch die bimanuelle palpatorische Beurteilung des intraokularen Drucks kann der Erfahrene bei Vergleich mit dem eigenen Auge grobe Aussagen über den Druck des Auges machen, wenn der Druck des Auges stark erhöht ist, z.B. beim akuten Glaukom, und damit das Risiko vermindern, durch Erweiterung der Pupille einen Glaukomanfall auszulösen. Achten Sie darauf, daß Sie bei der Palpation beide Hände am Kopf des Patienten abstützen (Abb. 8.**11**) und nicht mit beiden Fingern gleichzeitig, sondern waagebalkenähnlich auf den Bulbus drückend. Eine zuverlässigere Beurteilung gestattet nur ein Tonometer.
Für die Messung des intraokularen Drucks kann man noch das **Tonometer** nach Schiötz benutzen. Damit messen Sie, wie tief ein definierter Senkstift durch sein Eigengewicht die Hornhaut eindellt (Abb. 8.**12**). Man spricht deshalb auch von einem Impressionstonometer. Der Stift sinkt um so tiefer ein, je weicher das Auge ist. Die abnorme Rigidität von Cornea und Sklera, die durch das verdrängte Kammerwasser gedehnt werden, führt leicht zu Meßfehlern, die mit dem Applanationsto-

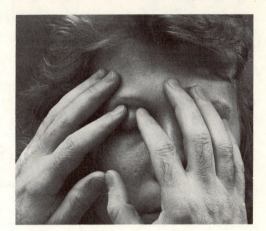

Abb. 8.11 Stützen Sie bei der palpatorischen Beurteilung des intraokularen Druckes beide Hände am Kopf des Patienten ab!

nometer ausgeglichen werden, das die Hornhaut im Bereich von 4 mm »applaniert«. Grenzwerte kann auch der Nicht-Facharzt mit dem Glaucotest-Grenzwert-Tonometer feststellen. Wie bei der Tonometrie nach Schiötz liegt der Patient hierbei horizontal.

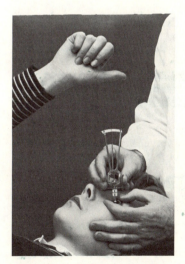

Abb. 8.12a Die Untersuchung mit dem Tonometer nach Schiötz

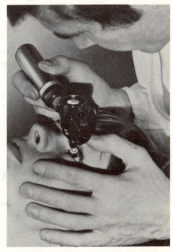

Abb. 8.12b Das Glaucotest-Grenzwert-Tonometer

Die Hornhaut wird für die Tonometrie, z. B. mit einem Tropfen Novesine oder Ophthetic, bei der Grenzwert-Tonometrie zusammen mit Fluoreszein anästhesiert. Liegen die Druckwerte bei Mehrfachmessungen über 20 mm Hg, so besteht der Verdacht auf ein latentes Glaukom. Es können aber auch Werte bis 20 mm Hg Zeichen für okulare Hypertension sein, ohne daß Gesichtsfeldausfälle oder Visusveränderungen auftreten und ohne daß ein Glaukom vorliegt. Auch in solchen Fällen ist die Überweisung an den Facharzt zur weiteren Abklärung angezeigt.

8.6.7 Die Untersuchung mit dem Augenspiegel

Der Augenhintergrund sollte Gegenstand jeder Normaluntersuchung sein, mindestens aber dann durchgeführt werden, wenn der Patient über Sehbeschwerden klagt, die durch die Untersuchung der vorderen Augenabschnitte nicht erklärt werden können, wenn Allgemeinerkrankungen wie Hypertonie oder Diabetes Befunde erwarten lassen und wenn typische anamnestische Angaben wie Splitterverletzungen oder plötzliche schmerzlose Verschlechterung des Sehens den Verdacht auf eine Erkrankung der hinteren Augenabschnitte lenken. Für die Untersuchung mit dem Augenspiegel erweitern Sie die Pupille mit einem kurzwirkenden Sympathikomimetikum oder Parasympathikolytikum. Dazu verwenden Sie z.B. einen Tropfen Mydriatikum Chibret oder Mydriatikum Roche. Diese Weitstellung ist besonders für die Beurteilung der Gefäße und der Peripherie des Augenhintergrundes erforderlich.

Autofahrer dürfen nicht weitgestellt, sondern müssen gegebenenfalls wieder einbestellt werden, so daß sie als Beifahrer kommen oder öffentliche Verkehrsmittel für den Heimweg benutzen können.

Zur Spiegelung verwenden Sie einen elektrischen Augenspiegel, das Ophthalmoskop und eine Sammellinse. Ihre Brille nehmen Sie dazu ab. Mit der **Spiegelung im umgekehrten und seitenvertauschten Bild** – man spricht auch von der indirekten Ophthalmoskopie – verschaffen Sie sich mit einer viereinhalbfachen Vergrößerung einen Überblick über die Netzhaut. Dazu blicken Sie aus einem Abstand von etwa 60 cm – das entspricht einem ausgestreckten Arm – durch den Sucher des Augenspiegels und lassen das Licht durch die vorgehaltene Sammellinse durch die Pupille auf den Fundus fallen (Abb. 8.13). Benutzen Sie dazu eine Kryptogen-S-Lampe 3,5 V.

Mit der Sammellinse von 13 Dioptrien bündeln Sie die reflektierten Strahlen. Halten Sie die Lupe mit Daumen und Zeigefinger Ihrer linken Hand im Abstand von etwa 7 cm vor das Auge des Patienten und akkommodieren dabei Ihr eigenes Auge auf das etwa 8 cm vor der Lupe entstehende vergrößerte, umgekehrte Bild (Abb. 8.14a).

Sie erleichtern sich die Arbeit, wenn Sie den gekrümmten 3., 4. und 5. Finger der Lupenhand an der Stirn des Patienten abstützen.

Achten Sie aber darauf, daß Sie bei der Untersuchung des linken Auges das rechte Auge nicht verdecken.

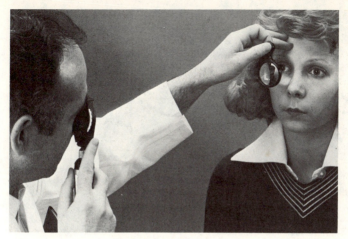

Abb. 8.**13** Mit der Spiegelung im umgekehrten Bild verschaffen Sie sich einen Überblick über die Netzhaut

Für die Spiegelung des Papillenbereichs im linken Patientenauge lassen Sie den Patienten auf Ihr linkes Ohr schauen; dabei müssen Patient und Untersucher möglichst gleich hoch und »Nase zu Nase« sitzen. Für die Spiegelung des rechten Auges blickt der Patient auf das rechte Ohr des Untersuchers.
Feinere Veränderungen im Augenhintergrund erkennen Sie bei der **Spiegelung im aufrechten Bild** in etwa sechzehnfacher Vergrößerung. Dazu gehen Sie mit dem Ophthalmoskop möglichst nahe an das Patientenauge, und zwar untersuchen Sie mit Ihrem linken Auge das linke und mit Ihrem rechten Auge das rechte Patientenauge (Abb. 8.**14b**).
Mit der Augenspiegelung beurteilen Sie am Augenhintergrund:
die **Papille** nach Farbe, Form, Größe, Grenzen, Niveauunterschieden und Gefäßen:
Die normale Papille ist rot-gelb, rund bis leicht oval mit einem Durchmesser von etwa 1,5 mm. Sie ist scharf gegen die Netzhaut abgegrenzt. Aus ihrer hellen Mitte, die eine kleine sog. physiologische Exkavation aufweisen kann, treten die Zentralgefäße der Netzhaut aus;
die normale Papillengrenze ist scharf.
Pilzförmige Niveauunterschiede im Fundus können Sie mit dem Augenspiegel im aufrechten Bild durch Vorschalten von Plusgläsern und im Vergleich zum Niveau der Makula messen.
Eine prominente Papille mit Gefäßstauung ist unter anderem verdächtig auf Stauungspapille!
Auch Verfärbungen der Papille sind pathologisch.

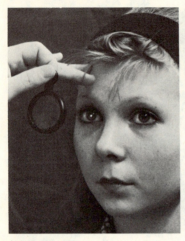
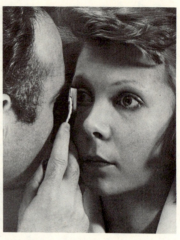

Abb. 8.14a Haltung der Lupe bei der Spiegelung im umgekehrten Bild

Abb. 8.14b Spiegelung im aufrechten Bild

Die **Makula** ist ein etwa papillengroßer, ovaler, gefäßfreier, seichter Krater. Im rot-gelben Licht erscheint die Makula etwas dunkler pigmentiert, mit Grünfilter, also im rotfreien Licht, als gelber Fleck, deshalb Macula lutea. In ihrer Mitte leuchtet die **Fovea centralis** auf. Sie liegt genau in der Sehachse und im Zentrum des Augenhintergrundes. Ihr Durchmesser beträgt 1,5 mm. Sie wirkt etwas dunkler als ihre Umgebung und hat in ihrer Mitte eine kleine Einziehung, die Foveola, die das einfallende Licht des Augenspiegels mit dem Foveolarreflex widerspiegelt. In ihrem Zentrum enthält sie nur Zapfen.
Fordern Sie den Patienten für die Beurteilung der Fovea centralis auf, in Ihren Spiegel zu schauen, und lassen Sie ihn dann zur Abklärung der Peripherie des Augenhintergrundes nach links oben, links seitlich, links unten, rechts unten, rechts seitlich und rechts oben blicken.
Achten Sie bei der Beurteilung der Makula und der Fovea auf die Regelmäßigkeit der Strukturen.
Pigmentverschiebungen und marmorierte Aufhellungen lassen besonders bei älteren Menschen an eine Makuladegeneration denken. Achten Sie auch auf Einlagerungen wie Blut und Lipide.
Die **Arterien** sind hellrot und haben einen breiten Reflexstreifen. Sie sind dünner als die dunkelroten Venen. Pathologische Veränderungen der Arterien finden Sie bei der Hypertonie, als diabetische Retinopathie und bei Arterienverschlüssen.
Darauf wird in der Krankheitslehre ausführlicher eingegangen.

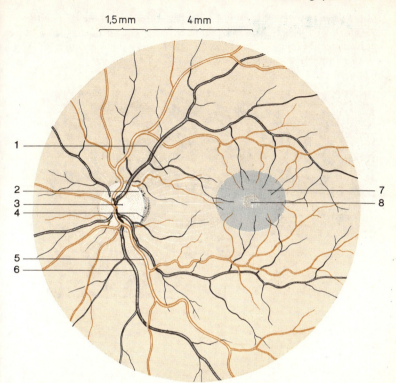

Abb. 8.15 Der Hintergrund des linken Auges. 1. Makulopapillares Faserbündel. 2. Skleralring der Sehnervenpapille. 3. Physiologische Aushöhlung der Sehnervenpapille (Discus n. optici). 4. Pigmentring der Sehnervenpapille. 5. Ast der Zentralarterie (A. centralis retinae) mit Lichtreflex. 6. Ast der Zentralvene (V. centralis retinae). 7. Gelber Fleck (Macula lutea). 8. Zentrale Grube (Fovea centralis). (aus: A. Faller: Der Körper des Menschen, 8. Aufl. Thieme, Stuttgart 1978).

Die **Venen** sind dunkelrote Gefäße, dicker und stärker geschlängelt als die Arterien. Sie haben einen schmalen Reflexstreifen. Achten Sie auf besonders pralle Füllung bei Stauung und auf das Gunnsche Kreuzungsphänomen bei Hypertonie oder Arteriosklerose.
Im **Gesamtbereich der Netzhaut** können pathologische Veränderungen auftreten als Gefäßveränderungen, Blutungen, Degenerationen, Ablösungen, Tumoren oder als Lipideinlagerungen.
Ein besonders wichtiges Zeichen sind die weißen Entartungsherde der Netzhaut, die sogenannten Cotton-wool-Herde bei Retinitis angiospastica.

Zur **Beurteilung der brechenden Medien** untersuchen Sie das weitgestellte Auge **im durchfallenden Licht** und halten dazu in etwa 60 cm Entfernung eine Lampe unter Ihr Auge und fordern den Patienten auf, in die Lichtquelle zu blicken (Abb. 8.**16**).

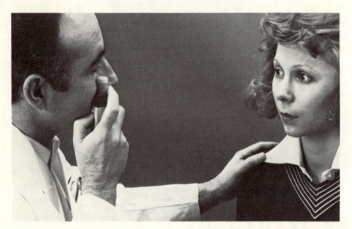

Abb. 8.**16** Beurteilung der brechenden Medien im durchfallenden Licht

8.6.8 Funktionsprüfungen

1. Sehschärfe

Die Sehschärfe prüfen Sie grob mit den bekannten Leseprobetafeln an jedem Auge einzeln (Abb. 8.**17** und 8.**18**). Achten Sie darauf, daß der Patient das andere Auge mit der Handfläche und nicht mit den Fingern zuhält, durch deren Zwischenräume man blicken kann. Sie lassen den Patienten eine der Tafeln in der angegebenen Entfernung – meist 5 m – mit bloßem Auge oder mit seiner Fernbrille lesen.

Neben den Zeilen finden Sie auf den Sehtafeln die Entfernung angegeben, in der Normalsichtige die Zeichen gerade noch erkennen können. Man dokumentiert den Befund bei der Sehprüfung als Bruch der normalen Sehfähigkeit. Im Zähler steht der Prüfabstand, z.B. 5 m, KÜCHLE spricht von der Ist-Entfernung. Im Nenner wird die Entfernung genannt, in der der Normalsichtige die Zeile gerade noch lesen können muß. Das ist die Soll-Entfernung.

Wird maximal die 4. Zeile also in 5 m Abstand gelesen, so heißt der Befund: $5/20 = 1/4$ oder 0,25 der normalen Sehfähigkeit.

Werte, die unter $5/50$ oder einem Zehntel der normalen Sehschärfe liegen, mißt man in kürzeren Prüfabständen, also z.B. $2/50$

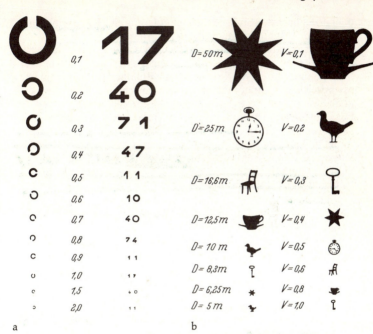

a b

Abb. 8.17 Leseprobentafeln für Kinder und bei Verständigungsschwierigkeiten

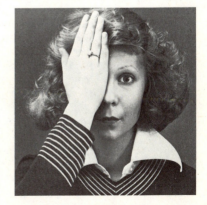

Abb. 8.18 Zur Prüfung der Sehschärfe deckt der Patient das Auge mit der Handfläche, *nicht* mit den Fingern ab

oder in der nächsten Stufe der Sehbehinderung als »Fingerzählen in 6, 3 und 1 m Abstand«, grundsätzlich für jedes Auge einzeln.
Dann läßt man die Richtung der »Handbewegung« und schließlich im abgedunkelten Raum den »Lichtschein« einer vorgehaltenen Taschenlampe beurteilen. Die vollständige Blindheit wird als »Amaurose« bezeichnet, d.h. der Patient kann Lichtschein nicht mehr erkennen.
Für Zahlen-, Buchstaben-, Ring- und Bildtafeln gilt das Snellen-Prinzip, nach dem der Normalsichtige Einzelheiten noch wahrnimmt, wenn sie untereinander einen Abstand von 1 Bogenminute haben. Dieser sogenannte Sehwinkel entspricht genau einer Zäpfchenbreite. Getrennt nimmt man mit anderen Worten etwas wahr, wenn in der Netzhaut mindestens ein ungereizter Zapfen zwischen zwei gereizten Zapfen liegt.
Die Nah-Sehschärfe wird mit den Tafeln nach Nieden und Birkenhäuser untersucht, deren Texte numeriert sind. Den Befund dokumentiert man für den noch fehlerfrei gelesenen Text, z. B. als »Nieden 2 in 30 cm«.

2. Feststellung des Gesichtsfeldes

Einen groben Einblick in die Ausdehnung des Gesichtsfeldes – das ist der gesamte Raum, in dem das fixierte Auge etwas wahrnimmt – gibt der Vergleich mit dem eigenen Gesichtsfeld, der sog. Konfrontations- oder Parallelversuch. Dazu deckt der Patient ein Auge völlig ab und fixiert mit dem anderen das gegenüberliegende, nicht abgedeckte Auge des Arztes, der in etwa 1 m Abstand in gleicher Augenhöhe steht (Abb. 8.19).
Der Untersucher bewegt dann seinen ausgestreckten Arm mit erhobenem Zeigefinger von der Peripherie her auf verschiedenen Radien

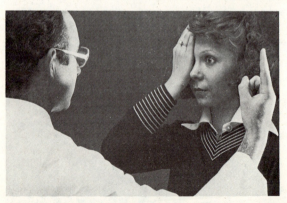

Abb. 8.19 Parallelversuch zur groben Bestimmung des Gesichtsfeldes

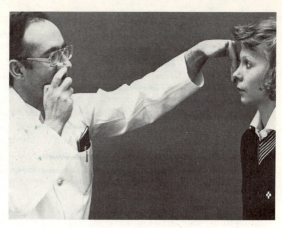

Abb. 8.**20** Abdecktest zur Untersuchung des Strabismus

von temporal oben und unten und von nasal seitlich oben und unten zum Auge des Patienten hin.
Der Patient gibt ein Zeichen »jetzt«, wenn er den Finger des Untersuchers sieht. Der Arzt vergleicht also das Gesichtsfeld des linken Patientenauges mit dem Gesichtsfeld seines eigenen rechten Auges. Normalerweise reicht es temporal über 90°, unten bis 70°, nasal und oben bis 60°.
Die Methode ist so grob, daß man meist nur den Ausfall eines Quadranten oder einer Gesichtsfeldhälfte (Hemianopsie) feststellen kann.
Man sollte also schon bei Verdacht auf Gesichtsfeldausfälle eine Perimeteruntersuchung durch den Facharzt vornehmen lassen.

3. Untersuchung des Strabismus

Für eine Prüfung der Augenstellung zueinander bietet sich der **Lichtreflex auf den Hornhäuten** als einfachste Prüfung an. Normalerweise liegt der Lichtreflex fast zentral.
Zur Durchführung des **Abdecktestes** fordern Sie den Patienten auf, einen kleinen Gegenstand hinter dem Untersucher oder die Lampe des Untersuchers zu fixieren. Dann decken Sie ein Auge ab und beobachten dabei die Bewegung des freien, eventuell schielenden Auges (Abb. 8.**20**). Bei Strabismus macht das nichtabgedeckte Auge eine Einstellbewegung, und zwar nach temporal, wenn ein Strabismus convergens vorliegt, und nach nasal, wenn es sich um einen Strabismus divergens handelt. Der Test muß mit dem anderen Auge wiederholt werden. Nach der Ursache unterscheidet man Begleitschielen,

Strabismus concomitans, bei dem das schielende Auge das fixierende Auge uneingeschränkt begleitet, vom Strabismus paralyticus.
Zur Feststellung eines latenten Schielens, also einer Heterophorie, benutzt man den **Aufdecktest.** Wenn der Patient einen entfernten Gegenstand fixiert, deckt man ein Auge ab. Macht dieses Auge bei plötzlicher Freigabe eine langsame Einstellbewegung, so liegt ein latentes Schielen vor, d. h. es kommt erst zum Schielen, wenn man die Verschmelzung der Sinneseindrücke beider Augen künstlich aufhebt.
Pseudostrabismus entsteht, wenn Gesichtslinie – man kann auch Sehachse sagen – und optische Achse, d. h. die Krümmungsmittelpunkte der brechenden Medien nicht übereinstimmen. Das führt dazu, daß die Reflexbildchen trotz Einstellung der Gesichtslinien auf das Objekt neben dem Hornhautzentrum liegen.

4. Motilitätsprüfung

Zur Untersuchung der Blickbewegungen fordern Sie den Patienten auf, in wechselnde Richtungen Ihres in etwa 40 cm Abstand vorgehaltenen Fingers zu blicken, ohne den Finger zu fixieren. Achten Sie darauf, daß der Patient den Kopf ruhig hält. Bleibt ein Auge in einer der Hauptblickrichtungen zurück, kann es sich z.B. um eine Unterfunktion des zuständigen Agonisten bzw. eine Überfunktion des Antagonisten handeln. Die Hauptblickrichtungen sind:
rechts, rechts oben, oben, links oben, links, links unten, rechts unten. Zu ihnen gehört also nicht der Blick gerade nach vorn und gerade nach unten (Abb. 8.21). Den Zusammenhang zwischen Störungen

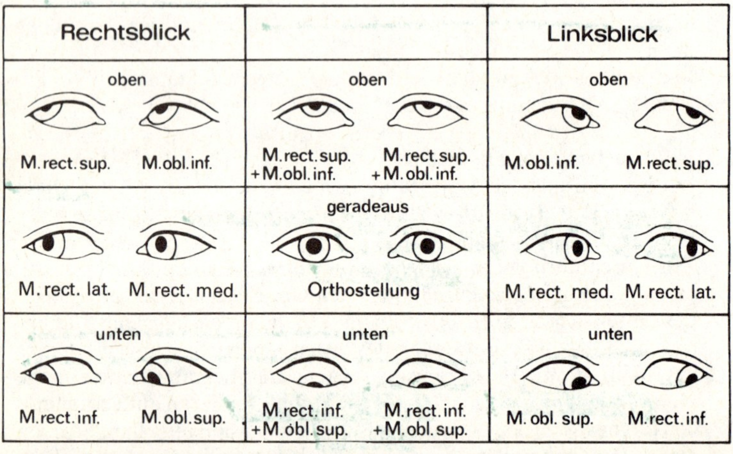

Rechtsblick		geradeaus		Linksblick	
oben		oben		oben	
M.rect.sup.	M.obl.inf.	M.rect.sup. +M.obl.inf.	M.rect.sup. +M.obl.inf.	M.obl.inf.	M.rect.sup.
M.rect.lat.	M.rect.med.	Orthostellung		M.rect.med.	M.rect.lat.
unten		unten		unten	
M.rect.inf.	M.obl.sup.	M.rect.inf. +M.obl.sup.	M.rect.inf. +M.obl.sup.	M.obl.sup.	M.rect.inf.

Abb. 8.21 Schema der regelrechten okulären Motorik (nach: F. Hollwich: Augenheilkunde, 8. Aufl. Thieme, Stuttgart 1976)

der Augenbewegungen und den einzelnen Muskeln und Nerven finden Sie ausführlicher bei Schenck (1975).

5. Nystagmusprüfung

Als Nystagmus bezeichnet man anhaltende (mindestens 8) ruckartige, unwillkürliche Bewegungen meist beider Augen nach einer Seite. Sie bestehen aus einer schnellen und einer langsamen Phase und werden nach der schnellen Phase benannt, z. B. »Links-Nystagmus«, genauer »horizontaler Links-Nystagmus« (Abb. 8.22). Auf die einzelnen Nystagmusarten wird in dem Medienverbund zur hals-nasen-ohren-ärztlichen Untersuchung ausführlich eingegangen.

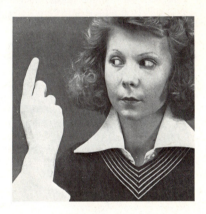

Abb. 8.22 Prüfung des Blicknystagmus

6. Prüfung des Farbensinns

Rot- oder Grünschwäche ist für die Ausübung mancher Berufe, besonders des Verkehrspiloten, von besonderer Bedeutung und kann gelegentlich auch zu Unfällen führen.
Sie prüfen die Rot- oder Grünschwäche beziehungsweise die Farbblindheit mit den pseudoisochromatischen Farbtafeln nach Stilling oder nach Ishihara, bei denen die Farbpunkte so verteilt sind, daß Rotblinde eine Sechs, Grünblinde eine Zwei und Normalfarbsichtige eine Sechsundzwanzig lesen. Man untersucht beidäugig bei hellem Tageslicht im Abstand von etwa 1 m, gegebenenfalls mit der Brille. Für die genauere Untersuchung benutzt der Facharzt das Anomaloskop nach Nagel. Terminologisch unterscheidet man Protanopie (»Rotblindheit«) oder Deuteranopie (»Grünblindheit«) bzw. die abgeschwächten Formen (Protanomalie und Deuteranomalie) als Rot- bzw. Grünschwäche und die totale Farbblindheit (= Achromasie).

7. Stereoskopisches Sehen

Die Verarbeitung optischer Signale aus beiden Augen, die zur Wahrnehmung eines einzigen Signals führen, nennt man sensorische Fusion. Dadurch wird binokulares und schließlich auch stereoskopisches Sehen möglich. Für die Beurteilung des stereoskopischen Sehens lassen Sie den Patienten z. B. durch eine entsprechend polarisierte Brille mit beiden Augen zwei polarisierte Halbbilder ansehen. Bei intaktem beidäugigen Sehen hat der Patient einen räumlichen Eindruck. Der **Fliegentest** nach Wirth ist auch bei Kindern leicht durchzuführen (Abb. 8.**23**).

Das Schema »Augen und Umgebung« kann Ihnen die Dokumentation des Befundes erleichtern.

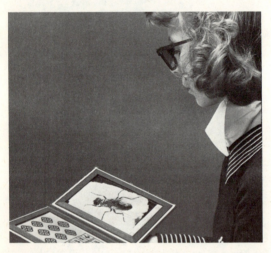

Abb. 8.23 Fliegentest nach Wirth zur Prüfung des stereoskopischen Sehens

Augen und Umgebung

Zutreffendes bitte durchkreuzen

Augenbrauen	~~unauffällig~~	verstärkt	links	rechts	vermind.	links	rechts
		fehlen	links	rechts	sonst.		
Augenlider	~~unauffällig~~	Ödeme	links	rechts	Entzündung	links	rechts
		Horner	links	rechts	sonst.		
Konjunktiven	unauffällig	blaß	~~injiziert~~	verfärbt	sonst.	**bds.**	
Skleren	~~unauffällig~~	ikterisch	sonst.				
Hornhaut	~~unauffällig~~	path. Wölbung	Trübung	Sens.-Störung			
Pupillen	~~unauffällig~~	seitenungleich	abnorm weit	links	rechts		
		abnorm eng	links	rechts			
		entrundet	links	rechts	sonst.		
Pup. Reaktion	~~unauffällig~~	fehlt auf Licht	links	rechts	fehlt auf Nah.	links	rechts
Bulbi	~~unauffällig~~	vermind. Beweglichkeit	links	rechts			
		Nystagmus	links	rechts	Strabismus	konv.	div.
		Exophthalmus	links	rechts	erhöhter Druck	links	rechts
Sehfähigkeit	unauffällig	~~vermindert~~	links	rechts	blind	links	rechts
Fundusverändg. z. B. Diabetes od. Hypertonie		Papille	Gefäße	Exsudate	Blutungen usw.	(Erläuterung)	

Lesebrille (+1,5 D. bds.)

Sonst. Befunde u. Erläuterungen

124 Die Untersuchung der Augen

8.7 Aufgaben für die Selbstkontrolle

8/1 Nennen Sie drei Funktionsstörungen der Augenlider!
8/2 Wie können Sie palpatorisch entzündliche Veränderungen des Tränensackes feststellen?
8/3 Womit prüft man die intakte Tränenproduktion?
8/4 Welche Schutzmaßnahme ist für die Untersuchung der nach kaudal abgezogenen Konjunktiven erforderlich?
8/5 Mit welcher Technik beurteilen Sie die Bindehaut des Oberlides und des Tarsus?
8/6 Welcher Untersuchungsbereich sollte beim Vorliegen eines Strabismus besonders berücksichtigt werden?
8/7 Wie groß ist der normale horizontale Durchmesser der Hornhaut beim Erwachsenen?
8/8 Mit welchem Instrument prüfen Sie die Sensibilität der Hornhaut?
8/9 Mit welchem einfachen Hilfsmittel kann man die Gleichmäßigkeit der Hornhautoberfläche beurteilen?
8/10 Wie stellt sich eine Hornhauttrübung dar bei frontaler Inspektion, bei seitlicher, fokaler Beleuchtung und bei der Spiegelung mit dem Ophthalmoskop?
8/11 Welchen Einfluß haben Hornhauttrübungen auf Reflexbilder?
8/12 Wie groß ist der durchschnittliche Abstand der Iris von der Hornhaut?
8/13 Was versteht man unter einer hinteren Synechie?
8/14 Definieren Sie die Begriffe Miosis, Mydriasis und Anisokorie!
8/15 Was ist die direkte Pupillenreaktion?
8/16 Was ist der konsensuelle Lichtreflex?
8/17 Mit welchem Abstand des Fingers prüft man die Naheinstellungsreaktion?
8/18 Was ist eine absolute Pupillenstarre?
8/19 Welche Form der Pupillenstarre liegt vor, wenn die krankhaft erweiterte Pupille nur noch auf die Belichtung des anderen Auges und auf Naheinstellung reagiert?
8/20 Welche Besonderheit in bezug auf die Pupillengröße liegt meist bei der reflektorischen Pupillenstarre vor?
8/21 Wie nennt man den verzögerten Reaktionsverlauf auf Licht?
8/22 Welche beiden Untersuchungen sollten Sie vor jeder Weitstellung der Pupillen durchführen?
8/23 Mit welcher Form der Spiegelung erhalten Sie einen Überblick über die Netzhaut, mit welcher Form führen Sie eine Detailuntersuchung durch?
8/24 Wohin lassen Sie den Patienten bei der Spiegelung des linken Auges blicken?
8/25 Welche vier Strukturen untersuchen Sie im Augenhintergrund?
8/26 Mit welchem Applanationstonometer kann auch der Nichtfacharzt den intraokularen Druck in der Praxis beurteilen?
8/27 Welche Regel gilt für die Weitstellung der Pupillen bei Autofahrern?
8/28 Wie stark vergrößert sehen Sie den Augenhintergrund bei der Spiegelung im aufrechten Bild?
8/29 Welchen Durchmesser hat die Papille etwa in Wirklichkeit?
8/30 Mit welchem Filter erscheint die Macula lutea gelb?

Aufgaben für die Selbstkontrolle

8/31 Wohin blickt der Patient bei der Untersuchung der Fovea centralis?
8/32 Wie unterscheiden sich bei der Spiegelung Arterien und Venen?
8/33 Definieren Sie den Begriff Nystagmus!
8/34 Mit welchem Vergleich untersuchen Sie die Ausdehnung des Gesichtsfeldes?
8/35 Wie groß soll der Augenabstand zwischen Arzt und Patienten bei der Gesichtsfeldprüfung sein?
8/36 Was versteht man unter Hemianopsie?
8/37 Mit welchem Test können Sie sich grob über die Stellung der Augen orientieren?
8/38 Unterscheiden Sie die Begriffe Protanopie und Deuteranopie!

Praktische Aufgaben

8/A Untersuchen Sie vor einem Spiegel die Tränenpünktchen an Ihren Augen und pressen Sie die Tränensäcke beiderseits aus!
8/B Untersuchen Sie vor dem Spiegel die Oberfläche Ihrer Hornhaut (Spiegelung eines Fensterkreuzes o. ä.)!
8/C Untersuchen Sie gegenseitig Ihre Pupillenreaktion auf Licht!
8/D Palpieren Sie gegenseitig und auch Ihre eigenen Augäpfel, um ein Gefühl für den intraokularen Druck zu bekommen!
8/E Üben Sie die Untersuchung mit dem Augenspiegel im umgekehrten und im aufrechten Bild!
8/F Üben Sie auch die Untersuchung der Blickbewegungen und des Gesichtsfeldes und den Abdecktest!

9.0 Die Untersuchung von Hals, Nase und Ohren*

9.1 Lernziele

Im folgenden Abschnitt werden Sie lernen, wie man
- die bei der hals-, nasen-, ohrenärztlichen Untersuchung verwendeten Instrumente sachgemäß anwendet,
- die Untersuchung in der vorgegebenen Reihenfolge durchführt,
- die charakteristischen Beschwerden den einzelnen Untersuchungsbereichen zuordnet,
- charakteristische pathologische Veränderungen in den genannten Regionen aufführt,
- die einfachen Funktionsprüfungen des Hör- und Gleichgewichtsorgans beschreibt und selbständig durchführt.

Benutzen Sie die Aufgaben am Ende jedes Abschnitts, um selbst zu kontrollieren, ob Sie die gesteckten Ziele erreicht haben.

9.2 Instrumente, Sitzhaltung und Kopfführung

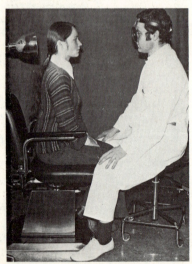

Abb. 9.1 Sitzhaltung bei der hals-nasen-ohren-ärztlichen Untersuchung

---

* Zur Veranschaulichung dieses Themas können Sie Teil 4 des Filmes »Die allgemeine ärztliche Untersuchung« benutzen (s. S. 8). Einen zusätzlichen, ausführlicheren Filmteil »Die Untersuchung von Hals, Nase, Ohren« kann die HNO-Klinik Ihrer Universität bei der Arbeitsgruppe Didaktik der Medizinischen Hochschule Hannover anfordern.

Instrumente, Sitzhaltung und Kopfführung

Für die Untersuchung des gesamten HNO-Bereichs brauchen Sie eine homogene Lichtquelle von 60 W (matt), rechts 10–15 cm neben dem Kopf des Patienten, knapp 40 cm entfernt von Ihrem Stirnreflektor, der die Lichtstrahlen bündelt. Das entspricht einem guten Armabstand.

Sie können sich die Arbeit erleichtern und Fehler vermeiden, wenn Sie sich an eine bestimmte Form und Reihenfolge der Untersuchung gewöhnen.

1. Bei der Sitzhaltung (Abb. 9.**1**) achten Sie auf parallele Schulterachsen, »mühelosen« Armabstand und etwa gleiche Kopfhöhe. Dabei ist das linke Untersucherauge bei gerade gehaltenem Kopf vor dem Untersuchungsobjekt. Die Achse der beiden Köpfe ist also nach rechts verschoben.

2. Sie fassen den Kopf des Patienten mit den Fingerspitzen und leichter Kraftanwendung. Damit verhindern Sie eher ein Ausweichen des Patienten und können den Kopf besser bewegen als mit der flachen Hand (Abb. 9.**2**). Sie führen aber auch den Kopf, denn der Einfallswinkel des Lichtstrahles bleibt bei der gesamten Untersuchung unverändert.

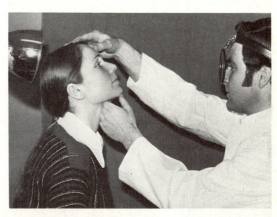

Abb. 9.**2** Führung des Patientenkopfes

3. Den aufgesetzten Spiegel stellen Sie so ein, daß er vor dem linken Auge steht und gleichzeitig als Blendschutz wirkt. Der Lichtstrahl soll bei gerade gehaltenem Kopf aus etwa 40 cm Entfernung das Objekt treffen, d. h. Licht- und Sehachse sollen zusammenfallen. Der Spiegel wird nahe vor das Gesicht gestellt (Abb. 9.**3**). Die Richtung des spiegelnden Lichtstrahls stimmt, wenn Sie Ihre eigene Pupille durch den Reflektor in einem Spiegel erkennen können.

128 Die Untersuchung von Hals, Nase und Ohren

4.

Ihre linke Hand hält	bei der Untersuchung von	Ihre rechte Hand hält den
den Ohrtrichter in der Endstellung	**Ohren**	Kopf des Patienten
das Nasenspekulum	**Nase**	Kopf des Patienten
den Zungenspatel	**Mundhöhle**	Kopf des Patienten
die Zunge	**Kehlkopf**	Kehlkopfspiegel
den Zungenspatel	**Nasen-Rachen-Raum**	Nasen-Rachen-Spiegel

5. Um den Einfallswinkel des Lichtstrahls nicht verändern zu müssen, bewegen Sie bei der Untersuchung unter Beibehalten der eigenen Kopfstellung ausschließlich den Kopf des Patienten.

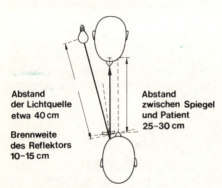

Abstand der Lichtquelle etwa 40 cm

Brennweite des Reflektors 10–15 cm

Abstand zwischen Spiegel und Patient 25–30 cm

Abb. 9.3 Strahlengang bei der Spiegelung

9.3 Die Untersuchung der Ohren

9.3.1 Charakteristische Beschwerden an den Ohren sind:

Druckgefühl oder **Schmerzen** in der unmittelbaren Umgebung des Ohres, an der Ohrmuschel und im Ohr,
fötide **Ohrsekretion** durch Knocheneiterung oder Cholesteatom;
geruchlose Ohrsekretion durch Schleimhautentzündung;
Schwindel (Untersuchung s. S. 135),
Hörstörungen,

Ohrgeräusche, wie Ohrensausen, das mit tieferen Frequenzen auf Erkrankungen des Mittelohres, bei höheren Frequenzen auf das Innenohr und zentrale Ursachen hinweist, aber auch durch Blutdruckveränderungen und Intoxikationen (Nikotin und Alkohol) ausgelöst wird. Ohrensausen mit höheren Frequenzen bezeichnet man auch als Ohrenklingen. Hinzu kommen Gangstörungen, Schläfenkopfschmerz und Erbrechen. »5-S-Regel«: Schwerhörigkeit, Sausen, Schmerzen, Sekretion und Schwindel.

Fragen Sie den Patienten mit Ohrenbeschwerden oder entsprechenden Befunden auch ausdrücklich nach früheren Erkrankungen dieser Region und deren Behandlung sowie nach besonderen Lärmbelastungen am Arbeitsplatz.

In der **Umgebung der Ohren** können Sie sich beim beschwerdefreien Patienten auf die *Inspektion* und *Palpation* des Mastoids auf Druckschmerz und die Untersuchung der retroaurikulären, präaurikulären und Kieferwinkellymphknoten beschränken (Abb. 9.4). Druckschmerz über dem Tragus ist beim Säugling ein Zeichen für akute Otitis media, beim Erwachsenen gemeinsam mit Schmerzen im äußeren Gehörgang Zeichen eines Gehörgangfurunkels.

Retroaurikuläre Narben weisen auf frühere Ohroperationen hin.

Bei der Inspektion des **äußeren Ohres** (Ohrmuschel und äußerer Gehörgang) geben Einlagerungen Hinweise auf Allgemeinerkrankungen, z.B. knotige Natriumuratablagerungen bei Gicht (Tophi) oder schwarze Flecken bei der Alkaptonurie. Abstehende Ohrmuscheln mit schmerz-

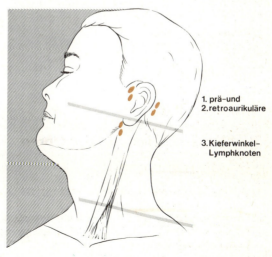

Abb. 9.4 Lymphknoten in der Umgebung des Ohres

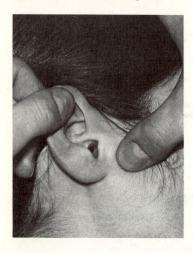

Abb. 9.5 Öffnung des äußeren Gehörgangs

hafter retroaurikulärer Schwellung sprechen für eine Mastoiditis. Abstehende Ohren oder Mißbildungen am Ohr können Anlaß zu psychischen Fehlhaltungen sein. Abstehende Ohrläppchen treten bei Parotitis auf, finden sich aber auch, zusammen mit einer Schwellung des Ohrläppchens, bei lymphatischer Leukämie.

Leichter Zug an der Ohrmuschel nach hinten und Vorwärtsstreichen des Tragus (Abb. 9.5) geben etwas mehr Einblick in den äußeren Gehörgang. Dabei soll die Hand, die mit Daumen und Zeigefinger die Ohrmuschel faßt, am Kopf des Patienten abgestützt sein. Damit ersparen Sie dem Patienten Schmerzen, die bei einer plötzlichen, unwillkürlichen Abwehrbewegung heftig sein können. Bei Gehörgangsverletzungen, Exostosen und Tumoren muß immer ein Facharzt zugezogen werden. Für die Untersuchung brauchen Sie zusätzlich einen Ohrtrichter.

9.3.2 Das Einführen des Ohrtrichters

Untersuchen Sie zunächst immer das gesunde Ohr. Zur Einführung des Ohrtrichters, den Sie zwischen Daumen und Zeigefinger halten (Abb. 9.6), müssen Sie den schräg nach vorn und oben verlaufenden Gehörgang durch Drehung des Patientenkopfes so einstellen, daß der Lichtstrahl Ihres Stirnreflektors dem Gehörgang folgt. Dazu drehen Sie den Kopf des Patienten um seine vertikale Achse zunächst so, daß sich die Patientennase vom Untersucher entfernt, für unsere Beschreibung des rechten Ohres also nach links.

Dann neigen Sie den Kopf zur gegenüberliegenden (linken) Schulter hin und bringen den aufsteigenden Verlauf des Gehörganges horizontal in Ihren Lichtstrahl. Die Krümmung des knorpeligen Gehörganges gleichen Sie durch Zug an der Ohrmuschel nach hinten oben, also in

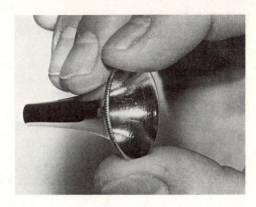

Abb. 9.6 Haltung des Ohrtrichters

der Verlängerung des Gehörganges aus. Mit dem Seitenwechsel der Ohren wechseln hierzu auch die Hände des Untersuchers.

Sie ziehen die Ohrmuschel des **rechten Ohres** mit der linken Hand nach hinten oben und schieben den Ohrtrichter unter leichter Drehbewegung durch den knorpeligen Gehörgang bis an den Beginn des knöchernen Gehörgangs. Die Grenze des knorpeligen Gehörgangs erkennen Sie an der Grenze der Gehörgangshaare. Falls Sie den Ohrtrichter darüber hinausschieben, wird die Gehörgangshaut auf die knöcherne Unterlage gepreßt, und der Patient hat Schmerzen. Die linke Hand übernimmt dann mit Daumen und Zeigefinger den Trichter und hält gleichzeitig zwischen Mittel- und Ringfinger die Ohrmuschel nach hinten oben. Die rechte Hand führt den Kopf des Patienten.

Zur Untersuchung des **linken Ohres** ziehen Sie mit Ihrer rechten Hand die Ohrmuschel nach hinten oben. Die linke Hand führt den Trichter zwischen Daumen und Zeigefinger gehalten ein, wobei die Kuppe des Mittelfingers in die Koncha gedrückt wird und damit die Ohrmuschel nach hinten oben schiebt. Dann übernimmt auch hier die rechte Hand die Führung des Kopfes.

9.3.3 Die *Inspektion* des Trommelfells

Der hintere Teil des Trommelfells (Abb. 9.7) kann meist schon nach Einführen des Ohrtrichters inspiziert werden. Für den vorderen Teil müssen Sie den Patientenkopf um die vertikale Achse mit dem Gesicht vom Untersucher wegdrehen, für den oberen Anteil den Kopf vermehrt nach hinten und zur gegenüberliegenden Schulter neigen und für den unteren Anteil den Kopf entsprechend zu sich hin.

Für die Unterteilung des Trommelfells, das normalerweise durchscheinend, teils perlmuttgrau ist, eignet sich eine Linie, die dem Verlauf des Hammerstiels bis zum Umbo folgt und dort von einer Senkrechten geschnitten wird. Bei der Einteilung in Quadranten liegt dann der normale

132 Die Untersuchung von Hals, Nase und Ohren

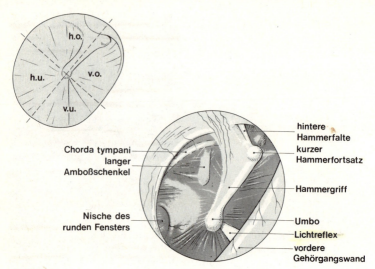

Abb. 9.7a u. b Quadranten des rechten Trommelfells: h. o. = hinterer oberer Quadrant, h. u. = hinterer unterer Quadrant, v. u. = vorderer unterer Quadrant, v. o. = vorderer oberer Quadrant (a nach Birnmeyer, b nach Becker)

Trommelfellreflex etwa in Form eines gleichschenkligen Dreiecks mit der Spitze am Umbo im vorderen unteren Quadranten und zeigt an, daß nur auf diesen Teil des Trommelfells der Lichtstrahl senkrecht auftrifft. Jede Variation der Lichtreflexe deutet auf eine Verlagerung des Trommelfells im Sinne einer Einziehung oder Vorbuckelung hin.
Es steht Ihnen frei, vom Hammergriff ausgehend, rechts oder links herum die einzelnen Quadranten zu inspizieren. Sie sollen sich nur an eine bestimmte Reihenfolge gewöhnen, um nichts auszulassen. Dazu können Sie eine einfache Lupe mit Daumen und Zeigefinger der Hand schräg an die äußere Ohrtrichteröffnung halten, die den Trichter ohnehin sichert (Abb. 9.**8**).
Die wichtigsten Trommelfellbefunde sind:
Rötung und Vorwölbung hinten oben (akute Otitis media),
Retraktion (chronischer Tubenmittelohrkatarrh),
Perforation (Trauma),
zentraler Defekt (Anulus fibrosus erhalten: Schleimhauteiterung),
randständiger Defekt (meist im Bereich der Pars flaccida: Anulus fibrosus zerstört, Knocheneiterung).
Instrumentelle Manipulationen im äußeren Gehörgang sollen dem Facharzt überlassen bleiben, denn:
mit Watteträgern oder Pinzette werden Zerumenpfröpfe oder Fremdkörper meist in Richtung Trommelfell weitergeschoben;

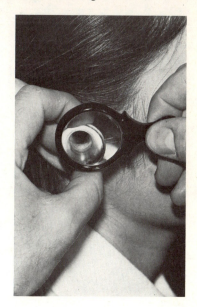

Abb. 9.**8** Haltung der Lupe vor die Ohrtrichteröffnung

die unterschiedliche Gehörgangstiefe birgt die Gefahr der Trommelfellperforation;
verhärtetes Zerumen läßt sich nur mit Häkchen oder Ösen entfernen.
Jeder Arzt kann dagegen eine Gehörgangsspülung vornehmen, wenn er vorher das Zerumen, z.B. mit Cerumenex (2–3 Tage lang dreimal täglich einen Tropfen), aufweicht.

9.3.4 *Funktionsprüfungen*

Häufig entstehen Funktionsstörungen durch »Schallhindernisse« wie Cerumen obturans oder Fremdkörper. Eingeschwollene oder gar eingewachsene Fremdkörper soll jedoch der Facharzt beseitigen.
Für die **Hörweiteprüfung** lassen Sie den Patienten mit abgewandtem Gesicht das nicht untersuchte Ohr fest mit dem Zeigefinger durch Druck auf den Tragus der gleichen Seite verschließen und prüfen dann das Hörvermögen in einem Abstand bis zu 6 m mit Zahlen und Wörtern in Flüstersprache. Bei Umgangssprache müssen Sie die »Schüttelvertäubung« anwenden, d.h., Sie lassen den Patienten den Tragus kräftig rhythmisch einwärts drücken.
Schalleitungsstörungen bei Verschluß des Gehörgangs, Erkrankungen des Mittelohres oder des Fensters sind anzunehmen, wenn die Hörweite für Umgangssprache mit tiefen Frequenzen (Hut, neunundneunzig), Flüstersprache und hohe Frequenzen (Tisch, siebenundsiebzig) gleichmäßig eingeschränkt ist. **Schallwahrnehmungsstörungen** (Innenohr-

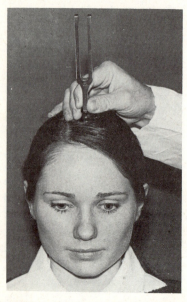

Abb. 9.9 Weber-Versuch

schwerhörigkeit) durch Schäden an den Haarzellen, im Ganglion spirale und in den Hörzentren führen meist zu normalem Hören der Umgangssprache (50–70 dB) und vermindertem Hören (geringere Hörweite) für Flüstersprache (30–40 dB).

Eine Einstufung der Schwerhörigkeit nach der Hörweite für Umgangssprache bietet Mittermeyer:

Geringgradige Schwerhörigkeit:	bis 4 m Umgangssprache,
mittelgradige Schwerhörigkeit:	1–4 m Umgangssprache,
hochgradige Schwerhörigkeit:	0,25–1 m Umgangssprache,
an Taubheit grenzende Schwerhörigkeit:	unter 0,25 m (d.h. ad concham lebende Sprache noch verstanden),
Taubheit	keine Hörwahrnehmung.

Gesunde hören den Luftleitungston von der Stimmgabel, die vor das Ohr gehalten wird, länger und lauter als den Knochenleitungston durch Aufsetzen der Stimmgabel auf das Mastoid.

Beim **Rinne-Versuch** werden Knochenleitung und Luftleitung miteinander verglichen. Regel: Bei Innenohrschäden hört der Patient – wie der Gesunde – die Luftleitung länger und lauter als die Knochenleitung. Man sagt, der Rinne ist positiv. Bei Mittelohrerkrankungen dagegen wird die Knochenleitung länger und lauter als die Luftleitung gehört. Man sagt, der Rinne ist negativ.

Beim **Weber-Versuch** hört der Gesunde die auf den Scheitel aufgesetzte Stimmgabel (Abb. 9.9) gleichmäßig im ganzen Kopf, d.h. sie wird nicht lateralisiert. Bei einseitigen Mittelohrerkrankungen wird der Ton zum kranken Ohr lateralisiert, d. h. bei der Schalleitungsstörung dort stärker gehört. Bei Schallwahrnehmungsstörungen (Innenohrschwerhörigkeit) hört der Patient den Ton auf dem besser hörenden Ohr lauter, der Ton wird dorthin lateralisiert.

Bei der **Audiometrie** zur Feststellung der Hörschallkurve werden in Oktavabständen obertonfreie Töne der C-Reihe angeboten. Gemessen wird für Luft- und Knochenleitung die Lautstärke, die gerade noch eine Tonempfindung beim Patienten auslöst.

Vor jeder **Gleichgewichtsprüfung** sollen Sie mit Hilfe des Frenzelschen Schwindelschemas (Abb. 9.10) eine sorgfältige Schwindelanamnese erheben und nach Medikamenten fragen, die der Patient in den letzten 24 Std. eingenommen hat.

Charakteristisch für den Vestibularisschwindel sind:
1. **Drehschwindel** = Scheindrehung der Umgebung in Richtung der schnellen Phase des Nystagmus (s. S. 121) oder mit entgegengesetzter Eigendrehung zur Seite der langsamen Richtung des Nystagmus, z. B. bei Morbus Menière, dann mit Ohrensausen, Brechreiz und Kollapsneigung;
2. **Schwankschwindel** = das Gefühl, als ob der Boden schwanke;
3. **Liftgefühl** = Statolithenschwindel, als ob der Boden unter einem wegsinke;
4. **Ziehen** nach einer Seite = Zuggefühl, das beim Gehen oder Drehen auftritt.

Lage- und Lagerungsschwindel sind von Lageänderungen abhängig, z. B. aus der horizontalen in die vertikale Lage oder beim Seitwärtsdrehen des Kopfes bzw. des Körpers. Vom Lagerungsschwindel spricht man, wenn beim Seitwärtsdrehen des Kopfes oder des Körpers innerhalb von 10 Sekunden ein Schwindelgefühl auftritt.

Nach der Dauer lassen sich drei Schwindelformen unterscheiden: Der **Sekundenschwindel oder auch Anfallsschwindel** ist lage- und bewegungsabhängig und meist Folge einer Minderdurchblutung im Sinne einer kurzfristigen, vaskulär bedingten Funktionsstörung des Vestibularissystems. Dauerschwindel tritt als Dreh- oder Schwankschwindel auf, die Patienten berichten, daß sich alles um sie dreht, oder sie hätten ein Gefühl, »als seien sie betrunken«. Ursache ist einseitiger Labyrinthausfall. Wird der Schwindel mit der Zeit stärker, deutet das auf eine zentrale Vestibularisstörung hin. Der anfallsweise auftretende Drehschwindel ist führendes Symptom bei der Menière-Krankheit.

Für die **Abweichreaktionen** gilt, daß das einseitige Überwiegen des Vestibularistonus zu Fallneigung und Gangabweichung zur anderen Seite hin führt. Zur Prüfung benutzen Sie den Tretversuch mit geschlossenen Augen auf der Stelle (s. neurologische Untersuchung S. 355) oder den Romberg-Versuch, bei dem der Patient mit eng und parallel nebeneinander gestellten Füßen und geschlossenen Augen ohne zu schwanken stehen und die Arme heben soll.

Alle bisher besprochenen Schwindelarten sind Ausdruck einer Vestibularisstörung. Charakteristisch dafür ist der **Nystagmus**. Dagegen weist das Schwarzwerden vor den Augen, das manche Patienten auch als Schwindel bezeichnen, auf eine orthostatische Kreislaufstörung hin, die zu einer Minderdurchblutung des Gehirns führt.

Schwindel			
Dauer	**Art**	**Ursache**	**Nyst.**
Sekundenschwindel	Lage- und Lagerungsschwindel	Minderdurchblutung	ja
Dauerschwindel	Dreh- und Schwankschwindel	einseitiger Labyrinthausfall	ja
Anfallsschwindel	Drehschwindel	Morbus Menière	ja

Abb. 9.10 Schwindelschema

Nystagmus ist eine anhaltende, ruckartige, unwillkürliche Bewegung beider Augen nach einer Seite. Sie können eine schnelle und langsame Phase unterscheiden. Benannt wird die Richtung des Nystagmus nach der schnellen Phase. Schlagrichtung und Schlagstärke des Nystagmus werden in Form von Pfeilsymbolen in ein Nystagmusschema eingetragen. Da durch Fixieren eines Gegenstandes ein schwacher Nystagmus aufgehoben werden kann, benutzt man zur Untersuchung die Frenzelbrille (Abb. 9.11).

Das **Fistelsymptom** prüft man mit dem Politzer-Ballon. Bei Trommelfelldefekt mit Erosion des knöchernen horizontalen Bogengangs führt die Druckerhöhung mit dem Ballon zu einem Nystagmus meist zur erkrankten Seite, Aspiration mit dem Ballon zum Nystagmus zur Gegenseite.

Die Untersuchung der Ohren

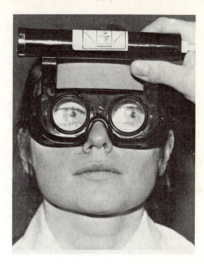

Abb. 9.11 Frenzel-Brille

Die Funktionstüchtigkeit der Tuba auditiva (Tuba Eustachii) können Sie mit dem **Valsalva-Versuch** prüfen. Dazu lassen Sie den Patienten mit geschlossenem Mund und zugehaltener Nase Exspirationsluft gegen das Trommelfell pressen und beobachten dessen Vorwölbung, die zu einer Bewegung des Lichtreflexes führt.

Für die Dokumentation beachten Sie bitte das folgende Schema:

Ohren

unauffällig	Otitis ext.	links	rechts
	Schwerhörigkeit	links	rechts
	Sekret	Trommelfellveränderungen	
	Fistelsymptome		

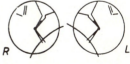

9.3.5 Aufgaben für die Selbstkontrolle

9/1 Warum bewegen Sie bei der Spiegelung des Ohres nur den Patientenkopf?
9/2 Nennen Sie mindestens drei charakteristische Beschwerden im Bereich der Ohren!
9/3 Welche Vorsichtsmaßnahme müssen Sie beim Fassen der Ohrmuschel stets berücksichtigen?
9/4 In welcher Richtung führen Sie den Ohrtrichter ein?
9/5 Wodurch gleichen Sie die Krümmung des knorpeligen Gehörgangs aus?
9/6 Woran erkennen Sie die Grenze des knorpeligen Gehörgangs?
9/7 Welche Bedeutung hat die Grenze des knorpeligen Gehörgangs für die Untersuchung?
9/8 Wovon gehen Sie bei der Inspektion und Beschreibung der einzelnen Trommelfellquadranten aus?
9/9 Welche Maßnahme ist zur Reinigung des Gehörgangs der instrumentellen Manipulation vorzuziehen?
9/10 Bis zu welchem Abstand wird die Hörweiteprüfung durchgeführt?
9/11 Was verstehen Sie unter Schüttelvertäubung?
9/12 Welche Beziehungen bestehen zwischen Schalleitungsstörungen und Schallwahrnehmungsstörungen einerseits und hohen und tiefen Tönen?
9/13 Wo hört der Patient beim Weber-Versuch die angeschlagene Stimmgabel? (Gesunder, Patient mit Mittelohrerkrankung, mit Innenohrerkrankung)
9/14 Womit wird im Rinne-Versuch die Abklingzeit durch Luftleitung verglichen?
9/15 Für welchen Befund lautet das Ergebnis »Rinne negativ«?
9/16 Was wird mit der Audiometrie gemessen?
9/17 Welche vier Schwindelformen sind charakteristisch für den Vestibularisschwindel?
9/18 Auf welche häufige Krankheit deutet Anfallsschwindel hin?
9/19 Was verstehen Sie unter Abweichreaktionen?
9/20 Mit welchem Gerät prüfen Sie das Fistelsymptom?
9/21 Erläutern Sie den Valsalva-Versuch!

Praktische Aufgaben

9/A Üben Sie das Einführen des Ohrtrichters **beiderseits** gegenseitig und machen Sie in der Rolle des Patienten den Untersucher ausdrücklich darauf aufmerksam, wenn die Untersuchung schmerzhaft wird!
9/B Legen Sie eventuelle pathologische Befunde am Trommelfell grundsätzlich schriftlich fest!
9/C Üben Sie auch gegenseitig die Gehörgangsspülung, ggf. nach vorheriger Auflösung von Zerumenpfropfen!
9/D Prüfen Sie gegenseitig und mindestens an drei Patienten: Hörweite, Schalleitungsstörungen und Schallwahrnehmungsstörungen, Rinne-Versuch, Gleichgewicht und Abweichreaktionen sowie Fistelsymptom und Valsalva-Versuch!

9.4 Die Untersuchung der Nase

9.4.1 Charakteristische Beschwerden im Bereich der Nase sind:

Atembehinderungen und klanglose Sprache;
Näseln als Rhinolalia clausa oder aperta, d.h. als Änderung des Stimmklanges durch Verschluß der Nase oder als fehlender Rachenabschluß bei Gaumensegellähmung bzw. Gaumenspalte;
Absonderungen wie durchsichtiges, wäßriges Sekret bei allergischen Reaktionen oder Schnupfen, schleimiges Sekret durch Schnupfen oder Schleimhautpolypen oder dickes, eitriges Sekret bei akuten Nebenhöhlenentzündungen, das sich besonders morgens in Mengen entleert;
einseitige bräunliche (hämorrhagische) Sekretion spricht für ein Malignom;
Nasenbluten kann im Bereich des Locus Kiesselbachi durch das Entfernen verkrusteter Sekretreste entstehen, aber auch Symptom einer Hypertonie oder Erkrankung des hämatopoetischen Systems sein;
Stirn- und Gesichtskopfschmerzen treten bei akuten Erkrankungen der Nebenhöhlen auf;
Geruchsstörungen entstehen durch Verlegen des Riechspalts bei Polypen oder Tumoren und Erkrankungen des Riechepithels oder durch Schädigung des Riechnerven oder des Riechzentrums (s. neurologische Untersuchung S. 347),
häufiges **Niesen** weist auf Trigeminusreizung oder allergische Rhinitis hin.
Fragen Sie den Patienten ausdrücklich auch nach früheren Erkrankungen dieser Region und ihrer Behandlung sowie nach besonderen berufsbedingten Belastungen, z.B. durch Staub oder Gase.

9.4.2 Ablauf der Untersuchung der Nase

Die *Inspektion* richtet sich zunächst auf Form- und Farbbesonderheiten der **äußeren Nase**, z.B. Sattelnase nach Trauma, Septumabszeß, Schmetterlingsfigur beim Lupus erythematodes, Clowngesicht beim Myxödem oder »Nasenflügeln« bei der Pneumonie.
Rötungen und ödematöse Schwellungen in der Umgebung der Nase weisen auf Nebenhöhlenprozesse und eine akute Entzündung der Tränenorgane hin, Schwellungen über den Wangen auf Prozesse an den oberen Zahnwurzeln oder Durchbruch einer eitrigen Kieferhöhlenentzündung. Eine Septumdeviation, die schon ohne diagnostische Manipulationen erkennbar wird, beeinträchtigt die Durchgängigkeit der Nase und kann zur Mundatmung führen, die ihrerseits Ursache gehäufter Erkältungen sein kann.
Der ventralste Teil des Naseninneren ist bei Hochdrücken der Nasenspitze zu erkennen. Dazu stützt man die Hand mit vier Fingern an der

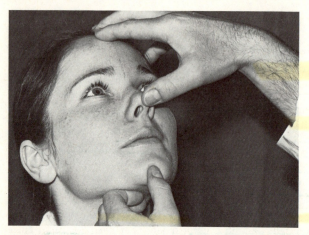

Abb. 9.12 Beim Hochdrücken der Nasenspitze stützt man die Hand mit vier Fingern an der Stirn des Patienten ab

Stirn des Patienten ab und drückt mit dem Daumen die Nasenspitze leicht nach oben (Abb. 9.12).
Knochen- und Weichteiltumoren oder der Verdacht auf eine Nasenbeinfraktur können durch die **Palpation** bestätigt werden. Die **Perkussion** der Nasennebenhöhlen und der Nervenaustrittspunkte gibt gelegentlich Hinweise auf die entzündliche Ätiologie chronischen Kopfschmerzes.
Die **Durchlässigkeit** der Nase untersucht man durch vergleichendes Zuhalten je eines Nasenloches bei der Atmung, die durch Septumdeviation, Nasenpolypen und gelegentlich auch durch Fremdkörper eingeschränkt sein kann. Berücksichtigen Sie, daß bei der Mundatmung Reinigung, Anfeuchten und Erwärmen der Atemluft entfallen und die dabei trocken werdende Mundschleimhaut ein dauerndes Durstgefühl und eine vermehrte Infektionsanfälligkeit verursacht.

9.4.3 Die Untersuchung mit dem Nasenspekulum (Rhinoscopia anterior)

Nehmen Sie das Nasenspekulum nach Hartmann oder nach Killian in die linke Hand. Die Branchen zeigen dabei zum Patienten hin. Die Zange legen Sie hochkant so in die geöffnete Hand, daß das Gelenk der Zange auf der Mittelphalanx des Mittelfingers ruht und der Daumen gegenhält. Der Zeigefinger liegt zunächst an der linken Branche des Spekulums und nach dem Einführen an der Außenseite der Nasenwand. Daumenballen und gekrümmte Finger umschließen die Griffe (Abb. 9.13 a).
Dann bringen Sie die Branchen des Nasenspekulums in eine Stellung, die in die Nasenöffnung zielt (Abb. 9.13 b), und beugen dabei das Hand-

Die Untersuchung der Nase 141

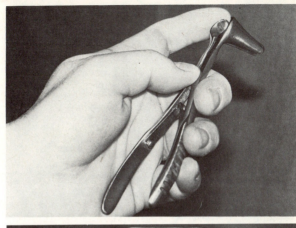

a)

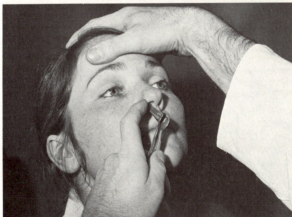

b)

Abb. 9.**13a–d** a) Lage der Nasenzange in der Hand, b) Haltung des Spekulums beim Einführen, c) erste Position, d) zweite Position

gelenk so weit zurück, daß das Einführen des Spekulums mit der Strekkung des Handgelenkes erfolgen kann. Der Zeigefinger verläßt dabei die linke Branche und legt sich nach dem Einführen an die Außenseite der Nasenwand.

Mit den Fingerspitzen Ihrer rechten Hand neigen Sie den Kopf des Patienten leicht nach vorn in die sogenannte **erste Position,** in der Sie zunächst den Nasenboden und die Hinterwand des Nasenrachenraums untersuchen können (Abb. 9.**13**c). Dann führen Sie das Spekulum etwa 1 cm tief parallel zum Nasenboden ein und spreizen die Branchen vorsichtig bis zu einem fühlbaren Widerstand. Das Licht Ihres Spiegels muß

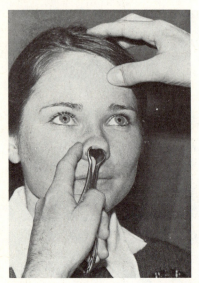

c)

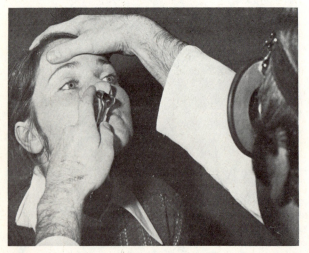

d)

nun bis in den Rachenraum fallen. Zur Kontrolle lassen Sie den Patienten schlucken. Wird die Rachenhinterwand durch eine vergrößerte Rachenmandel verdeckt, so stößt beim Schlucken das Gaumensegel gegen die Rachenmandel, nicht gegen die Hinterwand: Die Lichtreflexe in der Tiefe werden nicht mehr verdeckt, sondern verändern nur ihre Lage.

Bei der **zweiten Position** neigen Sie den Kopf des Patienten um etwa 45 Grad nach hinten, so daß Sie – oberhalb der unteren Muschel – etwas weiter hinten die mittlere Muschel und lateral den mittleren Nasengang erkennen können (Abb. 9.13 d).

Mit der maximalen Rückwärtsneigung des Patientenkopfes in die **dritte Position** soll der Nasenrücken horizontal stehen. Dabei verschaffen Sie sich ein Blickfeld, das vom Septum, der lateralen Nasenwand und dem Nasendach begrenzt wird. Sie blicken also in die Riechspalte (Abb. 9.14), die zwischen Nasenseptum und oberer Muschel liegt. Falls die Muscheln so stark geschwollen sind, daß Sie das Nasenlumen nicht ausreichend übersehen können, ist eine Schleimhautabschwellung mit Privin Nasentropfen oder Privin Spray erforderlich, die drei Minuten einwirken sollen.

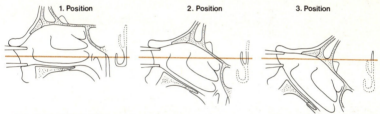

Abb. 9.14 Die drei Untersuchungspositionen für die Nasenspiegelung (Schnitt durch die rechte Nasenhaupthöhle) (aus: G. Birnmeyer: HNO-ärztlicher Spiegelkurs, 3. Aufl. Thieme, Stuttgart 1977)

Achten Sie darauf, daß Sie beim Herausnehmen des Spekulums die Branchen nicht vollständig schließen. Sie könnten dabei Haare (Vibrissen) fassen und Schmerzen verursachen.

Geruchsprüfungen werden bei der neurologischen Untersuchung des N. olfactorius besprochen (s. S. 347). Rhinogene Riechstörungen werden z. B. durch Polypen verursacht.

9.4.4 Beurteilung des Naseninneren

Beurteilt werden:
der **gemeinsame Nasengang** zwischen unterer Muschel und Septum;
das **Septum**, z.B. auf eine Septumdeviation;
der untere Nasengang zwischen unterer Muschel und lateraler Nasenwand, in den (unsichtbar) der Ductus nasolacrimalis mündet;
der mittlere Nasengang zwischen mittlerer Muschel und lateraler Nasenwand, in den ebenfalls unsichtbar die Ausführungsgänge der Kieferhöhle und der vordere Anteil der Siebbeinzellen und der Stirnhöhle münden; und
die Riechspalte zwischen Nasenseptum und mittlerer Muschel (Abb. 9.15).

144 Die Untersuchung von Hals, Nase und Ohren

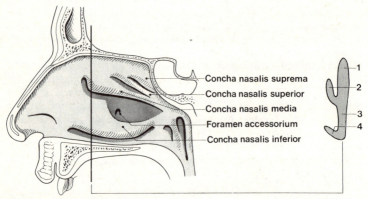

Abb. 9.15 Rechte Wand der Nasenhöhle mit Frontalschnitt durch die rechte Nasenhaupthöhle. 1 = Riechspalte; 2 = mittlerer Nasengang; 3 = gemeinsamer Nasengang; 4 = unterer Nasengang

Die normale Nasenschleimhaut ist blaßrot, feucht und glänzend. Nasenpolypen sind gestielte (bewegliche) Wucherungen der Schleimhaut. **Eitriges Sekret** stammt im mittleren Nasengang aus einer oder mehreren Nebenhöhlen, in der Riechspalte aus dem hinteren Drittel der Siebbeinzellen oder aus der Keilbeinhöhle.

Für die Dokumentation kann das folgende Schema verwendet werden:

Nase

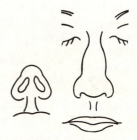

unauffällig	Durchlässigk. eingeschr.	
	links	rechts
	Schleimhautveränderungen	
	Absonderg.	links
	rechts	~~sonst~~

Angedeutete
Septumdeviation nach li.

9.4.5 Aufgaben für die Selbstkontrolle

9/22 Nennen Sie mindestens drei charakteristische Beschwerden bei Erkrankungen der Nase!
9/23 Welche Bereiche der Nase untersuchen Sie in der ersten, zweiten und dritten Position?
9/24 Woher stammt eitriges Sekret im mittleren Nasengang?

9/25 Woher stammt eitriges Sekret in der Riechspalte?
9/26 Warum sollten Sie beim Herausziehen des Spekulums die Branchen nicht vollständig schließen?

Praktische Aufgaben

9/E Untersuchen Sie den ventralen Teil des Naseninneren mit Hilfe eines Spiegels bei sich selbst (das Abstützen der Hände muß dabei entfallen)!

9/F Üben Sie die Untersuchung mit dem Nasenspekulum gegenseitig, bis Sie eine gewisse Routine gewonnen haben; folgen Sie dabei strikt der Anweisung und erläutern Sie dem untersuchten Kommilitonen die Untersuchungspositionen und Ihren Untersuchungsbefund!

9.5 Die Untersuchung von Mund und Rachen

9.5.1 Charakteristische Beschwerden in diesem Bereich sind:

im Mund Fötor, Schleimhautveränderungen und Blutungen, besonders beim Kauen, sowie die Veränderungen der Speichelsekretion, Trockenheitsgefühl und Zungenbrennen;

im Hals Rachen- und Halsschmerzen (hierzu ist auch das sogenannte Kratzen im Hals zu zählen), Schluckbeschwerden im Sinne einer Behinderung der Schluckfunktion;

Sprechstörungen (zu unterscheiden von Störungen der Sprache, s. neurologische Untersuchung S. 358).

Fragen Sie Patienten mit entsprechenden Beschwerden oder Befunden in dieser Region grundsätzlich nach früheren Erkrankungen ähnlicher Art.

9.5.2 Die Untersuchung des äußeren Mundes

Inspizieren Sie zunächst die Umgebung des Mundes. Tiefe Nasolabialfalten lassen an chronische gastrointestinale Erkrankungen denken. Strichförmige Lippen bei betont kleinem Mund entwickeln sich bei der Sklerodermie.

Zu den häufigen oberflächlichen Veränderungen der Lippen gehören der Herpes labialis bei fieberhaften Erkrankungen des Respirationstraktes und die Lippenzyanose bei Erkrankungen von Herz und/oder Lungen.

Mundwinkelrhagaden treten bei Vitaminmangelschäden und bei Zahnstellungsanomalien auf.

Funktion: Schlußunfähigkeit der Lippen oder schiefer Mund entstehen bei Lähmungen des N. facialis; Schwierigkeiten beim Öffnen des Mundes (Kieferklemme) haben Patienten z.B. bei Tumoren oder Parotitis bzw. Entzündungen, die vom Weisheitszahn ausgehen (neurogen, z.B. bei Tetanus, myogen, arthrogen, z.B. nach Entzündung des Kiefergelenkes). Die Kiefersperre ist Folge einer Kiefergelenksluxation, bei der der Mund nicht geschlossen werden kann.

9.5.3 Die Untersuchung der Mundhöhle

Hierzu brauchen Sie einen breiten Mundspatel oder den Mundspatel nach Hartmann. In der Mundhöhle untersuchen Sie das Vestibulum oris, die Wangenschleimhaut und die Ausführungsgänge der großen Speicheldrüsen, Gingiva, Zähne und Zunge, Tonsillen und die Rachenhinterwand.

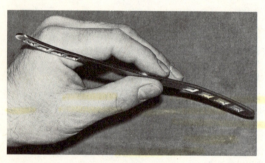

Abb. 9.16 Haltung des Mundspatels

Fassen Sie das breite Ende des Mundspatels mit dem linken Daumen von unten und dem Endglied des Zeige- und Mittelfingers von oben (entsprechend Abb. 9.16), so daß das Ende nur leicht vom Mittel- und Endglied des Zeigefingers gestützt wird. Zur *Inspektion* des Vestibulums und der Zahnreihen soll der Patient den Mund nur halb öffnen, damit die Gesichtsmuskulatur entspannt bleibt. Für die Untersuchung der Wangenschleimhaut drehen Sie den Kopf des Patienten mit der rechten Hand um die Vertikalachse. Achten Sie dabei auf Leukoplakien. Schmerzlose Ulzerationen müssen immer den Verdacht auf ein Malignom richten. Die **Koplikschen Flecken** bei Masern sind etwa zehn bläulich-weiße, 0,5 mm große Flecken jeweils im Mittelpunkt einer ca. 3 mm großen Rötung der Wangenschleimhaut gegenüber den unteren Molaren. Sie entstehen 1–3 Tage vor Ausbruch des Hautexanthems. Schmerzhafte Ulzerationen der Mundschleimhaut treten bei Agranulozytose auf.

Aphthen sind kleine rundliche, weiße oder gelbliche Erosionen der Mundschleimhaut. Sie haben keine einheitliche Ursache und müssen von Leukoplakien (= weißen Epithelwucherungen der Wangenschleimhaut) z.B. bei Keratosis oder Ichthyosis, unterschieden werden.

Habituell chronisch findet man sie mit hochrotem Hof und Schmerzen.
Exanthematischen Ausschlag der Schleimhaut nennt man **Enanthem.**
Die Mündung des **Ductus parotideus** ist eine flache Schleimhauterhebung etwa gegenüber dem zweiten Molaren oben. Das Ausstreichen des Duktus vom Ohrläppchen her, dem Oberkieferrand folgend, führt zum sichtbaren Speichelaustritt.
Die **Gingiva** kann durch Pigmenteinlagerung beim Morbus Addison diffus bräunlich verfärbt sein. Schwarze Gingivaränder treten bei Bleivergiftung auf. Zahnfleischblutungen sind ein Zeichen für hämorrhagische Diathese, Vitamin-C-Mangelerkrankung oder Parodontose.
Hyperplastisches Zahnfleisch finden Sie z.B. bei Retikulosen und Hydantointherapie (Epilepsie).
Für den Verdauungsprozeß, aber auch für das psychosoziale Wohlergehen des Patienten ist es von Bedeutung, ob er **Zähne,** Zahnersatz oder keines von beidem hat. Lücken und grobe Stellungsanomalien können Sie mit Hilfe des Zahnschemas (Abb. 9.17) dokumentieren. Denken Sie daran, daß ein Fokus an wurzelbehandelten Zähnen Ursache chronisch-entzündlicher Erkrankungen und eine Zahnextraktion Ursache einer Endocarditis lenta sein kann.

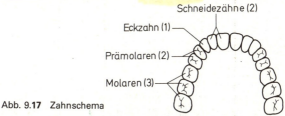

Abb. 9.17 Zahnschema

Auch die Inspektion der **Zunge** gibt manchen diagnostischen Anhalt. Zungenvergrößerung finden Sie z.B. bei Myxödem und Akromegalie (Hypophysenadenom), Atrophie bei peripherer Hypoglossuslähmung. Laterale Bißnarben entstehen beim epileptischen Zungenbiß und sind von prothesenbedingten Geschwürnarben zu unterscheiden. Die »Himbeerzunge« ist charakteristisch für Scharlach; starke Rötung tritt bei Eisenmangel oder Perniziosa auf. Dagegen erscheint die Zunge bläulich bei Polycythaemia vera oder kardialer Stauung.
Einen rissigen, bräunlich-trockenen **Zungenbelag** werden Sie häufig bei Dehydratation, z.B. im Zusammenhang mit einem Ileus, finden. Einfacher, grauer Zungenbelag hat dagegen wenig diagnostische Bedeutung. Bei den meisten Menschen tritt er schon dann auf, wenn sie länger als 10 Stunden nichts gegessen haben. Die schwarze oder blonde »Haarzunge« entsteht durch zottige Veränderungen der filiformen Papillen im mittleren oder hinteren Anteil der Zunge. Weitere, nicht pathologische Zungenoberflächenveränderungen sind die Furchenzunge (Lingua plicata) und die Landkartenzunge (Lingua geographica).

> Jede knotige Veränderung und jede schmerzlose Ulzeration der
> Zunge sollten Sie wegen des Malignomverdachts palpieren und nach
> Größe, Festigkeit und Zahl, Lage, Verschieblichkeit und Schmerz-
> haftigkeit beurteilen.

Für die weitere Untersuchung des Mundbodens fordern Sie den Patienten auf, den Mund weit zu öffnen, ohne die Zunge herauszustrecken. Dann heben Sie mit dem Spatel die locker gehaltene Zungenspitze an. Dicht neben der Medianlinie finden Sie die Mündung der submandibulären **Speicheldrüsen** als papillenartige Erhebung (Abb. 9.**18**). Das **Zungenbändchen** ist häufig bei der progressiven Sklerodermie verdickt, bei Kindern mit Keuchhusten bildet sich dort eine Ulzeration.

Die motorischen *Funktionen* der Zunge wie das Herausstrecken sind bei Myasthenia gravis beeinträchtigt. Muskelwogen weist auf bulbäre Paralyse, Seitenabweichung auf Hypoglossuslähmung hin. Das A-Sagen läßt Uvulaverziehungen oder Gaumensegellähmungen durch Glossopharyngeus- und Vagusschäden erkennen. Bei dieser Gelegenheit kann man auch den **Mundgeruch** des Patienten deutlich wahrnehmen. Für viele Patienten stellt dauernder Mundgeruch eine seelische Belastung dar. Andererseits soll gelegentlicher Foetor ex ore nicht als Krankheitszeichen überbewertet werden, da fast jeder Mensch nach mehr als zwölfstündiger Nahrungskarenz einen leichten Mundgeruch entwickelt. Auf die Prüfung der Geschmacksempfindungen wird im Rahmen der neurologischen Untersuchung des N. facialis und des N. glossopharyngeus näher eingegangen (s. S. 351 u. 355).

Um den **Mesopharynx und die Tonsillen** inspizieren zu können, müssen Sie die Zunge mit leichtem, langsam zunehmendem Druck in den

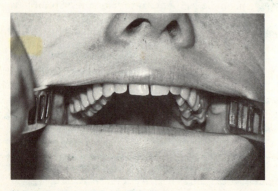

Abb. 9.**18** Die papillenartige Öffnung des Ductus parotideus unmittelbar vor dem rechten Spatel

Die Untersuchung von Mund und Rachen

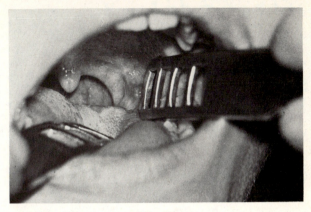

Abb. 9.19 Inspektion von Mesopharynx und Tonsillen

Mundboden drücken. Führen Sie dazu den Zungenspatel mit der linken Hand schräg von der Seite so ein, daß bei leichter Verziehung des rechten Mundwinkels nach lateral der Spatel die vorderen zwei Drittel der Zunge schräg überdeckt (Abb. 9.19). Der Druck erfolgt durch eine Hebelbewegung, deren Drehpunkt die untere Zahnreihe bildet. Dabei spannt sich der vordere Gaumenbogen, und die gesamte Vorderfläche der Tonsillen wird sichtbar.
Dann drehen sie ohne Bewegung des eigenen Kopfes den Kopf des Patienten mit der rechten Hand vertikal nach rechts bzw. links, um die Mandelregion besser beurteilen zu können. Der Zungenspatel nach Hartmann gestattet durch mediales Einsetzen das Herabdrücken der Zunge, ohne daß Sie Ihr Sehfeld mit dem Anheben der Hand beim Herabdrücken der Zunge einengen. Aus Sicherheitsgründen müssen Intubationsbesteck und Medikamente zur Schock- und Anfallsbekämpfung bereitliegen.
Wenn der Patient würgt, muß die Untersuchung abgebrochen und wiederholt werden. Notfalls können Sie ein Oberflächenanästhetikum als Spray verwenden, müssen dann aber etwa 3 Min. bis zum Eintritt der Wirkung warten.
Für den Versuch, die **Tonsillen** (Abb. 9.20) zu luxieren, der fast immer einen Würgereflex auslöst, benutzen Sie zwei Spatel; mit einem drücken Sie die Zunge herunter, mit dem zweiten setzen Sie am lateralen vorderen Gaumenbogen an. Dann führen Sie den Spatel auf dem peritonsillären Gewebe nach oben und hinten, bis die Tonsille nach medial hervortritt. Bei chronischen Entzündungen tritt aus den Tonsillen Sekret aus, und der Patient klagt über Schmerzen. Für eine Entzündung des peritonsillären Gewebes spricht Druckschmerz bei der ***Palpation*** unter dem

150 Die Untersuchung von Hals, Nase und Ohren

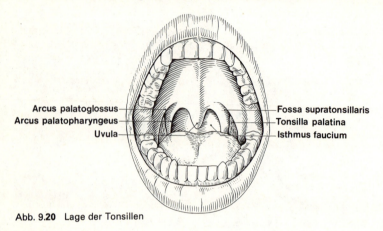

Arcus palatoglossus — Fossa supratonsillaris
Arcus palatopharyngeus — Tonsilla palatina
Uvula — Isthmus faucium

Abb. 9.20 Lage der Tonsillen

Kieferwinkel nach aufwärts (Abb. 9.21) und Schwellung der Lymphknoten im Kieferwinkel bzw. vor und hinter dem M. sternocleidomastoideus. Sie beurteilen die Tonsillen nach Luxierbarkeit, Größe, Oberfläche, Konsistenz und Exprimat. Vergrößerte Tonsillen (Tonsillenhyperplasie) weisen besonders beim Erwachsenen auf infektiös-entzündliche Prozesse oder auch auf maligne Erkrankungen hin.
Die **hintere Rachenwand** ist glatt und feucht. Vergrößerte Lymphfollikel erscheinen als kleine, rundliche Erhebungen (Pharyngitis granularis). Die sogenannten Seitenstränge sind Ansammlungen von Lymph-

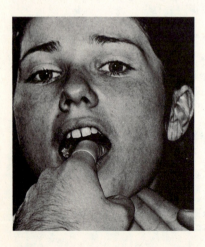

Abb. 9.21 Palpation im Bereich des Kieferwinkels

gewebe, das ebenfalls nur im Falle einer Entzündung zu erkennen ist. Sie liegen hinter dem hinteren Gaumenbogen an der seitlichen Rachenhinterwand und sind teilweise vom hinteren Gaumenbogen (= Arcus palatopharyngeus) verdeckt. An der Rachenwand herunterfließendes schleimiges Sekret weist auf einen entzündlichen Prozeß im Nasen-Rachen-Raum hin.
Das Schema auf S. 152 hilft Ihnen bei der Dokumentation.

9.5.4 Aufgaben für die Selbstkontrolle

9/27 Nennen Sie charakteristische Beschwerden bei Erkrankungen des Mundes!
9/28 Nennen Sie charakteristische Beschwerden im Hals!
9/29 Wovon müssen Aphthen unterschieden werden?
9/30 Wo finden Sie Kopliksche Flecken?
9/31 Wo finden Sie die Mündung des Ductus parotideus?
9/32 Welche sechs Kriterien gelten für die Beurteilung knotiger Zungenveränderungen?
9/33 Worauf weist an der Rachenwand herunterfließendes schleimiges Sekret hin?

Praktische Aufgaben

9/G Suchen Sie mit Hilfe eines Spatels und eines Spiegels bei sich selbst die Mündungen der Ductus parotidei auf!
9/H Versuchen Sie, mit einem Spatel an der eigenen Zunge herauszufinden, wo Sie schon durch Berührung der Zunge einen Würgereflex auslösen!
9/I Führen Sie gegenseitig mehrere Mund- und Rachenuntersuchungen aus mit dem Ziel, das Auslösen eines Würgereflexes zu vermeiden!
Beschreiben Sie Ihrem Kommilitonen die erhobenen Untersuchungsbefunde!

Mund u. Rachen

Lippen

~~unauffällig~~	Herpes	Rhagaden	Schwellung	sonst.

Zähne

unauffällig	sanierungsbed.	~~Vollprothese~~	~~oben~~	unten
	Teilprothese	oben	unten	sonst.

Zahnfleisch

unauffällig	~~Paradentose~~	Blutung	Entzündung	sonst.

Zunge

~~unauffällig~~	Schwellung	Belag	Narben	sonst.

Tonsillen, Rachen und Kehlkopf

~~unauffällig~~	entzündet	Tonsillekt.	Beläge	zerklüftet	Eiterstraßen	Uvulaverz.	sonst.

Sonst. Befunde u. Erläuterungen

9.6. Die Untersuchung des Kehlkopfes

9.6.1 Charakteristische Beschwerden im Bereich des Kehlkopfes sind:

plötzliche **Heiserkeit** in den Abstufungen »belegt, heiser, aphonisch«, z.B. bei Stimmlippenlähmung oder akuter Laryngitis;
chronisch gleichbleibende oder allmählich zunehmende Heiserkeit ist ein Zeichen für chronische Laryngitis oder für ein Kehlkopfkarzinom.
Außerdem führen Kehlkopferkrankungen zu Husten, inspiratorischem Stridor, aphonischer Stimme, Schluckschmerzen und Lymphknotenschwellungen in diesem Halsbereich.

9.6.2 Die Kehlkopfspiegelung

Für die Kehlkopfspiegelung brauchen Sie ein Zungenläppchen bzw. nicht flusendes Papier, einen Kehlkopfspiegel und einen Spiritusbrenner (nicht rußend) (Abb. 9.22). Zur Untersuchung des Kehlkopfes gehören die *Palpation* des Kehlkopfgerüstes bei vorgebeugtem Kopf und die Suche nach Lymphknoten am Vorderrand des M. sternocleidomastoideus, oberhalb der Klavikel und vor dem Schildknorpel, die bei innerem und äußerem Kehlkopfkarzinom vergrößert sein können. Lassen Sie den Patienten vor Beginn der Untersuchung etwaige Zahnprothesen herausnehmen.
Der Kehlkopfspiegel wird wie ein Schreibinstrument zwischen Daumen, Zeige- und Mittelfinger der rechten Hand gehalten (Abb. 9.23). Die

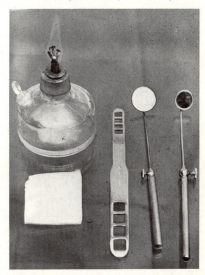

Abb. 9.**22** Geräte für die Kehlkopfspiegelung

154 Die Untersuchung von Hals, Nase und Ohren

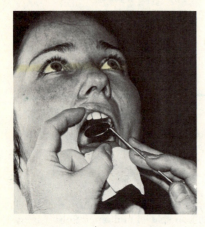

Abb. 9.23 Haltung des Kehlkopfspiegels

Spiegelfläche wird vor der Untersuchung über der Spiritusflamme 1 Sek. erwärmt, damit sie nicht beschlägt (Temperaturprüfung der [hinteren] Metallfläche auf dem linken Handrücken).

Sie lassen den Patienten den Mund weit öffnen und stellen den Lichtstrahl auf das Gaumensegel ein. Der Patient muß seine Zunge so weit herausstrecken, daß Sie sie mit dem Zungenläppchen zwischen dem Daumen auf der Oberseite und dem Mittelfinger von unten halten können (leicht herausziehen), so daß bei der Untersuchung die Epiglottis aufgerichtet bleibt. Mit dem Zeigefinger wird die Oberlippe des Patienten angehoben. Dabei stützen Sie Ihre Hand, um sie ruhigzuhalten, am Unterkiefer des Patienten ab.

Dann führen Sie den Larynxspiegel flach über den Zungenrücken bis unmittelbar vor die Uvula und heben diese mit der Spiegelrückfläche leicht nach hinten oben. Jetzt fordern Sie den Patienten auf, ein langgezogenes »Hä« zu singen. Dadurch steigt der Larynx etwas aufwärts, die

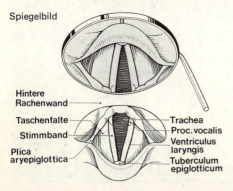

Abb. 9.24a Laryngoskopisches Spiegelbild; Respirationsstellung

Die Untersuchung des Kehlkopfes 155

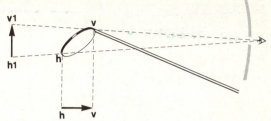

Abb. 9.24 b Umkehrung des Bildes im Spiegel schematisch: v wird als v1 gesehen, h als h1

Epiglottis klappt nach vorn, und der Kehlkopfeingang bzw. die Stimmlippen werden sichtbar. Ihre rechte Hand stützen Sie am Unterkiefer des Patienten ab.

In dieser Position wird der Kehlkopfspiegel so eingestellt, daß bei einem Neigungswinkel von etwa 45 Grad der Kehlkopf sichtbar wird (Abb. 9.24).

Durch leichte Drehbewegungen des Spiegels um die horizontale Achse können Sie den vorderen bzw. den hinteren Anteil des Kehlkopfes besser einstellen. Dabei erscheint im Spiegel der anatomisch dorsale Anteil seitenverkehrt unten. Durch leichte Verkantung des Spiegels nach links oder rechts lassen sich die entsprechenden lateralen Kehlkopfanteile besser untersuchen. Sie beurteilen die Stimmlippen nach Farbe, Form, Stellung und Beweglichkeit.

Um Phonations- und Respirationsstellung der Stimmlippen inspizieren zu können, wird der Patient aufgefordert, abwechselnd zu atmen bzw. »hä« zu sagen. In der Respirationsstellung können Sie auch die Anteile des Kehlkopfes beurteilen, die unterhalb der Stimmritze liegen.

Charakteristische Befunde sind **Stimmlippenlähmungen,** bei denen die Stimmlippen in paramedianer Stellung straff bleiben. Sie weisen auf eine Recurrensparese hin. Dagegen stehen bei schlaffen Lähmungen die Stimmlippen schlaff in Mittelstellung (intermediär), so daß bei der Phonation ein breiter Restspalt bestehen bleibt. Die Stimme ist belegt bis heiser, kann aber auch unauffällig sein.

Kehlkopfpolypen sind entzündliche Hypertrophien der Stimmlippenschleimhaut, die zwischen den Stimmlippen pendeln können. Das führt zu Heiserkeit, plötzlichem Wechsel der Stimmklarheit (Diplophonie). Sie sitzen meist am Übergang vom vorderen zum mittleren Drittel der Stimmlippen, sind ein Zeichen für chronische Entzündung, bedürfen aber immer der histologischen Abklärung, damit ein Kehlkopfkarzinom nicht übersehen wird.

Kehlkopfkarzinome befallen meist zuerst die Stimmlippen. Langsam zunehmende Heiserkeit, die länger als drei Wochen dauert, sowie Lymphknotenschwellung und im Spätstadium Schluckbeschwerden weisen darauf hin. Kehlkopfkarzinome kommen aber auch in anderen

Kehlkopfbereichen vor und treten dann ohne Heiserkeit auf. Erst in einem fortgeschrittenen Stadium kommt es zu Fremdkörpergefühl, Stridor und Schmerzen, die dann erst zu einer späten Diagnose führen.

9.7 Die Untersuchung des Nasen-Rachen-Raumes (Rhinoscopia posterior)

Hierzu brauchen Sie außer dem Zungenspatel einen Nasen-Rachen-Spiegel und einen Spiritusbrenner (vgl. Abb. 9.22).

Zur Untersuchung wird der Nasen-Rachen-Spiegel, dessen Spiegelfläche kleiner und gegenüber dem Stiel um etwa 100 Grad abgewinkelt ist, in ähnlicher Weise eingeführt wie der Kehlkopfspiegel, jedoch der kleineren Fläche wegen kürzer erwärmt (Abb. 9.25) und geprüft.

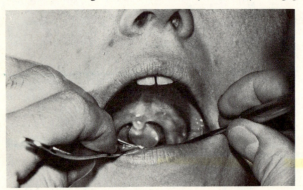

Abb. 9.25   Einführen des Nasen-Rachen-Spiegels

Für die Untersuchung bewährt sich eine Nackenstütze oder das Anlehnen des Patientenkopfes gegen die Wand, weil die linke Hand des Untersuchers den Zungenspatel halten muß. Sie drücken die Zunge tief in den Mundboden und führen den Spiegel horizontal am Zäpfchen vorbei bis vor die Rachenhinterwand, möglichst ohne sie zu berühren. Ihre rechte Hand stützen Sie dabei am Unterkiefer des Patienten ab. Wenn Sie Schwierigkeiten haben, mit dem Spiegel hinter das Gaumensegel zu kommen, können Sie den Patienten auffordern, zur Erschlaffung des Gaumensegels durch die Nase zu atmen oder »zu riechen«, oder Sie müssen die Zunge tiefer hinunterdrücken.

Der Nasen-Rachen-Raum wird durch leichte Dreh-, Auf- und Abbewegungen des Spiegels systematisch abgesucht. Pathologische Sekrete aus dem mittleren Nasengang finden Sie zwischen der mittleren und unteren Muschel; zwischen oberer und mittlerer Muschel wird Sekret aus dem hinteren Drittel der Siebbeinzellen sichtbar. Lateral erscheinen der Tubenwulst und das Ostium der Tuba auditiva (Tuba Eustachii) (Abb. 9.26).

Die Untersuchung des äußeren Halses   157

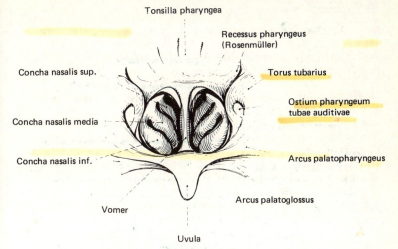

Abb. 9.**26**   Nasen-Rachen-Raum nach C. v. Eicken (aus: C. v. Eicken, A. Schulz van Treeck: Atlas der HNO-Krankheiten, 3. Aufl. Thieme, Stuttgart 1951)

Wenn Sie z. B. bei der Spiegelung des Nasen-Rachen-Raumes den Vomer nicht erkennen können, spricht das im Kindesalter für adenoide Vegetationen, bei Erwachsenen für einen Tumor, der aber häufiger lateral zu finden ist. Achten Sie bei der Palpation des Halses auf die Lymphabflußgebiete (s. S. 158). Pathologische Befunde im Nasen-Rachen-Raum und am Kehlkopf sollten immer Anlaß zur Palpation der Lymphabflußbahnen am Hals sein: Kieferwinkel, M. sternocleidomastoideus in der Tiefe, über dem Kehlkopf und supraklavikulär.

9.8 Die Untersuchung des äußeren Halses

9.8.1 Charakteristische Beschwerden am Hals sind:

Bewegungseinschränkungen und **Muskelschmerzen,** ggf. mit Ausstrahlung in den Arm (z. B. beim Zervikalsyndrom).
Bei der **Schwellung der Schilddrüse** berichten die Patienten darüber, daß ihnen der Kragen oder die Bluse zu eng wird. In fortgeschrittenen Fällen klagen sie auch über Schluck- und schließlich über Atembeschwerden.
Schwellungen der Lymphknoten, besonders im vorderen Anteil des Halses bei Infektionen im Mund und im Rachenraum. Sie treten dann plötzlich auf und klingen schnell wieder ab, während langsam zunehmende Vergrößerungen der Lymphknoten auf chronisch-entzündliche Prozesse (Tb) oder Erkrankungen des lymphatischen Apparates hinweisen.

9.8.2 Ablauf der Untersuchung des Halses

Bei der *Inspektion* finden Sie am lateralen Hals je nach Abflußverhältnissen in verschiedenem Sitz- bzw. Liegewinkel des Patienten hinter dem M. sternocleidomastoideus sichtbare Venenfüllung, auf die wir auf S. 219 ausführlicher eingehen.

Auffallen können ferner angespannte auxiliäre Atemmuskulatur, z.B. bei Patienten mit Emphysem, Lymphknotenpakete, Parotisschwellungen und Jugularisvenenpulse bei Trikuspidalinsuffizienz. Beim Tortikollis tritt der M. sternocleidomastoideus deutlich vor.

Von ventral sieht man die seitliche Verschiebung des Schildknorpels durch raumfordernde Hals- oder Mediastinalprozesse und große Strumen. Die Messung des Halsumfangs erfolgt waagerecht kranial von der Struma, waagrecht über dem Schildknorpel, über der Struma und schließlich waagerecht unmittelbar kaudal von der Drüse.

Palpabel ist die Lage des Kehlkopfes; er kann zur Seite des geringeren Druckes verzogen sein, wenn z.B. durch Atelektasen oder Pneumothorax intrathorakale Druckunterschiede entstehen. Diskretere Befunde wie die Schwellung der tiefen **Lymphknoten** erhebt man durch vorsichtig rotierende Palpation zunächst im vorderen und dann im hinteren Halsdreieck, die durch den M. sternocleidomastoideus getrennt werden, und schließlich in der Submentalregion (Abb. 9.27). Außerdem kann man die submandibulären Drüsen oder eine Halsrippe, Zysten und

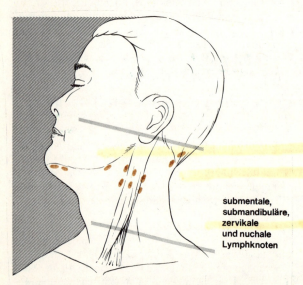

Abb. 9.27 Halslymphknoten

submentale, submandibuläre, zervikale und nuchale Lymphknoten

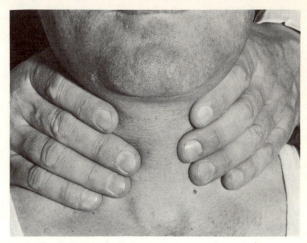

Abb. 9.**28** Palpation der Thyreoidea von dorsal

Halsgefäße und unter Umständen im medialen Anteil der Supraklavikulargrube die »Virchow-Drüse« palpieren.
Die Palpation der A. carotis spielt bei der Beurteilung eines Pulsdefizits (s. S. 194) und bei Schockpatienten eine Rolle, bei denen der Radialispuls durch Blutverlust so schwach sein kann, daß er der Palpation nicht mehr zugänglich ist.
Eine vergrößerte Parotis können Sie vor dem Ohr lateral und dorsal vom aufsteigenden Anteil des Unterkiefers tasten. Die Drüsen im Mundboden oder einen Stein im Ductus parotideus, der neben dem zweiten oberen Molaren endet, können Sie leichter beurteilen, wenn Sie mit einem behandschuhten Finger aus dem Mundinneren gegenpalpieren.
Die **Schilddrüse** tastet man von vorn mit den Fingerkuppen als schluckverschiebliche, weiche Masse. Sie kann in einzelnen Abschnitten knotig verändert oder als Ganzes vergrößert oder verhärtet sein. Eine sichere Beurteilung ist mit der Innenfläche der Finger am leichtesten durch Umgreifen des Halses von dorsal mit am hinteren Hals als Stütze aufgelegten Daumen und am seitlichen Hals angelegten Handflächen möglich (Abb. 9.**28**).
Myogelosen der Halsmuskulatur oder eine Verspannung ganzer Muskelabschnitte stellt man dadurch fest, daß man mit den Fingerspitzen den schräg nach lateral kaudal verlaufenden Trapeziusanteil gegen den von dorsal leicht gegendrückenden Daumen palpiert (Abb. 9.**29**).
Die *Perkussion* am Hals beschränkt sich auf die Dornfortsätze der HWS (s. Untersuchung der Wirbelsäule S. 297).

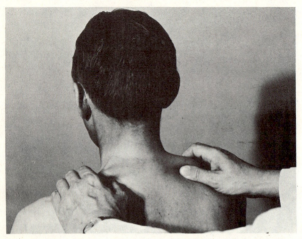

Abb. 9.29 Der schräg nach lateral-kaudal verlaufende Trapeziusanteil wird mit den Fingerspitzen von ventral gegen den von dorsal gegendrückenden Daumen palpiert

Diagnostisch wesentliche *auskultatorische* Hinweise finden sich am Hals über den Gefäßen, wie das schabende Systolikum bei arteriosklerotischen Einengungen, das kurze rauhe autochthone systolische Carotisgeräusch bei erhöhtem Schlagvolumen oder die Fortleitung systolischer Geräusche, z.B. einer Aortenstenose, in die A. carotis.
Systolisch-diastolische **Gefäßgeräusche** kann man über der vergrößerten Thyreoidea auskultieren und durch vergleichende Herzauskultation von fortgeleiteten systolisch-diastolischen Geräuschen des Herzens unterscheiden, die z.B. bei unreinen Aortenvitien auftreten. Schwieriger ist die Abgrenzung gegen eine arteriovenöse Fistel am Hals.
Als Nonnensausen (Nonne = Kreisel) bezeichnet man ein kontinuierliches Venengeräusch, das über den Jugularvenen in der Fossa supraclavicularis zu hören ist und bei erhöhter Strömungsgeschwindigkeit, z.B. im Rahmen einer ausgeprägten Anämie, auftritt. Dieses Geräusch kann man durch leichten Druck mit dem horizontal gehaltenen Zeigefinger gegen den Hals unterhalb des Kieferwinkels unterbrechen.
Das an der Trachea auskultierte Atemgeräusch läßt sich bei Patienten ohne Stridor gut zum Vergleich für Bronchialatmung heranziehen.
Als *Funktion* des Halses fassen wir die **Beweglichkeit des Kopfes** auf und unterscheiden dabei aktive Bewegungen, die der Patient selbständig ausführt, und passive Beweglichkeit, bei der Sie den Kopf des Patienten bewegen, Bewegungseinschränkungen fühlen, knackende Geräusche der Gelenke hören und Schmerzreaktionen des Patienten wahrnehmen. Achten Sie darauf, daß der Patient die Schultern nicht mitbewegt.

Aktiv ist der Kopf seitwärts um 45 Grad nach beiden Seiten zu neigen; die Links-rechts-Drehung ist um mindestens 60 Grad möglich. Der Patient kann den Kopf vorwärts beugen, bis das Kinn die Brust berührt, und rückwärts, bis er – ohne sich zurückzuneigen – die Decke über sich erkennen kann. Durch krankhafte Veränderungen der Halswirbelsäule können all diese Bewegungsvorgänge schmerzhaft sein. Im Alter sind sie physiologisch eingeschränkt.

Als pathologische Zeichen finden Sie das Nicken oder Wackeln mit dem Kopf beim Morbus Parkinson oder das Musset-Zeichen als pulssynchrones Nicken bei Aorteninsuffizienz. Rigidität des Halses kann ein Hinweis auf Meningitis, Tetanus oder Veränderungen der Halswirbelsäule sein, die zur Reizung der Nervenwurzeln und damit zu Schmerzen und zur Muskelkontraktur führen.

Beachten Sie das Dokumentationsschema auf S. 162.

9.8.3 Aufgaben für die Selbstkontrolle

9/34 Nennen Sie charakteristische Beschwerden bei Erkrankungen des Kehlkopfes!

9/35 Welche drei Absichten verfolgen Sie bei der Larynxspiegelung, wenn Sie den Patienten ein langgezogenes »Hää« singen lassen?

9/36 Welches Symptom weist auf ein Kehlkopfkarzinom hin?

9/37 Wozu führt die Berührung der Rachenhinterwand mit dem Nasen-Rachen-Spiegel?

9/38 In welcher Stellung können Sie die Schilddrüse mit der Innenfläche der Finger beurteilen?

9/39 Wie ist Nonnensausen über den Jugularvenen von systolisch-diastolischen Gefäßgeräuschen über den Halsarterien zu unterscheiden?

Praktische Aufgaben

9/J Untersuchen Sie sich gegenseitig und mehrere Patienten mit dem Kehlkopfspiegel und legen Sie Ihre Befunde schriftlich fest!

9/K Palpieren Sie sich gegenseitig die Schilddrüse und die Schluckbeweglichkeit des Kehlkopfes durch Umfassen des Halses von dorsal.

162 Die Untersuchung des Halses – Dokumentation

	Formanomalie	Venenstauung	Bew. Einschr.	sonst.	supraclav. Lymphknoten
~~unauffällig~~	Struma	diffus	Knoten	Pulsieren	Schwirren
~~unauffällig~~	Halsumf. ü. d. Struma	cm	sonst.		
~~unauffällig~~	Geräusche	Schwirren	Venenpulse	sonst.	

auxiliäre Atemmuskulatur angespannt

Hals
Thyreoidea

Gefäße

Sonst. Befunde
u. Erläuterungen

[Handschriftliche Notizen am Rand:]

mechanisch
+ spontan

leic Pneumothorax
Pat. zi. erhört man nichts
Schwirren ebenso wie

Uher lokal Pneu
sehr hypersonor

Pleura zu $
x → abgeschwächt
weiß gedämpft

Schwarte = narbige Pleura
gedämpft u.
abgeschwächtes Atempau
Lederknarren

Pleuritis wie
→ Pleurareiben Perikard
wie Pergamentpapier

Atelektase
kein Geräusch
bei Pneu

10.0 Die Untersuchung des Thorax*

10.1 Lernziele

Im folgenden Kapitel lernen Sie, wie man
- die charakteristischen Beschwerden bei Erkrankungen im Bereich des Thorax differenziert und von ähnlichen Beschwerden bei Erkrankungen des Herzens und anderer Organe unterscheidet,
- den Thorax inspiziert und palpiert,
- den Thorax perkutiert und auskultiert,
- einfache Funktionsprüfungen durchführt und
- die am Thorax erhobenen Befunde dokumentiert.

Mit der Lösung der gestellten Aufgaben können Sie selbst kontrollieren, ob Sie diese Ziele erreichen.

10.2 Charakteristische Beschwerden

Bei Erkrankungen von Lunge und Bronchien ähneln die charakteristischen Beschwerden in mancher Hinsicht kardialen Beschwerden. **Reizhusten** ist ein trockener (unproduktiver), bellender Husten, der oft mit retrosternalen Schmerzen in der Anfangsphase tracheobronchialer Infekte auftritt und dann bald in einen produktiven Husten übergeht. Auch Lymphknotenschwellungen im Bereich von Trachea und Bronchien, z. B. bei Mediastinaltumoren, Tuberkulose oder Bronchuskarzinom, führen zu einem trockenen Reizhusten. Bei Kindern muß man an Fremdkörperaspiration denken, bei der charakteristischerweise der Reizhusten plötzlich einsetzt. Quälender Husten beim Essen läßt an eine Ösophagusfistel denken; unstillbarer Reizhusten tritt beim Pleuramesotheliom auf.

Beim **produktiven Husten** fühlt sich der Patient nach Abhusten des Sekrets erleichtert. Eine besondere Form des produktiven Hustens ist der sog. **morgendliche Raucherhusten**, bei dem nur wenig Schleim abgehustet wird, der aber über viele Jahre den Patienten quält und wie jeder Husten, der länger als fünf Wochen dauert, an ein Karzinom oder an eine Tuberkulose denken lassen muß.

Bei **Auswurf** soll der Patient das expektorierte Material in einem möglichst schmalen Glas, ggf. auch einem größeren Reagenzglas, auffangen und aufrecht getragen mitbringen. Bronchiektasensputum ist dreischichtig, das Sputum bei Lungenabszeß zweischichtig, im letzteren Falle von üblem Geruch.

---

* Zur Veranschaulichung dieses Themas können Sie Teil 5 des Filmes »Die allgemeine ärztliche Untersuchung« benutzen (s. S. 9).

Zäh-glasigen, fädigen und weißlichen Auswurf finden Sie bei der chronischen Bronchitis, gelbgrün eitrigen Auswurf z. B. bei bakteriellen Atemwegsinfekten, Bronchiektasen oder kavernöser Tuberkulose.
Die sogenannten »maulvollen«, eitrigen Expektorationen sind ein charakteristisches Zeichen für Bronchiektasen oder den heute selten gewordenen Lungenabszeß. Reichlich dünnflüssiges oder schaumiges Sputum läßt an ein Lungenödem denken.
Als Hämoptoe bezeichnet man blutiges Sputum, wenn größere Mengen Blut enthalten sind oder wenn reines Blut abgehustet wird. Hämoptoe ist immer mit Hustenreiz verbunden. Das Blut ist meist mit Sauerstoff vermischt und deshalb hellrot, oft schaumig. Dadurch läßt es sich von der Hämatemesis, dem kaffeesatzartigen, geronnenen, säuerlich riechenden Blut, das aus dem Magen hochgewürgt und gelegentlich auch mit Hustenanfällen entleert wird, unterscheiden. Hämatemesis ist niemals schaumig.
Hämoptysen sind kleinere Blutbeimengungen, oft nur Blutflecken oder blutige Fäden. Bei lobären Pneumonien oder Lungeninfarkten sehen sie wie Roststellen oder bräunlich aus. Die Begriffe Hämoptoe und Hämoptysen werden in der Literatur aber auch gleichsinnig verwendet.
Über **Dyspnoe** klagen Patienten im Sinne eines subjektiven Gefühls erschwerter Atmung, das schon entsteht, wenn der Patient überhaupt das Atmen als Anstrengung empfindet. Einen groben Eindruck von der Schwere der Dyspnoe können Sie gewinnen, wenn Sie den Patienten nach der Zahl der Treppen (Absätze) fragen, die er ohne Schwierigkeiten steigen kann. Dyspnoe ist aber nicht nur ein Zeichen einer respiratorischen Insuffizienz, sondern kann auch bei Anämie und Azidose auftreten. Man spricht dann von hämatogener bzw. metabolischer Dyspnoe, bei der eine erhöhte Wasserstoffionenkonzentration zur zentralen Atemstimulierung und damit zur vermehrten Kohlendioxydabatmung führt, die als Dyspnoe empfunden werden kann.
Pulmonale Dyspnoe tritt meist akut auf, z. B. bei Asthmaanfällen.
Kardiale Dyspnoe (= Asthma cardiale) entwickelt sich dagegen meist auf dem Boden eines langfristigen Leidens, das zur Linksinsuffizienz und dann über ein Lungenödem zur Atemnot führt.
Laryngeale und tracheale Dyspnoe kann durch endothorakale oder substernale Struma bedingt sein, durch Aspiration von Fremdkörpern oder durch Mediastinaltumoren, die dann meist mit den Zeichen einer oberen Einflußstauung einhergehen.
Zerebrale Dyspnoe, z. B. bei der Arteriosklerose der Hirngefäße, geht häufig mit der Cheyne-Stokesschen Atmung einher, bei der Perioden der Hyperventilation mit Perioden geringer Ventilation wechseln.
Abdominelle Dyspnoe entsteht durch Behinderung der Zwerchfellatmung.
Psychogene Dyspnoe äußert sich als Hyperventilationssyndrom, bei dem die Vertiefung der Atmung als zusätzliche Atemarbeit empfunden

wird. Sie geht häufig mit Angst einher und schaukelt sich dann im Sinne eines Circulus vitiosus selbst auf.

Orthopnoe ist eine Sonderform der Dyspnoe, bei der sich der Patient nur noch in sitzender Haltung unter Zuhilfenahme der auxiliären Atemmuskulatur genügend Luft verschafft.

Brustschmerzen haben ihre Ursache, soweit sie pulmonal bedingt sind, nicht in den schmerzfaserfreien Lungen, sondern meist in einer Pleurabeteiligung, wie sie häufig bei Infekten der Bronchien vorkommt. Charakteristisch hierfür sind stechende, atemsynchrone Schmerzen, die scharf begrenzt sind und beim tiefen Durchatmen, Husten und Lachen zunehmen. Sie führen oft zu einer Druckempfindlichkeit der Zwischenrippenräume, die zur Ruhigstellung der betroffenen Thoraxseite Anlaß sind (Nachschleppen), und lassen beim Anhalten des Atmens in Exspirationsstellung nach.

Sonderformen der pleuralen Schmerzen treten beim Pancoast-Tumor als Schmerzen im Bereich der Pleurakuppe auf, die in Schulter und Arm ausstrahlen und über eine Läsion des Halssympathikus von einem Horner-Syndrom begleitet werden können.

Plötzliche Schmerzen bei einem Hustenstoß sollten den Verdacht auf einen Spontanpneumothorax oder eine Lungenembolie richten. Die Patienten klagen dann meist gleichzeitig über ein Ausstrahlen der Schmerzen in die Nachbarschaft.

Unterscheiden Sie den Pleuraschmerz von der Interkostalneuralgie, die ebenfalls atemabhängig auftritt, aber streng dem Verlauf der Interkostalnerven folgt.

Brustschmerzen in der Herzregion, besonders wenn sie nach Anstrengung auftreten, sprechen eher für eine Angina pectoris. Bei ihr fehlen meist das Vernichtungsgefühl und die anderen Begleitsymptome, die für einen Herzinfarkt charakteristisch sind (s. Beschwerden bei Erkrankungen des Herzens, S. 185).

Stridor empfindet der Patient als pfeifend-kratzende Inspirationsgeräusche durch Einengungen zwischen oberem Larynx und Hauptbronchien. Er weist auf entzündliche Erkrankungen, Fremdkörper oder Neoplasmen hin.

Pfeifende Atemgeräusche (s. Auskultation der Lunge S. 175) treten vorwiegend exspiratorisch auf und haben ihren Ursprung in teilweisen Verschlüssen der kleinsten Bronchien und Bronchioli, z. B. bei der Bronchitis oder dem Asthma. Meist ist bei pfeifendem Atemgeräusch die Exspiration verlängert.

Auf die **Zyanose** wurde bei der Inspektion der Haut ausführlich eingegangen.

Erfragen Sie vom Patienten bei Verdacht auf eine pulmonale Erkrankung begleitende Allgemeinsymptome. Appetitlosigkeit und Gewichtsverlust weisen auf eine progrediente Lungentuberkulose oder ein Bronchialkarzinom hin. Subfebrile Temperaturen (unter 38° C) in den

Nachmittagsstunden und am Abend sind ein klassischer Hinweis auf aktive Tuberkulose, können allerdings auch bei einer langanhaltenden Viruspneumonie vorkommen.

Fragen Sie Patienten mit Beschwerden oder Befunden im Bereich des Thorax auch ausdrücklich nach früheren ähnlichen Erkrankungen in dieser Region und deren Behandlung.

10.3 Die Befunderhebung am Thorax

Die Beschreibung der Befunde am Thorax wird durch die Einteilung des Untersuchungsfeldes erleichtert. Ventral benutzen Sie als Orientierungslinien die Medioklavikularlinie und die Mediosternallinie. Weitere Hilfen sind Rippenbögen, abgezählte Rippen und die Fossa jugularis (Abb. 10.1). Die Interkostalräume werden nach der darüberliegenden Rippe numeriert. Lateral orientieren Sie sich an der vorderen und hinteren Axillarlinie, dorsal an der Medioskapularlinie bei herabhängenden Armen und an den Dornfortsätzen der Brustwirbelkörper (Abb. 10.2). Die Abb. 10.3 und 10.4 erleichtern die Zuordnung der Lungenlappen zu den äußeren sichtbaren Thoraxanteilen).

Die *Inspektion* des Thorax beginnt mit dem Zählen der Atemzüge pro Minute. Dabei achten Sie auf die Symmetrie oder auf pathologische Veränderungen der **Thoraxform.** Zu den häufigen Abweichungen von der Norm gehört der Faßthorax beim Emphysem (Abb. 10.5). Eine Voussure, die Vorwölbung der Thoraxwand über dem Herzen, tritt bei

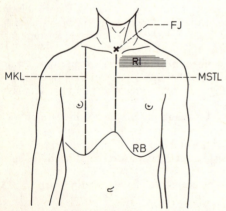 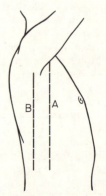

Abb. 10.1 Frontale Orientierungslinien am Thorax: FJ = Fossa jugularis, MKL = Medioklavikularlinie; MSTL = Mediosternallinie, RB = Rippenbogen, RI = Regio infraclavicularis

Abb. 10.2 Laterale Orientierungslinie am Thorax: A = vordere Axillarlinie, B = hintere Axillarlinie

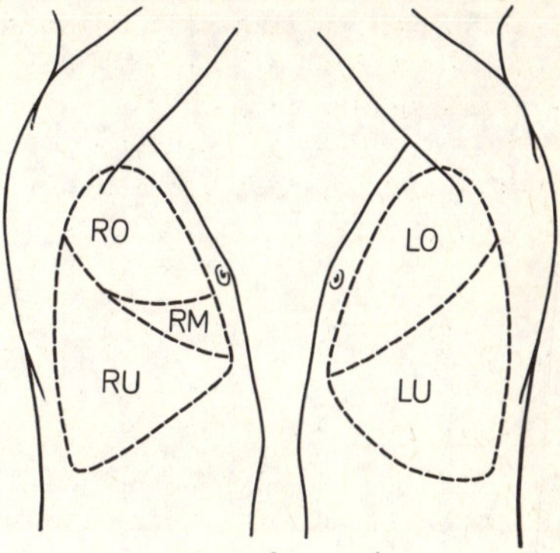

Die Befunderhebung am Thorax 167

Abb. 10.3 Lage der Lungenlappen von lateral: RO = rechter Oberlappen, RM = rechter Mittellappen, RU = rechter Unterlappen, LO = linker Oberlappen, LU = linker Unterlappen

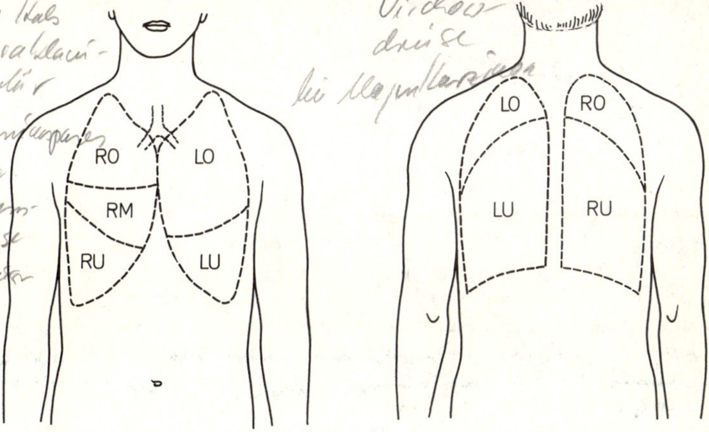

Abb. 10.4 Lage der Lungenlappen von ventral und dorsal: RO = rechter Oberlappen, RM = rechter Mittellappen, RU = rechter Unterlappen, LO = linker Oberlappen, LU = linker Unterlappen

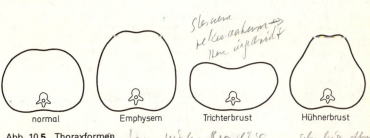

Abb. 10.5 Thoraxformen

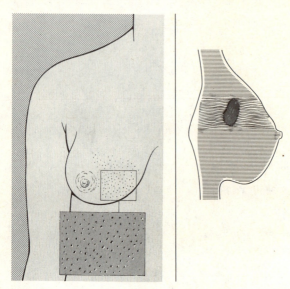

Abb. 10.6 a u. b Sichtbare Veränderungen beim Mammakarzinom (s. S. 390)

angeborenen oder früh erworbenen Herzfehlern auf. Kyphotische Verformungen der Brustwirbelsäule bei Tuberkulose oder Morbus Scheuermann, grobe Skoliosen nach Poliomyelitis und die kyphotische Versteifung bei der Spondylarthritis ankylopoetica (Morbus Bechterew) haben Bedeutung für die Statik und die Beweglichkeit des Thorax bei der Atmung. Trichter- oder Hühnerbrust (Kielbrust) und der »Rosenkranz« als perlenförmige Verdickung der kostalen Knorpel-Knochen-Grenze finden sich mit familiärer Häufung oder sind rachitisbedingt und in unseren Breiten seltene Befunde geworden.

Nachschleppen nennt man die verzögerten und meist auch reduzierten Atemexkursionen auf einer Seite, z. B. bei Pleuritis oder Schwarte.
Zu den pathologischen Atmungstypen gehören die **Tachypnoe,** bei der der Patient mehr als 25 Atemzüge pro Minute tut, und die **periodische Atmung** als Cheyne-Stokessche-Atmung, bei der lange Atempausen mit zunehmend größer werdenden Atemzügen als Zeichen einer Schädigung des Atemzentrums abwechseln. Periodisch ist auch die Biot-Atmung als Wechsel zwischen gleichtiefen Atemzügen und apnoischen Pausen.

Achten Sie bei der Inspektion auch auf den Stand der Brustwarzen und eventuelle Veränderungen der Haut über den **Mammae** (Abb. 10.**6**). Ödematöse Hautverdickungen mit Einziehung der Follikel oder der Brustwarzen, die sogenannte Apfelsinenhaut, oder Plateaubildungen

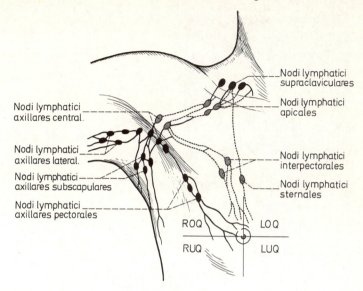

Abb. 10.7 Lymphabflußbahnen und Quadranten der Mamma

durch narbige oder tumoröse Bindegewebsverkürzungen und Absonderungen außerhalb der Laktation müssen Anlaß zu einer sorgfältigen Suche nach axillären Lymphknoten und zu einer Mammographie sein. Die *Palpation* der supraklavikulären und der axillären **Lymphknoten,** die bei entzündlichen Veränderungen an Arm und Hand und bei neoplastischen Prozessen vergrößert sein können, erfolgt mit den Fingerkuppen und mit den Fingerbeeren.

Zur Palpation der axillären Lymphknoten hängt der Arm des Patienten herunter, und die palpierende Hand tastet mit der Außenseite der Finger an der Innenseite des Oberarms hinauf bis in die Kuppel der Axilla, um dann eventuell vergrößerte Lymphknoten gegen die Thoraxwand von oben nach unten fortschreitend zu palpieren (Abb. 10.**8**).

Die Palpation gestattet auch eine eindeutigere Beurteilung der **seitengleichen Beatmung** als die Inspektion. Hierzu werden beide Handflächen von ventral auf den Thorax gelegt, so daß beide Daumen in der Mitte des Sternums liegen und die Fingerspitzen bis unter die Klavikel reichen (Abb. 10.**9a**). Zur Beurteilung des unteren Thoraxanteils legt man beiderseits den Daumen an den unteren Rand des Rippenbogens und umgreift mit den restlichen Fingern die unteren Rippen nach lateral (Abb. 10.**9b**).

Die bimanuelle **Kompression** des knöchernen Thorax von lateral kann zu Schmerzen in den Kostovertebralgelenken führen und damit Hin-

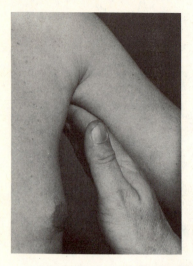

Abb. 10.**8** Die Lymphknotenpalpation in der Axilla erfolgt gegen die Thoraxwand

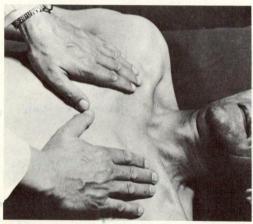

Abb. 10.**9a** Palpation des oberen Thorax auf seitengleiche Beatmung

weise auf die frühe Phase eines Morbus Bechterew oder auf eine Knochenkarzinose geben.

Seitenvergleichend palpieren Sie den **Stimmfremitus.** Dazu spricht der Patient die Zahl 99 so tief wie möglich. Der Fremitus ist ein Zeichen für die Leitfähigkeit des Gewebes im Thorax für niederfrequente Schwingungen. Er ist im allgemeinen auf der rechten Seite und in höheren Thoraxabschnitten etwas stärker, aber immer dann deutlich verstärkt, wenn das Lungengewebe zwischen Bronchien und Thoraxaußenwand wie

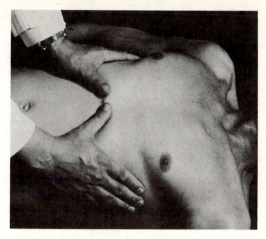

Abb. 10.**9b** Palpation des unteren Thorax auf seitengleiche Beatmung

z. B. bei der Lungenentzündung dichter wird. Der Stimmfremitus ist dagegen abgeschwächt, wenn die Fortleitung durch Pneumothorax, Pleuraerguß oder Pleuraschwarte erschwert wird (Abb. 10.**10**). Bei Kindern und Frauen kann man den Stimmfremitus häufig nicht palpieren, weil sie eine so hohe Stimmlage haben, daß die Schwingungen der Stimmbänder nicht vom Thorax übernommen werden.

Zur palpatorischen Untersuchung der **Mammae** verschieben Sie mit flach aufgelegten Fingern das Drüsengewebe der Brust – nicht nur die Haut – systematisch im rechten oberen, rechten unteren, linken oberen

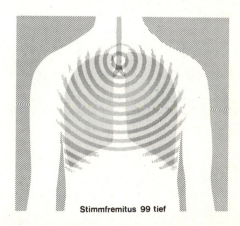

Abb. 10.**10a**   Stimmfremitus 99 tief

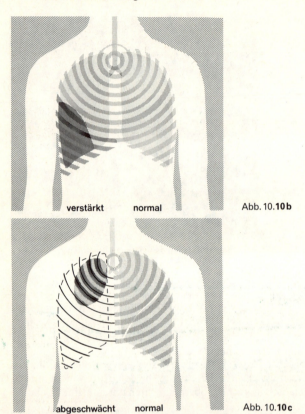

Abb. 10.**10 a–c** Stimmfremitus, schematisch

und linken unteren Quadranten jeder Seite gegen die Rippen. Dazu sitzt die Patientin zunächst aufrecht und beugt sich dann vor (ausführlicher s. gynäkologisch-geburtshilfliche Untersuchung).

Regel: Jeder palpable Knoten in der Brust ist so lange als Mammakarzinom anzusehen, bis das Gegenteil eindeutig feststeht.

Perkutieren Sie seitenvergleichend die linke und rechte Thoraxhälfte, und grenzen Sie zwischen unterschiedlich dichten Organen wie Lunge und Leber ab (s. hierzu zunächst S. 174).

10.4 Qualitäten des Perkussionsschalles

Der Klopfschall mit großer Amplitude, den man über dem gesunden Thorax findet, ist laut, anhaltend und tief. Man nennt ihn **»sonor«**. Mit übergroßer Amplitude, sehr lange anhaltend und ungewöhnlich laut

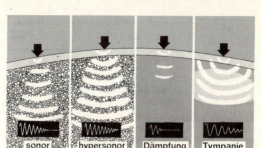

Abb. 10.11 Qualitäten des Perkussionsschalles, schematisch

»**hypersonor**« ist er beim Emphysematiker (Abb. 10.**11**). Mit Schenkelschall oder **Dämpfung** wird ein leiser, dumpfer Klopfschall bezeichnet, wie man ihn z. B. durch Perkussion des Oberschenkels erzeugen kann. Er tritt über luftleerem Gewebe oder Flüssigkeit auf, z. B. bei Pneumonie oder Pleuraschwarte. Der aufliegende Finger tastet bei sonorem Klopfschall weniger »Widerstand« als über Dämpfungen. Erfahrungsgemäß besteht um so weniger Aussicht, kleine Dämpfungen zu erfassen, je kräftiger die Perkussion erfolgt und je größer damit der vibrierende Lungenbereich wird. Der **tympanitische** Klopfschall ähnelt einem Klang und ist durch regelmäßige Schwingungen charakterisiert. Wir hören ihn über Lungenkavernen und gasgeblähten Darmschlingen. **Amphorischen** Klopfschall finden Sie über Kavernen. Er klingt metallischer als Tympanie.

Bei der Thoraxperkussion müssen Sie berücksichtigen, daß:
– Ihr Perkussionsschall nur 5 cm tief dringt, pathologische Prozesse oder Grenzen, die tiefer liegen, mit der Perkussion also nicht erfaßt werden können;
– sonorer, normaler Klopfschall durch Muskulatur oder Fettüberlagerungen entstellt wird und
– bei vergleichender Perkussion sich eine Fehlinterpretation einschleichen kann, wenn normaler Klopfschall einerseits und Dämpfung andererseits als hypersonorer Klopfschall der einen Seite bei Dämpfung oder sonorem Klopfschall der anderen Seite aufgefaßt wird.

10.5 Ablauf der *Perkussion*

Die Perkussion beginnt beim Patienten in Rückenlage mit gleichbleibender Intensität des Perkussionsschlages und gleichbleibendem Druck des aufgelegten Fingers. Sie perkutieren zunächst **seitenvergleichend**

über den oberen und vorderen Lungenanteilen. Dann schreiten Sie in Höhe der Medioklavikularlinie nach kaudal und nach lateral fort.
Die obere und untere Begrenzung der Leber zwischen der sechsten Rippe und dem rechten Rippenbogen (abhängig vom Zwerchfellstand) perkutieren Sie in der Medioklavikularlinie mit leisem Schlag. Dabei erhalten Sie die relative Leberdämpfung, d. h. den Anteil der Leber, der unmittelbar der Körperwand anliegt. Die leise Perkussion ist deshalb nötig, weil laute Perkussion zur Bestimmung der relativen Dämpfung ohnehin die Leberkuppel wegen ihrer tiefen Lage (meist 8–10 cm tief) nicht erfaßt und das »Durchschlagen« abnehmend starker, überlagernder Lungenanteile keine genaue Grenzbestimmung zuläßt. Dann perkutiert man wiederum leise, vom unteren Anteil des rechten oberen Bauchquadranten ausgehend, langsam in der Medioklavikularlinie auf den Rippenbogen zu, bis der tympanitische Darmschall in die Leberdämpfung übergeht (Abb. 10.12). Für diese Untersuchung weist man den Patienten an, nur flach zu atmen, und kontrolliert den Befund bei tiefer Inspiration.
Dann perkutieren Sie dorsal am sitzenden oder liegenden Patienten die beiden Thoraxseiten zwischen den Schulterblättern nach lateral und abwärts vergleichend und bestimmen die dorsalen **Lungengrenzen** etwa in Höhe des 11. BWK. Die respiratorische Verschieblichkeit zwischen tiefster Exspiration und tiefster Inspiration wird gemessen. Sie beträgt etwa 4–5 cm.
Schließlich untersucht man perkutorisch, ob sich etwa zwischen den vorderen und hinteren Axillarlinien eine **aufsteigende Dämpfung** als Zeichen eines Ergusses findet.

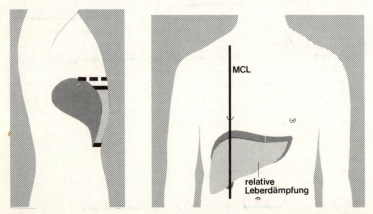

Abb. 10.**12 a u. b** Bestimmung der relativen Leberdämpfung in der Medioklavikularlinie

Für praktische Zwecke reichen die Lokalisationsangaben oben, Mitte, unten aus. Beispiele für Perkussionsschall und Auskultationsgeräusche können Sie auf einer Schallplatte der Firma Boehringer, Mannheim, hören (enthalten in: K. Holldack: Lehrbuch der Auskultation und Perkussion. Thieme, Stuttgart 1974).

10.6 *Auskultation* des Thorax

(s. hierzu zunächst S. 67)

Im Rahmen eines rationellen Untersuchungsablaufes ist es zweckmäßig, mit der Thoraxauskultation immer dort zu beginnen, wo man im Rücken mit der Perkussion aufgehört hat. Sie auskultieren also dorsal von kaudal nach kranial etwa im 10-cm-Abstand den Perkussionslinien folgend (Abb. 10.13). Dann wird der Patient aufgefordert, sich wieder zurückzulegen, und die vorderen apikalen, hilären und lateralen Lungenanteile werden – wiederum vergleichend – auskultiert. Deutliche Verlängerungen einer Atemphase, pfeifende oder juchzende Inspirationen bei La-

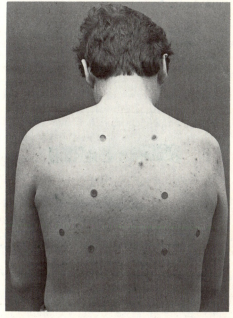

Abb. 10.13 Dorsale Auskultationspunkte am Thorax

ryngospasmus beschreibt man nach der Qualität und der Lokalisation der Atemgeräusche. Bei pfeifendem Geräusch (Stridor) kann man – wenn es im verlängerten Exspirium liegt – auf eine Erkrankung der kleinen Bronchien schließen (z. B. Asthma). Inspiratorischen Stridor finden Sie dagegen bei Veränderungen der oberen Luftwege, des Kehlkopfes und der Trachea.

Die Unterschiede der **Atemgeräuschqualitäten** sind in erster Linie durch die Vibrationszahl der Grundtöne pro Sekunde bestimmt:
- normale Vesikuläratmung 120 Vibrationen pro Sekunde,
- Bronchovesikuläratmung 250–500 Vibrationen pro Sekunde,
- Bronchialatmen 1000 und mehr Vibrationen pro Sekunde (nach Fahr 1929).

Als Vesikuläratmung oder Alveoläratmung bezeichnet man das leise rauschende Geräusch, das in der Inspirationsphase länger zu hören ist und beim Wechsel von Einatmung zu Ausatmung leiser wird. Es entsteht wahrscheinlich durch die Verwirbelung der Luft und Ausdehnung bzw. Schrumpfung der Alveolen. Reines Vesikuläratmen auskultieren Sie am besten fern von den großen Atemwegen in der Achselhöhle (Wenner).

Im Normalfall wirken die den Bronchialbaum umgebenden Alveolen dämpfend und gestatten nur das Auskultieren niederfrequenter Geräusche an der Thoraxwand. Laufen die Alveolen z. B. bei einer Pneumonie voll, so werden auch die höherfrequenten Geräusche auskultierbar. Dagegen mindern Pleuraverdickungen oder Flüssigkeitsergüsse im Interpleuralspalt die Fortleitung tiefer- und höherfrequenter Geräusche. Um Geräusche durch Bewegungen des Stethoskops gegen die Thoraxwand zu vermeiden, muß es fest aufgesetzt werden. Fehler bei der Auskultation entstehen durch ein locker aufgesetztes Stethoskop oder Haare an der Brustwand, die mit den Atembewegungen am Stethoskop selbst oder am Schlauch reiben, oder durch einen zu langen Stethoskopschlauch, der die Kleidung des Untersuchers berührt. Neuerdings wird wieder die **Differentialauskultation** verwendet, bei der je ein Stethoskop und ein Schlauch für ein Ohr verwendet werden, um mit den beiden Stethoskopen seitenvergleichend einander entsprechende Lungenpartien zu untersuchen (Waring 1975).

Physiologische »**Bronchialatmung**« können Sie im gesunden Organismus über der Trachea, dem Hauptbronchus und einem kleinen Gebiet des rechten Apex und gelegentlich über der rechten Interskapularregion hören. Pathologisches Bronchialatmen, dessen Exspirium lauter, länger und höher als die Inspiration ist, findet sich über Regionen, in denen das Strömungsgeräusch aus den Bronchien dadurch besser zur Oberfläche fortgeleitet wird, daß der Luftgehalt zwischen Bronchien und Wand, z. B. durch Exsudat, verringert ist. Das ist der Fall, wenn Alveolen durch entzündliche Prozesse wie die Pneumonie mit Flüssigkeit gefüllt oder atelektatisch sind. Hier fehlt die Abschwächung des Atemgeräusches durch das beim Gesunden zwischen Bronchus und Thoraxwand vorhandene luftgefüllte Lungengewebe. Beim Verdacht auf Bronchialatmen kann man das über der Lunge auskultierte Atemgeräusch mit dem Geräusch über der Trachea vergleichen.

Gelegentlich ist Bronchialatmen – wenn auch mit entferntem Klangcharakter – über Pleuraergüssen zu auskultieren. Diese Form ist noch schwieriger als das Bronchialatmen bei Pneumonie vom lauten Atemgeräusch der Kinder zu unterscheiden.

Vermindertes Atemgeräusch entsteht wie verminderter Stimmfremitus durch verminderte Belüftung oder Abdrängung der Lunge von der Thoraxwand, z. B. bei Erguß, Pleuraschwarte oder Emphysem. Bei Atelektasen kann das Atemgeräusch völlig verschwinden. Einseitige Verminderung oder einseitiges Fehlen des Atemgeräusches läßt die Ergußschwarte und den Pneumothorax oder einen Bronchusverschluß von der beiderseitigen Verminderung des Atemgeräusches beim Emphysem unterscheiden. Denken Sie daran, daß auch ausgeprägte Adipositas die Auskultation der Atemgeräusche behindert.

Die Ursache auskultierbarer Nebengeräusche sind Sekretfäden (trockene Nebengeräusche) oder Blasen (feuchte Nebengeräusche).

Trockene Nebengeräusche (Rasselgeräusche) sind meist in beiden Atemphasen als Pfeifen oder sonores (tieferfrequentes) Brummen zu hören und an der Thoraxwand als Schwirren zu palpieren. Sie werden hörbar, wenn bei Entzündungen im oberen Respirationstrakt, wie z. B. der chronischen Raucherbronchitis, zähflüssige Schleimfäden durch den Luftstrom in Schwingung versetzt werden. Beim asthmatischen Bronchospasmus sind die Atemgeräusche in beiden Atemphasen verstärkt; zusätzlich treten im verlängerten Exspirium trockene Nebengeräusche auf (Abb. 10.14).

Feuchte Nebengeräusche (Rasselgeräusche) sind ein Zeichen für Flüssigkeitsansammlung in Bronchien und Alveolen. **Großblasige** Nebengeräusche deuten auf Sekret im Bereich der Bronchien hin, z. B. bei Bron-

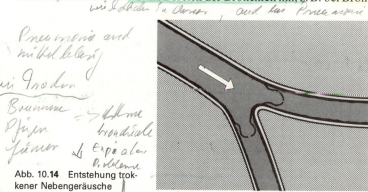

Abb. 10.**14** Entstehung trockener Nebengeräusche

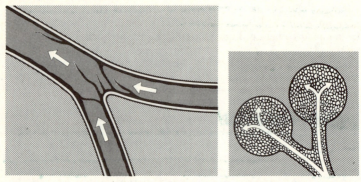

Abb. 10.15 a u. b a) Entstehung großblasiger, feuchter Rasselgeräusche, b) Entstehung feinblasiger, feuchter Rasselgeräusche

chiektasie; **kleinblasige** (hochfrequente) Nebengeräusche entstehen, wenn beim Einatmen Luft in flüssigkeitsgefüllte Bronchioli und Alveolen eindringt (Abb. 10.**15**), z. B. beim Lungenödem, oder wenn sich komprimierte Alveolen gegen das umgebende flüssigkeitsgefüllte Gewebe ausdehnen. **Klingend** nennt man besonders deutlich hörbare, hohe Nebengeräusche. Sie entstehen durch Infiltration (Pneumonie). Dabei leitet das verdichtete infiltrierte Gewebe besser, und zwar besonders die hohen Frequenzen. Im Gegensatz dazu sind Nebengeräusche bei der Stauung im Rahmen einer Herzinsuffizienz **nicht klingend,** weil die Flüssigkeit hohe Frequenzen der Nebengeräusche weniger gut leitet als entzündliches Infiltrat.

Als **Crepitatio** wird ein knisterndes Geräusch bezeichnet, das wahrscheinlich beim Luftdurchtritt durch periphere Atemwege oder Alveolen entsteht, deren innere Oberfläche mit Flüssigkeit überzogen ist. Das Geräusch erinnert an knisterndes Salz im Feuer und tritt im Anfangs- oder Endstadium der Pneumonie auf.

Ein seltenes, aber doch charakteristisches Geräusch ist das Lederknarren oder **pleuritische Reiben** der beiden Pleurablätter bei der Pleuritis fibrinosa, die wie jede Pleuritis den Verdacht auf eine Tuberkulose lenken muß. Es ist nur über den Lungenabschnitten zu hören, in denen die Lungenflügel bei der Atmung deutlich tiefertreten. **Perikarditische Reibegeräusche** bei der Pericarditis sicca entsprechen dem Herzrhythmus, pleuritische Reibgeräusche dem Atemrhythmus.

Das hippokratische **Plätschern** entsteht beim Schütteln von Patienten mit Pneumohydrothorax oder mit einem Emphysem; es kann durch große Zwerchfellhernien vorgetäuscht werden, bei denen zusätzlich Darmgeräusche im Thorax zu hören sind.

Zur Auskultation der **Bronchophonie** wird der Patient aufgefordert, wiederholt die Zahl 66 zu flüstern. Über pneumonischen Infiltraten ist die Schalleitung und damit die Bronchophonie verstärkt.

Das **Münzenzeichen** (Signe du sou) kann für einen Pneumothorax pathognomonisch sein. Auf die vordere Thoraxwand wird eine große Münze gelegt und mit der Kante einer anderen Münze dagegengeschlagen. Normalerweise hört der auf der Rückseite in gleicher Höhe Auskultierende ein dumpfes, schlecht fortgeleitetes Klickgeräusch; bei Pneumothorax klingt das Geräusch dagegen deutlich metallisch.

10.7 *Funktionsprüfung* der Lungen

Sichtbarer Ausdruck beeinträchtigter Lungenfunktion sind Schonung oder Nachschleppen einer Thoraxseite und besondere Atemrhythmen (Atemtypen) wie die:
- tiefe, regelmäßige Kußmaul-Atmung im Coma diabeticum (Bei ihr ist der Atem-Zeit-Quotient, das Verhältnis von Inspirationszeit zu Exspirationszeit, der normalerweise kleiner als 1 ist, nahe 1.)

oder die
- medulläre Cheyne-Stokes-Atmung als periodische Tiefen- und Frequenzsteigerung mit großen Periodenpausen

oder die
- Biot-Atmung bei Hirndruck als Wechsel ungleichmäßig langer Phasen der Apnoe mit einigen gleichtiefen Atemzügen (Abb. 10.16).

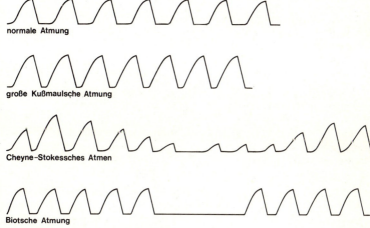

Abb. 10.16 Atemtypen, schematisch

180 Die Untersuchung des Thorax

Zutreffendes bitte durchkreuzen

Thorax							bei Dyspnoe		Az/Min.		
Brustkorb	Faßthorax										
	Atemnot beim Sprechen										
Mammae	Apfelsinenhaut	links	rechts	links							
	Knoten	links	rechts								
Klopfschall		links				ungleicher Mamillenknoten	rechts		links	rechts	unten
		links				Druckschmerz	rechts	sonst.	oben	Mitte	unten
		links		oben	Mitte	**Dämpfung**	unten	rechts	oben	Mitte	unten
		links		oben	Mitte	**Dämpfung**	unten	vorn	oben	Mitte	unten
		links		oben	Mitte	**hypersonor**	unten	hinten	oben	Mitte	unten
		links		oben	Mitte	**hypersonor**	unten	vorn	rechts	Mitte	sonst.
	Verschieblichk.	links				fehlende Verschieblichk.		hinten			
Lungengrenzen		links		oben	Mitte	**abgeschwächt**	unten	vorn	oben	Mitte	unten
Atemgeräusch		links		oben	Mitte	**abgeschwächt**	unten	hinten	oben	Mitte	unten
		links		oben	Mitte	**verschärft**	unten	vorn	oben	Mitte	unten
		links		oben	Mitte	**verschärft**	unten	hinten	oben	Mitte	unten
		links		oben	Mitte	**bronchial**	unten	vorn	oben	Mitte	unten
		links		oben	Mitte	**bronchial**	unten	hinten	oben	Mitte	unten

unauffällig (Brustkorb)
unauffällig (Mammae)
unauffällig (Klopfschall)
unauffällig (Lungengrenzen)
unauffällig (Atemgeräusch)

Thorax – Dokumentation

links	vorn	oben	Mitte	unten	**trockene NG**	rechts	vorn	oben	Mitte	unten		
links	hinten	oben	Mitte	unten		rechts	hinten	oben	Mitte	unten		
~~links~~	~~vorn~~	oben	~~Mitte~~	unten	~~kleinblas. NG~~	~~rechts~~	~~vorn~~	oben	~~Mitte~~	unten		
~~links~~	~~hinten~~	oben	~~Mitte~~	unten		~~rechts~~	~~hinten~~	oben	~~Mitte~~	unten		
links	vorn	oben	Mitte	unten	**mittelblas. NG**	rechts	vorn	oben	Mitte	unten		
links	hinten	oben	Mitte	unten		rechts	hinten	oben	Mitte	unten		
links	vorn	oben	Mitte	unten	**großblas. NG**	rechts	vorn	oben	Mitte	unten		
links	hinten	oben	Mitte	unten		rechts	hinten	oben	Mitte	unten		
links	vorn	oben	Mitte	unten	**klingende NG**	rechts	vorn	oben	Mitte	unten		
links	hinten	oben	Mitte	unten		rechts	hinten	oben	Mitte	unten		
links	vorn	oben	Mitte	unten	**Reibegeräusch**	rechts	vorn	oben	Mitte	unten		
links	hinten	oben	Mitte	unten		rechts	hinten	oben	Mitte	unten		

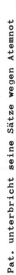
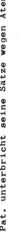

Pat. unterbricht seine Sätze wegen Atemnot

**Stärkegrade,
sonst. Befunde
u. Erläuterungen**

Einblick in die Funktion von Thorax und Lungen geben die **Differenz** zwischen inspiratorischem und exspiratorischem **Thoraxumfang** (Messung mit herabhängenden Armen, bei Frauen über dem Brustansatz, bei Männern unmittelbar unterhalb der Mamillen in Mittellage, tiefer Inspirations- und Exspirationslage) und die Zahl der **Atemzüge pro Minute.** Übersteigt sie in Ruhe 25 Atemzüge, spricht man von einer Tachypnoe; kommt beim Patienten das Gefühl der Atemnot hinzu, so handelt es sich um eine Dyspnoe. Ist dabei die Einatmungsphase verlängert (inspiratorische Dyspnoe), so weist das auf eine Einengung der oberen Luftwege bis zum Bronchus hin.

Neben der Atemnot beim Sprechen, die sich in unterbrochenen Sätzen zeigt, geben der **Atemanhalteversuch** (Normalwert etwa 20 Sek.) und der Streichholzversuch Hinweise auf eine Funktionsstörung. Beim **Streichholzversuch** wird ein brennendes Streichholz oder Feuerzeug (kein Sturmfeuerzeug) etwa 20 cm vor den weit geöffneten Mund des Patienten gehalten, der es mit einer kräftigen Exspiration ausbläst.

Objektivierbare Belastungsversuche können Sie mit dem **Fahrradergometer** nach dem Grundsatz durchführen: Je größer die Leistung, desto mehr Sauerstoff wird gebraucht und desto mehr Kohlendioxyd wird freigesetzt. Bei der pneumologischen Ergometrie müssen daher gleichzeitig Blutgasanalysen durchgeführt werden.

Man läßt den Patienten am Fahrradergometer oder mit dem Drehkurbelergometer wenigstens 5 Min. lang in einer bestimmten Leistungsstufe arbeiten, bis Steady-state-Bedingungen vorliegen, bei denen es zwischen Arbeitsumsatz und Atmung zu einem Gleichgewicht kommt. Mit der Ergometrie können Sie eine latente respiratorische Insuffizienz aufdecken, die erst unter Arbeitsbelastung offenkundig wird, oder bei Ruhehypoxämie die gestörten respiratorischen Funktionen differenzieren. Hierzu gehören – wie zu allen anderen Lungenfunktionsprüfungen – ausführliche Laboruntersuchungen.

Zur Dokumentation Ihrer Befunde am Thorax können Sie das Schema »Thorax« verwenden (s. S. 180f.).

10.8 Aufgaben für die Selbstkontrolle

10/1 Was ist für einen Reizhusten charakteristisch?
10/2 Wie bezeichnet man blutiges Sputum mit größeren Blutmengen?
10/3 Welche vier Merkmale sind charakteristisch für eine Hämatemesis?
10/4 Definieren Sie den Bergriff Hämoptysen!
10/5 Wie bezeichnet man das subjektive Gefühl erschwerter Atmung (vermehrter Atemarbeit)?
10/6 Mit welcher Patientenangabe kann man sich einen groben Überblick über die Schwere einer Dyspnoe verschaffen?
10/7 Erläutern Sie in Stichworten die Pathophysiologie der metabolischen Dyspnoe!
10/8 Wie bezeichnet man die Unfähigkeit, im Liegen genügend zu atmen?
10/9 Warum empfindet man bei Erkrankungen der Lunge keine Schmerzen im Lungengewebe selbst?
10/10 Welche Schmerzart ist charakteristisch für Pleuraschmerzen?
10/11 Welche Körperfunktionen wirken sich auf Pleuraschmerzen steigernd aus?
10/12 Wie versucht der Patient mit Pleuraschmerzen, sich Linderung zu verschaffen?
10/13 Inwieweit ähneln sich Pleuraschmerzen und Interkostalneuralgie?
10/14 Definieren Sie den Begriff Stridor!
10/15 In welcher Atemphase treten pfeifende Atemgeräusche vorwiegend auf?
10/16 Nennen sie fünf Einteilungshilfen am frontalen Thorax!
10/17 Welche Armhaltung ist die Voraussetzung für die Verwendung der Medioskapularlinie zur Einteilung des dorsalen Thorax?
10/18 Was verstehen Sie unter einem »Rosenkranz«?
10/19 Von welcher Frequenz an spricht man von einer Tachypnoe?
10/20 Wie erklären Sie die Plateaubildung als Hinweis auf ein Mammakarzinom?
10/21 Wie prüfen Sie den Stimmfremitus?
10/22 Unter welchen Bedingungen ist der Stimmfremitus abgeschwächt?
10/23 Warum können Sie bei Frauen und Kindern den Stimmfremitus häufig nicht palpieren?
10/24 Welche drei Faktoren wirken auf den Charakter des Perkussionsschalles ein?
10/25 Aus welchem Gelenk erfolgt die Perkussionsbewegung?
10/26 Wie tief dringt der Perkussionsschall ein?
10/27 In welcher Linie perkutieren Sie die Leberbegrenzung?
10/28 Warum perkutieren Sie die obere Lebergrenze mit leisem Schlag?
10/29 In Höhe welches BWK suchen Sie dorsal die Lungengrenzen?
10/30 Wo perkutieren Sie bei Verdacht auf Pleuraergüsse?

10/31 Für welche Frequenzbereiche benutzen Sie den Membranteil und für welche den Trichter Ihres Stethoskops?
10/32 Wie wirken die Alveolen auf die Atemgeräusche im Bronchialbaum?
10/33 Wodurch wird die Auskultation nieder- und hochfrequenter Geräusche vermindert?
10/34 Worauf weist ein pfeifendes, verlängertes Exspirium hin?
10/35 Zu welcher Veränderung des Atemgeräusches führen Verengungen der oberen Luftwege, des Kehlkopfes und der Trachea?
10/36 In welcher Atemphase ist das Vesikuläratmen länger zu hören?
10/37 Warum findet sich physiologischerweise Bronchialatmung über der Trachea?
10/38 Wodurch werden Nebengeräusche verursacht?
10/39 Welche lokalisatorische Unterscheidung gestatten großblasige und kleinblasige Rasselgeräusche?
10/40 Wie erklären Sie das »Lederknarren«?
10/41 Wie unterscheidet man pleuritische und perikarditische Reibegeräusche?
10/42 Zu welcher Untersuchung läßt man den Patienten die Zahl 66 flüstern?
10/43 Nennen Sie mindestens drei Atemrhythmen, die Schlußfolgerungen auf die Lungenfunktion zulassen!
10/44 Nennen Sie vier einfache Verfahren, mit denen Sie sich einen Überblick über die Atmung des Patienten verschaffen können!

Praktische Aufgaben zur Untersuchung des Thorax

10/A Legen Sie vor einem Spiegel am eigenen Thorax die Medioklavikularlinie, die Mediosternallinie und die vordere Axillarlinie fest!
10/B Versuchen Sie, im Liegen eine Haltung einzunehmen, bei der Sie die rechtsseitige Thoraxexkursion weitgehend vermeiden! Wie liegen Sie dann?
10/C Palpieren Sie beiderseits die eigene Achselhöhle systematisch auf Lymphknotenvergrößerungen!
10/D Versuchen Sie im Liegen, bei sich selbst in den oberen und lateralen Thoraxbereichen den Stimmfremitus zu palpieren!
10/E Üben Sie die Perkussion auf einer Tischplatte! Einen lockeren Perkussionsschlag erwirbt man nur durch Übung.
10/F Üben Sie dann die Perkussion am eigenen Thorax vergleichend mit der Perkussion des Oberschenkels! Achten Sie dabei nicht nur auf die Schall-, sondern auch auf die Vibrationsphänomene, die Sie mit dem Plessimeterfinger wahrnehmen!
10/G Stellen Sie perkutorisch Ihre absolute Leberdämpfung fest!
10/H Untersuchen Sie mit dem Stethoskop vergleichend Ihre eigenen Atemgeräusche über dem Lungengewebe und der Trachea!
10/I Messen Sie bei sich selbst die inspiratorisch-exspiratorische Differenz des Thoraxumfangs, zählen Sie Ihre Atemzüge pro Minute, prüfen Sie, wie lange Sie die Luft anhalten können, und üben Sie den Streichholzversuch (mit weit geöffnetem Mund)!

11.0 Die Untersuchung des Herzens*

11.1 Lernziele

Im folgenden Kapitel werden Sie lernen, wie man
- die charakteristischen Beschwerden bei Erkrankungen des Herzens definiert,
- Inspektion, Palpation und Perkussion für die Beurteilung des Herzens einsetzt,
- das Herz auskultiert und dabei Herzrhythmus, Lautstärke, Extratöne und Geräusche beurteilt,
- Venendruck und Kreislaufzeiten bestimmt und Belastungsversuche durchführt und
- die am Herzen erhobenen Befunde dokumentiert.

Kontrollieren Sie anhand der gestellten Fragen, ob Sie diese Lernziele erreichen.

11.2 Charakteristische Beschwerden

Zu den charakteristischen Beschwerden, über die Patienten mit Erkrankungen des Herzens klagen, gehören neben Dyspnoe (Asthma cardiale) Zyanose und Husten (s. Thorax S. 163):

Präkordiale Schmerzen über dem linken Thorax im Bereich der Medioklavikularlinie und der Herzspitze. Sie weisen in erster Linie auf entzündliche Ursachen bei einer Perikarditis hin, können aber auch emotional bedingt sein und dauern dann höchstens Minuten. Präkordiale Schmerzen klingen meist mit Ruhigstellung des Patienten wieder ab.

Substernale Schmerzen unter dem unteren Anteil und dem linken Rand des Sternums sind meist Zeichen einer Koronarerkrankung und können als Angina pectoris belastungsabhängig kommen und gehen. Mit Todesangst, Schweißausbrüchen und Erbrechen sind sie Zeichen eines Herzinfarkts, dauern dann stundenlang und strahlen nach kranial bzw. in den linken Arm aus. Beide Formen der Herzschmerzen werden im Gegensatz zu anderen thorakalen Schmerzen von der Atmung nicht beeinflußt.

Über **Herzklopfen** (= Herzpalpitation) sprechen Patienten, wenn sie ihren Herzrhythmus oder einzelne Schläge deutlich spüren, z. B. bei Extrasystolen oder bei der völligen Dissoziation von Vorhof und Kammer. Dann ist das Herzklopfen – das, was der Patient spürt – auch auskultato-

---

* Zur Veranschaulichung dieses Themas können Sie Teil 5 des Filmes »Die allgemeine ärztliche Untersuchung« benutzen (s. S. 9).

risch als sogenannter Kanonenschlag hörbar. Doppelte Kanonenschläge weisen auf einen Herzblock hin.
Herzphobie nennt man anfallsweises starkes Herzklopfen mit Angstgefühlen, z.B. bei sogenannten sympathikovasalen Anfällen.
Als **Herzstolpern** (Allodromie) bezeichnet man Unregelmäßigkeiten der Herzfrequenz, die auf Arrhythmien beruhen und vom Patienten wahrgenommen werden.
Herzjagen sind anfallsweise (= paroxysmale) Tachykardien, die ebenso plötzlich, wie sie auftreten, wieder verschwinden und vom Patienten als schneller Herzrhythmus (Frequenz 150–200) erlebt werden. Zu unterscheiden ist ein völlig überraschender Anfallsbeginn (bei der sogenannten essentiellen paroxysmalen Tachykardie) von der extrasystolischen paroxysmalen Tachykardie, bei der der Patient kurz vor dem eigentlichen Anfall mehrere Phasen gehäufter spürbarer Extrasystolen wahrnimmt.
Plötzliche **Ohnmachten,** die bis zu 2 Min. dauern, nach Schwindelgefühl auftreten und auch gelegentlich mit Krämpfen einhergehen, können Folge zerebraler Anämien durch akute Herzrhythmusstörungen sein (sogenannte Adams-Stokessche Anfälle als Folge eines vollständigen Herzblocks). Man spricht auch von Synkopen, deren Ursache meist eine Herzinsuffizienz ist.
Paroxysmale nächtliche Dyspnoe ist eine plötzlich im Schlaf auftretende schwere Atemnot, die sich nur bei aufrechtem Sitz oder Aufstehen bessert. Auch sie ist Zeichen einer Herzinsuffizienz, ebenso wie
Ödeme, die als sogenannte »dicke Beine« in den Abendstunden auftreten. Diese kardialen Ödeme nehmen im Gegensatz zu renalen und allergischen Ödemen meist im Liegen ab.
Fragen Sie Patienten mit Beschwerden oder Befunden, die auf eine Erkrankung des Herzens hinweisen, ausdrücklich nach früheren ähnlichen Erkrankungen und deren Behandlung.

11.3 Ablauf der Untersuchung des Herzens

Schon die *Inspektion* der präkordialen Thoraxwand gestattet Rückschlüsse auf Erkrankungen des Herzens. Bei Rechtshypertrophie kann die Herzaktion als **pulssynchrones Anheben** mehrerer Interkostalräume linksparasternal, bei Linkshypertrophie der **hebende Herzspitzenstoß** im 5. ICR etwa in der Mamillarlinie sichtbar werden. Auf die Voussure ist auf S. 166, auf die Zyanose auf S. 79ff. eingegangen worden.
Sichtbare Pulsationen im 1. oder 2. ICR rechtfertigen den Verdacht auf ein Aneurysma der Aorta ascendens oder eine Aorteninsuffizienz. Beide Erkrankungen führen ebenfalls zu Pulsationen in der Fossa jugularis. Sichtbare Pulsationen im 2. und 3. linken ICR können bei Vorhof-

septumdefekt und der Pulmonalstenose mit poststenotischer Dilatation auftreten. Pulsationen über dem unteren Sternum und im 4./5. ICR links sind Zeichen einer Volumen- oder Druckbelastung des rechten Herzens. Man spricht auch von präkordialen Impulsen. Epigastrische oder gelegentlich sichtbare Leberpulsationen sprechen für eine Vergrößerung des rechten Herzens oder eine Trikuspidalinsuffizienz.

Die *Palpation* beginnt am liegenden Patienten mit flach aufgelegten Händen rechts unmittelbar neben dem Sternum und links etwas weiter zur Medioklavikularlinie hin. So erfassen Sie die Aktion hypertropher Ventrikel als:
- große Pulsationen, z. B. bei der Aorteninsuffizienz (Abb. 11.**1**), sowie
- betonte zweite Pulmonaltöne im 1. ICR links, z. B. bei Septumdefekt oder pulmonaler Hypertonie,
- parasternales systolisches Schwirren über dem Herzen und über den großen Gefäßen, z. B. bei Stenosen oder Septumdefekt,
- systolisches und diastolisches Schwirren beim Ductus arteriosus apertus, gelegentlich auch in feinerer Form als perikarditisches Reiben bei der Pericarditis sicca.

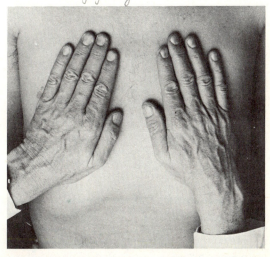

Abb. 11.**1** Bei der frontalen Palpation der Thoraxwand liegt die linke Hand unmittelbar rechts neben dem Sternum, die rechte Hand etwas in Richtung auf die MCL

Mit den Spitzen von Zeige- und Mittelfinger palpieren Sie dann – je nach Thoraxform und Zwerchfellstand – etwa im 5. ICR innerhalb der Mamillarlinie den weniger als 2 cm breiten **Herzspitzenstoß** in Rücken- oder linker Seitenlage (Abb. 11.**2**). Oft bleibt er hinter einer Rippe bzw.

188 Die Untersuchung des Herzens

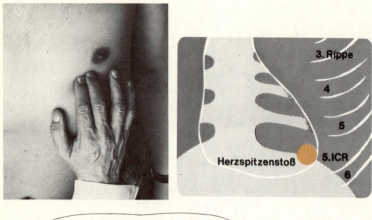

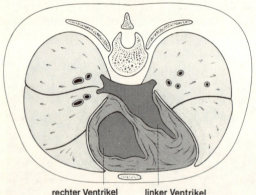

Abb. 11.**2 a–c** Den Herzspitzenstoß palpiert man mit den Spitzen von Zeige- und Mittelfinger

hinter emphysematösem Lungengewebe, Fettpolstern oder Pleuraergüssen verborgen oder kann auch bei adynamischen Veränderungen des linken Ventrikels einfach fehlen. Der Herzspitzenstoß wird bei Hypertrophie der linken Herzkammer verbreitert palpiert und ist in ausgeprägten Fällen »hebend« – die Spitze eines senkrecht aufgesetzten Bleistiftes läßt diese Bewegung deutlich erkennen. Die Verlagerung des Herzspitzenstoßes ist nach rechts oder links, aber auch nach kaudal möglich.

Mit der ***Perkussion*** können Sie Form, Lage und Größe des Herzens bestimmen. Dabei liegt der Plessimeterfinger senkrecht oder parallel zur Herzgrenze (Abb. 11.**3**). Zunächst perkutieren Sie kräftig, um das über-

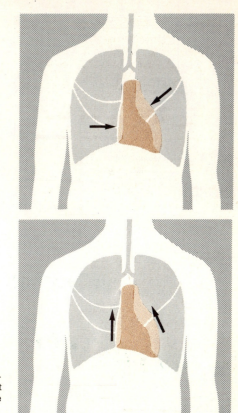

Abb. 11.**3a u. b** Die Herzgrenzen werden senkrecht oder parallel zur Herzgrenze perkutiert

deckende Lungengewebe zu »durchschlagen«. So erhalten Sie die relative Herzdämpfung (Abb. 11.**4**). Die Abgrenzung der absoluten Herzdämpfung, also der Herzvorderwand, die dem Thorax unmittelbar anliegt, erfolgt mit betont schwachem Perkussionsschlag und ist im Ergebnis eine Kombination aus gehörter und mit dem aufliegenden Finger palpierter Dämpfung. Sie kann beim Emphysematiker fehlen und beim Steilherzen nicht vom Sternum zu unterscheiden sein. Pleuraergüsse oder Emphyseme der jeweiligen Gegenseite können die Verlagerung des Herzens zur einen oder anderen Seite bedingen; Schwangerschaft und Aszites, rechtsseitiger Pneumothorax oder Pleuraerguß können die absolute Dämpfung nach links verlagern.

Die Vergrößerung der Perkussionsfigur entsteht sowohl durch Rechts- als auch durch Linksvergrößerung und Perikarderguß; Aortenaneurysmen und mediastinale Tumoren verbreitern die Dämpfung kranial von

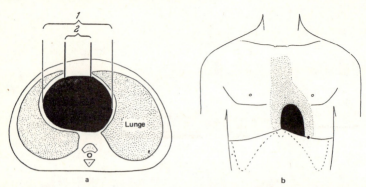

Abb. 11.**4**a u. b   Relative (1) und absolute (2) Herzdämpfung (aus: K. Holldack: Lehrbuch der Auskultation und Perkussion, 8. Aufl. Thieme, Stuttgart 1974)

der Herzfigur. Perkutorisch ist nicht festzustellen, welche Herzanteile die Vergrößerung der Perkussionsfigur verursachen.

Kaum eine andere ärztliche Untersuchungstechnik bedarf so sehr der kritischen Übung wie die ***Auskultation des Herzens.*** Deshalb sollten Sie schrittweise vorgehen und erhobene Herzbefunde in allen Einzelheiten aufzeichnen. So wird ein Vergleich mit dem Phonokardiogramm und damit eine Kontrolle des eigenen Übungsfortschritts möglich.

Auskultatorisch sind am Herzen Töne (kurzdauernde, hörbare Schwingungen), Geräusche, die durch Turbulenzen entstehen, und Rhythmusveränderungen zu erfassen. Um Stethoskopfehler zu vermeiden, muß man wissen, daß das Membranstethoskop hochfrequente Geräusche verstärkt, aber als Filter für tiefe Geräusche wirkt, die besser mit dem Trichterstethoskop gehört werden können.

Die Intensität aller Herztöne kann durch Adipositas, Pleura- und Perikarderguß, Emphysem oder Adynamie, z.B. bei Infarkt, Low output, Myxödem und anderen Ursachen einer verminderten Kontraktionskraft des Herzens herabgesetzt sein.

Sie auskultieren das Herz in der Regel am deutlichsten an fünf **Auskultationsstellen.** Die aufgeführten Fortleitungen der Geräusche tragen zur Unterscheidung der Ursprungsstellen bei (Abb. 11.**5**):

1. **Aorta*** im 2. ICR am rechten Sternalrand mit Fortleitung in die Karotiden, besonders bei Aortenstenose;

---

* In Wirklichkeit ist es weder die Aorta noch die Aortenklappe, sondern die Stelle, an der Töne und Geräusche, die im linken Ventrikel und an der Aortenklappe bzw. an den unter 2. und 3. genannten Klappen verursacht werden, auskultatorisch meist ihr »Punctum maximum« haben.

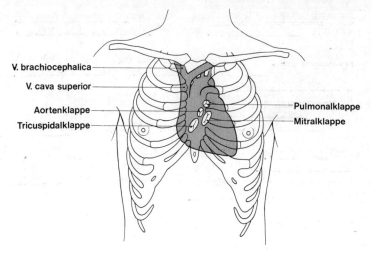

Abb. 11.5a Ursprungsstellen für Herztöne u. -geräusche

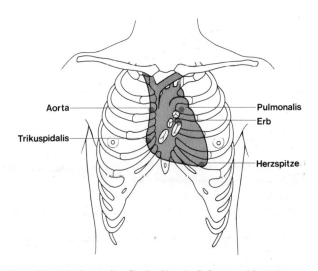

Abb. 11.5b Die fünf Auskultationsstellen für das Herz (s. Fußnote auf S. 190)

2. **Pulmonalis** im 2. ICR links parasternal. Die Fortleitung der Geräusche einer Pulmonalstenose folgt dem Verlauf des 2. ICR nach kranial.
3. **Trikuspidalis** über dem Ansatz der V. Rippe am rechten Sternalrand. Die Geräusche bei der Trikuspidalinsuffizienz werden in Richtung Zwerchfell fortgeleitet.
4. Im 3. ICR links parasternal über der Mitralklappe liegt der sogenannte »**Erbsche Punkt**« etwa in der Mitte der Herzfigur. Hier hören Sie Geräusche bei der Mitralstenose und der Aorteninsuffizienz besonders deutlich;
5. Die **Herzspitze** auskultiert man über dem Spitzenstoß im 5. ICR etwa drei Querfinger lateral vom linken Sternalrand. Hier hört man die Fortleitung der Mitralklappengeräusche deutlich bei der Mitralstenose und der Mitralinsuffizienz.

> Auskultieren Sie das Herz immer an allen fünf Auskultationsstellen. Setzen Sie sich dazu am besten auf die Bettkante oder die Untersuchungsliege neben die rechte Körperseite des Patienten. Auskultieren Sie in Ruhe, entspannen Sie sich beim Auskultieren. Fühlen Sie gleichzeitig den Puls des Patienten.

11.4 Herzrhythmus, Herztöne, Herzgeräusche

Nur wenige Vitien sind mit der Auskultation von Herzrhythmus, Herztönen und Herzgeräuschen nicht zu diagnostizieren. Bei der Suche nach den günstigsten Auskultationspunkten müssen Sie berücksichtigen, daß die Aorten- und Trikuspidalklappen dem Stethoskop nicht direkt zugänglich sind, sondern unter dem Sternum liegen. Deshalb auskultiert man sie in der unmittelbaren, akustisch ergiebigsten Nachbarschaft. Außerdem können topographische Variationen durch Körperbau, Zwerchfellstand und Erkrankungen des Herzens bedingt sein. Das sind die Ursachen für die unterschiedlichen Angaben über die Auskultationspunkte in den einzelnen Lehrbüchern. Untersuchen Sie den Patienten in verschiedenen **Positionen:**
liegend auf dem Rücken,
liegend in linker Seitenlage (Befund bei Mitralstenose besonders deutlich),
sitzend mit tiefer Exspiration (Befund bei Aorteninsuffizienz besonders deutlich),
in Ruhe und nach Belastung, z.B. mit dem Fahrradergometer oder nach 10 Kniebeugen.

11.5 Auskultation des Herzens

Was ist zu auskultieren?	Wie auskultiert man?
Frequenz und Rhythmus	mindestens eine halbe Minute konzentriert auskultieren;
Unterscheidung S_1 zu S_2*	a) durch Vergleich der beiden Töne über dem Erbschen Punkt. S_1 ist meist lauter; b) durch Bestimmung des Abstandes. Bei normaler Frequenz ist der Abstand von S_1 zu S_2 kürzer als zwischen S_2 und S_1; c) durch Palpation der peripheren Blutdruckwelle. Sie kommt in der Karotis unmittelbar nach S_1 an;
Lautstärke der Töne	durch Vergleich der Töne mit der Norm und untereinander auf Betonungen
Dreierrhythmen	durch die Untersuchung der einzelnen Herztöne auf Spaltung;
Geräusche	Konzentration auf die Intervalle zwischen S_1 und S_2.

Die Analyse jedes Herzgeräusches erfolgt nach:
Dauer und zeitlicher Lage der Geräusche, z.B. systolische Austreibungs- oder Rückströmungsgeräusche bzw. Früh-, Meso-, spät-holodiastolische Geräusche.
Lautstärke = Intensität:

kaum hörbar	Grad I
leise, gut hörbar	Grad II
mittellaut	Grad III
laut	Grad IV
sehr laut	Grad V
ohne Stethoskop hörbare Distanzgeräusche	Grad VI

Art der Geräusche (Frequenz der Schwingungen): z.B. als tiefe murmelnde Geräusche bei der Mitralstenose oder hohe klingende Geräusche bei der Aorteninsuffizienz.
Konfiguration nennt man den Ablauf der Form der Geräusche, und unterscheidet z.B. Krescendo- ◁ und Dekrescendo- ▷, Krescendo-Dekrescendo- <> und bandförmige Geräusche ☐.

---

* S_1 und S_2: International übliche Bezeichnungen für den ersten und zweiten Herzton

4) **Ort:** als Bestimmung des Punctum maximum über den fünf Auskultationspunkten.

5) **Beziehung zu Herzfunktionen** als Veränderung der Geräusche durch Belastung (Anheben der Beine im Liegen), Amylnitrit usw.

11.5.1 Frequenz und Rhythmus

Um physiologische Erhöhungen der Herzfrequenz nicht fehlzudeuten, auskultieren Sie die Herzfrequenz am ruhenden Patienten (Normbereich bei Erwachsenen etwa 60–80 Schläge pro Minute, bei Säuglingen 120!).
Tachykardie nennt man eine anhaltende Pulsbeschleunigung über 90 Schläge pro Minute. Sie kann Folge von Anstrengungen, Symptom z.B. einer Intoxikation bzw. einer Herzerkrankung, aber auch einer Anämie* sein. Fieber erhöht die Pulsfrequenz um rund 10 Schläge pro Grad.
Paroxysmale Tachykardien sind durch plötzlichen Beginn und plötzliches Ende gekennzeichnet. Ihre Frequenz liegt meist zwischen 150 und 200 Schlägen pro Minute (Abb. 11.**6**).
Bradykardie mit weniger als 60 Schlägen/Min. findet man bei Leistungssportlern. Sie kann Ausdruck einer Vagusreizung bzw. Sympathikuslähmung und Zeichen einer Störung der intrakardialen Reizbildung oder Reizleitung sein. Charakteristisches Symptom ist die Bradykardie als sogenannte unerwartete Bradykardie bei Typhus mit hoher Temperatur, bei Myxödem und bei Hirndruck (dann gemeinsam mit Kopfschmerzen, Erbrechen, Schwindel, Stauungspapille und Krampfanfällen).
Um die echte Bradykardie von einem Pulsdefizit zu unterscheiden, vergleicht man die auskultatorisch erfaßbare zentrale Herzfrequenz mit dem palpierten Radialispuls. Ein Pulsdefizit ist der Ausfall des peripheren systolischen Anteils der Blutdruckamplitude. Man stellt es durch gleichzeitige Auskultation und Palpation des Radialispulses fest (Abb. 11.**7**). Das Pulsdefizit entsteht durch Extrasystolen oder am häufigsten bei absoluter Arrhythmie (Vorhofflimmern).
Als **Arrhythmien** werden abnorme Frequenzänderungen bezeichnet. Bei jugendlichen und nervösen Patienten findet man eine Pulsbeschleunigung beim Einatmen und eine Verlangsamung beim Ausatmen, die sogenannte respiratorische Arrhythmie. Unregelmäßig einfallende Extraschläge, die den Herzrhythmus z.B. beim Myokardinfarkt (Abb. 11.**8**) unterbrechen, nennt man Extrasystolen.

---

* Eine Tachykardie durch größere Blutverluste können Sie von Tachykardien anderer Genese durch den Tilttest unterscheiden: Beim Wechsel vom Liegen zum Sitzen erhöht sich die Pulsfrequenz um mehr als 20 Schläge pro Minute (Tilt, engl. = schiefe Lage, Neigung).

Frequenz und Rhythmus 195

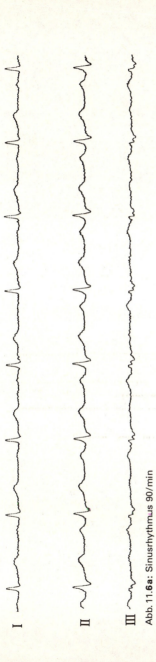

Abb. 11.6a: Sinusrhythmus 90/min

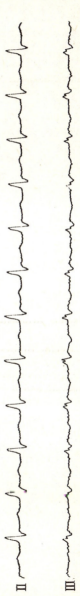

Abb. 11.6b Paroxysmale atriale Tachykardie 160/min

196 Die Untersuchung des Herzens

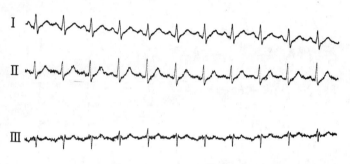

Abb. 11.8a Sinusrhythmus (25 mm/sec) bei Belastung

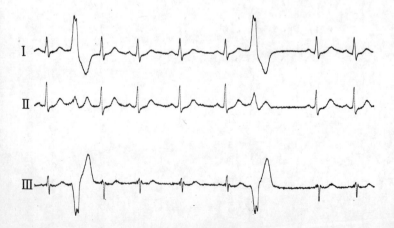

Abb. 11.8b Ventrikuläre Extrasystolie (25 mm/sec) nach Belastung

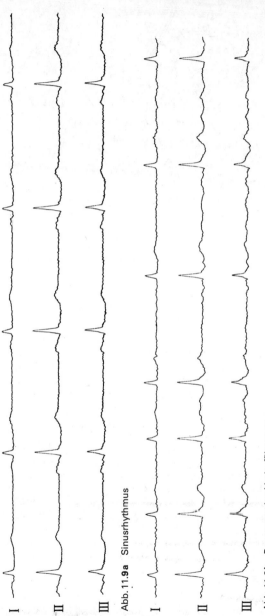

Abb. 11.9a Sinusrhythmus

Abb. 11.9b Paroxysmales Vorhofflimmern

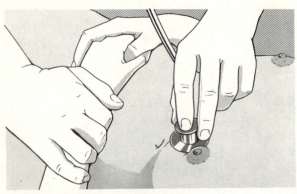

Abb. 11.7 Untersuchung eines Pulsdefizits

Für die Unterscheidung von Art und Ursprung der Rhythmusstörung benutzt man das EKG. Bei der absoluten Arrhythmie ist der Grundrhythmus aufgehoben. Die absolute Arrhythmie (= Vorhofflimmern) entsteht z.B. bei der Mitralstenose durch Überdehnung und rheumatische Veränderungen der Vorhofwand, in selteneren Fällen auch bei Thyreotoxikose (Abb. 11.9).

11.5.2 Unterscheidung von S_1 und S_2

Der erste Herzton entsteht durch die Vibration bei der isometrischen Anspannung des Herzmuskels und durch Schluß der Klappen um den Blutinhalt der Kammern sowie durch die Aortendehnung durch die ausgeworfene Blutmenge. Den zweiten Herzton bewirkt nach der Ventrikelentleerung die Anspannung der geschlossenen Aorten- und Pulmonalklappe. Ursache ist der Druck, der dann in der Aorta und im Truncus pulmonalis herrscht. Man spricht vom Recoiling.

Der **erste Ton** ist meist etwas lauter als der zweite, außerdem lassen sich S_1 und S_2 dadurch unterscheiden, daß der Abstand vom ersten zum zweiten Ton kürzer als zwischen dem zweiten und dem ersten Ton ist. Außerdem ist die Karotispulswelle unmittelbar nach dem ersten Herzton über der A. carotis zu palpieren.

Der **zweite Ton** ist verstärkt über der Aorta bei Hypertonie oder Aorteninsuffizienz (großes Füllungsvolumen) sowie bei pulmonaler Hypertonie.

Der zweite Ton ist besonders leise über der Aorta bei Aortenstenose oder über dem Truncus pulmonalis bei Pulmonalstenose.

11.5.3 Lautstärke der Herztöne

Die **Lautstärke** der Herztöne kann durch Adipositas, Pleura- und Perikarderguß, Emphysem oder Myxödem vermindert erscheinen.

Kardiale Gründe für einen abgeschwächten S_1 sind verminderte Kontraktilität bei Herzmuskelerkrankungen, übermäßiges Füllungsvolumen, z.B. beim Rechts-links-Shunt, und unvollständiger Klappenschluß, z.B. durch Veränderungen der Trikuspidalklappen.

11.5.4 Extratöne – Dreierrhythmen*

1. Eine **Spaltung des zweiten Tones** ist am deutlichsten links parasternal im 2. ICR zu auskultieren. Sie beruht auf dem normalerweise 0,02–0,04 Sek. späteren Schluß der Pulmonalklappe nach der Aortenklappe, variiert mit tiefer Inspiration bis zu 0,06 Sek.** und tritt, abgesehen von der physiologischen Spaltung, mechanisch bedingt bei Links-rechts-Shunt durch Verlängerung der rechtsseitigen Systole oder auch durch verfrühten Einfall des zweiten Aortentones auf, wenn die linksventrikuläre Austreibungszeit verkürzt ist, z.B. bei der Mitralinsuffizienz.

Elektrische Ursache für eine weite Spaltung des zweiten Tones mit erhaltener respiratorischer Variabilität ist z.B. der Rechtsschenkelblock.

Die sogenannte paradoxe Spaltung entsteht durch Pulmonalschluß vor Aortenschluß. Sie können sie bei Aortenstenose, Linksschenkelblock und offenem Ductus arteriosus finden. Die Spaltung des zweiten Tones ist dann bei der Exspiration deutlicher als bei der Inspiration.

2. **Systolische Töne: Austreibungston** nennt man den hochfrequenten frühsystolischen Klick mit Maximum über Erb und Spitze, der wahrscheinlich auf der Öffnungsbewegung (Doming) pathologisch veränderter Semilunarklappen beruht. Über der Aorta findet man ihn z.B. bei Aortenaneurysma, Koarktation, Aortenstenose oder -insuffizienz. Pulmonale Austreibungstöne treten z.B. bei valvulärer Pulmonalstenose, pulmonaler Hypertonie und Hyperthyreoidismus auf.

3. **Diastolische Töne:** Der entsprechende **Trikuspidalöffnungston** – Maximum über dem unteren Sternum – unterscheidet sich vom Mitralöffnungston dadurch, daß er auch ohne Stenose, z.B. bei einem Vorhofseptumdefekt, durch vermehrtes Füllungsvolumen entstehen kann.

Den **Mitralöffnungston** hört man am deutlichsten über dem Erbschen Punkt bis zur Herzspitze. Er entsteht durch die Umklappbewegung der verdickten Segel beim Einstrom des Blutes in den Ventrikel. Der Abstand zum zweiten Ton liegt zwischen 0,04 und 0,12 Sek. und wird mit zunehmendem Druck im linken Vorhof kürzer (zunehmender Schweregrad des Vitiums).

---

* Die Diskriminationsgrenze für eine Spaltung liegt bei Benutzung eines Stethoskops bei einem Intervall von 0,02 Sek.
** durch vermehrtes rechtsventrikuläres Schlagvolumen als Folge vermehrten Bluteinflusses in den Thorax.

4. Der **dritte Herzton** (= protodiastolischer Galopp) ist am besten über der Herzspitze unmittelbar nach Anstrengung am liegenden Patienten zu auskultieren. Er klingt dumpf und entsteht wahrscheinlich durch besonders wuchtige Füllung des Ventrikels. Er tritt bei Jugendlichen ohne Krankheitswert auf und kann bei älteren Patienten Zeichen einer Dilatation des linken Ventrikels, z. B. bei der Mitralinsuffizienz, sein.
5. Die **Spaltung des ersten Tones** ist meist akzidentell zu bewerten, kann aber auch Zeichen eines Schenkelblocks sein. Sie ist besonders gut über dem Truncus pulmonalis und über dem Erbschen Punkt zu hören. Meist ist der erste Anteil des ersten Tones durch die Anspannung des linken Ventrikels bedingt, der zweite Anteil durch übermäßige Dehnung der Aorta (?), z. B. bei der Hypertonie. Derselbe Mechanismus kann in der Ausflußbahn des rechten Herzens wirksam werden, z. B. bei Septumdefekt oder anderen Ursachen pulmonaler Hypertonie.
6. Der **vierte Ton oder Vorhofton** (= präsystolischer Galopp) ist dumpf und entsteht durch Auftreffen des Blutes aus dem Vorhof auf die gespannte Ventrikelwand (?). Er kommt z. B. bei der Hypertonie oder bei Aortenstenosen vor.

11.5.5 Herzgeräusche

Man unterscheidet organische, funktionelle und akzidentelle Geräusche. Organische Herzgeräusche beruhen auf Stenosen bzw. Insuffizienzen durch entzündliche Erkrankungen der Klappen oder auf Trennwanddefekten bei Mißbildungen. Funktionelle Geräusche entstehen durch relative Stenosen an den Ostien, z. B. bei erhöhter Strömungsgeschwindigkeit durch Fieber oder ausgeprägte Anämie. Akzidentelle Geräusche haben keinen Krankheitswert. Sie werden oft beim Aufsitzen des Patienten leiser (Lageabhängigkeit).

Die übliche Beschreibung der Herzgeräusche erfolgt nach der Herzphase, in der sie auftreten. Systolische Geräusche können an den ersten Ton anschließen und bis zum zweiten Ton reichen, diastolische Geräusche nach dem zweiten Ton auftreten und bis an den ersten Ton reichen.

Geräusche	**Einflußbahn** (AV-Klappen)	**Ausflußbahn** (Semilunarklappen)
systolische	Insuffizienz von Mitral- und Trikuspidalklappen	Stenose von Aorta oder Truncus pulmonalis
diastolische	Stenose von Mitral- oder Trikuspidalklappen	Insuffizienz von Aorta oder Truncus pulmonalis

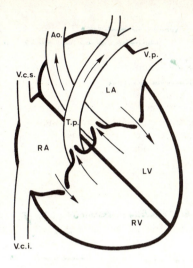

Abb. 11.**10** Grundschema für Herzklappen und Strömung

Die Entstehung systolischer und diastolischer Geräusche können Sie sich mit einem Grundschema klarmachen (Abb. 11.**10**).

Zusätzlich zu dieser Einteilung nach den beiden Herzphasen werden die Geräusche nach Klangcharakter (hauchend, gießend, rumpelnd) und nach dem Intensitätsverlauf (anschwellend, abschwellend) in folgenden Gruppen geordnet:

A. Systolische Geräusche

1. **Gießende systolische Geräusche** – Rückströmungsgeräusche – sind **Krescendo-Dekrescendogeräusche.** Sie treten bei Mitral- oder Trikuspidalinsuffizienz an den AV-Klappen meist in unmittelbarem Anschluß an den vorhergehenden Herzton auf. Die Abnahme der Insuffizienzöffnung mit der systolischen Verengung des Ventrikels erklärt den Verlauf des Geräusches. Der unmittelbare Anschluß des Geräusches an den ersten Ton ist durch den Beginn des Rückflusses in den Vorhof schon während der Anspannungsphase bedingt.

2. **Rauhe Systolika – Krescendo-Dekrescendo-Austreibungs-Geräusche** treten bei der Aorten- oder Pulmonalstenose auf. Bis zum Erreichen der maximalen Ausströmgeschwindigkeit nehmen Strömungsgeschwindigkeit und Geräusche zu, mit Abnahme der Druckdifferenz zwischen Aorta und linkem Ventrikel ab. Zwischen erstem Ton und Beginn der Geräusche liegt eine Pause, weil der Blutausfluß nach dem ersten Ton durch die Anspannung der Kammern und Klappen entsteht.

3. **Spätsystolische Krescendogeräusche** treten als Zeichen einer Insuffizienz auf, die erst spät in der Austreibungsphase zur Geltung

kommt, z.B. gemeinsam mit dem systolischen Klick beim Mitral Ballooning. Spätsystolika können auch Ausdruck eines perikardialen Reibens sein.
4. **Zusätzliche systolische Geräusche** entstehen bei relativer Stenose der Ausflußbahnen durch vergrößertes Schlagvolumen (Vorhofseptumdefekt, Hyperthyreose und Anämie),
durch Gefäß- und Herzwandveränderungen wie Arteriosklerose bzw. Koarktation der Aorta oder Endokardveränderungen bei Karzinoid, durch Sehnenfäden oder Löcher in den Aortenklappen als pfeifende oder klingende Geräusche, denen reine Sinusschwingungen zugrunde liegen.

B. Diastolische Geräusche

1. Hauchende oder **gießende diastolische Dekrescendogeräusche** schließen unmittelbar an den zweiten Ton an, weil der Rückfluß des Blutes in den linken Ventrikel mit dem Ende der Austreibung beginnt. Ihre Geräuschintensität nimmt ab, weil die Druckdifferenz, z.B. bei der Aorteninsuffizienz, zwischen Aorta und linkem Ventrikel durch Abnahme des Drucks in der Aorta ausgeglichen wird. Die Dauer des frühdiastolischen Rückströmungsgeräusches gilt als Maßstab für die Schwere der Insuffizienz (nicht die Lautstärke!).
Dagegen kann bei der Pulmonalinsuffizienz durch die verlängerte Systole des (überlasteten) rechten Herzens der Anschluß des abnehmenden Diastolikums an den zweiten Ton verzögert sein.
2. **Tiefe, rumpelnde, diastolische Dekrescendogeräusche** entstehen mit präsystolischem Krescendo, z.B. bei einer Mitralstenose. Dabei führt der Einstrom des Blutes aus dem linken Vorhof in den linken Ventrikel zu einem Dekrescendogeräusch, das sich an den Mitralöffnungston anschließt. Die abschließende Vorhofkontraktion ist die Ursache eines präsystolischen Krescendo (solange keine absolute Arrhythmie vorliegt).
3. Das **Austin-Flint-Geräusch** auskultiert man als präsystolisches Krescendo am deutlichsten über der Spitze. Es ist Ausdruck einer funktionellen Mitralstenose (mit normal großen Ostien) im Rahmen einer massiven Aorteninsuffizienz, bei der durch den Rückstrom die Mitralklappe eingeengt wird.
Auch Anämie und Hyperthyreose können zu diastolischen Geräuschen führen.
4. In der Diastole entsteht zusätzlich als Dekrescendo das **Graham-Steel-Geräusch.** Es ist leise gießend über dem Erbschen Punkt zu hören und entsteht im Rahmen einer Mitralstenose, die über eine Lungenstauung zur pulmonalen Hypertonie mit relativer Pulmonalklappeninsuffizienz führt. Das Geräusch tritt mit einer Pause nach dem zweiten Ton auf.

C. Extrakardiale Geräusche

Von den pathologischen Herzgeräuschen müssen folgende extrakardiale Geräusche unterschieden werden:
1. pulssynchrones, rauhes, **perikarditisches Reiben,** das oft auf die zweite Herzphase übergreift und durch Stethoskopdruck verstärkt werden kann.
2. Pulssynchrone **Gefäßgeräusche,** z.B. durch Atherome der Aorta.
3. Dauergeräusche, die am (nicht im) Herzen oder in seiner näheren Umgebung entstehen und durch eine Perikarditis bedingt oder Symptome einer arteriovenösen Fistel bzw. eines offenen **Ductus arteriosus** sein können.
4. Herznahes **Pleurareiben,** das eher wie Lederknarren klingt und nicht puls-, sondern atemsynchron ist.

Die Intensität der Geräusche kann durch **Amylnitrit,** das den Widerstand der peripheren Gefäße mindert, beeinflußt werden. Das Geräusch der isolierten Pulmonalstenose wird durch Amylnitrit deutlicher, das der Mitralinsuffizienz bleibt gleich oder nimmt ab und läßt sich dadurch von den Geräuschen an den Gefäßklappen abgrenzen.

Tiefe Inspiration bewirkt eine Abnahme systolischer und diastolischer Geräusche sowie der Töne über dem linken Herzen. Dagegen nimmt das Systolikum einer Trikuspidalinsuffizienz zu, weil die Einströmgeschwindigkeit durch vermehrten negativen Druck in der Inspiration (und damit die Systole) zunimmt. Für die ausführliche Beschreibung der einzelnen Erkrankungen des Herzens verweisen wir auf die spezielle Krankheitslehre im 2. klinischen Studienabschnitt.

11.6 Einfache *Funktionsprüfungen*

In bezug auf die Funktion des Herzens richten sich die wesentlichen Untersuchungen auf die ausreichende Förderleistung, also auf die Bewältigung von venösem Blutangebot und arterieller Versorgung des Körpers.

Klinisch kann die Herzfunktion mit Pulsfrequenz, Pulsdefizit, Pulsqualität und -rhythmus, Blutdruck und -amplitude und den Herzinsuffizienzzeichen beurteilt werden. Das sind bei der Linksinsuffizienz (Stauungslunge) Zyanose, Husten, Dyspnoe, Rasselgeräusche und Pleuraexsudat. Bei der Rechtsinsuffizienz entstehen sichtbare Stauungen in den Haut- und Halsvenen, Ödeme, Nykturie, vergrößerte Stauungsleber mit Beschwerden im rechten Oberbauch, durch Magenvenenstauung Magenbeschwerden und durch Nierenvenenstauung tagsüber verminderte Harnmenge.

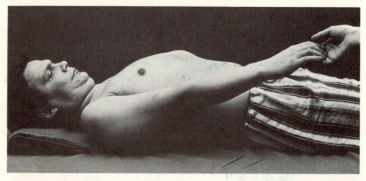

Abb. 11.11 Schätzung des zentralvenösen Drucks durch leerlaufende Handrückenvenen

Einfache Hilfsmittel für die Beurteilung einer Herzinsuffizienz sind die Messung des Venendrucks und der Kreislaufzeiten mit Äther und Decholin. Den **Venendruck** kann man schätzen. Beim Gesunden kollabieren gefüllte Venen, sobald Sie die Extremität über das Niveau des rechten Vorhofs heben. Beim liegenden Patienten mit Rechtsinsuffizienz hebt man einen Arm so weit an, daß die gestauten Venen am Handrücken gerade leerlaufen (Abb. 11.11). Der Höhenunterschied zwischen Vorhofniveau (5–7 cm unter dem Sternum) und dem Handrücken entspricht etwa dem Venendruck in cm H_2O (Normalbereich 5–12 cm).

Bei der **blutigen Messung des Venendrucks** liegt der Patient horizontal mit gleichmäßig aufliegenden Schultern. Als Nullpunkt wird in Höhe der IV. Rippe und in 5 cm Tiefe eine Markierung am seitlichen Thorax angebracht. In dieser Höhe wird die V. mediana cubiti der rechten Ellenbeuge gelagert.

Soweit kein steril verpacktes Einmalmeßgerät vorrätig ist, benutzt man ein 50 cm langes, steriles Glasrohr mit etwa 3 mm Durchmesser und Millimeterskala, dessen Nullpunkt auf den rechten Vorhof einjustiert wird und das nach dem Gesetz der kommunizierenden Röhren funktioniert. Der Rohrsockel wird durch einen Schlauch mit einer 1- bis 2-mm-Flügelkanüle verbunden (Abb. 11.12). Füllen Sie das ganze System bis zum Überlaufen mit physiologischer Kochsalzlösung und klemmen Sie den Schlauch nahe dem Rohrende ab. Nach dem Einstechen der Kanüle lösen Sie die Klemme und warten, bis der Kochsalzdruck im Manometer bis auf die Höhe des Venendrucks absinkt. Zur Kontrolle führen Sie den Valsalva-Versuch durch, der zu einem Druckanstieg bis 40 cm H_2O führen kann, bei Rechtsinsuffizienz meist aber unter der Doppelung des Ausgangswertes bleibt. Linksinsuffizienz allein führt nicht zu einer Erhöhung des Venendrucks.

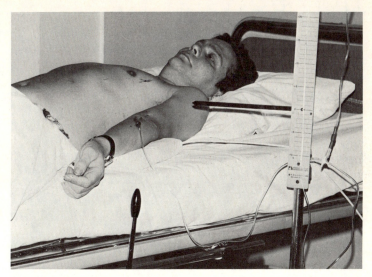

Abb. 11.12 Blutige Venendruckmessung

Als Folge einer Herzinsuffizienz oder bei Septumdefekt sind auch die **Kreislaufzeiten** verändert. Einige Methoden können Sie am Krankenbett und in der Sprechstunde anwenden. Die **Ätherumlaufzeit** (Arm-Lunge-Zeit) zur Funktionsprüfung des kleinen Kreislaufs wird vom Beginn der Injektion bis zur Wahrnehmung des Äthergeruchs bestimmt. Hierzu injizieren Sie 0,3 ml sterilen Narkoseäther in 3–5 ml physiologischer Kochsalzlösung schnell in die Kubitalvene. Der Patient gibt den Äthergeruch an, und Sie können ihn an der Ausatemluft kontrollieren. Normale Umlaufwerte sind 4–8 Sek. Verlängerungen gelten als Zeichen einer Stauung im kleinen Kreislauf; Verkürzungen finden Sie bei Anämie, Fieber und anderen Ursachen größeren Herzminutenvolumens.

Belastung durch 20maliges Beugen der von der Unterlage angehobenen Beine (Kanüle bleibt liegen) führt zu einer Verkürzung der Ätherzeit beim zweiten Versuch. Gleichbleibende Zeiten oder gar Verlängerungen sind Zeichen einer Herzinsuffizienz.

Nachteilig bei diesem Versuch ist, daß auch bei pulmonalen Störungen die Ätherzeit verlängert sein kann.

Die **Decholinumlaufzeit** (Arm–Zunge-Zeit) mißt den Durchlauf von kleinem und großem Kreislauf mit Bitterstoff, der als 2,5–5 ml 20 %iger Decholinlösung schnell in die Kubitalvene injiziert wird. Die Umlaufzeit beträgt normalerweise 10–16 Sek.; bei der Links- und/oder Rechtsinsuffizienz nimmt sie wegen der erhöhten Residualblutmenge oder der

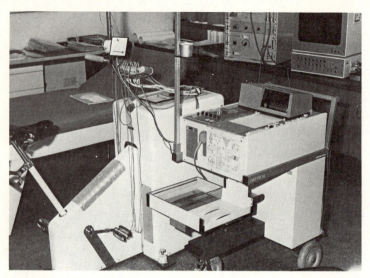

Abb. 11.13 Fahrradergometer

vergrößerten Blutmenge im kleinen Kreislauf zu. »Falsche Verlängerungen« ergeben sich bei zu langsamer Injektion oder bei vergrößerter Blutmenge. Äther- und Decholinumlaufzeit können gemeinsam bestimmt werden.

Belastungsversuche dürfen dem Patienten nicht schaden. Deshalb muß sichergestellt sein, daß bei Patienten mit entsprechenden Beschwerden das EKG während der Belastung durch einen Arzt verfolgt wird.

Kniebeugen als Belastungstest werden den Forderungen nach Exaktheit, Abstufbarkeit und Reproduzierbarkeit nicht gerecht, weil die Belastung vom Tempo und von der Tiefe der Kniebeugen abhängt.

Der **Zweistufentest** erfüllt zwar die genannten Bedingungen, aber die EKG-Ableitungen werden leicht durch überlagerte Muskelpotentiale gestört.

Das **Fahrradergometer,** besonders in liegender Stellung angewendet, läßt auch die letztgenannte Störung vermeiden (Abb. 11.13). Man mißt in Watt pro Sekunden:
Rund 10 W gleichen 1 mkp/Sek;
25 W entsprechen dem Spazierengehen;
50 W angestrengtem Marschieren;
100 W steilem Berganmarsch und damit der üblichen oberen Leistungsfähigkeit 50–60jähriger;
150–250 W sind die obere Leistungsgrenze bis zum 50. Lebensjahr.

Als »Ausbelastung« bezeichnet man die durchschnittliche maximale Herzfrequenz, bezogen auf bestimmte Altersgruppen. Bei Herzgesunden gelten folgende Werte als Ausbelastung:

Alter (Jahre)	Ausbelastungsherzfrequenz/Min.
20–29	170
30–39	160
40–49	150
50–59	140
60–75	130

Beurteilung nach Heinecker: Für jedes Lebensjahrzehnt nach dem 30. Lebensjahr fällt die Ausbelastungsherzfrequenz also um 10, oder: 200 minus Lebensjahre = Ausbelastungsherzfrequenz. Diese Zahlen gelten für die Belastung im Sitzen. Da die Fahrradergometerarbeit im Liegen die Pulsfrequenz weniger stark ansteigen läßt, können hier die genannten Zahlen jeweils um 10 verringert werden.
Nach 3 Min. gleichbleibender Maximalfrequenz kann die Belastung beendet werden. Das EKG schreibt man 5 Min. weiter.
Die erreichte Wattzahl ist Gradmesser für die Leistungsfähigkeit, die bis zum 50. Lebensjahr bis zu 150, bei 50jährigen Frauen bis 100 W betragen sollte. Für herzgesunde Männer unter 40 Jahren ergeben sich die in Tab. 11.1 aufgeführten Belastungsstufen.

Tabelle 11.1 Herzfrequenz- und Blutdruckwerte gesunder Männer unter 40 Jahren (nach Heinecker)

Belastung (in W)	Herzfrequenz	RR (in mm Hg)
Ruhe	50– 70	120–140 / 70– 85
50	80–100	130–150 / 80– 90
75	100–120	140–160 / 80– 95
100	110–130	150–170 / 85–100
125	120–140	160–180 / 85–100
150	130–150	170–190 / 90–110
200	140–170	180–220 / 100–110

Die Unterschreitung dieser Werte ist ein gutes Zeichen für die Herz- und Kreislauffunktion des Patienten.
Bei vermutlichen Koronarerkrankungen wählt man zunächst die unterste Belastungsstufe, bei Angina-pectoris-Anfällen, die schon durch einfaches Gehen ausgelöst werden, und bei Infarktpatienten in der Mobilisierungsphase sogar nur 25 W. Nach je 3 Min. steigert man die Leistung, wenn möglich um 25 W.
Kontraindikationen für Belastungsversuche sind z. B. Herzinsuffizienz mit Dyspnoe beim einfachen Gehen, frischer Herzinfarkt, akute entzündliche Herzerkrankungen sowie maligner Hypertonus.

Tabelle 11.2 Differentialdiagnose häufiger erworbener und angeborener Herzfehler

Krankheitsbild	Herztöne	Geräusche	Inspektion	Palpation	Perkussion	EKG	Röntgen
Mitralinsuffizienz	S 1 abgeschwächt; Spaltung S 2 im Spätstadium 3. Herzton	gießendes Holosystolikum; Max. über Spitze, hebend, linksverlagert; Beginn mit S 1, Ende mit oder nach S 2; besonders nach Belastung		Spitzenstoß verbreitert, hebend, linksverlagert; systolisches Schwirren 4.–5. ICR	Herzdämpfung nach links verbreitert; Herzbucht verstrichen	Linksabweichung oder Linkshypertrophie; P Verbreiterung I bis III; Vorhofflimmern häufig	vergrößerter linker Ventrikel
Mitralstenose	S 1 paukend, Max. über Spitze (bei unbeweglichem Klappensegel abgeschwächt); Mitralöffnungston Max. Erb bis Spitze als ausgeprägter Dreierrhythmus; S 2 Spaltung über Pulmonalis	rumpelndes Diastolikum; Max. über Spitze; Mitralöffnungston; besonders deutlich nach Belastung	»Mitralgesicht« mit bläulich-roten Wangen	Herzspitzenstoß vermindert; diastolisches Schwirren über Spitze; kleiner Puls; bei pulmonaler Hypertonie epigastr. Pulsationen, Lebervergrößerung	Herzbucht verstrichen	P Verbreiterung I bis III; Rechtsabweichung bzw. Rechtshypertrophie; Vorhofflimmern häufig	vergrößerter linker Vorhof
Aorteninsuffizienz	S 1 im Spätstadium leiser	gießendes Diastolikum; Max. 3.–4. ICR; Aorta und Spitze; Beginn unmittelbar nach S 2, Ende vor S 1; besonders deutlich nach Exstirpation	Blässe, Kapillarpulse, deutliche Pulsationen der A. carotis; »hüpfende Gefäße«	Herzspitzenstoß hebend, verbreitert, nach links unten verlagert; deutliche Pulsation der Karotis; Pulsus celer et altus (Wasserhammer); große Blutdruckamplitude	Herzdämpfung links verbreitert	Linkshypertrophie	Vergrößerung des linken Ventrikels; Herzbucht betont; prominenter Aortenknopf
Aortenstenose	S 2 abgeschwächt oder normal	rauhes, spindelförmiges Systolikum; Max. über Aorta, Erb und Spitze mit Fortleitung in die A. carotis, Beginn nach S 1, Ende vor S 2; besonders nach Exspiration	Blässe	Spitzenstoß hebend, nach links verlagert und verbreitert; systolisches Schwirren über Aorta, besonders in tiefer Exspiration; Pulsus parvus et tardus	Herzdämpfung nach links unten vergrößert	Linkshypertrophie	vergrößerter linker Ventrikel; prominente Aorta ascendens; schmaler Aortenknopf
Trikuspidalinsuffizienz		weiches, blasendes Holosystolikum; Max. 3.–5. ICR; besonders deutlich in der Inspiration	deutlicher Jugularvenenpuls (d-Welle), der bei Abdrücken der Venen kaudal erhalten bleibt; sichtbare Herz- und epigastr. Pulsationen; früher Aszites	Leber vergrößert und pulsierend	Herzdämpfung nach links und rechts verbreitert	Rechtshypertrophie; Vorhofflimmern häufig	vergrößerter rechter Ventrikel

Krankheitsbild	Herztöne	Geräusche	Inspektion	Palpation	Perkussion	EKG	Röntgen
Trikuspidalstenose	S 1 laut	rumpelndes Diastolikum, Max. 3.–5. ICR; besonders in der Inspiration	deutlicher Jugularvenenpuls (a-Welle); gelblich-zyanotische Haut	diastolisches Schwirren beidseits parasternal unten; Leberpulsationen		hohes schmales P	vergrößerter rechter Vorhof
Fallot-Tetralogie	S 2 laut; übliche Spaltung des Pulmonaltones fehlt	rauhes, spindelförmiges Systolikum; Max. über Pulmonalis und Erb	Hockstellung, zentrale Zyanose, Uhrglasnägel, Trommelschlegel, Voussure; tiefrote Schleimhäute	Herzspitzenstoß fehlt; systolisches Schwirren links parasternal; lebende Pulsationen über Erb	Vergrößerung der Herzdämpfung nach rechts	P pulmonale rechtsventrikuläre Hypertrophie	Rechtstyp bis Rechtshypertrophie, Holzschuhherz; betonte Herzbucht
Ventrikelseptumdefekt	bei großen Defekten Spaltung des Pulmonaltones verstärkt	rauhes, je nach Volumen holosystolisch oder spindelförmiges systolisches Geräusch; Max. im 3.–5. ICR	nach Shuntumkehr Zyanose; Voussure	Herzspitzenstoß verbreitert und nach unten links verlagert; Schwirren im 3. und 4. ICR	Vergrößerung der Herzdämpfung beiderseits	Hypertrophiezeichen je nach Größe und Zustand	Linksverbreiterung bei großem Defekt mit verstrichener Herzbucht
Vorhofseptumdefekt	S 1 laut; atemphasenunabhängige Spaltung von S 2	rauhes, spindelförmiges Systolikum; Max. im 2. ICR	nach Shuntumkehr Zyanose; Voussure, epigastr. Pulsationen	Herzspitzenstoß kaum tastbar	Vergrößerung der Herzdämpfung beiderseits	Rechtstyp bis Rechtshypertrophie, inkompletter Rechtsschenkelblock	Linksverbreiterung; Herzbucht verstrichen
Ductus arteriosus Botalli	S 2 betont	permanentes rauhes systolisch-diastolisches Maschinengeräusch; Max. 2.–3. ICR; Beginn nach 1. Ton, Ende nach 2. Ton	Blässe bei großem Shuntvolumen; deutliche Karotispulsationen, »hüpfende Gefäße«	Herzspitzenstoß verbreitert und hebend nach links unten verlagert; Schwirren im 1. und 2. ICR	Vergrößerung der Herzdämpfung nach links	Linkstyp oder Rechtstyp je nach Überlastung	Linksverbreiterung; Herzbucht verstrichen
Pulmonalstenose	deutlicher werdende Spaltung von S 2 mit Zunahme der Stenose; im Gegensatz zum Vorhofseptumdefekt atemabhängig	lautes, rauhes, spindelförmiges Systolikum; Max. 2. und 3. ICR; Beginn nach S 1, Ende vor S 2	Jugularispuls (a-Welle); epigastr. Pulsationen	Schwirren im 2. und 3. ICR	Verbreiterung der Herzdämpfung nach rechts	Rechtshypertrophie	rechter Ventrikel vergrößert; poststenotische Dilatation der A. pulmonalis
Aortenisthmusstenose	Lauter S 2	gießendes Systolikum; Max. 2.–4. ICR im Rücken hörbar; Beginn nach S 1, Ende über S 2 hinaus; Gefäßgeräusche über Kollateralkreislauf		Herzspitzenstoß verbreitert und hebend mit Zunahme der Linkshypertrophie; auffällig kräftige Pulsation der A. radialis und der Karotiden; abgeschwächte Pulsation der Aa. femoralis und dorsalis pedis; Blutdruckdifferenz; Arme und Waden größer als 30 mm Hg	Vergrößerung der Herzdämpfung nach links	Linkshypertrophie	linker Ventrikel vergrößert; Rippenusuren

Diese Gegenüberstellung ist auf die charakteristischen pathologischen Befunde beschränkt. Da sich diese Befunde wiederholen, sollten Sie nicht Einzelsymptome, sondern die Symptomkonstellation der einzelnen Krankheitsbilder (s. S. 3) für die praktische Differentialdiagnostik verwenden. Neben den patientenspezifischen Variationen müssen Sie auch das häufige Vorkommen kombinierter Herzfehler berücksichtigen.

11.7 Aufgaben für die Selbstkontrolle

11/1 Wie unterscheidet man präkordiale und substernale Schmerzen nach der Lage?
11/2 Wie unterscheiden sich Herzschmerzen in bezug auf ihren Zusammenhang mit Funktionen von anderen thorakalen Schmerzen?
11/3 Definieren Sie mit eigenen Worten eine Herzphobie!
11/4 Wie unterscheidet man essentielle paroxysmale Tachykardien von extrasystolischen paroxysmalen Tachykardien?
11/5 Wie nennt man plötzliche Ohnmacht aufgrund akuter Herzrhythmusstörungen?
11/6 Wie unterscheiden sich Anfälle paroxysmaler nächtlicher Dyspnoe von anderen Formen schwerer Atemnot?
11/7 Wodurch sind kardiale Ödeme von allergischen oder renalen Ödemen zu unterscheiden?
11/8 Wofür ist ein hebender Herzspitzenstoß im 5. ICR etwa in der Mamillarlinie charakteristisch?
11/9 Nennen Sie zusätzlich zu den Interkostalräumen zwei sichtbare Pulsationen, die auf Veränderungen des rechten Herzens hinweisen!
11/10 Wo palpieren Sie große Pulsationen und Schwirren über dem Herzen?
11/11 In welchem ICR suchen Sie etwa in der Mamillarlinie den Herzspitzenstoß?
11/12 Mit welcher Hilfe können Sie einen hebenden Herzspitzenstoß verdeutlichen?
11/13 Welche beiden Möglichkeiten bestehen, die Herzgrenzen zu perkutieren?
11/14 Wie soll sich Ihr Perkussionsschlag bei der Feststellung der relativen von der absoluten Herzdämpfung unterscheiden?
11/15 Nennen Sie einige Gründe für eine vergrößerte Perkussionsfigur!
11/16 Wie können Sie perkutorisch feststellen, welche Herzanteile die Perkussion vergrößern?
11/17 Welche Bedeutung hat die Dokumentation der von Ihnen erhobenen Herzbefunde für Sie selbst?
11/18 Welche Frequenzen verstärken Sie mit dem Membranstethoskop und welche mit dem Trichterstethoskop?
11/19 Nennen Sie Ursachen für schwache Herztöne!
11/20 Beschreiben Sie die fünf Stellen für die Auskultation des Herzens!
11/21 Nennen Sie vier Konfigurationen für den Ablauf von Geräuschen!
11/22 Wie ist eine Tachykardie definiert?
11/23 Wie nennt man Herzrhythmen, die plötzlich beginnen und deren Frequenz zwischen 150 und 200 Schlägen pro Minute liegt?

Aufgaben für die Selbstkontrolle

11/24 Mit welchem Test können Sie Tachykardien durch größere Blutverluste von denen anderer Genese unterscheiden?

11/25 Wie können Sie eine echte Bradykardie von einem Pulsdefizit unterscheiden?

11/26 Definieren Sie den Begriff Pulsdefizit!

11/27 Wie nennt man eine Herzschlagfolge, bei der der Grundrhythmus aufgehoben ist?

11/28 Welche drei Faktoren führen zum ersten Herzton?

11/29 Welche Ursache hat der verstärkte zweite Herzton?

11/30 Welche Unterscheidung zwischen erstem und zweitem Herzton ist, abgesehen von der Lautstärke, möglich?

11/31 Worauf beruht die physiologische Spaltung des zweiten Herztones?

11/32 Wie erklären Sie die Vergrößerung der Spaltung des zweiten Tones mit tiefer Inspiration?

11/33 Was versteht man unter paradoxer Spaltung?

11/34 Warum ist bei der paradoxen Spaltung der zweite Ton in der Exspiration deutlicher als in der Inspiration?

11/35 Nennen Sie mindestens drei Beispiele für diastolische Extratöne!

11/36 Wie unterscheidet man organische, funktionelle und akzidentelle Herzgeräusche?

11/37 Ordnen Sie die systolischen und diastolischen Geräusche den Herztönen zu!

11/38 Wodurch ist der unmittelbare Anschluß systolischer Dekrescendogeräusche an den ersten Ton bedingt?

11/39 Warum nimmt die Geräuschintensität bei diastolischen Dekrescendogeräuschen ab?

11/40 Nennen Sie mindestens drei extrakardial bedingte Geräusche, die in der Umgebung des Herzens zu auskultieren sind!

11/41 Welche Wirkung hat tiefe Inspiration auf die Auskultation der Töne über dem linken Herzen?

11/42 Warum nimmt das Systolikum einer Trikuspidalinsuffizienz in der Inspiration zu?

11/43 Nennen Sie mindestens vier Symptome der Linksinsuffizienz mit Stauungslunge!

11/44 Welche der folgenden Symptome gehören nicht zu den Zeichen einer Rechtsinsuffizienz? Sichtbare Venenstauung, Ödeme, Polyurie und Magenbeschwerden.

11/45 Beschreiben Sie ein einfaches Verfahren zur Schätzung des Venendrucks!

11/46 Womit kann man kontrollieren, ob bei der blutigen Venendruckmessung das System der kommunizierenden Röhren funktioniert?

11/47 In welchem Kreislauf mißt man die Umlaufzeit mit Äther?

11/48 Nennen Sie generelle Ursachen für eine verkürzte Ätherumlaufzeit!

11/49 Wodurch entstehen nicht-kardial bedingte Verlängerungen der Ätherumlaufzeit und der Decholinumlaufzeit?

11/50 Welche Sicherungsmaßnahme sollten Sie bei jedem Belastungsversuch eines Patienten mit Herzbeschwerden treffen?

11/51 Welche Argumente sprechen gegen Kniebeugen und gegen den Zweistufentest als Belastungsversuch?

11/52 Nennen Sie eine Faustregel für die Ausbelastungsherzfrequenz beim Fahrradergometerversuch im Sitzen!

11/53 Nennen Sie mindestens drei Kontraindikationen für Belastungsversuche!

Praktische Aufgaben

11/A Palpieren Sie bei sich selbst und bei Kommilitonen den Herzspitzenstoß in Rücken- und linker Seitenlage!

11/B Perkutieren Sie (trotz der genaueren Röntgenmethode) die relative und die absolute Herzdämpfung bei Kommilitonen und bei Patienten mit Emphysem und vergrößertem Herzen!

11/C Auskultieren Sie zunächst Ihr eigenes Herz im Liegen und dann nach Belastung mit 20 Kniebeugen! Untersuchen Sie dabei konsequent alle fünf Auskultationsstellen, die Sie zunächst auf der Thoraxwand markieren sollten, und achten Sie dabei auf Regelmäßigkeit, Unterscheidung von S_1 und S_2, Lautstärke der Töne, eventuelle Dreierrhythmen und Geräusche!

11/D Untersuchen Sie mindestens drei Kommilitonen in Ruhe und nach Belastung und mindestens drei Herzpatienten nach Anleitung! Dokumentieren Sie konsequent Ihre Befunde, bevor Sie Ihre Ergebnisse mit den Stationsunterlagen vergleichen!

12.0 Kreislauf, Puls und Pulsationen*

12.1 Lernziele

Im folgenden Kapitel werden Sie lernen, wie man
- Pulsationen untersucht und den Puls palpiert,
- Pulsqualitäten nach der Größe der Blutdruckamplitude unterscheidet,
- Pulsbesonderheiten feststellt,
- die Gefäße auskultiert,
- Venenpulse beurteilt und Kreislauffunktionsprüfungen durchführt.

Kontrollieren Sie anhand der gestellten Fragen, ob Sie diese Lernziele erreichen.

12.2 Puls und Pulsationen

Puls ist eine sichtbare, tastbare, unter besonderen Umständen auch hörbare Ausdehnung eines blutgefüllten Gefäßes durch die Fortleitung der systolischen Blutdruckwelle. Der Begriff Pulsation schließt sowohl die Aktion des Herzens als auch blutdruckwellenbedingte Bewegungen anderer Organe wie der Leber ein. Die Palpation des Pulses gibt Aufschluß:
1. über die Kraft, mit der das Herz den Kreislauf unterhält,
2. über die Frequenz des Herzens,
3. über die Durchgängigkeit der Arterien,
4. in Ausnahmefällen über die Rückleitung des systolischen Blutdrucks in das Venensystem.

Bei der Inspektion des Herzens ist schon auf **Pulsationen** im Thorax und im epigastrischen Winkel eingegangen worden. Die Systole des Herzens kann bei Trikuspidalinsuffizienz auf das venöse System rückübertragen und als Pulsation der Halsvenen und der Lebervenen deutlich sichtbar werden.

Im arteriellen System fortgeleitete systolische Druckwellen werden als Karotispulse sichtbar, z.B. in Angstsituationen, wenn »das Herz im Halse klopft«. Bei der Aorteninsuffizienz ist die systolische Ausschüttung so groß, daß die fortgeleiteten Druckwellen außer in den Karotiden auch in der Peripherie als Kapillarpulse distal der Lunulae im Nagelbett sichtbar werden können. Eine kleinflächige Lichtquelle direkt unter die Fingerbeere gehalten oder leichter Abwärtsdruck auf die Nagelspitze verstärken den Befund.

---

* Zur Veranschaulichung dieses Themas können Sie Teil 5 des Filmes »Die allgemeine ärztliche Untersuchung« benutzen (s. S. 9).

214 Kreislauf, Puls und Pulsationen

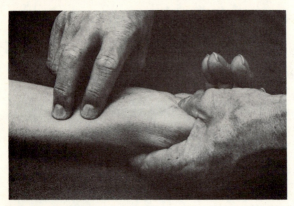

Abb. 12.1 Beurteilung der Pulsfüllung

Den **Puls *palpieren*** sie mit Zeige- und Mittelfinger oder Zeige- bis Ringfinger wegen der guten Zugänglichkeit und der verhältnismäßig festen Unterlage an der A.radialis des Patienten mindestens eine halbe Minute lang. Kleinere Meßzeiten und entsprechend höhere Multiplikationsfaktoren bergen Fehlermöglichkeiten; Arrhythmien können Ihnen leicht entgehen. Bedenken Sie auch, daß Fettleibigkeit oder Ödeme die Ursache dafür sein können, daß Sie ein Gefäß nicht oder nur abgeschwächt palpieren können. Sie können auch andere Arterien für die Pulszählung benutzen, gehen aber bei abnehmendem Gefäßkaliber das Risiko ein, den eigenen Fingerbeerenpuls mit dem Patientenpuls zu verwechseln.

Für die Beurteilung der Pulsfüllung benutzt man dieselbe Methode, mit der vor Einführung moderner Meßgeräte der Blutdruck (recht ungenau) gemessen wurde. Mit vergleichendem Druck zweier Finger (Abb. 12.1) wird die Blutdruckamplitude abgeschwächt, indem man mit dem distalen Finger feststellt, ob die Kraft des proximal ausgeübten Drucks ausreicht, um das Durchlaufen der Pulswelle unter der Fingerkuppe zu verhindern. Die normale Druckdifferenz zwischen systolischem und diastolischem Druck beträgt 20–60 mm/Hg. Bei einiger Übung und vergleichend mit der Blutdruckmessung wird Ihnen auch die halbe Kompression der A.radialis mit der Fingerbeere des Mittel- und Zeigefingers Auskunft über die Pulsfüllung geben, solange keine arteriosklerotischen Veränderungen der Gefäße vorliegen.

12.3 Pulsqualitäten

Sie richten sich nach der Größe der Blutdruckamplitude:
Pulsus altus entsteht durch große Blutdruckamplitude bei Aorteninsuffizienz oder Thyreotoxikose (RR 150/60 mm Hg), wobei Kapillarpulse im Nagelbett deutlich sichtbar werden.
Pulsus parvus entsteht durch kleine Blutdruckamplitude mit erhaltenem diastolischem Druck, z.B. Aortenstenose (RR 95/80 mm Hg).
Pulsus filiformis ist der fadenförmige Puls bei Kollaps und Schock.
Pulsus alternans mit regelmäßig wechselnder Schlagstärke ist besonders gut durch die langsame Entleerung der Blutdruckmanschette nachzuweisen. Dabei erzeugt in einem kleinen Blutdruckbereich nur jeder zweite Schlag ein auskultierbares Geräusch. Er kann Zeichen eines Myokardschadens und einer Linksinsuffizienz sein.
Pulsus paradoxus, das Kleinerwerden des Pulses bei der Inspiration, ist ohne körperliche Anstrengung ein pathologisches Zeichen, das beispielsweise bei Accretio pericardii vorkommt und auf einer Verwachsung von Perikard und Zwerchfell beruht.
Pulsus celer entsteht durch schnellende (steil ansteigende), kurzfristige Druckamplitude, z.B. bei Aorteninsuffizienz Ductus arteriosus apertus, weitgestellten Gefäßen im Fieber, AV-Block, Morbus Paget oder Hyperthyreoidismus.
Pulsus tardus nennt man die langsam ansteigende Druckamplitude z.B. bei valvulärer Aortenstenose, Mitralinsuffizienz oder Pericarditis constrictiva.
Pulsus durus ist ein harter Puls bei Aortenisthmusstenose oder Hypertonie.

12.4 Pulsbesonderheiten

Sie werden vom Herzen nach distal untersucht.
Klopfende **Karotispulse** finden sich neben der Aorteninsuffizienz auch bei Thyreotoxikose und Koarktation der Aorta hinter dem Abgang der A. carotis communis sinistra. Seitendifferenzen an der A. carotis lassen eine Stenose vermuten, die zu zerebralen Ischämien führen kann, oder ein Subclavian-steal-Syndrom.[*]
Beiderseitige Abschwächung der Karotispulse finden Sie beispielsweise, wenn die Koarktation vor dem Abgang des Truncus brachiocephalicus liegt, oder bei schwerer Mitralstenose.

---
[*] Subclavian-steal-Syndrom (engl.): »Subklavia-Diebstahl-Syndrom«; Verschluß der A. subclavia proximal von der A. vertebralis führt zur Umkehrung der Strömungsrichtung in der A. vertebralis, also zum Diebstahl an der arteriellen Versorgung des Gehirns.

216 Kreislauf, Puls und Pulsationen

Der **Radialispuls** kann vergleichend an beiden Armen palpiert werden und durch arteriosklerotische Plaques oder Thromben, z.B. bei Polycythaemia vera, einseitig abgeschwächt bzw. aufgehoben sein. Beiderseits fehlt der Radialispuls bei Adam-Stokes-Anfall und Asystolie. Der Puls ist aber auch bei niedrigen Blutdruckwerten wie im Schock, also ganz unabhängig von der Herzkraft, nicht mehr palpierbar.

Auch weiter distal palpiert man Arterienpulse auf ihre Durchlässigkeit seitenvergleichend. Üblicherweise wird der Kreislauf der oberen Extremität axillär und kubital nur geprüft, wenn Anamnese oder Befund dazu besonderen Anlaß bieten. Einseitig schwache **Femoralispulse** dicht unterhalb des medialen Drittels des Leistenbandes (Abb. 12.2) sprechen für einen arteriosklerotischen Verschluß. Beiderseits schwache Femoralispulse sind Zeichen eingeschränkter kardialer Ausschüttung – z.B. bei der Aortenstenose – oder in Verbindung mit einem Pulsus durus

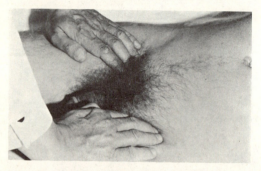

Abb. 12.2 Die Femoralispulse werden unterhalb des medialen Drittels des Leistenbandes vergleichend palpiert

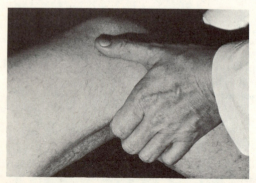

Abb. 12.3 Die A. poplitea wird in der Kniekehle palpiert

Pulsbesonderheiten

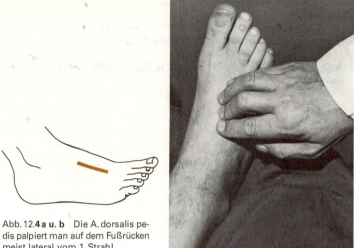

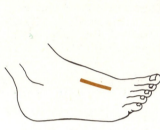

Abb. 12.**4 a u. b** Die A. dorsalis pedis palpiert man auf dem Fußrücken meist lateral vom 1. Strahl

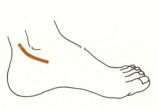

Abb. 12.**5 a u. b** Die A. tibialis posterior liegt zwischen dem Malleolus medialis und der Achillessehne

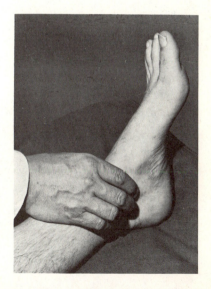

der oberen Extremitäten Folge einer Koarktation der Aorta distal von den großen oberen Abgängen.
Die **A. poplitea** palpiert man bei locker angewinkeltem Knie in der Kniekehle etwas lateral von der Mittellinie (Abb. 12.3).
Sind die Pulse der **A. dorsalis pedis** – auf dem Fußrücken meist neben dem 1. Strahl (Abb. 12.4) – und der **A. tibialis posterior** zwischen Malleolus medialis und Achillessehne, z. B. bei arteriosklerotischen Gefäßverschlüssen, nicht zu palpieren (Abb. 12.5), so geben die proximalen Gefäßabschnitte, A. poplitea in der Kniekehle und A. femoralis in der Inguinalregion, einen Hinweis auf die mögliche Lokalisation des Verschlusses.

12.5 Die *Auskultation* der Gefäße

Die Auskultation über den herznahen Gefäßen ist bei der Untersuchung des Herzens besprochen worden. Grobe **Reibegeräusche** entstehen bei Gefäßaneurysmen und über arteriovenösen Fisteln, bei denen das systolische Geräusch meist bis in die Diastole reicht.

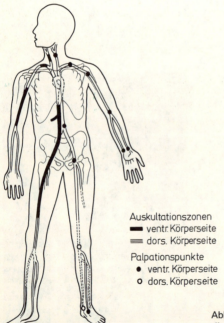

Auskultationszonen
— ventr. Körperseite
= dors. Körperseite

Palpationspunkte
• ventr. Körperseite
o dors. Körperseite

Abb. 12.6 Auskultationszonen für die Arterien

Geringe entzündliche oder arteriosklerotische Gefäßeinengungen sind früher zu auskultieren als zu palpieren und entstehen immer dort, wo eine laminare in eine turbulente Strömung übergeht. Jeder Verdacht auf eine Einengung des Gefäßlumens sollte Anlaß zur angiographischen Untersuchung sein. Leiserwerden arteriosklerotisch bedingter Gefäßgeräusche ist nicht etwa ein Zeichen der Besserung, sondern entsteht durch allmähliches Obliterieren der Stenose. Sie sollten es sich zur Regel machen, bei abnormen Auskultationsbefunden über den Gefäßen grundsätzlich seitenvergleichend zu untersuchen (Abb. 12.6) und die Auskultation auch nach Belastung mit 40 Zehenstandsübungen bzw. nach Hyperämie durchzuführen, die Sie mit einer 3-Min.-Stauung bewirken.

Über der **Aorta** hört man gelegentlich vom Herzen fortgeleitete Geräusche oder das zischende Systolikum einer Aortenisthmusstenose bzw. das scharfe systolische Geräusch eines Aneurysma dissecans. Die distalen Aortengeräusche sind schwer von Stenosegeräuschen der A. mesenterica, des Truncus coeliacus, der A. renalis (die man besser in Bauchlage auskultiert) und der A. iliaca zu unterscheiden. Im Zweifelsfall führt eine Arteriographie zur Diagnose.

Besondere Bedeutung kommt der Auskultation der **A. carotis** wegen der Frühdiagnose einer Stenose zu, die zum zerebralen Insult führen kann. Häufig lagern sich an der Karotisgabel unmittelbar unterhalb des Kieferwinkels arteriosklerotische Plaques ab.

Bei Verdacht auf eine Karotisstenose kann die A. ophthalmica zum Kollateralgefäß ausgebildet sein. Am Augapfel können Sie dann u. U. Gefäßgeräusche auskultieren.

Auskultationspunkte der **A. femoralis** liegen unmittelbar über dem Leistenband und im Adduktorenkanal; die **A. poplitea** findet man in der Kniekehle. Nach der Schoop-Provokationsmethode wird die arterielle Zufuhr mit einer Blutdruckmanschette mindestens 3 Min. distal von der verdächtigen Stelle gesperrt. Nach Lösung der Stauung kommt es zu einer reaktiven Hyperämie mit Verstärkung eventueller Turbulenzen.

12.6 Der Venenpuls

Zur Beurteilung des Venenpulses richten Sie den Oberkörper des liegenden Patienten auf, bis die Venen am Hals hinter dem M. sternocleidomastoideus kollabieren. Im Unterschied zum Druckpuls der A. carotis communis ist der Venenpuls ein **Volumenpuls** und durch Volumenverschiebungen bedingt, die bei der *Palpation* kaum oder gar nicht spürbar sind. Der Venenpuls nimmt inspiratorisch ab und steigt exspiratorisch an. Ausnahmen finden Sie bei Trikuspidalinsuffizienz oder Einflußbehinderung oberhalb des rechten Herzens.

Leichter Druck mit den Fingerspitzen einer Hand oder dem flach aufgelegten Zeigefinger auf die V. jugularis externa unmittelbar oberhalb der Klavikel unterbricht die Venenpulsation und führt zur vermehrten Venenfüllung von kranial.

Schätzen können Sie den venösen Druck auch, indem Sie den Patienten aus sitzender Stellung langsam in eine immer flachere Lage bringen. Sie finden eine Zwischenstellung, in der die Venenpulsation als Spiegel der venösen Flüssigkeitssäule über dem rechten Vorhof sichtbar wird. Denken Sie sich hierzu eine Linie von diesem Punkt am Hals waagerecht über dem liegenden Patienten und davon über dem Thorax eine senkrechte abwärts, die etwa in Höhe der IV. Rippe links parasternal auf das Herz zuläuft. Der Abstand in Zentimetern zwischen der Waagerechten und einem Punkt etwa 7 cm unter der knöchernen Thoraxwand (ein Drittel des sagittalen Durchmessers) entspricht etwa dem venösen Druck in Zentimetern Wassersäule im Normalbereich 4–12 cm (vgl. Sie hierzu auch die Venendruckmessung S. 204).

Der **hepatojuguläre Reflux** gestattet Rückschlüsse auf eine latente Rechtsinsuffizienz. Hierzu lagern Sie den Patienten so, daß am Hals bei leicht schattenwerfender Beleuchtung der venöse Kollaps beim Aufrichten des Oberkörpers hinter der Mitte des M. sternocleidomastoideus deutlich sichtbar wird. Mit der flach aufgelegten Hand drücken Sie dann eine halbe Minute lang kräftig im epigastrischen Winkel und unterhalb des rechten Rippenbogens auf den Bauch des Patienten, der ruhig weiteratmen soll und nicht pressen darf. Dabei werden die Venen deutlich sichtbar, aber nach initialem Anstieg fällt der Venendruck beim Gesunden in wenigen Sekunden deutlich sichtbar wieder ab. Bei Rechtsinsuffizienz bleiben dagegen die Venen längere Zeit gefüllt, ein Zeichen für Stauung vor dem rechten Herzen, von dem das vermehrte Blutangebot nicht abtransportiert werden kann.

12.7 Kreislauf-*Funktionsprüfungen*

Den **Ruheblutdruck** mißt man am leicht abduzierten Arm, nachdem der Patient 5 Min. gelegen hat. Das leicht flektierte Ellenbogengelenk bleibt dabei in Herzhöhe. Nach den Empfehlungen der Deutschen Gesellschaft für Kreislaufforschung sollte die Manschette 13–14 cm breit und 50 cm lang sein. Man legt sie so an, daß oberhalb der Ellenbeuge etwa 3 cm frei bleiben (Abb. 12.7). Die zu komprimierende Arterie soll in der Mitte des Gummiteils verlaufen, d. h., die Manschette muß so angelegt werden, daß ihre Mitte am Oberarm den ulnaren Anteil, am Oberschenkel den dorsomedialen Anteil bedeckt. Der Druck wird mit dem Ball zügig über den vermuteten systolischen Wert hinaus gesteigert, bis der Radialispuls nicht mehr zu palpieren ist. Dann lassen Sie den Manschettendruck langsam absinken (3–5 mm/Sek.), bis Sie den systolischen Gefäßton mit dem Stethoskop in der Ellenbeuge auskultieren

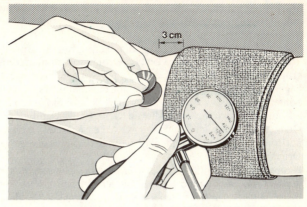

Abb. 12.7 Die Blutdruckmanschette soll oberhalb der Ellenbeuge 3 cm frei lassen

können. Der abgelesene Wert ist der systolische Blutdruck. Dann senken Sie den Druck langsam weiter etwa 5–10 mm pro Gefäßton, bis diese plötzlich leiser werden und dann ganz verschwinden. Das deutliche Leiserwerden soll als Meßpunkt für den diastolischen Blutdruckwert benutzt werden. Das Verschwinden der Korotkoff-Geräusche hat keine feste Beziehung zum tatsächlichen diastolischen Blutdruck. Messen Sie bei jeder Erstuntersuchung den Blutdruck an beiden Armen.
Überschreitet z. B. bei Fettleibigkeit der Oberarmumfang 40 cm, sollte am Unterarm gemessen oder eine längere Manschette gewählt werden (18–20 cm Wickellänge). Angaben über die Blutdruckmessung bei Kindern s. S. 399. Für Koarktation, Aortenaneurysma und Gefäßverschlüsse können vergleichende Messungen an beiden Armen und Beinen diagnostische Hilfen bieten. An den Beinen wird die Manschette um den Oberschenkel gelegt und über der A. poplitea auskultiert. Der systolische Druck ist dort 10–40 mm höher, der diastolische gleicht etwa der Messung am Oberarm. Fehlerquellen sind Verschiebung des Nullpunktes am Meßgerät, zu schmale Oberarmmanschette, die falsch überhöhte Blutdruckwerte ergibt, zu festes Aufsetzen des Stethoskops, was dazu führt, daß Strömungsgeräusche als falsch niedrige diastolische Werte fehlinterpretiert werden, zu schwaches Aufsetzen des Stethoskops, was dazu führt, daß man die Korotkoff-Töne kaum oder gar nicht hört.
In den gemessenen systolisch-diastolischen Blutdruck gehen Gefäßwiderstand und Herzminutenvolumen ein. Abweichungen, die nur den systolischen Druck betreffen, entstehen durch ein abnormes Herzminutenvolumen und führen zur Veränderung der Blutdruckamplitude. Sie wird durch vermehrte diastolische Kammerfüllung (z. B. große Blut-

druckvolumina bei Aorteninsuffizienz, Hyperthyreose und Anämie) größer, bei niedrigem Herzminutenvolumen, beispielsweise durch Aorten- oder Mitralstenose, kleiner.

Nach Richtlinien der WHO liegt die obere Grenze für normalen Blutdruck bei 140/90 mm Hg. Von **Hypertonie** spricht man für alle Altersgruppen ab 160/95 mm Hg, und Werte zwischen diesen beiden Werten liegen im »Grenzbereich«. Hypertonie entsteht in erster Linie durch erhöhten Widerstand in den Arteriolen, z. B. bei endokrinen oder renalen Störungen und ohne ersichtlichen Grund als essentielle Hypertonie. Denken Sie daran, daß auch Angst, Ärger, Schmerzen, Rauchen, körperliche Anstrengung und eine gefüllte Harnblase den systolischen Druck steigern können.

Hypotonie, ein Blutdruck unter 100/60 mm Hg, entsteht durch verminderten Gefäßwiderstand oder vermindertes Herzminutenvolumen, z. B. bei muskulärer Herzinsuffizienz, Infektionskrankheiten durch gramnegative Erreger oder bei Schock und Kollapsursachen.

Der **Schellong-Test** zum Nachweis peripherer und zentraler Gefäßfehlregulationen hat an Bedeutung verloren. Faustschlußprobe und Lagerungsprobe nach Ratschow sind einfache Methoden für die Diagnose und Unterscheidung arterieller peripherer Verschlußkrankheiten. Beide Proben gehen davon aus, daß in den erhobenen Gliedmaßen bei arteriellen Stenosen der poststenotische Druck nicht ausreicht, um die Blutversorgung zu sichern. Es kommt zu Blässe, Mißempfindungen oder Schmerzen. Läßt man dann die Extremitäten herunterhängen, so wird durch die Gefäßenge der Bluteinstrom und damit die Venenfüllung verzögert. Die entstandene Sauerstoffschuld führt zu einer ihr entsprechenden, verzögerten dunklen Nachröte.

In einem warmen Raum werden bei der **Lagerungsprobe** in Rückenlage die Beine annähernd senkrecht gehoben und unterstützt. Beobachten Sie dabei seitenvergleichend die Farbe der Beine und Füße.

Der Patient bewegt die Füße 2 Min. lang (einmal pro Sekunde) kreisend in den Sprunggelenken (Abb. 12.**8**). Bei unkompensiertem arteriellen Verschluß kommt es zur Blässe der Extremität, besonders aber zum Abblassen der Haut der Fußsohlen und zu Schmerzen. Lokale Blässe weist auf Verschlüsse einzelner Unterschenkelarterien hin, am Vorfuß z. B. der A. tibialis anterior, an der Ferse der A. tibialis posterior. Deutliche Blässe des gesamten Fußes kann durch einen arteriellen Verschluß im Becken oder durch multiple distale Verschlüsse bedingt sein.

Dann setzt sich der Patient auf und läßt die Beine locker herunterhängen. Normalerweise röten sich die Füße deutlich innerhalb von 5 Sek., und nach etwa 7–10 Sek. füllen sich die Venen wieder an. Verzögerungen der reaktiven Hyperämie weisen auf eine Durchblutungsstörung hin. Die Rötung setzt um so später ein, je peripherer der Verschluß lokalisiert ist:

Kreislauf-Funktionsprüfungen 223

bei Beckenarterienverschluß in 15–20 Sek.
bei Femoralarterienverschluß in 20–30 Sek. und
bei Verschlüssen der Unterschenkelarterien in 30–60 Sek. nach dem Aufsitzen.
Dunkelrote Verfärbung ist dadurch bedingt, daß sich die Venen vor der reaktiven Hyperämie durch arteriovenösen Shunt oder venöse Klappeninsuffizienz füllen.
Füllen sich die Venen bei herunterhängenden Beinen vor der reaktiven Hyperämie, so liegt ein ausgedehnter Arterienverschluß mit größeren arteriovenösen Kurzschlußverbindungen vor.
Für die **Faustschlußprobe** (Abb. 12.9) hebt der Patient die Arme senkrecht über den Kopf und ballt die Fäuste sechzigmal im Sekundenrhythmus. Der Untersucher komprimiert die arterielle Blutzufuhr durch kräftiges Umfassen beider Handgelenke. Bei Stenose der Unterarmarterie blaßt die erkrankte Seite stärker ab. Nach Öffnen der Kompression und der Patientenhände schießt das Blut wieder ein, beim Gesunden schlagartig, bei Obliteration verzögert oder fleckförmig.
Der **Allen-Test** läßt eine Differenzierung zwischen dem Verschluß der A. radialis und der A. ulnaris zu, indem beide Arterien abwechselnd

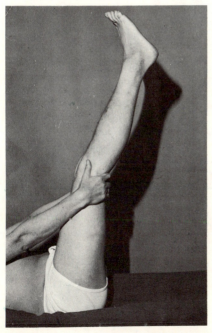

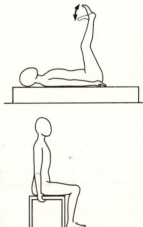

Abb. 12.**8a u. b** Lagerungsprobe nach Ratschow

224 Kreislauf, Puls und Pulsationen

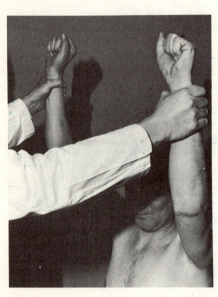
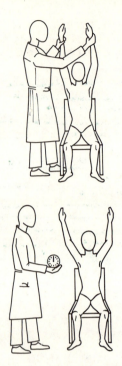

Abb. 12.**9a u. b** Faustschlußprobe

komprimiert werden. Wurde die Hand nur noch von einer Arterie versorgt, so kommt es bei ihrer Kompression zur Blässe.
Durch die **Dauerbelastung** der Armmuskulatur, z.B. mit dem Heben von Gewichten, kann bei Fehlen muskulärer oder neurologischer Ausfälle der Verdacht auf ein Subclavian-steal-Syndrom erhärtet werden, bei dem der Arm auf der erkrankten Seite deutlich schneller ermüdet.
Auf die Funktionsprüfungen der Venen wird bei der Besprechung der unteren Extremität auf S. 284 eingegangen. Zur Dokumentation eignet sich das Schema »Kreislauf, Herz«.

12.8 Aufgaben für die Selbstkontrolle

12/1 Versuchen Sie, den Begriff Puls zu definieren!
12/2 In welchem Kapillarbereich wird eine vermehrte systolische Ausschüttung sichtbar?
12/3 Wie lange sollten Sie den Puls mindestens palpieren?
12/4 Nennen Sie die charakteristischen Merkmale folgender Pulsqualitäten:
Pulsus altus,
Pulsus parvus,
Pulsus alternans,
Pulsus paradoxus,
Pulsus celer,
Pulsus tardus!
12/5 Nennen Sie mindestens drei Ursachen für das Fehlen des Radialispulses!
12/6 Wodurch entstehen (physikalisch) auskultierbare Gefäßgeräusche?
12/7 Welche grundsätzliche Regel gilt für die Palpation und für die Auskultation bei abnormen Befunden?
12/8 Mit welcher Methode können Sie eine verdächtige Stelle auf Turbulenzen untersuchen?
12/9 Von woher erfolgt die Füllung der V. jugularis externa nach willkürlicher Unterbrechung der Venenpulsation oberhalb der Klavikel?
12/10 Worauf läßt ein hepatojugulärer Reflux schließen?
12/11 Wie unterscheidet sich das Ergebnis des hepatojugulären Refluxes beim Gesunden von dem bei der Rechtsinsuffizienz?
12/12 Wodurch entsteht bei der Lagerungsprobe und bei der Faustschlußprobe im Falle arterieller Stenosen die verzögerte dunkle Nachröte?
12/13 Welches Symptom ist bei der Lagerungsprobe charakteristisch für einen unkompensierten arteriellen Verschluß?
12/14 Nennen Sie den normalen Zeitablauf für die Rötung der herabhängenden Füße!
12/15 Worauf weist bei der Lagerungsprobe eine Venenfüllung der herunterhängenden Beine vor der reaktiven Hyperämie hin?
12/16 Wie lange soll der Patient vor Messung des Ruheblutdrucks liegen?
12/17 Welches ist der Meßpunkt für den diastolischen Blutdruckwert?
12/18 Worauf weisen große bzw. kleine Blutdruckamplituden hin?
12/19 Wo liegt nach den Richtlinien der WHO die obere Grenze für den normalen Blutdruck?
12/20 Wie nennt man Blutdruckwerte, die zwischen der normalen oberen Blutdruckgrenze und dem niedrigsten Wert für eine Hypertonie (160/95 mm Hg) liegen?
12/21 Definieren Sie den Begriff Hypotonie anhand der Blutdruckwerte!
12/22 Nennen Sie die beiden grundsätzlichen Ursachen für eine Hypotonie!

226 Kreislauf, Puls und Pulsationen

Kreislauf	RR links 140/80		RR rechts 140/80	
Herz	~~unauffällig~~	linksverbreitert	rechtsverbreitert	
Herzspitzenstoß	~~unauffällig~~	nicht tastbar	hebend	
Herztöne	~~rein~~	leise	betont I	
			betont II	
			Spaltung I	
			Spaltung II	
Geräusche	fehlen	Systolik (Max.)	Aorta	
		Diastolik. (Max.)	Aorta	
Skizze pathol. Töne und Geräusche	I II Aorta		I II Pulm.	
Rhythmus	regelm.	~~Arrhythmie~~	absolute Arrhy.	
Funktionen	unauffällig	Venendruck:	mm/H$_2$O	
		Lagerungsprobe		

Sonst. Befunde an Herz und Kreislauf

herzsynchrones Reibegeräusch
2 cm oberhalb und
medial der Herzspitze;
2 Extrasystolen/Min.

Dokumentation 227

	Puls 120/Min. Pulsqualität: alternans			
Pulsationen links parasternal		epigastr.	sonst.	
verbreitert	innerhalb MCL	außerhalb MCL	(Erläuterung)	
Grad 1	2	3	4	
Grad 1	2	3	4	
Aorta	Pulm.	Erb	Trikusp.	Spitze
Aorta	Pulm.	Erb	Trikusp.	Spitze
Pulm.	Erb	Trikusp.	Spitze	extrakardiale Geräusche
Pulm.	Erb	Trikusp.	Spitze	~~Reibegeräusche~~
| | ――――――― I II Erb		| | ――――――― I II Trikusp.		| | ――――――― I II Spitze
Pulsdefizit (radial_____/zentral_____)			Extratöne	
Kreislaufzeiten:_____		Ergometer: _____		
	Faustschlußprobe			

Praktische Aufgaben

12/A Bestimmen Sie den Venendruck bei sich selbst! Messen Sie auch untereinander den Venendruck blutig!

12/B Auch die Kreislaufzeiten sollten Sie untereinander mit der Ätherumlaufzeit und der Decholinumlaufzeit bestimmen.

12/C Führen Sie einen Fahrradergometerversuch bei sich selbst und bei einem herzgesunden Patienten durch, der älter als 60 Jahre ist! Bereiten Sie Ihre Anleitung für den Patienten sorgfältig vor!

12/D Palpieren Sie bei sich selbst und bei einem Kommilitonen sämtliche genannten arteriellen Pulse einschließlich der A. inguinalis!

12/E Untersuchen Sie bei sich selbst und gegenseitig den hepatojugulären Reflux und stellen Sie die Zeitdauer in Sekunden fest, bis der sichtbar erhöhte Venendruck wieder abfällt!

12/F Führen Sie bei sich selbst und bei mindestens drei Kommilitonen eine Lagerungsprobe und eine Faustschlußprobe durch und vergleichen Sie die Zeiten für die gewonnenen Ergebnisse!

13.0 Bauch und Bauchorgane I —*
Untersuchung des Gastrointestinaltraktes

13.1 Lernziele

Im folgenden Kapitel lernen Sie, wie man
- die charakteristischen Beschwerden im Bauchraum definiert,
- den Bauchraum für differentialdiagnostische Überlegungen einteilt,
- Inspektion, Palpation, Perkussion und Auskultation für die Untersuchung des Bauches anwendet,
- spezifische Untersuchungen für die Herniendiagnostik durchführt und
- die im Bauchraum erhobenen Befunde dokumentiert.

Kontrollieren Sie anhand der gestellten Fragen, ob Sie diese Lernziele erreichen.

13.2 Charakteristische Beschwerden

Für die »charakteristischen« Beschwerden im Bauchraum gelten drei besondere Merkmale:
1. Symptome wie Übelkeit und Erbrechen, die auf Erkrankungen im Gastrointestinaltrakt hinweisen, sind in bezug auf die betroffenen Organe besonders vieldeutig, z.B. gynäkologische Erkrankungen, Infektionen des zentralen Nervensystems, psychische Ursachen.
2. Viele sogenannte funktionelle Erkrankungen (Überlastungsreaktionen, Selbstüberforderung usw.) führen zu gastrointestinalen Symptomen.
3. Organische Erkrankungen im Bauchraum können weit fortgeschritten sein, bevor sie zu Beschwerden führen.

Über Appetitstörungen, Übelkeit, Erbrechen und Ikterus ist auf den S. 38 ff. u. 82 berichtet worden.

»Verdauungsstörungen« sind ein vager Begriff, der von diffusen Oberbauchbeschwerden bis zum Durchfall alles einschließen kann, was zur Verdauung gehört. Sie dürfen sich für diagnostische Zwecke mit einem solchen Begriff nicht zufriedengeben.

Nahrungsmittelunverträglichkeit unterscheidet sich von bloßer Abneigung gegen bestimmte Gerichte dadurch, daß der Patient gewisse Nahrungsmittel nicht verträgt, sei es, daß sie wie Hülsenfrüchte oder Kohl zu starken Blähungen oder Koliken führen, sei es, daß sie wie

---

* Zur Veranschaulichung dieses Themas können Sie Teil 6 des Filmes »Die allgemeine ärztliche Untersuchung« benutzen (s. S. 9).

Johannisbeeren oder ungekochte Milch bei Kindern Durchfälle auslösen. Zu den Nahrungsmittelunverträglichkeiten kann man auch Nahrungsmittelallergien, z. B. gegen Erdbeeren, zählen.

Schluckbeschwerden (Dysphagie) nennt man unangenehme bis schmerzhafte Empfindungen, die beim Schlucken retrosternal oder epigastrisch auftreten, z. B. bei Einengungen der Speiseröhre oder bei Hiatushernie. Werden die Beschwerden nur während des Essens bemerkt oder verstärken sie sich dabei, so deutet das auf eine Ösophagusstenose, z. B. durch (Reflux-)Ösophagitis, Verätzung oder Fremdkörper hin. Das Ösophaguskarzinom führt erst im Spätstadium zusätzlich zur Lymphknotenschwellung am Hals und zur Gewichtsabnahme.

Mühsames Herunterschlucken, das Bedürfnis, nach einem heruntergeschluckten Happen nachzuspülen, und das »Wiederkäuen« unverdauter Speisereste lassen an organische Veränderungen der Speiseröhre denken wie an das Zenkersche Ösophagusdivertikel oder an eine Achalasie. Motilitätsstörungen der Speiseröhre treten auch bei neurologischen Ausfällen auf oder können durch psychogene Mißempfindungen vorgetäuscht werden, vor allem mit dem Gefühl eines kugelförmigen Fremdkörpers in der Speiseröhre (Globusgefühl).

Sodbrennen (Pyrosis) nennt man das retrosternal lokalisierte wunde Gefühl, das in Magen, Rachen und Mund ausstrahlen kann. Erklärt wird das Sodbrennen als Reizung der Ösophagusschleimhaut.

Singultus, Schluckauf, ist ein hörbares, sehr kurzes Einatmen durch unwillkürliche, plötzliche Kontraktionen des Zwerchfells.

Aufstoßen ist physiologisch bei vermehrter Gaszufuhr, wie durch Bier oder andere kohlensäurehaltige Getränke. Pathologisch ist das Aufstoßen bei der Aerophagie. Beim sauren Aufstoßen gelangt Mageninhalt in den Mund.

Beim **Erbrechen (Vomitus)** müssen Sie Zeitpunkt, Art des Erbrechens, Qualität und geschätzte Menge des Erbrochenen in Erfahrung bringen. Erbrechen kurz nach der Nahrungsaufnahme weist z. B. auf akute Erkrankungen des Magens oder Verschlüsse im oberen Gastrointestinaltrakt hin. Dagegen sind für spätes Erbrechen die Ursachen eher bei den aufgenommenen Nahrungsmitteln (oder Getränken) bzw. in Organsystemen außerhalb des Magen-Darm-Traktes zu suchen. Befragen Sie den Patienten auch, ob er in kleinen Portionen oder im Strahl erbricht, ob im Erbrochenen noch Nahrungsmittel zu erkennen waren und ob Blut oder kaffeesatzartiges Material erbrochen wurde (z. B. bei blutendem Ulkus oder Ösophagusvarizen).

Nur beim tiefen Verschluß des Darmes kommt es zum Erbrechen von Stuhl (Miserere). Denken Sie auch daran, daß häufiges Erbrechen besonders im Kindesalter (s. S. 383) zur Störung des Elektrolytgleichgewichtes und damit zur Alkalose führen kann, und daß manches Erbrechen mit der Deutlichkeit der entsprechenden Redewendung auf Zustände hinweisen kann, mit denen der Patient nicht fertig wird.

Blähungen (Meteorismen) als vermehrte Gasansammlung im Darm führen auch unabhängig von der Nahrungsaufnahme zu Völlegefühl und Unbehagen, über das die Patienten im Sinne von »Magendrücken« berichten. Neben Hülsenfrüchten, Kohl, frischem Brot und Zitrusfrüchten kann rohe Milch zur vermehrten Gasbildung beitragen. Galle- und Pankreaserkrankungen führen ebenso wie Luftschlucken beim zu hastigen Essen zu Blähungen. Denken Sie bei unklaren Oberbauchbeschwerden auch an die Folgen einer portalen Hypertension bei Rechtsinsuffizienz, die ebenfalls Ursache von Völlegefühl, Blähungen, Obstipation und Aszites sein kann.

Bauchschmerzen werden zunächst nach Stärke, Dauer, Art und Ort und der Beziehung zu Funktionen analysiert. Begleitbeschwerden, Maßnahmen, die zur Verstärkung oder zum Abschwächen der Schmerzen führen, **und Ausstrahlung** der Schmerzen helfen bei der Zuordnung zum erkrankten Organ:

- Schmerzen der Gallenwege strahlen in den rechten Rücken und in die rechte Schulterregion aus.
- Schmerzen durch das Pankreas strahlen gürtelförmig unterhalb des Nabels aus.
- Schmerzen des Magenfundus strahlen in die linke Schulter und in den linken Rücken aus und können dort kaudal und medial der Skapula Druckschmerz erzeugen.
- Linksseitige Oberbauchschmerzen können auch durch einen Hinterwandinfarkt bedingt sein. Andererseits führt die Wölbung des Zwerchfells dazu, daß auch Schmerzursachen im Oberbauch in den Thorax lokalisiert werden können.

Durchfälle (Diarrhöen) nennt man häufige, flüssige Stühle, die nach Farbe, Häufigkeit der Entleerung, Konsistenz und Geruch unterschieden werden sollten. Die aufgenommene Nahrung einschließlich der Getränke und Begleitsymptome wie z. B. Fieber können diagnostische Hinweise bieten, etwa auf entzündliche Darmerkrankungen.

Änderungen der gewohnten Stuhlentleerungen beziehen sich auf die Häufigkeit und den Zeitpunkt, zu dem der Patient gewohnt ist, den Darm zu entleeren. So hat die jahrelange **Verstopfung (Obstipation*)** eine andere Bedeutung als eine »Verstopfung«, die innerhalb weniger Wochen zu tagelanger Stuhlverhaltung führt.

Über die **Farbe des Stuhls,** unverdaute Nahrungsreste oder Würmer bzw. Wurmteile können Patienten nur dann Angaben machen, wenn sie

---

* Obstipation kann nicht allein nach Zeiträumen definiert werden; so ist z. B. eine gewohnheitsgemäße und beschwerdefreie Stuhlentleerung an jedem zweiten Tag noch keine Verstopfung.

bewußt ihren Stuhl betrachten und nicht etwa »noch während der Sitzung ziehen«. Die Stuhlfarbe ist abhängig von der Passagezeit:
- Diarrhoische Stühle sind hell.
- Stuhl bei Obstipation ist dunkel.
- Graue, voluminöse Fettstühle sprechen für Behinderung des Galleabflusses und mangelhafte Pankreassekretion.
- Schwarze Stühle (Teerstühle) entstehen durch Blutbeimengungen im oberen Gastrointestinaltrakt.
- Helle Blutauflagerungen stammen aus Blutungen im Kolon, Rektum oder Analbereich.
- Schleimige Auflagerungen stammen aus dem Kolon und dem Rektum.

Unter **Hämorrhoidalbeschwerden** versteht man anales Jucken, Brennen, Blutentleerungen, Nässen und getastete Knoten bei der Reinigung des Anus (perianale Thromben). Die Patienten klagen über **Schmerzen beim Sitzen und beim Stuhlgang.**

13.3 Einteilung des Bauchraumes

Man kann den Bauch mit Hilfe des Bauchnabels in vier Quadranten einteilen (Abb. 13.1). Begrenzungs- und Lokalisationshilfen sind der Processus xiphoideus des Sternums, die Rippenbögen, die Spina iliaca anterior superior und der Beginn des Beckenkammes beiderseits, die Inguinalfurchen und die Symphyse. Den kranialen Anteil des Bauches bildet der epigastrische Winkel.

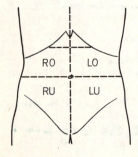

Abb. 13.1 Der Bauch kann in Epigastrium und mit Hilfe des Bauchnabels in vier Quadranten eingeteilt werden: RO = rechter Oberbauch, RU = rechter Unterbauch, LO = linker Oberbauch, LU = linker Unterbauch

Den vier Quadranten lassen sich – abgesehen von einem Situs inversus oder einer Malrotation – folgende Organe zuordnen:

Einteilung des Bauchraumes

rechter oberer Quadrant	**linker oberer Quadrant**
Leber und Gallenblase	ein Teil des Magens
Pylorus, Duodenum, Pankreaskopf	Milz
	Pankreaskörper und -schwanz
rechte Nebenniere	linke Nebenniere
ein Teil der rechten Niere	ein Teil der linken Niere
Flexura coli dextra	Flexura coli sinistra
ein Teil des Colon ascendens und des Colon transversum	ein Teil des Colon transversum und des Colon descendens
rechter unterer Quadrant	**linker unterer Quadrant**
Zäkum und Appendix	Sigmoid
ein Teil des Colon ascendens	ein Teil des Colon descendens
die Blase, wenn sie gedehnt ist	die Blase, wenn sie gedehnt ist
rechter Ureter	linker Ureter
rechtes Ovar und Salpinx	linkes Ovar und Salpinx
vergrößerter Uterus	vergrößerter Uterus
rechter Ductus deferens	linker Ductus deferens

Dünndarmschlingen, Hernien, Narben und Gefäßbesonderheiten findet man in allen vier Quadranten.

Orientierungshilfen außer dem Nabel sind der MacBurney-Punkt in der Mitte der Linie von der Spina iliaca anterior superior des rechten Darmbeines zum Nabel und der Lanz-Punkt (rechter Drittelpunkt einer beide Spinae iliacae anteriores superiores verbindenden Linie). An beiden Orten ist bei einer Appendizitis Druck- und Loslaßschmerz auszulösen (Abb. 13.2).

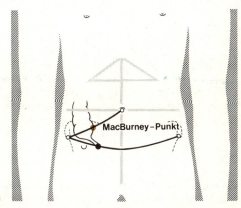

Abb. 13.2a

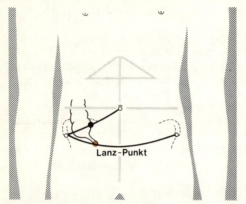

Abb. 13.**2 a u. b** MacBurney-Punkt und Lanz-Punkt als Orientierungshilfen für Druck- und Loslaßschmerz bei akuter Appendizitis

Fragen Sie den Patienten mit Beschwerden oder Befunden in dieser Region ausdrücklich nach den hierfür charakteristischen Beschwerden und nach früheren ähnlichen Erkrankungen und deren Behandlung.

13.4 Inspektion der Bauchoberfläche

Die *Inspektion* des Bauches richtet sich auf Veränderungen der Haut und der Behaarung, den Vergleich des Bauchniveaus mit dem Thorax und die Suche nach abnormen Konturen.
Hautveränderungen wie Petechien oder Exantheme, helle Striae gravidarum und rote Striae bei Morbus Cushing geben diagnostische Hinweise und müssen ebenso dokumentiert werden wie Narben oder auch Narbenbrüche. Die Venenzeichnung kann bei unterer Einflußstauung oder Pfortaderstauung bis zum Caput medusae gesteigert sein. Oberflächliche, pulsierende Gefäße entstehen als Kollateralkreisläufe bei Aortenisthmusstenose.
Bauchglatze oder mangelhafte bzw. **fehlende Sekundärbehaarung** sind Zeichen eines gestörten Östrogen-Androgen-Gleichgewichtes, z.B. bei vermindertem Östrogenabbau im Rahmen einer Lebererkrankung. Maskuline Sekundärbehaarung tritt bei weiblichen Patienten durch den Androgenüberschuß bei adrenogenitalem Syndrom oder maskulinisierenden Tumoren auf.
Ein aufgeblähter »Trommelbauch« entsteht durch übermäßige Gasansammlung im Darm. Der Bauch wirkt dann meist in Höhe des Nabels wie ein abgerundeter Kegel. Charakteristisch für Aszites sind dagegen eher ausladende Flanken mit Flankendämpfung und Vorderbauchtym-

panie. Auch bei Ovarialzysten ist der Bauch vorgewölbt, allerdings kommt es hierbei zu epigastrischer und Flankentympanie bei gleichzeitiger Dämpfung in den mittleren und unteren Bauchabschnitten.

Außer der »5-F-Regel« für den **aufgetriebenen Bauch** (Fett, Fetus, Fäzes, Flatus, Flüssigkeit) ist besonders bei Neugeborenen an einen Morbus Hirschsprung zu denken. Ein aufgeblasener Bauch bei Luftschluckkern verschwindet mit Einführen einer Magensonde, solange die Luft im Magen liegt.

Große Tumoren, epigastrische Hernien, Rektusdiastase, starke Milzvergrößerung und peristaltische Wellen bei Pylorusstenose und sichtbare peristaltische Kontraktionen oder wurmförmige Bewegungen bei mechanischem Ileus können – dünne Bauchdecken vorausgesetzt – als **Vorbucklungen** durch die Bauchwand erkannt werden.

13.5 Leber, Galle, Milz und Hernien

Für die *Palpation* des Bauches sind eine flache Lagerung in einem warmen Raum, warme Hände des Untersuchers und die vorsichtige Untersuchungstechnik eine wesentliche Voraussetzung. Der Patient liegt auf einer möglichst stabilen Unterlage und streckt beide Arme seitlich neben dem Körper aus. Die Abwehrspannung können Sie meist dadurch überwinden, daß sie den Patienten die Knie anziehen und mit offenem Mund atmen lassen. Palpieren Sie, um einen Überblick zu gewinnen, mit flach aufgelegter Hand und tastenden Fingerbeeren zunächst einmal oberflächlich jeden Quadranten. Pathologische Befunde werden ähnlich wie die Lymphknoten differenziert nach:
– Lage, Verschieblichkeit und Zahl,
– Größe, Festigkeit und Druckschmerz (Qual).

Bei der **ballotierenden Untersuchung** wird der starre Zeigefinger schnell in die Bauchdecke »gestoßen« und dort gehalten. Bewegliche oder freie Tumoren führen wie die Stoßpalpation der Leber bei Aszites durch den Rückschlag zu einem Doppelschlag gegen die Fingerspitze.

Die Palpation des Bauches beginnt immer dort, wo keine Schmerzen angegeben werden. Achten Sie auf die Reaktionen der Bauchdecke. Lokale **Abwehrspannung** entsteht durch Reizung des parietalen Peritoneums, ebenso der Druckschmerz über Ulzera oder stechender **Loslaßschmerz** über dem MacBurney-Punkt. Der Loslaßschmerz nach leichtem Eindrücken der vorderen Bauchwand ist ein besonders frühes Zeichen für die Beteiligung des parietalen Peritoneums, die bretthartte Bauchwand bei diffuser Peritonitis Zeichen einer Generalisation und Steigerung der lokalen Abwehrspannung. Unterscheiden Sie zwischen Resistenzen und Abwehrspannung!

236 Bauch und Bauchorgane I

Als nächstes palpiert man die **Leber.** Sie liegt als nach ventral konvexer Keil in der Zwerchfellkuppel (Abb. 13.**3**). Die Höhe der Keilschneide untersucht man in Atemmittellage. Sie gestattet nur grobe Rückschlüsse auf die Größe der Leber. Zwerchfelltiefstand, z. B. bei Emphysem oder bei kyphotischen oder skoliotischen Veränderungen der Wirbelsäule, und die Schwierigkeit, perkutorisch die obere Grenze der Leberkuppel zu bestimmen, lassen ein Ausmessen zur »exakten Größenbestimmung« ohne Röntgenaufnahme fragwürdig erscheinen (Normalwert in der MCL etwa 12 cm).

Zur Untersuchung der Leber setzt man sich am günstigsten auf die gleichseitige Bettkante und legt zunächst beide Hände im oberen rechten Quadranten, flach abstützend, auf die Bauchdecke, und zwar so, daß

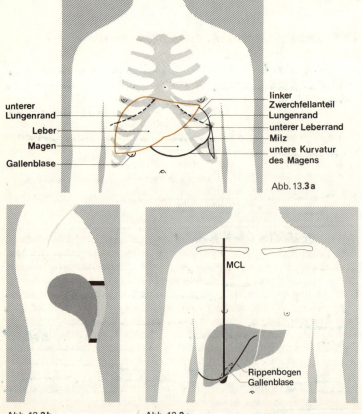

Abb. 13.**3a**

Abb. 13.**3b**   Abb. 13.**3c**

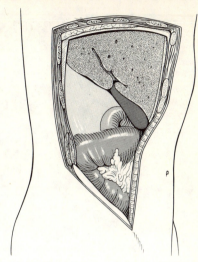

Abb. 13.**3 d**

Abb. 13.**3 a–d** Topographische Verhältnisse im Oberbauch und Lage der Leber in der unteren Thoraxapertur

die Fingerspitzen einige Zentimeter unterhalb des rechten Rippenbogens enden. Bei ganz leichtem Druck der flach liegenden Finger läßt man den Patienten tief einatmen. Dann hebt der daruntertretende Leberrand die Fingerendglieder an (Abb. 13.**4**). Bei der »Gleitpalpation« bewegen sich die palpierenden Finger, die die Bauchhaut mitnehmen, der inspiratorisch tiefertretenden Leber entgegen.

Wenn Sie bei der Einatmung das Tiefertreten des unteren Leberrandes einer stark vergrößerten Leber palpieren wollen, müssen Sie die Hände weiter kaudal auflegen. Im Zweifelsfall können Sie versuchen, die Leber mit der linken Hand von dorsal nach ventral zu schieben und nur mit der rechten Hand zu palpieren (Abb. 13.**5**) oder sich perkutorisch durch die Änderung des Klopfschalls Klarheit zu verschaffen. Ursache einer **Lebervergrößerung mit** glatter Oberfläche sind z. B. diffuse Schädigungen der Leberzellen oder des Interstitiums bei Entzündungen, Cholestase oder Stauung im Rahmen einer Rechtsinsuffizienz.

Für die Beurteilung z. B. einer abnehmenden Lebervergrößerung während längerer klinischer Behandlung bietet das Messen des Abstandes zwischen rechtem Rippenbogen und Leberrand in der Medioklavikularlinie in Zentimetern oder in Querfingern Annäherungswerte.

Beim Gesunden ist meist nur ein schmaler Streifen der Leber zwischen dem tiefsten Punkt des rechten Rippenbogens und der Xiphoidregion zu palpieren. Ein in Atemmittellage medial von der Medioklavikularlinie etwa einen Querfinger weit unter dem Rippenbogen hervortretender Leberrand ist nicht als Lebervergrößerung zu bewerten. Differential-

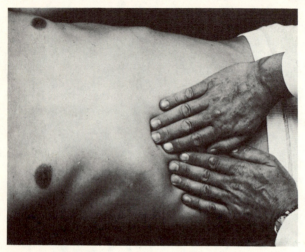

Abb. 13.**4** Die palpierenden Fingerendglieder werden durch die inspiratorisch tiefertretende Leber angehoben

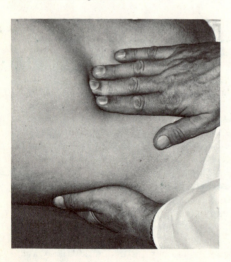

Abb. 13.**5** Die linke Hand hebt die Leber nach ventral; die rechte Hand palpiert

diagnostisch muß man auch das Tiefertreten der Leber durch Zwerchfelltiefstand von einer tatsächlichen Lebervergrößerung unterscheiden.

Für **knotige Veränderungen** der Leberoberfläche gilt folgendes Schema:

Grobe Höcker findet man bei Narbenleber und Zirrhose; bedingt zu tasten sind die Knoten bei kryptogener oder posthepatitischer Zirrhose; nie zu tasten ist die feinhöckerige Felderung bei toxischer Zirrhose.
Als grobe Knoten palpieren Sie Metastasen, Leberabszeß, Gummen, Echinokokkus- oder andere Zysten.
Die Form des unteren **Leberrandes** kann man bei Patienten mit normalem Körpergewicht gelegentlich dadurch bestimmen, daß man den Leberrand in tiefer Inspiration über die palpierenden Fingerspitzen treten läßt. Der Leberrand kann bei Zirrhose oder Amyloidose scharf, bei Herzinsuffizienz, Hepatitis oder Fettleber abgerundet und bei Lebermetastasen und grobhöckeriger Zirrhose knotig verändert sein.
Palpatorisch beurteilen Sie die **Konsistenz** der vergrößerten Leber:
bei Hepatitis als weich,
bei Fettleber als teigig,
bei chronischer Hepatitis als fest,
bei der Zirrhose als hart.
Steinhart fühlen sich Metastasen an.
Leberpulsationen sind Zeichen einer Trikuspidalinsuffizienz.
Leberbedingte Druckschmerzen im rechten oberen Quadranten entstehen durch schnelle Kapselspannung und können z. B. bei Hepatitis oder akuter Stauung auftreten. Sie können durch die größere und schlecht zu lokalisierende Schmerzausdehnung von den enger lokalisierten Schmerzen der Gallenblase und des Leberabszesses unterschieden wer-

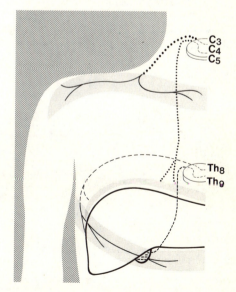

Abb. 13.6 Ausstrahlung von Gallenschmerzen

den. Eine retrozäkale Appendizitis und die Entzündung der Gallenblase führen medial von der rechten Medioklavikularlinie zu Spontan- oder Druckschmerzen, die in den Rücken oder bis in die rechte Schulter ausstrahlen können (Abb. 13.**6**).

Das Zeichen von Courvoisier, eine aufgetriebene, palpable **Gallenblase,** weist auf einen peripheren Gallengangsverschluß hin, z. B. bei Papillenstein, Papillenkarzinom oder Pankreaskarzinom. Dieses Zeichen fehlt bei der Schrumpfgallenblase, dem Endzustand der steingefüllten Gallenblase.

Auch die Palpation der vergrößerten Gallenblase wird durch dorsoventrales Gegenhalten mit der linken Hand erleichtert. Man findet die Gallenblase unterhalb des Leberrandes als prall-elastisches, relativ festes Gebilde, atemverschieblich etwas medial von der Klavikularlinie (vgl. Abb. 13.**3**).

Die **Milz** palpieren Sie in Rücken- oder rechter Seitenlage des Patienten schräg nach lateral und halten mit der anderen Hand gegen (Abb. 13.**7**). Schon das tastbare Anstoßen bei tiefer Inspiration gegen den palpierenden Finger weist auf eine Milzvergrößerung hin. Bei stark vergrößerter Milz gestattet der Margo crenatus, der nach medial gespaltene Rand der Milz, die Unterscheidung von anderen Tumoren im linken Oberbauch. Die Milz kann bis in das kleine Becken reichen und druckschmerzhaft sein. Wesentliche Ursachen einer Milzvergrößerung sind:
– Erkrankungen des hämatopoetischen Systems und Morbus Hodgkin,
– portale Hypertension.

Bei akuten Infekten entsteht eine weiche, meist schwer zu tastende Milzvergrößerung, besonders bei akuten septischen Prozessen. Die vergrößerte, feste Milz ist meist Zeichen einer chronischen Krankheit (z. B. Leukämie).

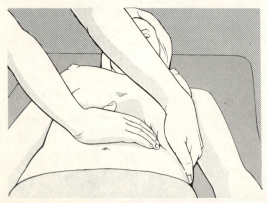

Abb. 13.**7** Milzpalpation mit zwei Händen

Leber, Galle, Milz und Hernien 241

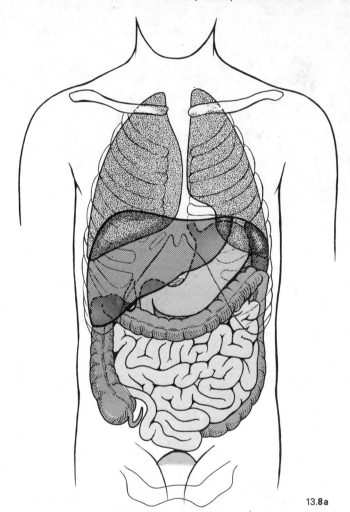

13.8a

242 Bauch und Bauchorgane I

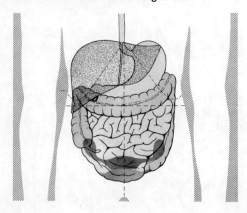

13.**8b**

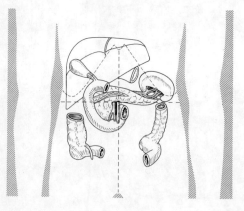

13.**8c**

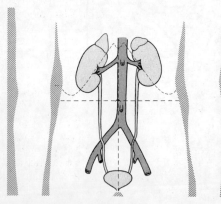

13.**8d**

Abb. 13.**8a–d** Zuordnung der Bauchorgane zu den Quadranten

Der Milzinfarkt, z.B. bei Endocarditis lenta, und der Milzabszeß sind schmerzhaft (Perisplenitis) und gelegentlich nur schwer von anderen Schmerzursachen im linken oberen Quadranten (wie bei entzündlichen Prozessen im Pankreasschwanz) oder von einem Flexura-coli-sinistra-Syndrom durch lokale Gasansammlung im Darm zu unterscheiden. Bei Perisplenitis im Verlauf einer Endocarditis lenta kann man das Reiben der Milzkapsel gegen das Peritoneum parietale palpieren und auskultieren.

Nur selten sind Magen, Darm, Pankreas, Uterus, Ovarien und entleerte Harnblase palpatorisch durch die Bauchdecken exakt zu erfassen. Deshalb läßt Spontan- oder Druckschmerz in bestimmten Bauchregionen das betreffende schmerzhafte Organ nur vermuten (Abb. 13.**8**). Wenn auch jeder positive Palpationsbefund an den genannten Organen den Verdacht auf ein Neoplasma lenken muß, so lehrt doch die Erfahrung, daß ein **»Tumor« im mittleren Unterbauch** oft ein gravider Uterus oder eine überfüllte Harnblase ist. Beide führen zu einer deutlichen Dämpfung des Klopfschalls; charakteristisch für eine überfüllte Blase ist der durch die Palpation hervorgerufene Harndrang.

Ein Spontan- oder Druckschmerz des deutlich gefüllten Kolons gibt in Verbindung mit der Obstipation Hinweise auf ein spastisches Kolon (spastische Obstipation). Bei der Divertikulitis findet sich palpatorisch links ein schmerzhafter Tumor mit einem Gesamtbild, das der Appendizitis (rechts) ähnelt.

Auf den Lanzschen Punkt und den MacBurneyschen Punkt sind wir im Rahmen der Orientierungshilfen (s. S. 233) schon eingegangen. Eine Differenzierung der Spontan- und Druckschmerzen im rechten Unterbauch bei Verdacht auf Appendizitis von einer rechtsseitigen Adnexitis ist mit Hilfe des gynäkologischen Palpationsbefundes und möglicher Zyklusabhängigkeit der Adnexitisschmerzen angezeigt.

Zur Beurteilung des Blutzuflusses zur unteren Extremität palpieren und auskultieren Sie abschließend vergleichend die beiden **Femoralarterien** und suchen dann in der Fossa inguinalis nach **Lymphknoten,** die die Lymphabflußstationen von äußerem Genitale, Damm, Anus, kaudaler Bauchdecke und Hüfte bilden. Vergrößerte inguinale Lymphknoten werden ebenfalls dokumentiert nach Lage, Verschieblichkeit und Zahl, Größe, Festigkeit und Qual (Schmerzhaftigkeit).

Bei Verdacht auf eine Beckenfraktur untersuchen Sie, ob sich durch laterale Kompression der sog. Beckenkompressionsschmerz auslösen läßt.

Bei **Inguinal- und Schenkelhernien** füllt sich im Gegensatz zu lokalen Fettanhäufungen, Lipomen und Rektusdiastase beim Husten und Pressen der ausgestülpte Peritonealsack. Bei Verdacht auf eine Hernie palpiert man, hinter dem Patienten stehend, zunächst mit den flach auf den Inguinalkanal aufgelegten Zeige-, Mittel- und Ringfingern den Anprall des Darmes, wenn der Patient hustet (Abb. 13.**9**).

244 Bauch und Bauchorgane I

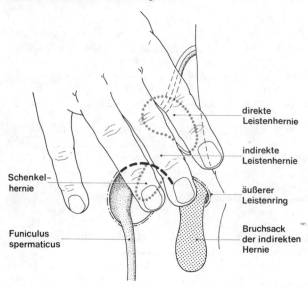

Abb. 13.9 Palpation der rechten Inguinalregion von dorsal bei Verdacht auf Hernie (nach Bailey)

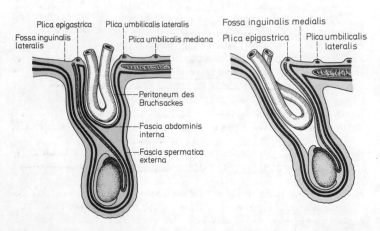

Abb. 13.10a u. b Rechtsseitige direkte Inguinalhernie. Eintritt in der Fossa inguinalis medialis, Austritt durch den Anulus inguinalis superficialis, b) rechtsseitige indirekte Inguinalhernie (nach Hafferl)

Anatomisch unterscheidet sich die direkte von der indirekten Inguinalhernie dadurch, daß die direkte medial, die indirekte lateral von der A. epigastrica inferior liegt (Abb. 13.**10**). Eine palpatorische Unterscheidung von direkter und indirekter Leistenhernie ist möglich, wenn der kleine Finger so in den äußeren Leistenkanal eingeführt werden kann, daß die Fingerbeere die Hinterwand des Leistenkanals berührt. Beim Husten schlägt die indirekte Hernie gegen die Fingerspitze, die direkte gegen die Fingerbeere (Anstoßtest nach Bailey [Abb. 13.**11**]). Außerdem folgt der untersuchende Finger bei der direkten Inguinalhernie nicht dem Leistenkanal nach schräg außen aufwärts, sondern tritt direkt in den Bauchraum ein.

In den Inguinalkanal gelangt der palpierende Finger durch das Skrotum (Invagination), indem man mit einer leichten Außenrotation der Hand dem Ductus deferens bis zum äußeren Inguinalring folgt. Eine Peritonealaussackung, die noch nicht aus dem Inguinalkanal ausgetreten ist, erkennt man daran, daß sie beim Husten tiefertritt.

Inguinalhernien können in die große Schamlippe bzw. in das Skrotum austreten und müssen dann von nach kranial abgrenzbaren prall-elastischen, glatten, durchleuchtbaren Hydrozelen, geschlängelten Varikozelen, Entzündungen und Tumoren des Hodens oder Nebenhodens unterschieden werden, die nicht durchleuchtbar sind.

Abb. 13.**11** Anstoßtest nach Bailey. Der gleichseitige Oberschenkel ist leicht flektiert. Man benutzt für die rechte Körperseite den rechten kleinen Finger, für die linke Körperseite den linken kleinen Finger zur Palpation (nach Prior u. Silberstein)

Schenkelhernien treten unterhalb des Inguinalkanals durch den Anulus femoralis aus und sind schwerer reponierbar als Inguinalhernien. Bei Schmerzen im Bereich einer Bruchpforte läßt sich eine Einklemmung nur ausschließen, wenn der palpierende Finger die Bruchpforte austasten kann. Achtung, bei Rötung oder Ödembildung der Haut über dem Bruchsack ist jeder Repositionsversuch kontraindiziert!

13.6 *Perkussion* des Bauches, Aszites

Bei der Perkussion des Bauchraumes können Sie sich im Rahmen der Routineuntersuchung auf die Bestimmung der unteren **Lebergrenze** und die Feststellung physiologischer **Tympanie** in allen vier Quadranten beschränken. Diese Perkussion ist bei lokaler oder generalisierter peritonitischer Reizung schmerzhaft. Vergrößerte Bauchorgane ergeben eine Dämpfung.

Aszites ist meist durch Entzündung oder Stauung bedingt und wird dadurch nachgewiesen, daß man in Rückenlage die Grenze der lateralen Flüssigkeitsdämpfung gegen den tympanitischen Schall des aufschwimmenden Darmes perkutiert, anzeichnet und dann die Verschieblichkeit der Dämpfung durch Seitenlagerung feststellt, die sogenannte verschiebliche Dämpfung (Abb. 13.**12**). In Knie-Ellenbogen-Lage läßt sich auch eine kleinere Flüssigkeitsmenge dadurch nachweisen, daß sie sich nach ventral sammelt und dort eine Flüssigkeitsdämpfung zu perkutieren ist.

Beide Methoden sind der Flüssigkeitswellenpalpation überlegen, bei der die flach aufgelegte Hand an einer lateralen Bauchwand den Anprall der Fluktuationswelle nach kurzem Stoß der Fingerspitzen von der anderen Seite her fühlt (Abb. 13.**13**).

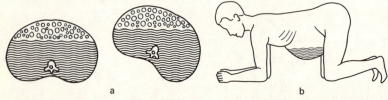

Abb. 13.**12 a u. b** a) Verschiebliche Dämpfung bei Aszites. b) In Knie-Ellenbogen-Lage führt auch eine kleine Flüssigkeitsmenge zur Dämpfung des Perkussionsschalles

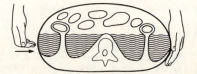

Abb. 13.**13** Bei der Flüssigkeitswellen-Palpation palpiert die lateral flach aufgelegte Hand den Anprall der Fluktuationswelle von der anderen Seite

13.7 *Auskultation* der Darmgeräusche

Bei der Auskultation des Bauches in allen vier Quadranten hören Sie 5–10 **Darmgeräusche** pro Minute. Oft gelingt es, eine peristaltische Welle mit der seitlichen Verschiebung des Stethoskops unter leichtem Druck »anzureiben«. Pathologisch sind:
1. laute, in schneller Folge wellenförmig ablaufende, hohe, spritzende und metallisch klingende Darmgeräusche, die mit kolikartigen Schmerzen einhergehen. Sie sind Zeichen für eine Stenose oder einen mechanischen Ileus.
2. Beim paralytischen Ileus sistieren die Darmgeräusche völlig und können auch durch Beklopfen der Bauchwand nicht mehr ausgelöst werden. Das ist die sogenannte **Totenstille**, eine dringende Indikation für Sofortmaßnahmen.

Reibegeräusche im rechten Oberbauch können über der metastatisch veränderten Leberoberfläche oder bei Milzinfarkt links auskultiert werden. Aortenaneurysma und arteriosklerotische Veränderungen der Femoralarterien klingen ähnlich wie die systolischen Geräusche über der Aorta bei Aorten- oder Pulmonalstenose. Renaler Hochdruck ist häufig durch Veränderung der Nierenarterien bedingt, die ebenfalls zu einem ventral auskultierbaren, hohen systolischen Geräusch führen können, das sich deutlich von dem tiefen Aortengeräusch unterscheidet.

Bei **palpatorischer Auskultation** hört man im Stethoskop ein Plätschern, das man durch mehrmaliges Eindrücken der linken oberen Bauchwand erzeugt. Es kann bei Flüssigkeitsansammlungen oberhalb eines mechanischen Ileus auftreten und lenkt, wenn es später als 3 Std. nach Aufnahme flüssiger Nahrung im Oberbauch zu hören ist, den Verdacht auf eine verzögerte Magenentleerung, z.B. bei Pylorusstenose oder Ileus. Für die Dokumentation können Sie das Schema »Bauchorgane« benutzen.

13.8 Aufgaben für die Selbstkontrolle

13/1 Wie erklärt man das Sodbrennen?
13/2 Wohin strahlen Schmerzen aus, die ihren Ursprung in den Gallenwegen, im Pylorus und im Duodenum haben?
13/3 Ordnen Sie den vier Quadranten des Bauchraumes die entsprechenden Organe zu!
13/4 Wie ist der MacBurney-Punkt definiert?
13/5 Welche Linie drittelt der Lanz-Punkt?
13/6 Wofür sind Bauchglatze oder fehlende Sekundärbehaarung ein Zeichen?
13/7 Nennen Sie fünf häufige Ursachen für einen aufgetriebenen Bauch (5-F-Regel)!

Fortsetzung der Aufgaben auf Seite 250

Bauch und Bauchorgane I

Bauchorgane

Zutreffendes bitte durchkreuzen

Oberfläche	unauffällig	eingesunken	vorgewölbt	adipös	muskulös		
		~~Narben~~	~~Appendix~~	Magen	Galle	Unterleib	sonst.
		Aszites	Venenzeichnung				

Hernien							
	~~keine~~	Nabel-H.	Inguinal-H.	links	rechts	Narbenbruch	sonst.

Druckschmerz							
	keiner	~~epigastr.~~	links	rechts	Oberbauch	links	rechts
		Unterbauch	links	rechts			

Abwehrspannung							
	~~keine~~	epigastr.	links	rechts	Oberbauch	links	rechts
		Unterbauch	links	rechts			

Resistenzen							
	~~keine~~	epigastr.	links	rechts	Oberbauch	links	rechts
		Unterbauch	links	rechts			

Lymphknoten							
	~~unauffällig~~	ing. Lymphknot.	links	rechts			

Leber							
	~~unauffällig~~	——— cm u. d. Rippenbogen tastbar (MCL)			glatt	höckrig	
		weich	hart	scharfrandig	pulsierend	druckschmerzh.	

Milz

~~unauffällig~~	druckschmerzh.	___ cm u. d. Rippenbogen tastbar	weich	hart
	Reiben			

Gallenblase

~~unauffällig~~	weich	prall		

Nierenlager

~~unauffällig~~	Druckschmerz	links	rechts	Klopfschmerz	links	rechts
	Vorwölbung	links	rechts			

Darmgeräusche

~~unauffällig~~	weniger als 5/Minute	Totenstille	verstärkt	Spritzgeräusch
	epigastr. links	rechts	Oberbauch links	rechts
	Unterbauch links	rechts		

Sonst. Befunde u. Erläuterungen

4 cm lange reizlose Narbe im re. unteren Quadranten.
3 cm kaudal vom Xiphoid besteht ein etwa 10 cm² großer druckschmerzhafter Bereich

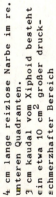

– Narbe
× Druckschmerz
○ Resistenz

250 Aufgaben für die Selbstkontrolle

13/8 Durch welche beiden Maßnahmen kann der Patient bei der Untersuchung des Bauches eine Abwehrspannung mindern?
13/9 Wo soll die Palpation des Bauches nie beginnen?
13/10 Wodurch entsteht eine lokale Abwehrspannung?
13/11 Welches Zeichen gilt als Frühsymptom für eine Beteiligung des parietalen Peritoneums an einem Entzündungsprozeß?
13/12 In welcher Atemlage untersucht man die Lebervergrößerung?
13/13 Was verstehen Sie unter Gleitpalpation?
13/14 Wodurch kann bei Emphysempatienten der Eindruck einer Lebervergrößerung entstehen?
13/15 Wodurch entstehen leberbedingte Druckschmerzen im rechten oberen Quadranten?
13/16 Was verstehen Sie unter dem Courvoisier-Zeichen?
13/17 Wodurch unterscheidet sich anatomisch die direkte Inguinalhernie von der indirekten?
13/18 Wie können Sie palpatorisch eine direkte von einer indirekten Leistenhernie unterscheiden?
13/19 Warum läßt man den Patienten mit Verdacht auf eine Inguinalhernie husten?
13/20 Wie können Sie eine ausgetretene Inguinalhernie von der Hydrozele unterscheiden?
13/21 Unter welchen Bedingungen ist jeder Repositionsversuch einer Hernie kontraindiziert?
13/22 Welche beiden Schallphänomene grenzen Sie bei einem Aszites gegeneinander ab?
13/23 Wofür sind hohe, spritzende Darmgeräusche mit kolikartigen Schmerzen ein Zeichen?
13/24 Unter welchen Voraussetzungen spricht man von Totenstille?

Praktische Aufgaben

13/A Auskultieren Sie mit dem Stethoskop Ihre Peristaltikgeräusche!
13/B Vergleichen Sie bei mindestens drei Patienten die Häufigkeit der Peristaltikgeräusche!
13/C Palpieren Sie zunächst bei Kommilitonen, dann bei Patienten mit Lebervergrößerung die Veränderung der Stellung des unteren Leberrandes in Atemmittellage und tiefer Inspiration!
13/D Fertigen Sie eine Skizze der Baucheinteilung mit den genannten Hilfslinien sowie dem MacBurney- und dem Lanz-Punkt an!
13/E Versuchen Sie, etwa in Höhe des Nabels Ihren eigenen Aortenpuls zu palpieren!

14.0 Bauch und Bauchorgane II – Untersuchung der Urogenitalorgane und des Rektums*

14.1 Lernziele

Im folgenden Kapitel lernen Sie, wie man
- charakteristische Beschwerden bei Erkrankungen der Urogenitalorgane und des Rektums definiert,
- Niere, ableitende Harnwege, Blase und Genitalorgane mit einfachen klinischen Mitteln untersucht,
- Indikationen für die instrumentelle Untersuchung stellt,
- die rektale Untersuchung und die Proktoskopie durchführt,
- die bei der urogenitalen und rektalen Untersuchung erhobenen Befunde dokumentiert.

Kontrollieren Sie anhand der gestellten Fragen, ob Sie diese Lernziele erreichen.

14.2 Charakteristische Beschwerden

Nykturie, mehrmaliges Wasserlassen während der Nacht, spricht meist für eine Erkrankung des Harntraktes (Blasenentleerungsstörung), kann aber auch Zeichen einer Herzinsuffizienz sein, bei der latente Ödeme nachts ausgeschwemmt werden.

Als **Anurie** gilt eine Harnmenge von weniger als 100 ml/Tag. Man unterscheidet eine prärenale Anurie, z.B. beim Schock, eine renale Anurie, z.B. bei nephrologischen Systemerkrankungen, und eine postrenale Anurie als Abflußbehinderung.

Von **kompletter Harnverhaltung** spricht man beim völligen Unvermögen, Harn zu entleeren. Führt die Harnverhaltung zur Überdehnung der Harnblase, so versagt der Schließmuskel teilweise, und es entsteht eine sogenannte Überlaufblase (s.u. Harnträufeln), die man ihrerseits unterscheiden muß vom Versagen des Schließmuskels bei der Inkontinenz als Ursache eines Harnträufelns bei fast leerer Blase.

Von **Oligurie** spricht man bei weniger als 500 ml/Tag. Renale Ursachen sind z.B. Infektionen oder toxisch-allergische Schäden der Niere. Zu den postrenalen Ursachen gehören Abflußbehinderungen, z.B. Strikturen, Steine oder Tumoren.

---
* Zur teilweisen Veranschaulichung dieses Themas können Sie Teil 6 des Filmes »Die allgemeine ärztliche Untersuchung« benutzen (s. S. 9).

Von **Startschwierigkeiten** spricht man, wenn der Patient darüber klagt, daß er am rechten Ort trotz des Bedürfnisses warten muß, bis das Wasserlassen in Gang kommt (meist Zeichen einer Prostataerkrankung).
Bei abnorm häufigem Wasserlassen **(Pollakisurie)** müssen Sie sich durch genaue Erhebung von Frequenz und Art der Miktion ein Bild von der ausgeschiedenen Harnmenge verschaffen. Danach können Sie entscheiden, ob es sich um eine Polyurie im Sinne einer krankhaft erhöhten Harnmenge von mehr als 3 l/Tag handelt, wie sie z.B. beim Diabetes auftritt, oder um ein Harnstottern mit häufig ausgeschiedenen kleinen Harnmengen, das auf eine entzündliche Erkrankung des Harntraktes oder auf emotionelle Störungen hindeutet.
Harndrang nennt man das starke Bedürfnis zum Wasserlassen. Tritt es gehäuft auf, kann es Zeichen einer Blasenentzündung oder einer Prostataerkrankung sein.
Von **imperativem Harndrang** spricht man, wenn die Patienten erklären, sie könnten das Wasser nicht halten. Diese Beschwerde wird häufig bei infektiösen Entzündungen genannt, z.B. bei der Zystitis der Frau.
Harninkontinenz beruht meist auf mechanischen Abflußstörungen, z.B. durch iatrogene Sphinkterläsion, oder auf neurologischen Funktionsstörungen. Zu einer relativen Harninkontinenz kommt es bei Frauen mit posttraumatischer oder konstitutioneller Lockerung des Stütz- und Suspensionsapparates (Deszensus).
Schwacher **Harnstrahl, Harnträufeln, Harntröpfeln** oder »kraftloses Wasserlassen«, das in kleinsten Harnstößen oder sogar in Tropfen erfolgt, weisen z.B. auf eine Striktur der Urethra oder Störungen der Entleerungsinnervation bzw. ein Prostataadenom hin (»Prostatikerblase« mit Ischuria paradoxa).
Von **Dysurie** spricht man bei allen Formen erschwerten Wasserlassens, von **Strangurie** bei brennenden Schmerzen beim Wasserlassen, z.B. bei infektiösen Erkrankungen von Niere, Blase, Urethra oder bei Blasenentleerungsstörungen anderer Genese. Die Schmerzen werden meist am Blasenausgang oder im oberen Ende der Harnröhre und im Penis empfunden. Bei der Entleerung der Blase verstärkt sich der Schmerz dadurch, daß sich gegenüberliegende Schleimhautanteile berühren. Brennende Schmerzen sind zwar für alle Schleimhautentzündungen in Penis und Harnröhre typisch, treten aber auch bei der sogenannten Reizblase oder bei vegetativen urogenitalen Symptomen auf.
Gleichbleibende Nierenschmerzen entstehen lumbal unter dem Rippenbogen durch Kapselspannung (z.B. durch Entzündung oder Tumor) oder als dumpfe Schmerzen in der Lumbosakral- und Perianalregion, die z.B. als Zeichen einer begleitenden Prostataerkrankung beim Aufrichten nach langem Sitzen stärker werden. Charakteristisch für Nierenschmerzen ist der meist einseitige Schmerz.
Wellenförmig-kolikartige Schmerzen sind meist Zeichen einer akuten mechanischen Abflußstörung. Liegt die Ursache in der Niere oder im

oberen Drittel des Ureters, dann treten die Koliken vorwiegend in der Nierengegend und abwärts bis zum Mittelbauch auf, distale Ursachen führen dagegen zu kolikartigen Schmerzen im Unterbauch, die bis in die Hoden bzw. Labien und in die Oberschenkelinnenseite ausstrahlen können. Oft gehen Harnwegskoliken und akute Abflußstörungen mit Erbrechen und dem Bild eines Ileus einher.

14.3 Harn und Harnveränderungen

Der normale, frische, körperwarme **Harn** ist klar und je nach Flüssigkeitszufuhr hellgelb bis wasserhell, bei starker Schweißabsonderung und bei Fieber dunkelgelb bis braun. Mit der Abkühlung fallen die im Urin enthaltenen Salze aus, trüben den Urin und bilden unter physiologischen Bedingungen als Urate einen rötlichen Satz (Ziegelmehlsediment). Pathologisch ist frischer trüber Urin und milchiger Urin bei vermehrter Ausscheidung von phosphorsaurem Kalzium.

Bei Miktionsstörungen müssen Sie bei männlichen Patienten die Miktion auf die Qualität des Strahls hin beobachten und eine **Zweigläserprobe** nehmen. Eventuelle Hemmungen des Patienten lassen sich überwinden, indem Sie einen Wasserhahn laufen lassen. Mit dem Geräusch des Wasserstrahles bahnen Sie reflektorisch die Blasenentleerung.

Wenn nur die erste Probe trübe ist, spricht das für eine Urethritis; ist auch die zweite Probe trübe und trüber als die erste, handelt es sich oft um eine Zystitis. Über die wahre Natur einer Trübung gibt nur eine mikroskopische Untersuchung Aufschluß. Vermehrte Leukozyten, die man am besten mit der Zählkammer auszählt, sprechen für eine Harninfektion, nach deren Quelle es zu suchen gilt.

Mit der Zweigläserprobe unterscheidet man auch initiale und totale Hämaturie, mit der Dreigläserprobe schließlich noch eine terminale Hämaturie.

Hämaturie als mikroskopische oder makroskopische Blutbeimengungen zum Urin können überall im Harntrakt, z. B. durch Tumoren, Steine oder Infektionen, bedingt sein. Als urologischer Grundsatz gilt: Jede Hämaturie ist solange tumorverdächtig, bis das Gegenteil eindeutig feststeht.

Initiales Blut deutet auf eine Läsion der Urethra hin. Blutbeimengungen im Endstrahl sprechen für eine Erkrankung des Trigonum vesicae oder der Urethra prostatica. Blutbeimengungen zum gesamten Harn sind wegen der längeren Verweildauer meist bräunlich und können aus Nieren, Ureter oder Blase stammen. Begleitende Schmerzen sind nicht unbedingt ein Hinweis auf die Schwere der Erkrankung. So kann ein Harnblasenkarzinom zu schmerzloser Hämaturie, eine hämorrhagische Zystitis zu brennendem Gefühl oder Schmerzen im suprapubischen Bereich führen. Ist die Blutung stärker und reicht der Urin nicht mehr zur Lösung des Blutes aus, lagern sich in den Harnwegen Koagel ab.

Hämoglobinurie ist eine fleischwasserfarbige Beimengung zum Urin, die keine Erythrozyten enthält. Sie entsteht bei intravitalem Zerfall von Erythrozyten, z.B. bei Sepsis, Typhus und Malaria, aber auch bei hämolytischen Anämien, nach Vergiftung oder Transfusionszwischenfällen.

Pyurie (Eiter im Urin) zeigt sich meist als trüber Urin, der im Sediment weiße Fäden oder Flocken bildet. Pyurie weist auf eine Infektion des Harntraktes hin. Nicht jede Trübung ist aber notwendig eine Eiterbeimengung (z.B. Phosphaturie).

Fragen Sie den Patienten mit Beschwerden oder Befunden im Urogenitalbereich ausdrücklich nach früheren ähnlichen Erkrankungen und deren Behandlung.

14.4 Untersuchung des Harntraktes

Die **Nieren** sind nur bei sehr schlanken Personen oder dann zu *palpieren*, wenn sie z.B. durch einen Nierentumor vergrößert sind. Von ventral palpiert man mit dorsal gegengehaltener Hand. Dazu läßt man den Patienten zur Entspannung der Bauchdecken die Knie leicht anziehen. Dann drückt die gegenhaltende Hand mit abgewinkelten Fingern zwischen unterster Rippe und Becken nach ventral gegen die an entsprechender Stelle ebenfalls mit abgewinkelten Fingerspitzen der anderen Hand kräftig durchgeführte ventrale Palpation (Abb. 14.**1**).

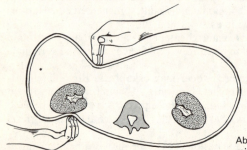

Abb. 14.**1** Nierenpalpation mit abgewinkelten Fingern

Für die tiefe Palpation des **Harnleiterbereichs** lassen Sie den Patienten, wie schon beschrieben, die Bauchdecken entspannen und folgen mit Ihren Fingerspitzen – nach Druckschmerz suchend – dem vermuteten Harnleiterverlauf (Abb. 14.**2**).

Die Blase können Sie nur in Ausnahmefällen bei übermäßiger Füllung oder Tumoren als Vorwölbung sehen und palpieren. Charakteristisch

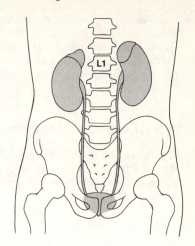

Abb. 14.2 Lage der Nieren und Harnleiterverlauf

für die Perkussion der gefüllten Blase ist die Dämpfung gegenüber dem lufthaltigen Darm.

Die Nierenlager werden beiderseits paravertebral vergleichend mit lokkerer Faust und geringem Kraftaufwand *perkutiert*. Bei entzündlichen Erkrankungen, Abflußbehinderung, Niereninfarkt und Abszeß geben die Patienten Klopfschmerz an, der gegen paravertebrale Schmerzen des M. erector trunci durch Ausschluß gleichzeitiger Muskelkontrakturen und lokaler Druckschmerzen abgegrenzt werden muß. Bei perinephritischem Abszeß finden sich in der Lumbalregion Hautrötung und Vorwölbung.

Die **instrumentelle Untersuchung** ist nur bei strengster Indikation, z.B. Verdacht auf Blasentumor, oder bei postrenaler Anurie indiziert. Strenge Asepsis, bequeme Lagerung des Patienten und der großzügige Einsatz von Gleitmitteln sind für jede Spiegelung unbedingt erforder-

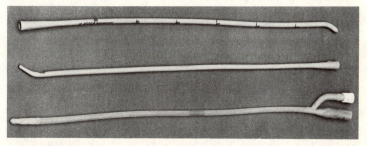

Abb. 14.3 Ballonkatheter, Mercier-Katheter, Tiemann-Katheter (von unten nach oben)

lich. Die Entfernung eventueller Hindernisse gehört in die Hand des Facharztes.

Man **katheterisiert** ambulant bei Verdacht auf Harnverhaltung mit dem Mercier- oder Tiemann-Katheter. Für die Dauerbehandlung benutzt man einen Ballonkatheter (Abb. 14.3), üblicherweise 16–18 Charr. (Charrière), bei Verdacht auf Blutkoagel bis zu 24 Charr.

14.5 Die Geschlechtsorgane

Die Untersuchung der Genitalien können Sie im Rahmen der allgemeinen ärztlichen Untersuchung bei beschwerdefreien Patienten auf anamnestische Angaben und die Inspektion der äußeren Genitalorgane beschränken.

Charakteristische Beschwerden

Bei weiblichen Patienten handelt es sich meist um Zyklusbeschwerden. Von **Amenorrhö** spricht man beim Ausbleiben der monatlichen Regelblutung (physiologisch vor der Menarche, während der Schwangerschaft und der Laktation und nach der Menopause). Von primärer Amenorrhö spricht man, wenn die Regelblutung bis zum 16. Lebensjahr ausbleibt. Sie beruht meist auf organischen Ursachen wie anatomischen Verschlüssen, primärer Ovarialinsuffizienz, Chromosomendefekten, Hypophysen- oder Hypothalamusunterfunktion. Die Ursachen sekundärer Amenorrhö können funktionell sein, z.B. psychische Konfliktsituationen oder Ovarialinsuffizienz bzw. Tumoren des Ovars, der Hypophyse oder Unterfunktion des Hypothalamus.

Dysmenorrhöen sind Schmerzen bei der Menstruation und werden von den Patientinnen gelegentlich als Krämpfe bezeichnet. Es ist wichtig, den zeitlichen Zusammenhang zwischen der Menstruation und diesen Schmerzen festzustellen und zu dokumentieren.

Metrorrhagien (Zwischenblutungen) nennt man Blutungen zwischen den einzelnen Menstruationsperioden. Sie bedürfen in allen Fällen der fachärztlichen Abklärung.

Als **Menorrhagien** bezeichnet man zu lange Menstruationsblutungen, die mit Ausscheidungen von Blutklumpen einhergehen können.

Leukorrhö sind weiße, gelbliche oder bräunlich gefärbte Vaginalabsonderungen, die besonders bei Blutbeimengungen an infektiöse oder maligne Erkrankungen von Vagina, Zervix oder Uterus denken lassen sollen.

Schmerzen beim Geschlechtsverkehr können bedingt sein durch anatomische Anomalien, entzündliche Erkrankungen oder Spasmen, die psychische Ursachen haben können.

Die Geschlechtsorgane 257

Von **Infertilität** oder Impotentia generandi der Frau spricht man, wenn sie eine Schwangerschaft nicht austragen kann, im Gegensatz zur **Sterilität,** der Unfähigkeit, schwanger zu werden (s. S. 381).

Bei der **Impotenz** unterscheidet man ferner die Impotentia coeundi, das Unvermögen des Mannes, den Beischlaf auszuüben, von Impotentia generandi = Sterilität, wenn die Zeugungsunfähigkeit auf organischen Ursachen wie Diabetes, Paralyse usw. beruht.

Wenn die Patienten Beschwerden äußern oder wenn Sie bei der Inspektion pathologische Befunde erheben, wird bei Frauen eine gynäkologische Untersuchung durchgeführt, bei Männern ein Palpationsbefund erhoben.

Die *Inspektion* beginnt bei der Sekundärbehaarung. Der Begriff **Virilismus** wird sowohl für den männlichen Behaarungstyp bei weiblichen Patienten mit Nebennierenrindenhyperplasie oder androgenproduzierendem Ovarialtumor als auch für die verfrühte Genitalentwicklung bei Jungen (= Pubertas praecox) benutzt.

Mangelhafte oder fehlende Sekundärbehaarung läßt hormonale Störungen, z. B. bei Morbus Fröhlich, Ovarialinsuffizienz oder Leberzirrhose, vermuten.

Zu den **Formanomalien** der männlichen Geschlechtsorgane gehört der **Hypogenitalismus** mit auffällig kleinem Genitale, z. B. durch angeborene Anorchie oder hypophysäre Störungen. Elephantiastische Veränderungen von Penis und Skrotum entstehen durch Filariainfektion, die zum Verschluß der Lymphabflußbahnen führt. Sie sind vom Skrotal- und Penisödem zu unterscheiden, die als Begleitsymptom von Rechtsinsuffizienz, Nephritis und unterer Einflußstauung auftreten oder Ausdruck einer lokalen Entzündung sein können.

Die häufig durch Unsauberkeit bedingte **Balanitis** und die angeborene oder erworbene **Phimose** (= Präputium kann überhaupt nicht retrahiert werden) erwecken, wenn gleichzeitig purulentes Exsudat aus der Fossa navicularis austritt, den Verdacht auf Gonorrhö. Die recht schmerzhafte **Paraphimose,** bei der das zu enge Präputium die Glans penis inkarzeriert, hat meist mechanische Ursachen.

Weitere Veränderungen am männlichen Genitalorgan sind **Varikozelen** (= Krampfaderbrüche), die durch Stauung der Vv. testiculares im Plexus pampiniformis entstehen. Die **Hydrozele** ist eine schmerzlose Vergrößerung des Hodens oder des Funiculus spermaticus, die bei der Durchleuchtung mit einer Taschenlampe im Gegensatz zu Hodentumoren oder ausgetretenen Hernien rosa aufleuchtet. Ein beiderseits oder einseitig **leeres Skrotum** soll Veranlassung zu weiterer Untersuchung auf den Stand der Hoden geben, da Kryptorchismus zur Impotenz führen kann und maligne Entartung des nicht deszendierten Hodens gehäuft vorkommt.

Eine langsame, schmerzlose Schwellung des Hodens bei jüngeren Männern sollte immer an einen malignen Hodentumor denken lassen und zu einer raschen Klärung der Diagnose durch inguinale Freilegung führen. Dagegen erscheinen allmähliche, entzündliche Testes- und Epididymisvergrößerungen als Begleitsymptome bei Mumps, Gonorrhö und Lues. Eine plötzliche entzündliche Hodenvergrößerung mit starken Schmerzen spricht für eine Hodentorsion. Da bei einer akuten Epididymitis die Nebenhoden größer als die Hoden werden können, eine Torsion aber innerhalb von 6 Std. zum Verlust des Hodens führen kann, ist die Differentialdiagnose von besonderer Bedeutung. Sie kann durch Doppler-Sonographie oder durch Freilegung erfolgen.

Die Ursachen des **Vulvaödems** gleichen den Ursachen des Skrotalödems. Außer der Behaarung des weiblichen Genitale sind Farbe und Hautstruktur der Umgebung, besonders des Perineums, sowie große und kleine Schamlippen und die Klitoris der Inspektion zugänglich.

14.6 Die rektale Untersuchung

Eine rektale Untersuchung soll bei allen Patienten über vierzig Jahre routinemäßig durchgeführt werden (Ausnahme: frischer Herzinfarkt). **Ausdrückliche Indikationen** sind Miktionsbeschwerden, Schleim-, Blut- oder ungewollte Flüssigkeitsabgänge aus dem After sowie anorektale Beschwerden im Sinne von Jucken, Brennen, Schmerzen oder Störungen des gewohnten Stuhlgangs. Eine Hilfe bildet die rektale Untersuchung auch für die Diagnose der Appendizitis, wenn eine digitale »Stoßpalpation« in Richtung auf das Zökum Schmerzen bereitet. Für die rektale Untersuchung benötigt man: Handschuhe, Fingerlinge, Gleitmittel, Haemoccult-Test, Zellstoff.

Die Untersuchung kann in Knie-Ellenbogen-, Steinschnitt- oder Seitenlage erfolgen (Abb. 14.4). Nach Vorbereitung des Haemoccult-Tests

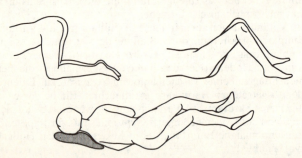

Abb. 14.4 Lagen bei der rektalen Untersuchung: Knie-Ellenbogen-, Steinschnitt-, Seiten-Lage

wird der behandschuhte und zusätzlich mit einem Fingerling überzogene Zeigefinger mit Gleitmittel befeuchtet.

Bei der **rektalen *Inspektion*** sieht man bei Patienten, die über ständigen Juckreiz in der Analregion klagen (Pruritus ani), diffuse Rötung, Nässen, Rhagaden oder auch trockene hyperkeratotische Haut oder Perianalthromben, die als dauernder Reiz zu einem akuten oder chronischen **Analekzem** führen. Es entsteht ferner durch ungenügende Reinigung, Kratzen, Pilzinfektionen oder andere entzündliche Erkrankungen dieser Region.

Marisquen nennt man hypertrophe Analfalten, die meist Endzustände abgelaufener perianaler Thrombosen sind, die Reinigung behindern und ihrerseits Ursache eines Analekzems sein können.

Etwa 75% der **Analfissuren** finden sich in der dorsalen Kommissur, häufig von Marisquen verdeckt. Akute Fissuren sind klaffende Läsionen der Analschleimhaut, die die darunterliegenden rötlichen Muskelfasern sichtbar werden lassen.

Dagegen haben chronische Fissuren verdickte oder auch unterminierte Ränder. Der Grund der Läsion besteht dann aus den weißlich verdickten und fibrosierten Fasern des M. sphincter ani internus. Beide Formen der Analfissur sind druckschmerzhaft und bluten leicht bei der Reinigung. Sie entstehen beim Durchtritt harter Stuhlballen oder als Folge einer oberflächlichen Thrombose im Analkanal.

Bricht ein Eiterherd durch, der meist von einer Analdrüse in den Morgagnischen Krypten ausgeht, dann spricht man von einer **Analfistel** (Abb. 14.5). Dabei entstehen zunächst ein perianaler Tumor und ein Spannungsgefühl und dann Eiter- und Sekretabgänge. Häufige Ursachen sind Infektionen der Analregion, Morbus Crohn und Colitis ulcerosa.

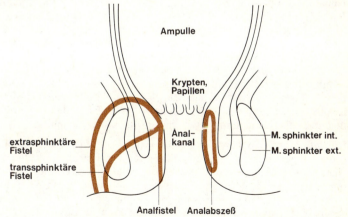

Abb. 14.5 Schema der verschiedenen Verlaufsformen der Fistelgänge

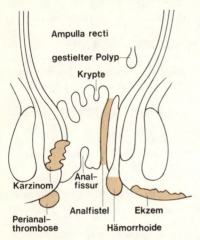

Abb. 14.6 Schematische Darstellung der Analerkrankungen

Inkomplette Analfisteln, die nicht nach außen durchbrechen, sondern Eiter in den Analkanal absondern, nennt man **Analabszesse.** Sie gehen mit erhöhtem Sphinktertonus und perianalem Tumor einher und sind sehr schmerzhaft, aber im Gegensatz zur Analfissur setzen die Schmerzen erst mit einem deutlichen Intervall nach dem Stuhlgang ein und dauern dann mehrere Stunden. Analabszesse entstehen meist als Folge nicht abgeheilter Analfissuren oder entzündeter Morgagnischer Krypten. Bei der **Perianalthrombose** (Abb. 14.6) berichten die Patienten von akutem Druck- bzw. Spannungsgefühl und Schmerzen in der Analregion. Bei der Inspektion finden Sie einen bläulichen Knoten, der bei der Palpation druckschmerzhaft ist. Meist führen Pressen bei Obstipation, Lastenheben, Laxantiengebrauch oder Diarrhö zu einer Ruptur der Venenwände mit Blutung in das subkutane Gewebe. Viele Autoren sprechen auch von perianalem Hämatom. Es entsteht im Gegensatz zu Hämorrhoiden III dort, wo es sichtbar wird.

Der **Darmprolaps** erfolgt zunächst nur bei starkem Pressen, später auch spontan und unabhängig vom Stuhlgang. Er führt zur ständigen Reizung der ausgetretenen Schleimhaut, zum Nässen und Bluten und zur Stuhlinkontinenz. Charakteristisch sind die radiären Falten der ausgetretenen und bei der Palpation dünn wirkenden Darmschleimhaut.

Die *Palpation* beginnt mit der Auslösung des **Analreflexes** durch Berührung der perianalen Haut beim Einführen des Fingers und führt zu einem Zusammenziehen des Sphinkter ani. Der **Sphinktertonus** des sich um den palpierenden Finger schließenden Sphinkter ist im Alter und beim Rektumkarzinom, bei Schleimhautvorfällen und Proktitis meist vermindert. Der gegenteilige Befund kann aber auch durch Spasmen bedingt sein. Mit der digitalen Untersuchung beurteilen Sie das Darm-

Die rektale Untersuchung

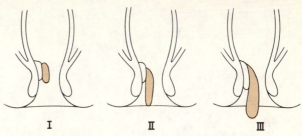

Abb. 14.7 Hämorrhoide I: Der Knoten prolabiert ins Darmlumen. Hämorrhoide II: Der Knoten prolabiert zeitweilig schon nach außen, geht aber spontan zurück. Hämorrhoide III tritt nach außen, ist nur manuell reponierbar (nach Neiger)

lumen maximal bis zu einer Tiefe von 12 cm. Dabei können sich folgende pathologische Befunde ergeben:
1. derbe Platten mit wallartigen Ulkusrändern, meist blutend, bei Rektumkarzinom;
2. weiche, elastische, gut verschiebliche Tumoren der Schleimhaut bei Fibromen oder polypösem Adenom;
3. multiple, weiche, kaum schmerzhafte Knoten bei inneren Hämorrhoiden (Abb. 14.7), die jedoch selten palpabel sind;
4. massive Tumoren, die die Darmwand von dorsal vorbuchten, bei Chordom, das bei der vaginalen Untersuchung durch Kotballen vorgetäuscht werden kann;
5. ventrale Tumoren bei Hämatokolpos, Scheidentampons oder Ringpessaren;
6. dorsale und ventrale Ein- bzw. Ausbuchtungen der Darmwand bei Zysto- und Rektozele als Folge eines Descensus uteri.

Bei der rektalen Untersuchung der Frau können Sie gleichzeitig bimanuell mit der rechten Hand vom Rektum und mit der linken Hand durch die Bauchdecken Lage, Größe, Formveränderungen und Mobilität des Uterus beurteilen, die Adnexe sowie Veränderungen im Douglas-Raum palpieren.

Denken Sie daran, daß Kotballen (Skybala) besonders bei der Palpation durch die Bauchdecken oder bei der gynäkologischen Untersuchung Darmtumoren vortäuschen können.

Bei der rektalen Untersuchung des Mannes wird zusätzlich der Befund an der Prostata erhoben (Abb. 14.8). Beurteilt werden die Größe und Konsistenz der Prostata, die Verschieblichkeit der Schleimhaut, die Abgrenzung der Prostata gegen das Nachbargewebe und ggf. tumoröse Veränderungen, die sich meist am proximalen Ende finden.

Die normale, kastaniengroße Prostata ist bei der Palpation etwas weicher als der angespannte Daumenballen und gut gegen die Umgebung abzugrenzen. Die Schleimhaut über der Prostata läßt sich leicht ver-

262 Bauch und Bauchorgane II

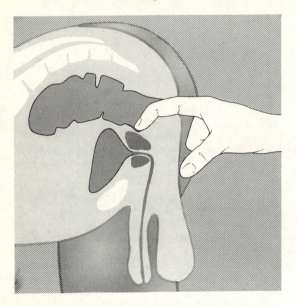

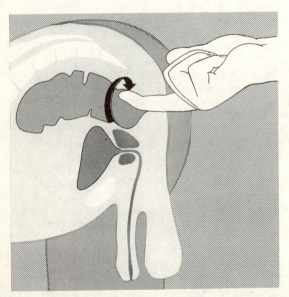

Abb. 14.8a u. b Palpation der Prostata und des Darmlumens

Die rektale Untersuchung 263

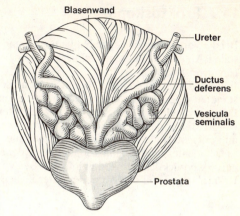

Abb. 14.9 Harnblase und Samenblasen (nach Gray)

schieben. Am kranialen Anteil können Sie, besonders bei gefüllter Harnblase, die querliegenden Samenblasen tasten (Abb. 14.9). Als pathologische Befunde gelten:
- prall gespannte, druckschmerzhafte Prostata bei Prostatitis (eitrigblutiges Exprimat);
- vergrößerte, glatte, weiche Prostata mit verschieblicher Schleimhaut bei Prostataadenom (benigne Prostatahypertrophie);
- knochenharte, nicht unbedingt vergrößerte Prostata mit eingeschränkter Schleimhautverschieblichkeit bei Prostatakarzinom;
- feste, grob-höckrige Prostata bei Urogenitaltuberkulose (verdicktklumpige Samenblasen).

Am Handschuh verbleibender **Stuhl** ist für den Nachweis sichtbaren oder okkulten Blutes willkommen (Haemoccult-Test). Positive Reaktionen bedürfen weiterer proktoskopischer Abklärung.

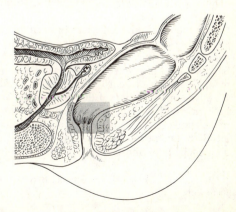

Abb. 14.10 Der Anteil des Rektums, der der Rektoskopie kaum zugänglich ist, muß sorgfältig palpiert werden

14.7 Proktoskopie

Bei der vorangehenden digitalen Untersuchung müssen Sie auch den distalen Anteil des Rektums palpieren, der dem Proktoskop kaum zugänglich ist (Abb. 14.**10**).
Für die Frühdiagnose des Rektumkarzinoms soll die Proktoskopie Bestandteil jeder Routineuntersuchung bei Patienten über 40 Jahre sein. Das **vorbereitende Abführen** des Patienten mit einem Klistier 60–30 Min. vor der Untersuchung verkürzt zwar die Untersuchungszeit und erleichtert die *Inspektion,* führt aber auch zu erhöhter Durchblutung, Ödemen und Schleimabsonderungen der Mukosa, die bei der Diagnostik berücksichtigt werden müssen. Bei Verdacht auf entzündliche Erkrankungen soll das Abführen unterbleiben.

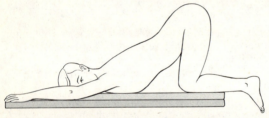

Abb. 14.**11**   Untersuchungshaltung für Proktoskopie

Für die Proktoskopie benutzen Sie einen Spezialstuhl oder der Patient kniet auf einem Untersuchungstisch und legt den Thorax flach auf (Knie-Brust-Lage) (Abb. 14.**11**). Die Untersuchung kann bei schwerkranken Patienten auch in Seitenlage erfolgen. Dann erläutern Sie dem Patienten den Untersuchungsvorgang als eine nicht besonders angenehme, aber auch nicht schmerzhafte Routine; dadurch sichern Sie sich seine Mitarbeit.
Lassen Sie den Patienten leicht pressen und führen Sie das mit einem Gleitmittel benetzte, geschlossene Proktoskop behutsam 5 cm tief in den Analkanal mit Zielrichtung etwa auf den Nabel ein. Dann entfernen Sie den Obturator, setzen die Beleuchtung an und schieben das Instrument bis auf etwa 12 cm Tiefe vor, wobei Sie die Zielrichtung nach dorsal etwas in Richtung auf die Wirbelsäule verändern (Abb. 14.**12**).
Falls erforderlich, müssen Sie einen Stieltupfer bzw. einen Absauger benutzen und können dann in Ruhe die Mukosa nach allen Richtungen hin auf Farb- und Formveränderungen (z.B. Polypen) oder Auflagerungen untersuchen*. Dann ziehen Sie das Rektoskop langsam unter Sicht

---

* Für die Untersuchung tiefer liegender Bereiche benutzt der Facharzt das Rektoskop.

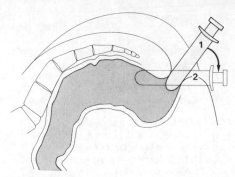

Abb. 14.12 Zielrichtungen bei der Proktoskopie

durch die Hämorrhoidalzone und den Analkanal zurück. Gleitmittel in der Unterwäsche erzeugt kein angenehmes Gefühl; deshalb müssen Sie die Analregion reinigen oder dem Patienten Gelegenheit geben, es selbst zu tun, bevor er sich wieder anzieht. Mit einer kurzen Information über das Untersuchungsergebnis schließen Sie die Untersuchung ab. Die Dokumentation können Sie in dem betreffenden Schema vornehmen (s. S. 267).

14.8 Aufgaben für die Selbstkontrolle

14/1 Wie unterscheiden sich Polyurie und Pollakisurie?
14/2 Definieren Sie die Begriffe Dysurie und Strangurie!
14/3 Welche Begleitbeschwerden treten häufig bei Harnwegskoliken auf?
14/4 Definieren Sie den Begriff Dysurie!
14/5 Mit welchen Meßwerten läßt sich eine Anurie definieren?
14/6 Wie entsteht rötliches Ziegelmehlsediment?
14/7 Mit welchem Kunstgriff können Sie das beabsichtigte Wasserlassen des Patienten fördern?
14/8 Mit welcher einfachen Probe können Sie eine initiale von einer totalen Hämaturie unterscheiden?
14/9 Welcher diagnostische Grundsatz gilt für jede Hämaturie?
14/10 Für welche Lokalisation der Läsion sprechen initiale Blutbeimengungen im Urin?
14/11 Wie unterscheidet sich eine Hämoglobinurie von einer Hämaturie?
14/12 Wie unterscheidet sich die Pyurie von einer sonstigen Trübung?
14/13 Wie unterscheidet sich der Perkussionsschall über der gefüllten Blase von dem über dem Darm?
14/14 Worauf beschränkt sich im Rahmen der Allgemeinuntersuchung bei beschwerdefreien Patienten die Untersuchung der Genitalien?

14/15 Wie unterscheidet man eine primäre von einer sekundären Amenorrhö?
14/16 Wodurch unterscheiden sich Metrorrhagien von Menorrhagien?
14/17 Welcher Unterschied besteht zwischen der Infertilität und der Sterilität der Frau?
14/18 Worauf weisen mangelhafte oder fehlende Sekundärbehaarung hin?
14/19 Was ist eine Phimose?
14/20 Nennen Sie mindestens vier ausdrückliche Indikationen für eine rektale Untersuchung!
14/21 Definieren Sie den Begriff Marisquen!
14/22 Wo findet man Analfissuren gehäuft?
14/23 Wovon gehen Analfisteln meist aus?
14/24 Wohin sondern Analabszesse den Eiter ab?
14/25 Wodurch unterscheiden sich die Schmerzen des Analabszesses von denen bei Analfissur?
14/26 Welchen Inspektionsbefund erwarten Sie bei der Perianalthrombose?
14/27 Wodurch unterscheidet sich der Darmprolaps von hervorgepreßten Hämorrhoidalknoten?
14/28 Nennen Sie drei Veränderungen der Darmschleimhaut, die Sie palpieren können!
14/29 Wodurch können Darmtumoren vorgetäuscht werden?
14/30 Nach welchen fünf Gesichtspunkten wird die Prostata beurteilt?
14/31 Wie würden Sie Größe und Konsistenz der normalen Prostata beschreiben?
14/32 Wodurch können Sie sich bei der Proktoskopie die Mitarbeit des Patienten sichern?
14/33 Erläutern Sie die Einführung des Proktoskops in zwei Phasen!

Praktische Aufgaben

14/A Untersuchen Sie den eigenen Harn mit einer Zweigläser- und einer Dreigläserprobe!
14/B Perkutieren Sie bei sich selbst die stark gefüllte Blase als eine Dämpfung, die sich über dem Os pubis nach kranial erstreckt!
14/C Katheterisieren Sie mindestens zwei männliche und zwei weibliche Patienten!
14/D Üben Sie das Erheben einer Regelanamnese auch in bezug auf die hier geschilderten Regelanomalien, einschließlich einer Sexualanamnese und eventueller Fertilitätsstörungen!
14/E Lassen Sie sich in der Proktoskopie unterweisen und üben Sie die rektale Untersuchung und die Proktoskopie bei mehreren Patienten. Vergleichen Sie Ihre Ergebnisse mit den Ergebnissen des behandelnden Arztes!

Bauch und Bauchorgane II – Dokumentation

Harntrakt	unauffällig	2-Gläser-Probe	~~getrübt~~	2 getrübt	Hämaturie
		Druckschmerz über dem Harnleiter		links	rechts
Geschlechts-organe	~~unauffällig~~	Behaarungsanomalien	Formanomalien	Varikozele	Vulvaödem / Skrotalödem
Anale Inspektion	unauffällig	Perianalthrombose	~~Ekzem~~	Marisque	Fissur / Fistel
		Prolaps			
Digital-rektal	~~unauffällig~~	pathol. Palpationsbefund Darmschleimhaut			pathol. Befund Prostata/Uterus
Proktoskopie	unauffällig	Hämorrhoiden I	~~III~~	Papillitis hypertrophicans	sonstiges
Spekulum-untersuchung	~~unauffällig~~	Fissur	inkomplette Fistel bei Sondierung		
Rektoskopie	~~unauffällig~~	erreichte Höhe in cm ...		pathol. Schleimhautbefunde	

Untersuchung des distalen Verdauungstraktes erst in der Rehabilitationsphase durchgeführt (Herzinfarkt)

15.0 Wirbelsäule und Extremitäten*

15.1 Lernziele

Im folgenden Teil lernen Sie, wie man
- die Neutral-0-Methode auf die Messung der Extremitäten anwendet,
- obere und untere Extremität mit Hilfe der Inspektion und Palpation beurteilt,
- Länge und Umfang der Extremitäten mißt,
- Abflußverhältnisse in den tiefen und oberflächlichen Beinvenen untersucht,
- Ödeme an der unteren Extremität einteilt,
- die Funktion der Wirbelsäule und der Extremitäten in bezug auf Statik und Beweglichkeit prüft und
- die Befunde dokumentiert.

Kontrollieren Sie anhand der abschließenden Fragen selbst, ob Sie diese Ziele erreicht haben.

15.2 Allgemeine Meßtechnik

Um die **Beweglichkeitsmessung** der Gelenke zu vereinheitlichen, benutzt man die **»Neutral-0-Methode«,** bei der sich die gemessenen Winkel auf die anatomische Normalstellung beziehen:
stehend mit hängenden Armen, nach vorn gehaltenen Daumen, geschlossen und parallel gehaltenen Füßen, Blick nach vorn (Abb. 15.1).

Mit **Neigungsmessungen** bestimmt man den Bewegungsumfang gegenüber der Senkrechten (bzw. der Waagerechten). **Längenmessungen** erfolgen zweckmäßigerweise nur zwischen gut definierbaren Bezugspunkten, meist Knochen. Das praktische Messen der Gliedmaßen und Gelenke schildern wir bei den einzelnen Regionen.

15.3 Charakteristische Beschwerden

An den Extremitäten und der Wirbelsäule handelt es sich um Kälte- oder Taubheitsgefühle, Muskelkater, Muskelkrämpfe, Muskel- oder Gelenkschmerzen, Schwellungen oder Deformierungen. Hinzu kommen Schwäche der Extremitäten, Bewegungseinschränkungen oder abnorme Beweglichkeit und Lähmungen (s. hierzu neurologische Unter-

---

* Zur Veranschaulichung dieses Themas können Sie Teil 7 des Filmes »Die allgemeine ärztliche Untersuchung« benutzen (s. S. 10).

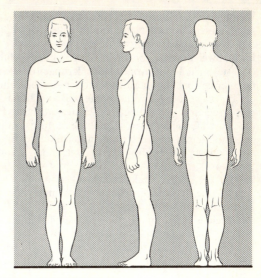

Abb. 15.1 Ausgangsstellung = Neutral-0-Stellung

suchungen S. 319 ff.). Eindeutiges Zeichen einer Durchblutungsstörung ist die Claudicatio intermittens, bei der der Patient nur noch abnehmend kurze Wegstrecken zurücklegen kann und dann durch die Schmerzen im Bein gezwungen ist, stehenzubleiben.

Häufige **Begleitbeschwerden** bei Gelenkerkrankungen sind Spannungsgefühl über den Gelenken, das Gefühl der Steifigkeit, besonders morgens, und zunehmende Unbeholfenheit.

Bei allen Untersuchungen der Extremitäten müssen Sie versuchen, möglichst präzise Schmerzen in Gelenken, Sehnen oder Muskeln zu unterscheiden, z.B. »schmerzhafte Muskelursprünge am Epicondylus lateralis (humerus)«.

Das Fortschreiten oder Abklingen der Erkrankung können Sie nur in Zahlenwerten beurteilen, wenn Sie Bewegungseinschränkungen in Winkelgraden festlegen.

Fragen Sie Patienten mit Beschwerden und Befunden an Wirbelsäule und Extremitäten ausdrücklich nach früheren ähnlichen Erkrankungen und deren Behandlung.

15.4 Die Untersuchung der oberen Extremität

Bei der *Inspektion* der oberen Extremität werden, außer der Haut, Größe und Umfang beider Arme und Hände verglichen, die durch

Lähmungen, Frakturen oder osteomyelitische Erkrankungen seitenverschieden sein können. Narben müssen nach Ort, Länge, Form und Empfindlichkeit beschrieben werden.

Formabweichungen können auf angeborenen Mißbildungen beruhen, oder sie entstehen als Konturveränderungen der Schulter und des Schultergelenkes bei Schulterluxation oder Axillarislähmung, als Abnahme des Profils bei der Muskelatrophie, z. B. durch Inaktivität, oder als Vergrößerungen bei Akromegalie. Verformungen des Handgelenks können z. B. durch Ganglien oder chronische Arthritis bedingt sein, Schwellungen z. B. durch fluktuierende intraartikuläre Ergüsse, eindrückbare, aber nicht verschiebliche Weichteilentzündungen oder stabile Knochentumoren.

Zu den **klassischen Frakturzeichen** gehören fünf sichtbare Symptome: Achsenknick, Seitenverschiebung, Seitenverschiebung mit Kontraktur, Distraktion und Rotation.

Die nicht sichtbaren Zeichen sind eingeschränkte Beweglichkeit (= Functio laesa), Druck- und passiver Bewegungsschmerz, Knochenreiben (= Crepitatio, deren diagnostische Auslösung meist überflüssig ist) und abnorme Beweglichkeit des distalen Anteiles der betroffenen Extremität.

Die drei charakteristischen Symptome für die **Luxation** sind Gelenkdeformierungen, schmerzhafte Funktionsstörungen und »federnde Fixation« durch abnorme Bänder- und Muskelanspannung.

Zu den **Farbveränderungen** gehören die gefürchteten »roten Streifen der Blutvergiftung« als Zeichen entzündeter Lymphbahnen, die wächserne Blässe beim Raynaud-Syndrom (= anfallsartige Gefäßkrämpfe, besonders der Hände) oder z. B. die Schwellung und Rötung entzündeter Gelenke bei Gichtanfällen oder rheumatischem Fieber. Zyanose oder Marmorierung sind ebenfalls Zeichen für Gefäßerkrankungen, auf die auch die atrophische (Trophik = Ernährung) Entfältelung der Haut bei arteriellen Durchblutungsstörungen hinweist. Ein Palmarerythem finden Sie bei chronischen Lebererkrankungen besonders deutlich am Daumenballen ausgebildet, der beim Karpaltunnelsyndrom durch Druck auf den N. medianus atrophisch sein kann. Eine verstärkte Braunpigmentierung finden Sie beim Morbus Addison oder bei Hämochromatose, und die Beugekontraktur des IV. und V. Fingers mit Grübchen in der Hohlhand sind ein Zeichen für die Dupuytren-Kontraktur.

Bei der Radialisparese finden Sie die Fallhand (Abb. 15.2). Die sogenannte Schwurhand entsteht beim Faustschlußversuch, wenn der N. medianus gelähmt ist (Abb. 15.3). Die Ulnarisparese führt zur Krallenhand. Schon die Begrüßung des Patienten bietet Ihnen diagnostische Hinweise wie die feuchte Hand bei der Hyperthyreose oder der schlaffe Händedruck bei neurologischen oder muskulären Erkrankungen des Armes.

Die Untersuchung der oberen Extremität 271

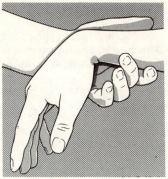

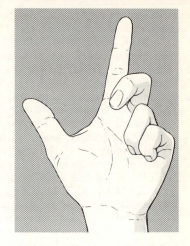

Abb. 15.2 Fallhand bei Radialisparese

Abb. 15.3 Schwurhand bei Medianusparese

Eine verstärkte Venenzeichnung am **Handrücken** läßt auf eine Herzinsuffizienz oder obere Einflußstauung schließen, wenn die Venen auch an der über das Herzniveau erhobenen Hand hervorspringen.
Achten Sie bei der Untersuchung der Finger auf **Formveränderungen** wie:
- Trommelschlegelfinger als Zeichen chronischer kardiopulmonaler Erkrankungen,
- Verformungen der Fingergelenke, z.B. durch Gicht oder degenerative Heberden-Knoten an den distalen Interphalangealgelenken,
- Stellungsanomalien wie die Ulnardeviation oder die sog. »Schwanenhalsdeformität« der Finger bei rheumatoider Arthritis, die den Faustschluß und den Spitzgriff zum Halten eines Schreibwerkzeuges, aber auch den Schlüsselgriff unmöglich machen,
- pathologische Bewegungen wie das deutliche Zittern der gespreizten Finger bei der Hyperthyreose oder der Intentionstremor bei multipler Sklerose.

Auch **Formveränderungen der Fingernägel und des Nagelbettes** bieten diagnostische Hinweise:
- Abgekaute Fingernägel sollten mindestens beim Erwachsenen Anlaß zu einer ausführlichen psychologischen Exploration sein;
- Uhrglasnägel findet man bei chronischen Lungen- und Schilddrüsenerkrankungen,
- Nagelverdickungen bei Angiopathie oder Mykosen,
- dünne und spröde Nägel beim Morbus Raynaud;
- Querrillen sind ein Zeichen gestörter Nagelproduktion (Beau-Reil-Furchen), z.B. nach Infektionskrankheiten wie Typhus oder Malaria und nach Schockzuständen.

Zu den diagnostisch bedeutungsvollen **Farbveränderungen der Nägel** gehören:
- blasse Nägel und fehlende Lunulae bei Leberzirrhose, Nephrose und anderen Ursachen einer Hypalbuminämie, meist gemeinsam mit anderen »narrow white bands« (= parallel zur Lunula verlaufende weiße Streifen);
- weiße Nägel oder »half and half nails« (= weiße proximale Nagelzone ohne Lunula waagrecht abgesetzt gegen eine rötliche distale Zone) bei akuter Niereninsuffizienz und rund 20% aller Urämiefälle;
- weißfleckige Nägel können Zeichen einer Eisenmangelanämie, gelblich schimmernde »Ölflecken« im Nagelbett charakteristisches Symptom der Psoriasis sein;
- bei Ikteruspatienten oder langdauernder Tetrazyklin- bzw. Karotintherapie können sich auch die Nägel gelb verfärben.

Das **Nagelbett** anämischer Patienten ist blaß. Dunkelrot oder bläulich wirkt es bei Polyzythämie, zyanotisch bei Herzfehlern mit Rechts-links-Shunt. Splitterblutungen unter den Nägeln können Zeichen einer Endocarditis lenta sein. Besonders ausgeprägte Kapillarpulse unter den Fingernägeln weisen auf eine Aorteninsuffizienz hin.

Die *Palpation* axillärer **Schweißdrüsenabszesse** ist sehr schmerzhaft und unterscheidet sich schon dadurch von axillären **Lymphknotenvergrößerungen,** die beispielsweise bei Mammakarzinom oder bei entzündlichen Veränderungen am Arm auftreten können (vgl. Abb. 10.8, S. 170).

Im Bereich der Ellenbeuge sind tastbare Lymphknoten, abgesehen von Entzündungen, Zeichen einer generellen Erkrankung des lymphatischen Apparates wie bei Morbus Hodgkin. Subkutane **Rheumaknötchen** findet man am Ellenbogengelenk dorsal über der Ulna oder im Bereich des Handgelenkes.

Für die Beurteilung der **Durchblutung** palpieren Sie den Puls und ggf. den Arterienverlauf sowie seitenvergleichend die Hauttemperatur beider Arme.

Besonders bei älteren Patienten gelingt die *Auskultation* von Gelenkgeräuschen meist schon ohne Stethoskop. Reibegeräusche (= Crepitatio) entstehen gehäuft über dem Skapulohumeralgelenk.

Schon die Beobachtung der Bewegungen des Patienten im Sprechzimmer oder im Krankenbett (Entkleiden, Hinlegen, Hochziehen der Bettdecke usw.) gibt Einblick in die **Funktionen** der oberen Extremität, deren Beweglichkeit dauernd, z.B. durch Traumafolgen bzw. Ankylose, oder vorübergehend durch Ergüsse, Muskelspasmen oder freie Gelenkkörper eingeschränkt sein kann.

Mit den folgenden Kurzuntersuchungen können Sie sich einen Überblick über die *Funktion* des Schultergelenkes verschaffen:

Der **»Schürzengriff«** prüft die Innenrotationsfähigkeit mit höchstmöglicher Verschränkung der Arme auf dem Rücken. Der **Nackengriff** dient der Prüfung der Außenrotation. Dabei führt der Patient beide Handinnenflächen zum Hinterkopf, wobei die Ellenbogen die Bewegung möglichst weit nach hinten mitmachen sollen.

Voraussetzung für die Durchführung des **Spitzgriffes** zum Halten, z.B. eines Kugelschreibers, ist neben der intakten Innervation die funktionsfähige Beugemuskulatur. Ähnlich wie der Gang zeigt eine **Schriftprobe** mit Namen, Wohnung und Datum oder das Ordnen der Haare die Koordination komplexer Bewegungsabläufe.

15.4.1 Messungen an der oberen Extremität

Der **Bewegungsspielraum im Schultergelenk** geht über halbkugelförmige Bewegungen hinaus (Abb. 15.4).

Gemeinsam mit den Bewegungen im Schultergürtel ergeben die Bewegungen im Schultergelenk die Gesamtbeweglichkeit des Armes gegenüber dem Thorax. Mit der beidseitigen Prüfung können Sie ein Ausweichen des Oberkörpers zur einen oder anderen Seite vermeiden.

Als **Besonderheit bei der Vertikalbewegung** ist zu berücksichtigen, daß bei Abduktion und Adduktion die Arme in der Frontalebene nach der Seite oder körperabwärts bewegt werden. Die Abduktion über 90 Grad hinaus ist nur möglich bei gleichzeitiger Außenrotation im Schultergelenk und Drehung des Schulterblattes. Will man diese Mitbewegung verhindern, so muß das Schulterblatt manuell fixiert werden.

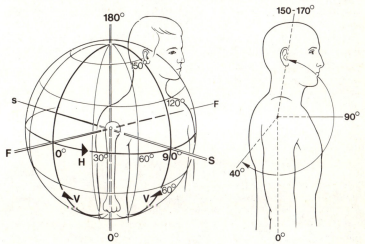

Abb. 15.4 Bewegungsachsen und Richtungen am Schultergelenk: Vertikalbewegung (V) um die Frontalachse (F), Horizontalbewegung (H) in der Transversalebene, Rotationsbewegung um die Längsachse des Oberarmes nicht eingezeichnet (Abb. 15.4–15.12 nach Debrunner)

Abb. 15.5 Vertikalbewegungen im Schultergelenk

274 Wirbelsäule und Extremitäten

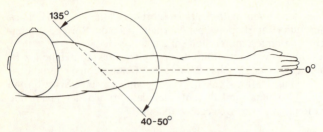

Abb. 15.6 Horizontalbewegungen im Schultergelenk

Vorheben und Rückheben des Armes (Abb. 15.5) erfordern über die Horizontale hinaus eine Rotation und eine Drehung des Schulterblattes.
Horizontalbewegungen des Armes im Schultergelenk (Abb. 15.6) führt der Patient in der Seithalte um die Vertikalachse des Körpers durch. Hier ist die Neutral-0-Stellung **nicht** die anatomische Normalstellung.
Bei der Rotationsbewegung im Schultergelenk entspricht die Neutral-0-Stellung der Vertikal- bzw. Horizontalbewegung.
Die Außen- und Innenrotation bei hängendem Arm (Abb. 15.7) können Sie messen, indem Sie den Unterarm im Ellenbogengelenk nach vorn flektieren und als »Zeiger« benutzen. Die maximale Einwärtsdrehung reicht bis zur »Hand auf dem Rücken«.
Mit abduziertem Arm (Abb. 15.8) können Sie ebenfalls die Außen- und Innenrotation bestimmen. Auch hier dient der flektierte Unterarm als »Zeiger«.

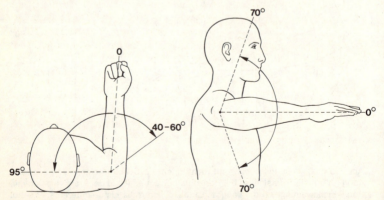

Abb. 15.7 Innen- und Außenrotation im Schultergelenk
Abb. 15.8 Innen- und Außenrotation bei abduziertem Arm

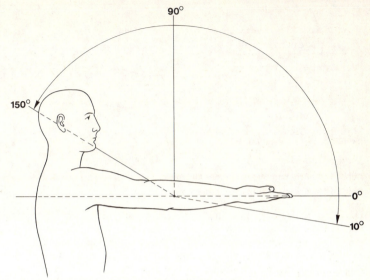

Abb. 15.9 Flexion und Extension des Ellenbogengelenkes

Das Heben des Armes (Elevationsbewegungen) ist in verschiedenen Richtungen möglich: seitlich, vorwärts, vorn seitlich, hinten seitlich, vorn körperwärts. Abgesehen von den Richtungsunterschieden sind diese Elevationsbewegungen mit der Vertikalbewegung gleichzusetzen. Sie brauchen nicht gesondert gemessen zu werden.

Bewegungen im Schultergürtel können Sie meist nur im Vergleich mit der Gegenseite und anderen Menschen schätzen, weil die Bewegungen des Schulterblattes auf dem Thorax die Schultergelenkpfanne in unterschiedliche Ausgangsstellungen zum Rumpf bringen. Das ist auch der Grund dafür, daß Einschränkungen der Beweglichkeit im Schultergelenk durch vermehrte Bewegungen im Schultergürtel ausgeglichen werden können.

Die **Beweglichkeit im Ellenbogengelenk** prüfen Sie mit der Flexion und Extension (Abb. 15.9) sowie der Pro- und Supination mit angelegtem Oberarm und um 90 Grad flektiertem Ellenbogengelenk, wobei der Daumen als Zeiger nach kranial gerichtet wird (Abb. 15.10). Frauen erreichen bei einer Extension über die Neutral-0-Stellung hinaus bis zu 15 Grad.

Für die Messung der **Handgelenkbeweglichkeit** (Radioulnar- und Handwurzelgelenke) benutzt man den Winkel zwischen Unterarmachse und Metakarpale III und prüft Flexion und Extension (Abb. 15.11) sowie die radiale Adduktion und die ulnare Abduktion (Abb. 15.12).

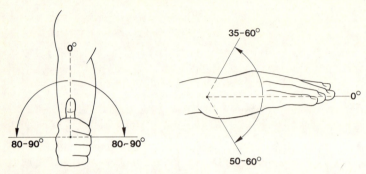

Abb. 15.**10** Pro- und Supination des Unterarms
Abb. 15.**11** Extension und Flexion des Handgelenkes

Dazu läßt man den Patienten die Hand gegen den fixierten Unterarm nach dorsal und volar, radial und ulnar abwinkeln. An der Pro- und Supination sind Ellenbogengelenk und Radioulnargelenk beteiligt.
Für die **objektive Beurteilung der groben Kraft** rollen Sie eine Blutdruckmanschette fest zusammen und pumpen diese auf 30 mm Hg auf. Beurteilt wird der Druckanstieg beim Zusammendrücken in der Hand. Die Durchschnittswerte beim Mann betragen 120, bei der Frau 80 mm Hg.
Eine Messung des jeweiligen Gelenkumfangs und der aktiven bzw. passiven Beweglichkeit mit Hilfe eines **Goniometers** ist nur erforderlich, wenn die grobe Prüfung der Beweglichkeit oder die Inspektion pathologische Befunde ergeben. Zur Beurteilung der **Beweglichkeit der Greifhand** müssen Sie prüfen, ob der Patient die Faust schließen, die Handfläche öffnen, die Finger voll spreizen, den Daumen ab- und adduzieren

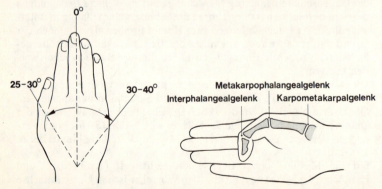

Abb. 15.**12** Adduktion und Abduktion des Handgelenkes

Abb. 15.**13** Daumengelenke

Die Untersuchung der oberen Extremität 277

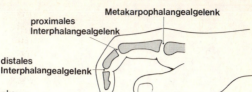

Abb. 15.14 Fingergelenke

und mit dem Daumen einen Bogen bis zur Wurzel des 5. Fingers bilden kann.

In der Neutral-0-Stellung sind Handgelenk und Finger gestreckt. Unterarm und Längsachse der Finger bilden eine Gerade; der Daumen liegt in seiner natürlichen Haltung an der mediopalmaren Kante des Zeigefingers.

Man numeriert die **Finger** von I–V und untersucht von proximal nach distal am Daumen das Karpometakarpalgelenk, die Metakarpophalangealgelenke (Fingergrundgelenke), das proximale Interphalangealgelenk (Mittelgelenk) und das distale Interphalangealgelenk (Endgelenk) (Abb. 15.13 u 15.14).

Am Daumen bestimmt man den Abduktionswinkel (Abb. 15.**15**) am besten mit der Hand flach auf dem Tisch. Die Adduktion an der Handfläche vorbei nennt man auch Transpalmaradduktion. Die palmare Abduktion (Abb. 15.**16**) verläuft senkrecht zur Palmarebene in mehreren Richtungen. Gemessen wird nach volar. Zirkumduktion nennt man die Bewegung des Daumens in Richtung auf den Hypothenar (Abb. 15.**17**). Die Flexion des Daumens messen Sie getrennt in den drei (!) Gelenken (Abb. 15.**18**). Als Opposition bezeichnet man die maximale Zirkumduktion und Innenrotation des Daumens (Abb. 15.**19**), bis die Daumenkuppe den V. Strahl berührt. Als Meßwert gilt der Abstand zwischen Daumenkuppe und kleinem Finger.

Die Flexion in allen Fingergelenken wird mit einem Goniometer gemessen oder als minimaler Abstand zwischen den Fingerkuppen und der

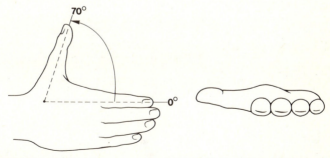

Abb. 15.**15** Abduktion des Daumens nach radial (Abb. 15.15–15.22 nach Debrunner)

278 Wirbelsäule und Extremitäten

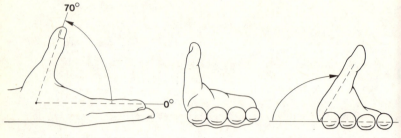

Abb. 15.**16** Abduktion des Daumens nach palmar

Abb. 15.**17** Zirkumduktion des Daumens nach volar

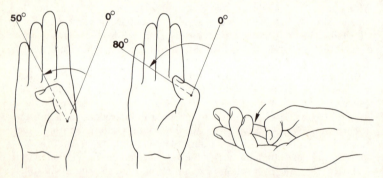

Abb. 15.**18** Flexion des Daumens im Metakarpophalangealgelenk und im Interphalangealgelenk

Abb. 15.**19** Gebeugter Daumen in Opposition

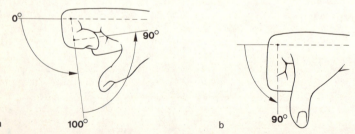

Abb. 15.**20 a u. b** Beugung der Fingergelenke: a) im Fingerendgelenk und im proximalen Interphalangealgelenk, b) im Fingerendgelenk, im proximalen Interphalangealgelenk und im Metakarpophalangealgelenk

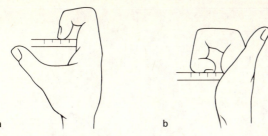

Abb. 15.**21 a u. b** Messung des Abstandes zwischen Fingerkuppe und Beugefalte (kombinierte Flexion): a) im Fingerendgelenk und im proximalen Interphalangealgelenk, b) im Fingerendgelenk, im proximalen Interphalangealgelenk und im Metakarpophalangealgelenk

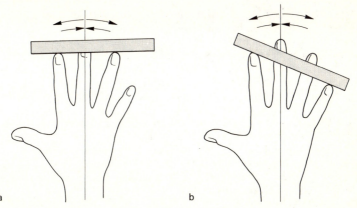

Abb. 15.**22 a u. b** Spreizen und Schließen der Finger: a) von Zeige- und Ringfinger, b) des fünften Fingers

Handinnenfläche (Faustschlußdefizit) (Abb. 15.**20** u. 15.**21**) protokolliert. Die Abduktion und Adduktion zum Spreizen und Schließen der Finger (Abb. 15.**22**), die in den Metakarpophalangealgelenken erfolgt, wird als Distanz zwischen den zugehörigen Fingerkuppen gemessen. Eine grobe Innervationsprüfung der Hand zeigt Abb. 15.**23**.

Für die **Längenmessungen am Arm** benutzt man die Gesamtlänge im Stehen am hängenden Arm zwischen Akromionspitze und Processus styloideus (radii) (s. S. 292). Als Oberarmlänge wird die Strecke zwischen Akromionspitze und Epicondylus lateralis (humerus) bestimmt, der auch als oberer Meßpunkt für die Unterarmlänge bis zum Processus styloideus (radii) gilt.

Handlängen sind die Distanzen zwischen einer gedachten Linie, die den Processus styloideus (ulnae) und den Processus styloideus (radii) ver-

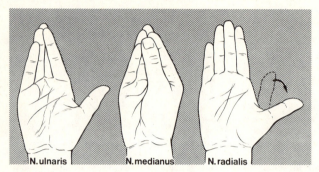

Abb. 15.23 Grobe Innervationsprüfung der Hand

bindet bis zu den Fingerspitzen; als Fingerlänge gilt der Abstand von Fingergrundgelenken bis Fingerspitzen, gemessen auf der Dorsalseite bei gebeugtem Grundgelenk.

Den **Umfang des Oberarmes** mißt man beim locker herabhängenden Arm am Ansatz des M. deltoideus auf Höhe der Achselfalte, als Bizepsumfang 15 cm oberhalb des Epicondylus lateralis (humerus) bei gestrecktem Ellenbogen. Den Ellenbogenumfang bestimmt man in Höhe des Olekranons in Streckstellung.

Der Unterarmumfang wird 10 und 20 cm unterhalb des Epicondylus lateralis (humeri) bestimmt, der Handgelenkumfang direkt distal vom Processus styloideus (ulnae et radii), der Mittelhandumfang über den Köpfen der Ossa metacarpalia II–V und der Fingerumfang in der Mitte der Fingerglieder. Die Fingergelenke mißt man über dem proximalen und distalen Interphalangealgelenk.

15.5 Aufgaben für die Selbstkontrolle

15/1 Worauf bezieht sich bei der Neutral-0-Methode der gemessene Winkel?

15/2 Nennen Sie mindestens fünf charakteristische Beschwerden an den Extremitäten!

15/3 Womit können Sie das Fortschreiten oder Abklingen von Erkrankungen der Extremitäten und der Wirbelsäule beurteilen?

15/4 Wie unterscheiden sich Schwellungen durch intraartikuläre Ergüsse, Weichteilentzündungen und Knochentumoren?

15/5 Welche fünf sichtbaren Symptome sind klassische Frakturzeichen?

15/6 Nennen Sie mindestens drei nicht sichtbare Zeichen für eine Fraktur!

15/7 Worauf weist eine federnde Fixation hin?

15/8 Worauf weisen Fallhand und Schwurhand hin?
15/9 Wie können Sie palpatorisch einen axillären Schweißdrüsenabszeß von einer Lymphknotenvergrößerung unterscheiden?
15/10 Welche beiden Kurzuntersuchungen bieten einen Überblick über die Funktion des Schultergelenkes?
15/11 Bei welcher Bewegungsuntersuchung des Armes kommt die Neutral-0-Stellung nicht zur Anwendung?
15/12 Was benutzen Sie für die Messung der Außen- und Innenrotation bei hängendem Arm als Zeiger?
15/13 Welche untersuchungstechnische Folgerung ergibt sich aus der Tatsache, daß Bewegungseinschränkungen im Schultergelenk durch vermehrte Bewegungen im Schultergürtel ausgeglichen werden können?
15/14 Welche vier Bewegungsrichtungen müssen Sie im Ellbogengelenk untersuchen?
15/15 Wie kann man die grobe Kraft objektiv beurteilen?
15/16 Was verstehen Sie unter einer Transpalmaradduktion?
15/17 Wie bestimmen Sie die Länge eines Armes?

15.6 Die Untersuchung der unteren Extremität

Bei der *Inspektion* der Beine beachtet man vergleichend die **Länge** der Beine. Verkürzungen können z.B. durch Osteomyelitis, Lähmungen in der Kindheit oder Hüftgelenksluxationen bedingt sein und zum Beckenschiefstand führen. Dazu prüfen Sie den Einbeinstand, bei dem der Patient gewöhnlich die Beckenseite des verkürzten Beines höher hält. Die Ursachen für **Formveränderungen** der Beine entsprechen weitgehend denen der oberen Extremität. Stellungsanomalien wie X- oder O-Beine (Abb. 15.24) führen zu Fehlbelastungen und verfrühtem Verschleiß. Sie können die Ursache für Gehbeschwerden sein.

Diagnostisch bedeutungsvolle **Hautveränderungen** an den unteren Extremitäten sind neben glänzend-praller oder bräunlich verfärbter Haut bei Ödemen die sichtbaren Zeichen einer Durchblutungsstörung: Bläs-

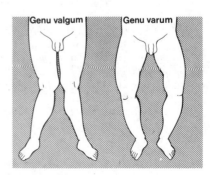

Abb. 15.24 X- oder O-Beine führen zu Fehlbelastungen

se, Zyanose, Marmorierung und Überpigmentierung. Im fortgeschrittenen Stadium kommt es zu Hautulzerationen bzw. atrophischer Gangrän in feuchter Form beim Venenverschluß. Der Arterienverschluß führt zur »trockenen Mumifikation«. Denken Sie daran, daß Sie Varizen beim liegenden Patienten leicht übersehen können, weil sie leerlaufen.

Eine flächenhafte Rötung mit scharfen Grenzen finden Sie beim Erysipel; flächenhafte Braunfärbung spricht dagegen für chronisch-venöse Abflußbehinderung.

Veränderte Konturen von Knie-, Fuß- und Zehengelenken können auf entzündliche Erkrankungen hinweisen. Den Umfang dieser Gelenke sollten Sie vergleichend messen und dokumentieren. Dann untersuchen Sie beide Fußgewölbe in bezug auf Senk-, Platt- und Spreizfuß. Denken Sie daran, daß Stellungsanomalien der Zehen wie Hallux valgus (= X-Stellung der großen Zehe in Richtung auf die anderen Zehen) und Hammerzehen für Patienten mit stehenden oder gehenden Berufen (z.B. Verkäufer oder Kellner) von besonderer Bedeutung sind. Hallux varus nennt man die Abwinklung der großen Zehe von den anderen Zehen weg.

Palpatorisch können Sie auch Durchblutungsstörungen durch unterschiedliche Temperatur der Beine und durch den Seitenvergleich der A. femoralis in der Inguinalregion, der A. poplitea in der Kniekehle, der A. tibialis posterior hinter dem Malleolus medialis und der A. dorsalis pedis feststellen.

Voraussetzung für die palpatorische Beurteilung von Gewebsturgor und Muskeltonus ist eine möglichst entspannte Lagerung des Patienten. Kneten und zu heftiges Drücken verhindern das Ertasten feiner Unterschiede im Muskeltonus und führen bei den Patienten leicht zur Verkrampfung, unter Umständen sogar zur Lösung eines Embolus.

Die Waden werden seitenvergleichend mit der Hohlhand und flach aufgelegten Fingern von proximal nach distal abgetastet. Adduktorenkanal, Vv. saphena magna et parva und der Hiatus saphenus sind bei entzündlichen und thrombotischen Veränderungen druckschmerzhaft induriert. Die ödematöse Schwellung der Leistenregion läßt besonders dann an eine Beckenvenenthrombose denken, wenn die Beine nicht gestreckt werden können. Druckschmerz im medialen Teil der Fußsohle **(Payr-Zeichen)** gilt als Zeichen einer tiefen Thrombophlebitis; der Wadenschmerz bei der Dorsalflexion des Fußes **(Hohmann-Zeichen)** weist auf eine tiefe Unterschenkelphlebitis hin.

Die warme Zyanose einer tiefen Venenentzündung kann man durch gleichzeitige Palpation leicht von der entzündlichen Rötung der oberflächlichen Thrombophlebitis unterscheiden. Der unmittelbaren Palpation sind die tiefen Venen nicht zugänglich, jedoch führen perivasale Infiltrate zur Spannung der umgebenden Faszie. Außerdem läßt der Tur-

Die Untersuchung der unteren Extremität 283

gor der tiefen Gewebe die Stärke der Extravasate abschätzen. Die Bereiche tiefer venöser Abflußbehinderung sind druckschmerzhaft.

Für die Einteilung **prätibialer Ödeme** werden vier Klassen benutzt:
I. eben sichtbar bleibende Delle,
II. deutlich sichtbar bleibende Delle,
III. deutlich sichtbare tiefe Mulde mit ödematöser Verformung des distalen Unterschenkels,
IV. wie III, aber mit extremer Verformung der unteren Extremität.

Zur Dokumentation von Beinödemen gehören Lokalisation, Ausdehnung und eventuelles Nässen. Die **Seitenverteilung** der Ödeme gibt Ihnen differentialdiagnostische Hinweise. Nephritische oder kardiale Ödeme treten meist beiderseits auf; thrombotische oder statische Ödeme durch seitendifferente Varikose oder auch das Lymphödem finden Sie meist einseitig. Wesentlich ist die Unterscheidung der Ödeme durch Wasseransammlungen im Gewebe von Myxödem, Lipödem und Lymphödem, bei denen die Dellenbildung durch Fingerdruck fehlt oder nur sehr gering ausgebildet ist. Ein deutlich **schmerzhaftes Ödem** bei reflektorisch bedingter wächserner Blässe des ganzen Beines läßt die venöse Abflußstauung einer Phlegmasia alba dolens von einer Embolie oder einem thrombotischen Verschluß unterscheiden.

In unklaren Fällen lassen sich **Gelenkschwellungen** durch seitenvergleichende Palpation differenzieren:
1. Eine periartikuläre Schwellung, sei es durch eine Bursitis, sei es in Form eines Bindegewebsödems, führt entweder zu keiner oder nur zu räumlich sehr begrenzten Fluktuationen.
2. Dagegen entsteht durch intraartikulären Erguß z. B. die tanzende Patella, die man durch Zusammendrücken der Flüssigkeit aus den kommunizierenden Bursae unter der Kniescheibe und durch Druck auf die Patella prüft (Abb. 15.25).

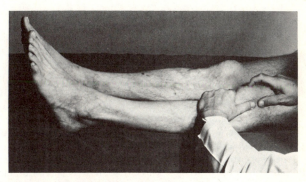

Abb. 15.**25** Prüfung der »tanzenden Patella«

3. Bei entzündlicher Schwellung ist die Hauttemperatur in der unmittelbaren Umgebung des Gelenkes deutlich erhöht.

Zur Klärung der Voraussetzungen für eine Verödung interessieren bei Patienten mit Varizen besonders die **Abflußverhältnisse** in den tiefen und oberflächlichen Venen. Der Perthes-Versuch läßt Schlüsse auf die Durchgängigkeit tiefer Venen und die Funktion der Venenklappen in den Vv. perforantes zu. Am stehenden Kranken wird die Füllung der Varizen beurteilt und dann eine Stauung oberhalb des Kniegelenkes so angelegt, daß nur die oberflächlichen Venen komprimiert werden. Durch Umhergehen und mehrfachen Zehenstand belastet der Patient die Wadenmuskulatur. Untersuchen Sie dann nach 3–5 Min. die Varizen erneut ohne Öffnung der Kompression. Sind sie völlig kollabiert, so sind die tiefen Venen durchgängig, und die Klappen an den Vv. communicantes funktionieren einwandfrei. Entleeren sich die Varizen unvollständig, so ist die Klappenfunktion der Vv. communicantes eingeschränkt. Sind die Varizen unverändert geblieben, so liegt außer insuffizienten Venenklappen eine Behinderung des Abflusses aus den tiefen Venen vor. Haben die Varizen zugenommen, so sind die tiefen Venen verschlossen, und die Varizen werden durch Strömungsumkehr in den Vv. communicantes stärker gefüllt.

Der **Trendelenburg-Versuch** gestattet eine Beurteilung der Funktionstüchtigkeit der Klappen der Vv. saphena magna et parva und der Vv. communicantes im Oberschenkelbereich. Am angehobenen Bein des liegenden Kranken streicht man die Varizen, die sich nicht spontan entleeren, vorsichtig aus und legt unterhalb der Leistenbeuge ein Stauband an. Eine sehr schnelle Wiederauffüllung der V. saphena bei Fortbestehen der künstlichen Rückflußstauung erfolgt über funktionsuntüchtige Vv. perforantes, die langsame Füllung läßt auf intakte Klappen schließen. Wird dann die Stauung aufgehoben, so weist eine endgültige Füllung von kranial auf funktionsuntüchtige Klappen in der V. saphena hin.

Zur Beurteilung einer tiefen Venenthrombose eignet sich der **Lowenberg-Test.** Das Aufpumpen einer Blutdruckmanschette auf 200 mm Hg führt an einer gesunden Extremität zwar zu Spannung, aber nicht zu Schmerzen. Werden schon bei wesentlich niedrigeren Druckwerten (Grenzwert 150 mm Hg) Schmerzen angegeben, so kann das für eine tiefe Venenthrombose sprechen . In einem solchen Falle sollte man immer einen Seitenvergleich durchführen. Neuritis und Periostitis können beim Lowenberg-Versuch ebenfalls zu Schmerzen führen.

Die vergleichende *auskultatorische* Blutdruckmessung an den Beinen sollte bei jedem Patienten mit Hypertonie erfolgen und kann zur Diagnose der Aortenkoarktation beitragen. Außerdem läßt sich eine ausgeprägte Arteriosklerose der großen Beingefäße mit dem Stethoskop durch Reibungsgeräusche erfassen. Man muß sie von den leiseren und weniger schabenden Strömungsgeräuschen bei Krampfadern unter-

Die Untersuchung der unteren Extremität

scheiden. Knacken und Knarren bei der Kniebeuge oder bei passiven Bewegungen des Kniegelenkes weisen auf degenerative Veränderungen hin.

Die Beobachtung des Patienten beim Stehen, Gehen und Entkleiden, die Art, wie er sich auf das Untersuchungsbett legt, läßt Rückschlüsse auf die *Funktion* der Extremitäten zu.

Eine Unterscheidung zwischen intraartikulärer und extraartikulärer Bewegungseinschränkung läßt sich meist durch die Feststellung klären, ob die Beweglichkeit in allen Ebenen oder nur in einer Richtung durch Knochen- oder Weichteilblockade eingeschränkt ist.

Unterscheiden Sie beim Hinken:

1. das **Verkürzungshinken**, z.B. als Folge einer Fraktur oder einer chronischen Osteomyelitis. Dabei senkt sich der Körper in der Standphase in Richtung des verkürzten Beines;.
2. das **Schonhinken,** bedingt durch Schmerzen, z.B. in der Haut der Fußsohle, in der Muskulatur oder in den Gelenken. Dabei wird die Belastungszeit der schmerzenden Extremität verkürzt;
3. das **Versteifungshinken,** soweit es aus der Hüfte erfolgt, auch Hüfthinken genannt, z.B. bei einer Arthrodese des Hüftgelenkes, wobei das Vorschwingen des Beines durch Drehung des Beckens zustande kommt und die Wirbelsäule ständig belastet wird;
4. das sogenannte **Duchenne-Trendelenburgsche Hinken** aufgrund einer Muskelinsuffizienz. Dabei unterbleibt das Anheben der

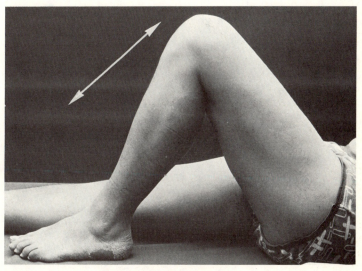

Abb. **15.26** Grobe Funktionsprüfung des Hüftgelenkes

schwungseitigen Hüfte, und das Gewicht des Oberkörpers wird auf die Standbeinseite verlagert.

Einen **Überblick über die Hüftgelenksfunktion** verschaffen Sie sich, wenn Sie den auf dem Rücken liegenden Patienten das Hüftgelenk und Kniegelenk beugen lassen, so daß er den Hacken des einen Fußes neben das Kniegelenk des anderen Beines stellen kann, und ihn auffordern, das gebeugte Knie nach außen und dann nach innen in Richtung auf die Unterlage zu drehen (Abb. 15.26).

Die wichtigsten Muskelgruppen überprüfen Sie mit Zehengang, Fersengang, Kniebeugen und einer schnellen Streckung zum Wiederaufstehen. Mit dem **Einbeinstand** (Trendelenburg-Zeichen) können Sie kontrollieren, ob die Beckenseite des angehobenen Beines absinkt, ein Zeichen für muskuläre Insuffizienz des M. glutaeus medius.

15.6.1 Messungen an der unteren Extremität

Den **Bewegungsumfang im Hüftgelenk** stellt man beiderseits vergleichend fest. Dabei muß die Lordose der Lendenwirbelsäule berücksichtigt werden, die normalerweise einer Beckenneigung um 12 Grad entspricht. Bei der Untersuchung liegt der Patient auf dem Rücken oder in Seitenlage auf einer möglichst harten Unterlage.

In Rückenlage wird zunächst eine etwa vorhandene übermäßige Lendenlordose mit dem Thomas-Handgriff ausgeglichen (Abb. 15.27).

Das Ausmaß einer eventuellen Beugekontraktur der kontralateralen Hüfte (= Streckdefizit) ergibt sich aus dem Winkel, um den sich das Bein von der Unterlage abhebt.

In Seitenlage prüft man die Flexion unter Kontrolle des gestreckten Beines (Abb. 15.28). Normalerweise ist eine Überstreckung des Hüftgelenkes um 12 Grad möglich, wobei der Thomas-Handgriff auch in Seitenlage die Einhaltung der zwölfgradigen Lendenlordose sichert.

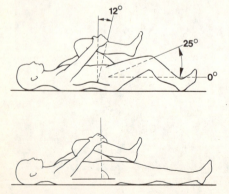

Abb. 15.**27a u. b** Der Thomas-Handgriff bestimmt die maximale Streckbarkeit. Bei übermäßiger Lendenlordose, z. B. durch Beckenkippung nach ventral aufgrund einer Spondylolisthesis (= Wirbelgleiten) oder bei Beugekontraktur der Hüfte, läßt man den Patienten mit Hilfe eines angezogenen Beines und beider Arme die Ausgangslage des Beckens für die Messung korrigieren (aus: U. Debrunner: Orthopädisches Diagnostikum, 2. Aufl. Thieme, Stuttgart 1973)

Die Untersuchung der unteren Extremität 287

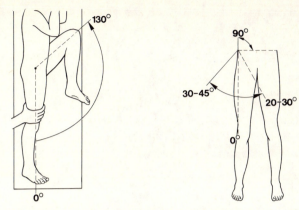

Abb. 15.**28** Beugung und Streckung des Hüftgelenkes in Seitenlage (Abb. 15.28–15.31 nach Debrunner)

Abb. 15.**29** Abduktion und Adduktion im Hüftgelenk

Die Abduktion und Adduktion im Hüftgelenk messen Sie in Streckstellung (Abb. 15.29). Dabei müssen Sie darauf achten, daß die beiden Spinae iliacae anteriores superiores rechtwinklig zur Achse des Oberschenkels stehen. Zur Bestimmung der Adduktionsbewegung hebt man das Bein der Gegenseite etwas an (Abb. 15.30).

Ähnlich wie beim Schultergelenk benutzt man für die Feststellung der Außen- und Innenrotation im Hüftgelenk den Unterschenkel als »Zeiger« und mißt bei gebeugtem Hüft- und Kniegelenk (Abb. 15.31). Zur Messung der Rotation in Streckstellung des Hüftgelenks fordern Sie den liegenden Patienten auf, mit der großen Zehe den Hacken des anderen

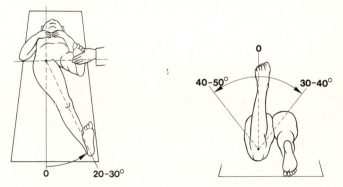

Abb. 15.**30** Ausführung der Abduktions- und Adduktionsprüfung in Rückenlage

Abb. 15.**31** Innen- und Außenrotation; Unterschenkel als »Zeiger«

288 Wirbelsäule und Extremitäten

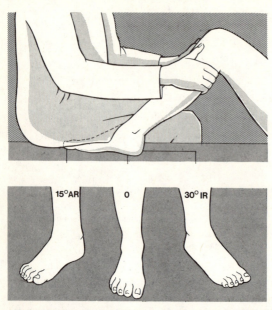

Abb. 15.**32** Schubladenphänomen. Der Untersucher zieht oder drückt die Tibia bei fixiertem Oberschenkel vorwärts oder rückwärts in 0°, 30° Innenrotation und 15° Außenrotation

Fußes zu erreichen (Innenrotation). Für die Außenrotation soll der auf dem Rücken liegende Patient mit der lateralen Kleinzehe die Unterlage berühren. Eine genauere Methode zur Messung der Rotation in Streckstellung des Hüftgelenks ist in Bauchlage möglich. Dazu wird der um 90 Grad gebeugte Unterschenkel als Zeiger benutzt.
Die **Messung am Kniegelenk** entspricht der am Ellenbogengelenk.
Eine abnorme **Mobilität des Kniegelenkes** als Folge eines Bänderschadens finden Sie als »seitliche Aufklappbarkeit«, bei der Sie den gestreckten Unterschenkel seitlich gegen den fixierten Oberschenkel abduzieren oder adduzieren können. Zum Erfassen des »Schubladenphänomens« prüfen Sie bei dem um 90 Grad gebeugten Kniegelenk die horizontale Beweglichkeit des Unterschenkels gegen den Condylus lateralis (femoris). Von »Rotationsschublade« spricht man bei einem Schubladenphänomen, das in 30 Grad Innen- bzw. 15 Grad Außenrotation auszulösen ist (Abb. 15.**32**).
Am Kniegelenk haben die **Meniskuszeichen** wegen der sportbedingten Häufung von Meniskusschäden eine besondere Bedeutung:
1. Das **Böhler-Zeichen:** Schmerzen bei der Adduktion im Kniegelenk weisen auf Schäden des medialen Meniskus oder des lateralen Seiten-

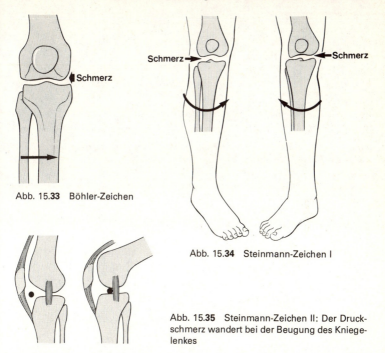

Abb. 15.33 Böhler-Zeichen

Abb. 15.34 Steinmann-Zeichen I

Abb. 15.35 Steinmann-Zeichen II: Der Druckschmerz wandert bei der Beugung des Kniegelenkes

bandes hin, Abduktion führt als Zeichen eines lateralen Meniskusschadens oder einer medialen Seitenbandläsion zu Schmerzen (Abb. 15.33).
2. Das **erste Steinmann-Zeichen:** Die Rotation des Unterschenkels mit gebeugtem Kniegelenk führt bei Schäden des Außenmeniskus zu schmerzhafter Innenrotation, bei Schäden des Innenmeniskus zu schmerzhafter Außenrotation (Abb. 15.34).
3. Das **zweite Steinmann-Zeichen** bezieht sich auf den Druckschmerz am inneren Gelenkspalt, der bei Beugung des Knies von ventral nach dorsal wandert (Abb. 15.35).

Zur Untersuchung des **Sprunggelenkes** muß der Patient das Knie beugen, so daß man mit entspannter Achillessehne die Plantarflexion oder Dorsalextension messen kann (Abb. 15.36).

Die **Bewegungen in den Tarsalgelenken** sind kaum in Einzelbewegungen aufzulösen. Zur Untersuchung hält man mit der einen Hand den Unterschenkel von ventral und läßt den Patienten den Fuß nach innen oder außen drehen (Inversion/Eversion) (Abb. 15.37). Zur Supination und Pronation (Abb. 15.38) torquiert der Patient den Vorfuß gegenüber dem hinteren Anteil des Fußes, der dazu fixiert werden muß.

290 Wirbelsäule und Extremitäten

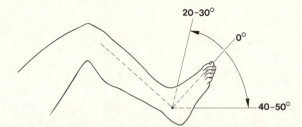

Abb. 15.36 Dorsalextension und Plantarflexion im oberen Sprunggelenk (Abb. 15.36–15.44 nach Debrunner)

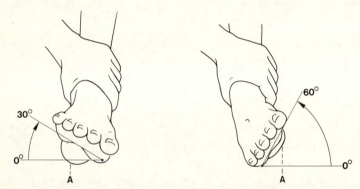

Abb. 15.37a u. b a) Eversion und b) Inversion im unteren Sprunggelenk; A = Calcanensachse

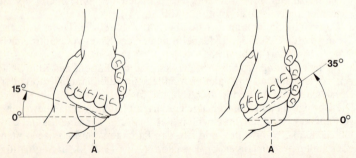

Abb. 15.38a u. b Subtalare Verwringung: a) Pronation, b) Supination des Vorfußes (Ferse festgestellt); A = Calcanensachse

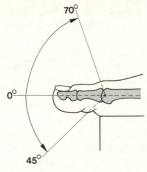

Abb. 15.**39** Beugung und Streckung im Großzehengrundgelenk

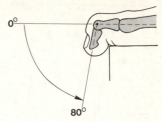

Abb. 15.**40** Beugung im Interphalangealgelenk I

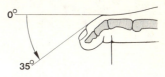

Abb. 15.**42** Beugung im proximalen Interphalangealgelenk

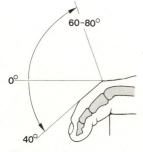

Abb. 15.**41** Beugung und Streckung im Zehengrundgelenk

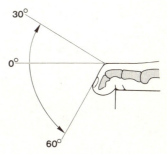

Abb. 15.**43** Beugung und Streckung im distalen Interphalangealgelenk

Die **Zehengrundgelenke** können gebeugt und (im Gegensatz zu den Fingern) über die Neutral-0-Stellung hinaus extendiert werden. In den Interphalangealgelenken sind die Beweglichkeiten entsprechend den Abb. 15.**39**–15.**43** unterschiedlich. Aber hier ist nicht die absolute Beweglichkeit, sondern eher die Fähigkeit von Bedeutung, schmerzlos und vollständig den Fuß abzurollen.

Die **Beinlänge** bestimmt man von der Spina iliaca anterior superior bis zur Spitze des Malleolus lateralis, die Länge des Oberschenkels zwischen der Spitze des Trochanter major und dem lateralen Kniegelenkspalt, des Unterschenkels zwischen dem lateralen Kniegelenkspalt und der Spitze des Malleolus lateralis. Als **Länge des Fußes** bezeichnet man

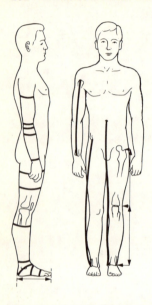

den Abstand zwischen der hintersten Kontur im Stehen bis zur Spitze der längsten Zehe.

Den **Umfang** des Oberschenkels bestimmt man beim Erwachsenen 15 und 20 cm oberhalb des medialen Kniegelenkspaltes, den des Unterschenkels 15 und 20 cm darunter. Beim Fuß unterscheidet man ein Fersenmaß über Ferse und Rist, ein Ristmaß über dem Os naviculare quer und ein Ballenmaß in Höhe des Großzehenballens (Abb. 15.44).

Abb. 15.44 Meßstellen für Längen- und Umfangmaße an den Extremitäten

15.7 Die Untersuchung der Wirbelsäule

Charakteristische Beschwerden durch die Wirbelsäule sind Rückenschmerzen, die den üblichen Regionen (HWS, BWS, LWS und Sakrum) zugeordnet und oft schon aus der Schilderung des Patienten entnommen werden können als Spontan-, Bewegungs-, Druck-, Klopf- oder Stauchschmerz.

Mit zunehmendem Alter kommt es zu einer fortschreitenden Einschränkung der Beweglichkeit, die z. B. das Zuknüpfen der Schuhe erschwert. Der gemessene Finger-Boden-Abstand beim Rumpfbeugen mit gestreckten Knien ist physiologisch vergrößert. Bei pathologischen Prozessen wie z. B. der Spondylarthritis ankylopoetica klagen die Patienten darüber, daß sie sich nicht mehr voll aufrichten können oder Schwierigkeiten haben, morgens aufzustehen.

Bei allen Wirbelsäulenbeschwerden ist nach Begleitsymptomen wie Sensibilitätsstörungen oder Lähmungen zu fragen.

Für die *Inspektion* der Wirbelsäule läßt man den entkleideten Patienten zunächst aufrecht stehen und beurteilt von hinten und von der Seite Verlauf, Verstärkung oder Abflachung der physiologischen Lordosen und Kyphosen (= dorsal-konkave und dorsal-konvexe Krümmungen) sowie eine mögliche Torsion der Wirbelsäule, die meist als Reaktion auf statische Anomalien eintritt (Abb. 15.45).

Extremitäten

Haut

Zutreffendes bitte durchkreuzen

~~Unauffällig~~	Arm links	bleich	zyanotisch	überpigmentiert	atrophisch	Nekrose
	Arm rechts	bleich	zyanotisch	überpigmentiert	atrophisch	Nekrose
	Bein links	bleich	zyanotisch	überpigmentiert	atrophisch	Nekrose
	Bein rechts	bleich	zyanotisch	überpigmentiert	atrophisch	Nekrose

Finger

~~Unauffällig~~	Trommelschlegelfinger	Uhrglasnägel	brüch. Nägel	Querrillen

Muskulatur
Pulse

		Arm		Bein	
~~Unauffällig~~	Atrophie	links	rechts	links	rechts
~~Unauffällig~~	(+) = abgeschwächt; ∅ = fehlen				
	Subclavia	(+)	∅	rechts	(+) ∅
	Axillaris	(+)	∅	rechts	(+) ∅
	Brachialis	(+)	∅	rechts	(+) ∅
	Radialis	(+)	∅	rechts	(+) ∅
	Ulnaris	(+)	∅	rechts	(+) ∅
	Femoralis	(+)	∅	rechts	(+) ∅
	Poplitea	(+)	∅	rechts	(+) ∅
	Tib. post.	(+)	∅	rechts	(+) ∅
	Dors. ped.	(+)	∅	rechts	(+) ∅

Varizen

~~Keine~~	O. Schenkel	links	rechts	U. Schenkel	links	rechts
	Ulcus cruris	links	rechts		

Sonst. Befunde u. Erläuterungen

reizlose Narben (nach Kriegsverletzungen):
lateral re. O-Schenkel 2 Narben, pfennigstückgroß
medial re. U-Schenkel 1 Narbe, pfennigstückgroß

294 Gelenke – Dokumentation

Gelenke*

	unauffällig	links								rechts							
		Schwell.				Schmerz				Bew. Einschr.				Deform.			

Table columns (left to right): unauffällig | Schwell. | Schmerz | Bew. Einschr. | Deform. (links) | Schwell. | Schmerz | Bew. Einschr. | Deform. (rechts), each graded 1–5.

Gelenk	Schwell. (li)	Schmerz (li)	Bew. Einschr. (li)	Deform. (li)	Schwell. (re)	Schmerz (re)	Bew. Einschr. (re)	Deform. (re)
Kiefer								
Schulter								
Ellenbogen								
Handgelenk								
Fingergrundgel.	1 2 3 4 5	1 2 3 4 5	1 2 3 4 5	1 2 3 4 5	1 2 3 4 5	1 2 3 4 5	1 2 3 4 5	1 2 3 4 5
Fingermittelgel.	1 2 3 4 5	1 2 3 4 5	1 2 3 4 5	1 2 3 4 5	1 2 3 4 5	1 2 3 4 5	1 2 3 4 5	1 2 3 4 5
Fingerendgelenk	2 3 4 5	2 3 4 5	2 3 4 5	2 3 4 5	2 3 4 5	2 3 4 5	2 3 4 5	2 3 4 5
Sacroiliacal								
Hüfte								
Kniegelenk								
Fußgelenk								
Zehengrundgel.	1 2 3 4 5	1 2 3 4 5	1 2 3 4 5	1 2 3 4 5	1 2 3 4 5	1 2 3 4 5	1 2 3 4 5	1 2 3 4 5
Zehenmittelgel.	1 2 3 4 5	1 2 3 4 5	1 2 3 4 5	1 2 3 4 5	1 2 3 4 5	1 2 3 4 5	1 2 3 4 5	1 2 3 4 5
Zehenendgelenk	2 3 4 5	2 3 4 5	2 3 4 5	2 3 4 5	2 3 4 5	2 3 4 5	2 3 4 5	2 3 4 5

Sonst. Befunde u. Erläuterungen

---

* Die Dokumentation Ihrer Gelenkbefunde erleichtert Ihnen die Graduierung von 1–5 nach Beetham.

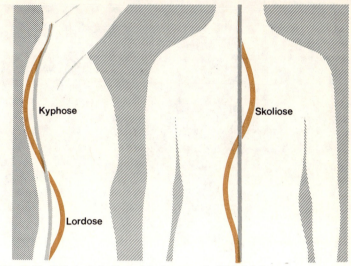

Abb. 15.45 Pathologische Verlaufsänderungen der Wirbelsäule

Die pathologische **Kyphose** der BWS nennt man Rundrücken. Sie kann z. B. Folge einer Scheuermann-Krankheit (Rundrücken des Adoleszenten) oder einer ankylosierenden Spondylarthritis sein. Die vermehrte Alterskyphose ist meist durch eine Osteoporose der Wirbelsäule mit Zusammensintern der Brustwirbelkörper bedingt. Der Gibbus als Abwinkelung der BWS konkav nach vorn entsteht z. B. bei tuberkulösem Zusammenbruch eines BWK oder bei ventraler Kompressionsfraktur von Wirbelkörpern.

Die Abflachung der natürlichen **LWS-Lordose** (= Flachrücken) erklärt manchen Kopf- oder Schulter-Arm-Schmerz als Folge kompensatorischer Veränderungen in der HWS. Eine vermehrte Lendenwirbelsäulen-Lordose kann Folge des Abgleitens eines Wirbelkörpers sein oder eine angeborene Hüftluxation sowie eine Beugekontraktur des Hüftgelenkes kompensieren.

Eine **Skoliose** ist eine dauernd fixierte Seitverbiegung der Wirbelsäule. Nicht fixierte oder nicht dauernd fixierte seitliche Verkrümmungen werden als skoliotische Fehlhaltung bezeichnet. Sie tritt z. B. bei Beinverkürzungen auf. Eine »Ischiasskoliose« ist zwar fixiert, aber nur solange die Ischialgie anhält. Man spricht deshalb besser von einer ischiatischen Fehlhaltung. In der Kindheit entstandene echte Skoliosen bedingen stets den Schiefwuchs von Wirbelkörpern. Man spricht dann von strukturellen Skoliosen. Häufig gehen Skoliosen mit einer Rotation von Wirbelkörpern einher, die zur Torsion der Wirbelsäule führt. Hierdurch kommt es zur Vorwölbung einer Thoraxseite mit der Bildung eines dor-

296 Wirbelsäule und Extremitäten

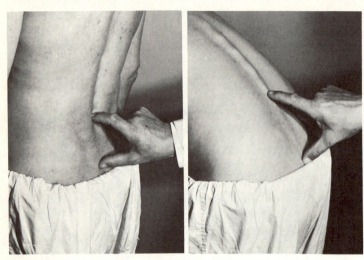

Abb. 15.**46a u. b** Prüfung des unteren Schober-Zeichens

salen Rippenbuckels, zur Einschränkung der Vitalkapazität und zum Auftreten von paravertebralen Lendenwülsten.
Die **seitliche Neigung des Beckens** beurteilt man durch vergleichende Messung des Höhenstandes der Crista iliaca. Wird sie durch ein verkürztes Bein verursacht, so gleicht man sie zur Bestimmung der Differenz durch flache Holzkeile, die unter den Hacken gelegt werden, aus.
Dann *palpieren* Sie die Wirbelsäule von oben nach unten in bezug auf abnorm vorstehende Dornfortsätze als Zeichen eines kollabierten Wirbelkörpers und die paravertebrale Muskulatur auf Muskelhartspann oder Myogelosen. Bei der palpatorischen Höhenlokalisation orientiert man sich an den Dornfortsätzen, die man entweder von dem vorspringenden C 7 nach kaudal oder von L 5 nach kranial durchführt. Ebenfalls palpatorisch läßt sich das physiologische Auseinandertreten der thorakalen bzw. lumbalen Dornfortsätze beim Vornüberbeugen bestimmen. Dieses sog. **Schober-Zeichen** (s. S. 298) ist bei diskogenen Thorakal- bzw. Lumbalsyndromen, beim Morbus Bechterew oder ausgeprägter Osteochondrose positiv (Abb. 15.**46**).

Für einen lokalen entzündlichen oder neoplastischen Prozeß bzw. eine Fraktur der Wirbelsäule sprechen:

Druckschmerz bei der Palpation der Dornfortsätze,
Stauchschmerz durch leichten Schlag auf den Kopf (HWS),
Schmerzen durch ruckartigen Druck auf die Schultern (BWS und LWS),

Schmerzen durch Fallenlassen vom Zehen- in den Fersenstand (HWS, BWS, LWS).

Bei der gezielten *Perkussion* können Sie mit dem Perkussionshammer Schmerzen im Wirbel selbst (z.B. bei Frakturen, Knochentuberkulose oder Metastasen) von Schäden in den Intervertebralräumen (durch Bandscheibenvorfall) unterscheiden. Diffuser Klopfschmerz über größeren Abschnitten der Wirbelsäule ist häufig Ausdruck einer Osteoporose oder einer Knochenkarzinose.

Sie sollten es sich zur Regel machen, bei Rückenschmerzen eine rektale Beurteilung der Prostata durchzuführen bzw. eine gynäkologische Untersuchung zu veranlassen.

Bei der *Funktionsprüfung* können Sie davon ausgehen, daß für die gesamte Wirbelsäule die Beweglichkeit
vorwärts um 90 Grad,
rückwärts bis zu 30 Grad,
seitwärts bei fixiertem Becken bis zu 30 Grad nach jeder Seite
möglich ist. Sie kann durch Verschmälerung der Bandscheiben und die dadurch verminderte Fähigkeit des Nucleus pulposus, wie ein mobiles Ausgleichspolster zu wirken, eingeschränkt sein. Die Blockierung der Bewegungselemente durch Spangenbildung oder ein reflektorischer Muskelspasmus kann das Rumpfbeugen erheblich beeinträchtigen.

Bei der **Messung an der Halswirbelsäule** ist der Bewegungsumfang als Vorneigen und Rückneigen, seitliches Neigen und Rotation zu bestimmen (Abb. 15.47). Der Patient wird dazu aufgefordert, den Kopf vorwärts zu beugen, bis das Kinn am Thorax aufliegt, den Kopf um die senkrechte Achse nach links und nach rechts zu drehen, das Ohr auf jeder Seite zur Schulter hin zu neigen und zur Decke zu sehen.

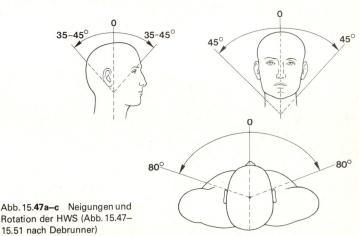

Abb. 15.47a–c Neigungen und Rotation der HWS (Abb. 15.47–15.51 nach Debrunner)

298 Wirbelsäule und Extremitäten

Für die Untersuchung von **Brust- und Lendenwirbelsäule** muß das Bekken in der Frontalebene horizontal und etwa 12 Grad nach vorn geneigt stehen. Man untersucht die Beugungsbeweglichkeit der gesamten Wirbelsäule beim Vorneigen (Abb. 15.**48**), mißt den **Finger-Boden-Abstand** in Zentimetern (beim Gesunden 0 cm) und das obere bzw. untere **Schober-Zeichen** als Verschiebung einer Hautmarke, die man zwischen C 7 und 30 cm kaudal davon bzw. zwischen L 5 und 10 cm kranial davon setzt und deren Spreizung beim Vorwärtsbeugen gemessen wird (Abb. 15.**49**) und normalerweise 4–5 cm beträgt.

Für die **Krümmungsmessung** (Abb. 15.**50**) kann man ein Kyphometer verwenden, um den Krümmungswinkel der BWS zwischen den Dornfortsätzen Th 2 und Th 12 im aufrechten Stehen und dann in maximaler Beugung bzw. Streckung festzustellen. Das gleiche Verfahren läßt sich auch für die Untersuchung von Lordosen anwenden. Rückneigung, seitliche Neigung und Rotation ergeben sich aus den Abb. 15.**51**. Für die Beurteilung der Seitwärtsneigung der Wirbelsäule läßt man den mit hängenden Schultern sitzenden Patienten versuchen, mit dem gebeugten Ellenbogen bis auf die Untersuchungsliege zu kommen (bei fixiertem Becken). Zu den Ursachen eingeschränkter Seitwärtsneigung zählen die Erkrankungen der Bandscheiben und der kleinen Wirbelgelen-

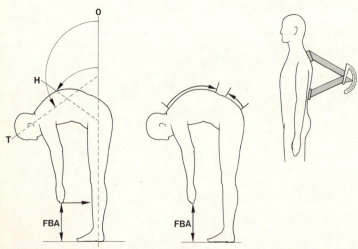

Abb. 15.**48** Beugungsbeweglichkeit der Wirbelsäule

Abb. 15.**49** Abstandvergrößerung der Hautmarken beim Schober-Versuch

Abb. 15.**50** Kyphometer

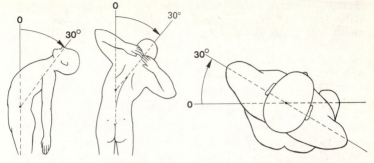

Abb. 15.51 Rückwärtsneigung, Seitwärtsneigung und Rotation der Wirbelsäule

ke. Den ebenfalls sitzenden Patienten läßt man bei fixiertem Becken den Thorax um die senkrechte Achse drehen.
Häufige Ursachen einer Blockierung der Bewegungssegmente sind die Spondylolisthesis bzw. die Verspannung des M. erector spinae. Rotationseinschränkungen der HWS haben ihre Ursache in einer Densfraktur, degenerativen, traumatischen oder entzündlichen Veränderungen in den Drehgelenken oder degenerativen Schäden an den Bandscheiben. Sind kleine Wirbelgelenke betroffen, so kommt es meist zu einer einseitigen Drehblockierung wie beim vertebragenen Tortikollis nach einer ungeschickten Kopfbewegung.
Zur Untersuchung des Ileosakralgelenkes dient der Mennell-Handgriff. Dazu liegt der Patient auf dem Bauch, und Sie hyperextendieren das Hüftgelenk (nach dorsal), indem Sie das Kreuzbein mit der zweiten Hand fixieren. Dabei bewegen Sie das Os ileum gegen das Sakrum. Schmerzen weisen auf entzündliche Veränderungen im Ileosakralgelenk hin und sind Frühsymptom bei Spondylarthritis ankylopoetica (Abb. 15.52).
Der Vollständigkeit halber bleibt noch ein Gelenk nachzutragen, das weder zur Wirbelsäule noch zu den Extremitäten gerechnet werden kann:
Die Schwellung des *Temporomandibulargelenkes* erscheint als Vorbuckelung wenige Zentimeter ventral vom Tragus. Frühkindliche Entzündungen können zu einer Knochenwachstumsstörung der Mandibula (Mikrognathie) und damit zum »Vogelgesicht« führen. Die **Palpation** des Gelenkes erfolgt mit dem Zeigefinger unmittelbar vor dem Tragus. Dabei wird der Patient aufgefordert, den Mund zu öffnen; schon eine leichte Schwellung verhindert das Eindringen der Fingerspitzen in die Gelenkgrube. Alle drei Bewegungsformen dieses Gelenkes, Öffnen und Schließen, Protrusion und Retrosion und die Lateralbewegung, können eingeschränkt sein.

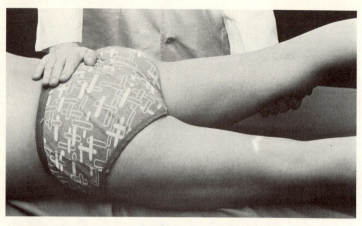

Abb. 15.52 Mennell-Handgriff: Hyperextension des Hüftgelenkes

Für die Dokumentation Ihres Befundes an den Extremitäten können Sie die Schemata »Extremitäten«, »Gelenke« und »Wirbelsäule« verwenden (s. S. 293f. u. 303).

15.8 Aufgaben für die Selbstkontrolle

15/18 Warum untersucht man Varizen am stehenden Patienten?
15/19 Welches Zeichen spricht für eine tiefe Thrombophlebitis und wie löst man es aus?
15/20 Was verstehen Sie unter dem Hohmann-Zeichen?
15/21 Schildern Sie die Einteilung prätibialer Ödeme in vier Klassen!
15/22 Wie unterscheiden sich nephritische und kardiale Ödeme einerseits von thrombotischen oder statischen Ödemen andererseits?
15/23 Wie untersuchen Sie eine »tanzende Patella«?
15/24 Welche Schlußfolgerungen läßt der Perthes-Versuch zu?
15/25 Welche Venen komprimieren Sie beim Perthes-Versuch durch Stauung?
15/26 Wofür spricht eine Zunahme der Varizen beim Perthes-Versuch nach der Belastung?
15/27 Welcher Versuch gestattet eine Beurteilung der Funktionstüchtigkeit der Klappen der Vv. saphena magna et parva und der Vv. communicantes?
15/28 Schildern Sie in Stichworten den Trendelenburg-Versuch!
15/29 Bis zu welchen Werten müssen Sie die Blutdruckmanschette beim Lowenberg-Test aufpumpen, um eventuell Schmerzen auszulösen?
15/30 Wodurch können Sie im allgemeinen intraartikuläre und extraartikuläre Bewegungseinschränkungen unterscheiden?
15/31 Wodurch schaffen Sie sich einen schnellen Überblick über die Hüftgelenksfunktion?
15/32 Mit welchem Handgriff gleichen Sie eine Überlordosierung aus?
15/33 Schildern Sie in Stichworten die Prüfung der Innen- und Außenrotation an der unteren Extremität!
15/34 In welcher Stellung untersuchen Sie das Schubladenphänomen?
15/35 Was ist eine »Rotationsschublade«?
15/36 Welche vier anatomischen Einheiten untersuchen Sie mit dem Böhler-Zeichen?
15/37 Beschreiben Sie das erste Steinmann-Zeichen in Stichworten!
15/38 Bei welchem Meniskuszeichen gibt es einen wandernden Schmerz am inneren Gelenkspalt?
15/39 Welche fünf Schmerzarten sind an der Wirbelsäule zu erfassen?
15/40 Welche Begleitbeschwerden stehen häufig im Zusammenhang mit Wirbelsäulenschmerzen?
15/41 Nennen Sie eine häufige Ursache von Torsionen der Wirbelsäule!
15/42 Was sind Skoliosen?
15/43 Womit mißt man die seitliche Neigung des Beckens, soweit sie durch ein verkürztes Bein verursacht wird?

15/44 Welche Untersuchungen sollten bei Männern bzw. Frauen mit unklaren Rückenschmerzen immer durchgeführt werden?
15/45 Beschreiben Sie mit Winkelgraden die Beweglichkeit der Wirbelsäule!
15/46 Beschreiben Sie das obere und untere Schober-Zeichen!
15/47 Wie beurteilt man die Seitwärtsneigung der Wirbelsäule?
15/48 Worauf weisen Schmerzen beim Mennell-Handgriff hin?
15/49 Wie untersucht man entzündliche Veränderungen im Temporomandibulargelenk?

Praktische Aufgaben

15/A Beurteilen Sie bei einem Kommilitonen systematisch die Beweglichkeit aller Gelenke nach der Neutral-0-Methode (abgesehen von den Horizontalbewegungen des Armes) und protokollieren Sie die Ergebnisse!
15/B Führen Sie auch die vorgesehenen Längen- und Umfangsmessungen an den Extremitäten durch!
15/C Beteiligen Sie sich an der langfristigen Betreuung eines Patienten mit einer chronischen Gelenkerkrankung wie der rheumatoiden Arthritis und verfolgen Sie den Krankheitsverlauf anhand Ihrer Meßwerte!
15/D Führen Sie bei mindestens zwei Patienten über 50 Jahren den Perthes-, den Trendelenburg- und den Lowenberg-Test praktisch durch und protokollieren Sie die Ergebnisse!
15/E Prüfen Sie bei einem Kommilitonen die Beweglichkeit der Wirbelsäule mit dem oberen und unteren Schober-Test und kontrollieren Sie die Meniskuszeichen!
15/F Palpieren Sie an den eigenen Knien den Gelenkspalt!

Wirbelsäule

	unauffällig									
	path.			Schmerzen				Bewegungs-einschränkung	Muskel-verspannung	
	Skol.	Lord.	Kyph.	Druck	Klopf	Stauch	Beweg.			
HWS	H	H	H	H	H	H	H	H	li	re
BWS	B	B	B	B	B	B	B	B	li	re
LWS	L	L	L	L	L	L	L	L	li	re

Sonst. Befunde u. Erläuterungen WS nicht untersucht (Verdacht auf Herzinfarkt)

16.0 Die Untersuchung des Nervensystems*

16.1 Lernziele

Im folgenden Abschnitt lernen Sie, wie man
- Beschwerden und Befunde erhebt, die eine ausführliche neurologische Untersuchung erforderlich machen,
- Eigen- und Fremdreflexe unterscheidet und physiologische bzw. pathologische Reflexe beurteilt,
- periphere und zentrale Lähmungen mit Hilfe charakteristischer Beschwerden und Befunde unterscheidet,
- Muskeltrophik, Muskeltonus und -kraft sowie die Koordination der Bewegungen untersucht,
- Hyperkinesen und Hypokinesen differenziert,
- charakteristische Beschwerden bei Sensibilitätsstörungen erhebt und die Sensibilität praktisch prüft,
- die Hirnnerven auf ihre Funktion untersucht,
- charakteristische Beschwerden bei Hirnleistungsstörungen erhebt und den Patienten auf seine Leistungsfähigkeit untersucht,
- psychologische Untersuchungsverfahren anwendet und die Ergebnisse beurteilt.

Benutzen Sie die Aufgaben hinter den einzelnen Abschnitten zur Kontrolle, ob Sie die gesteckten Ziele erreicht haben.

Zur Erleichterung des Verständnisses können Sie sich mit der folgenden **Gliederung** einen Überblick verschaffen.

Routineuntersuchung
Charakteristische Beschwerden
Reflexe und Reflexstatus: Eigenreflexe, Fremdreflexe, Reflexbahnung, pathologische Reflexe
Motorik und Bewegungsstörungen: Beschwerden, Muskeltrophik, Muskeltonus, Muskelkraft, Funktions- und Innervationsschema, Hyperkinesen, Hypokinesen
Koordination und Koordinationsstörungen: Ataxie, Asynergie (= Dyssynergie), Dysmetrie, extrapyramidale Störungen
Sensibilität: Beschwerden, Routineuntersuchung, zentrale und periphere Sensibilitätsstörungen, Nervendehnungsschmerz

---

* Zur teilweisen Veranschaulichung dieses Themas können Sie Teil 7 des Filmes »Die allgemeine ärztliche Untersuchung« benutzen (s. S. 10).

Untersuchung der Hirnnerven I bis XII
Hirnleistungsuntersuchungen: Aphasie, Agnosie, Apraxie
Psychologischer Anteil der neurologischen Untersuchung: Ansprechbarkeit, Orientiertheit, Denkfähigkeit, Merkfähigkeit, Antriebsverhalten, Stimmungen und Emotionalität, Konzentration

16.2 Routineuntersuchung des Nervensystems

Der neurologische Anteil einer Routineuntersuchung, bei der weder Beschwerden noch Befunde in anderen Körperregionen auf Störungen des Nervensystems hinweisen, kann beschränkt werden auf die Untersuchung von:

Muskeltrophik:
  Inspektion;

Kraft, Tonus und Motorik:
  aktive und passive Bewegungen von Kopf, Rumpf und Extremitäten;

Koordination:
  Gang und Schrift, Stand, Romberg-Phänomen, Finger-Nase- und Knie-Hacken-Versuch, Diadochokinese;

Sensibilität:
  seitenvergleichende Prüfung mit Berührungs-, Schmerz-, Temperatur- und Bewegungsreizen, Reizgestalten und Vibration;

Reflexe:
  Eigen- und Fremdreflexe;

Neurovegetative Funktionen:
  Dermographismus; Blasen- und Mastdarmfunktion, Libido, Potenz und Menses nach den Angaben des Patienten.

Das bisherige Verfahren »von Kopf bis Fuß« werden wir bei der Beschreibung des ausführlicheren neurologischen Untersuchungsganges verlassen, weil es sich nur schwer in die regionalen Untersuchungen eingliedern läßt, andererseits aber eine Systematisierung des neurologischen Untersuchungsganges dazu beiträgt, Fehler zu vermeiden.

16.3 Charakteristische Beschwerden

Charakteristisch sind im gesamten neurologischen Bereich Kopfschmerzen, Schwindel, Bewegungs- und Empfindungsstörungen, Krampfanfälle, Miktionsstörungen, Sehstörungen, Doppelbilder.

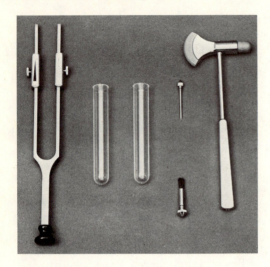

Abb. 16.1 Geräte für die neurologische Untersuchung

Bei **Kopfschmerzen** sind zunächst zusätzlich zu den bekannten Kriterien Stärke, Dauer, Art und Ort, Beziehung zu Funktionen folgende Fakten zu berücksichtigen:
- Differenzierung nach der Tageszeit, zu der sie auftreten (z. B. der morgendliche Kopfschmerz der Hypertoniker oder der im Laufe des Tages zunehmende Kopfschmerz bei Refraktionsanomalien);
- der eventuelle Zusammenhang mit affektiven Belastungen;
- die Frage, mit welchen Vorboten, z. B. Skotom (innerer Gesichtsfeldausfall bei normalen Gesichtsfeldaußengrenzen), sie auftreten;
- welche Begleiterscheinungen wie z. B. tränende Augen vorkommen.

Bei **Schwindel** ist vom Patienten genau zu erfragen, ob es sich um »Drehschwindel«, »Kollapsschwindel«, »Schwankschwindel«, »Liftgefühl« oder um »Höhenangstschwindel«, z. B. auf einem Kirchturm, handelt (Differenzierung s. S. 135).

Auf Beschwerden, die durch Störungen der Motorik und der Sensibilität entstehen, gehen wir bei der Besprechung der Motilitäts- bzw. Empfindungsstörungen näher ein.

Für die neurologische Untersuchung brauchen Sie zusätzlich einen Reflexhammer, eine neurologische Stimmgabel mit 64 oder 128 Hertz, einen Pinsel oder einen Wattebausch, 2 Reagenzgläser für warmes und kaltes Wasser und ein stumpfes Hölzchen, z. B. einen Watteträger (Abb. 16.**1**).

Fragen Sie Patienten mit Beschwerden und Befunden von seiten des Nervensystems ausdrücklich nach den hierfür charakteristischen Beschwerden, früheren ähnlichen Erkrankungen und deren Behandlung.

16.4 Reflexe und Reflexstatus

Zum Verständnis des Unterschiedes zwischen Eigen- und Fremdreflexen dient ein Schema (Abb. 16.2).
Eigenreflexe unterscheiden sich von Fremdreflexen dadurch, daß:
– beim Eigenreflex die Auslösung im Erfolgsorgan erfolgt, z. B. kommt es beim Patellarsehnenreflex nach Schlag auf die Sehne des M. qua-

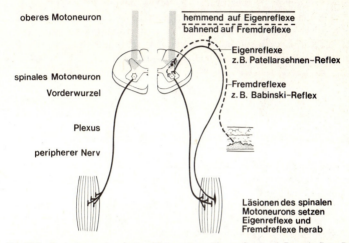

Abb. 16.2 Zentrales und spinales Motoneuron; Eigenreflex und Fremdreflex. Das erste (zentrale) Motoneuron wirkt hemmend auf Eigenreflexe, aber bahnend auf Fremdreflexe. Schäden im zweiten (spinalen) Motoneuron unterbrechen den Reflexbogen und führen zum Erlöschen der Reflexe

driceps femoris zur Reflexzuckung desselben Muskels. Beim Fremdreflex sind dagegen Auslösungs- und Erfolgsorgan getrennt. Beispielsweise streichen Sie beim Babinski-Reflex an der lateralen Fußsohle entlang und lösen damit eine Dorsalflexion der großen Zehe aus;
– Eigenreflexe nur zwei Neuronen durchlaufen und einen monosynaptischen Reflexbogen haben. Fremdreflexe durchlaufen mehrere Neuronen und haben einen polysynaptischen Reflexbogen;
– durch kurze Dehnung eines Muskels Eigenreflexe erzeugt werden; der Schlag mit dem Reflexhammer führt zur Einzelzuckung. Fremdreflexe werden dagegen an Haut und Schleimhaut ausgelöst und können sowohl zur Zuckung als auch zu tonischen Kontraktionen des Erfolgsorganes führen.

Man untersucht die Reflexe im allgemeinen in Rückenlage des Patienten und fordert ihn immer wieder auf, sich zu entspannen. Vorausset-

308 Die Untersuchung des Nervensystems

zung für eine optimale Auslösung der Eigenreflexe ist die Haltung der Gelenke in Mittelstellung.

Der Reflexhammer sollte einen möglichst schweren Kopf haben. Er wird in der Hohlhand abgestützt und locker zwischen Daumen und Zeigefinger gehalten, aber nicht pendelnd geschwungen. Der Schlag soll aus lockerem Handgelenk kurz und federnd auf den Auslösungsort treffen, sonst können Muskelkontraktionen Reflexe vortäuschen.

Das Auslösen des **Bizeps-brachii-Reflexes** (früher BSR) erfolgt durch einen Schlag auf den in der Ellenbeuge auf die Sehne gelegten Zeigefinger (Abb. 16.**3a**). Die Hände des Patienten ruhen beim Auslösen auf dem Bauch. Die Gegenseite untersuchen Sie, indem Sie über den Patienten greifen und den Daumen auflegen (Abb. 16.**3b**). Der Reflex

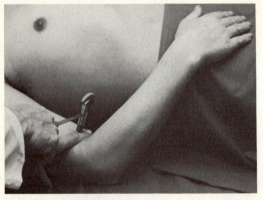

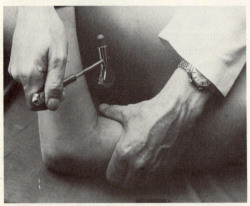

Abb. 16.**3a u. b** Bizeps-brachii-Reflex: a) von der gleichen Seite untersucht, b) von der Gegenseite untersucht

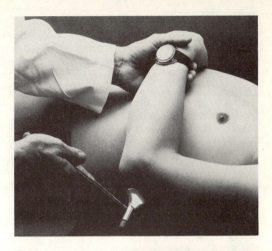

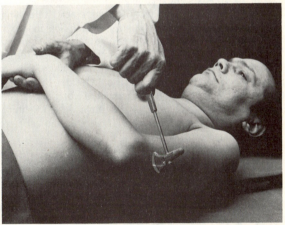

Abb. 16.**4a u. b** Trizeps-brachii-Reflex: a) von der Seite des Untersuchers ausgelöst, b) auf der Gegenseite ausgelöst

führt zu einer unmittelbaren Zuckung des M. biceps brachii und zu einer Flexionszuckung im Ellenbogengelenk, die Sie als Anspannung der Sehne spüren.

Zur Untersuchung des **Trizeps-brachii-Reflexes** (früher TSR) legt der liegende Patient den Unterarm so weit quer auf den Bauch, daß das Ellenbogengelenk etwa auf gleichem Niveau mit dem Bauchnabel liegt.

Sie schlagen unmittelbar oberhalb des Olekranons auf die Sehne (Abb. 16.4). Dann ergreifen Sie die andere Hand des Patienten und ziehen den Arm leicht zu sich herüber, so daß Sie unter leichtem Vorbeugen gut die Trizepssehne der Gegenseite treffen können. Der Reflex führt zu einer Extensionszuckung des Ellenbogengelenkes, bei schlanken Oberarmen zu einer sichtbaren Zuckung des M. triceps brachii.

Zur Auslösung des **Brachio-radial-Reflexes** (früher RPR) wird der Hammerschlag gegen das distale Ende des Radius geführt. Sie können auch die Hand des Patienten bei Supinationsstellung des Armes locker in die Hand nehmen und in der Nähe des Handgelenkes auf die mediale Beugeseite des Radius schlagen (Abb. 16.5). In beiden Fällen führt der Reflex zu einer angedeuteten Beugung im Ellenbogengelenk und einer Pronationszuckung des Unterarmes. Bei schlanken Unterarmen wird die Zuckung des M. brachioradialis sichtbar.

Zur Auslösung des **Trömner-Reflexes** oder Fingerbeugereflexes schnellt der Untersucher mit seinen II.–V. Fingern von volar gegen die Kuppen der entsprechenden, leicht gebeugten Patientenfinger (Abb. 16.6). Als Reflexerfolg gilt eine Flexionszuckung der Finger, die einseitige Auslösbarkeit als Ausdruck einer Reflexsteigerung.

Den **Knipsreflex nach Hoffmann** löst man aus, indem man Nagel- und Nagelbett von Zeige- oder Mittelfinger mit dem eigenen Zeigefinger unterstützt, mit dem Daumen komprimiert und dann den eigenen Daumen an der Nagelkante plötzlich nach volar rutschen läßt. Im positiven Fall kommt es zu einer ruckartigen Beugung der Finger. Als pathologisch wird beim Knipsreflex im allgemeinen nur die Steigerung angesehen (Pyramidenbahnzeichen). Ein einseitig abgeschwächter Fingerbeugereflex kann zu Seitenunterschieden führen, ist dann aber kein Pyramidenzeichen.

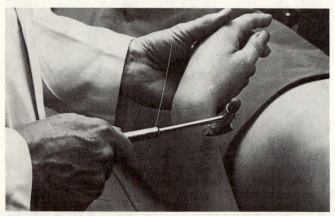

Abb. 16.5 Brachio-radial-Reflex

Reflexe und Reflexstatus 311

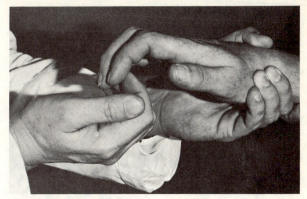

Abb. 16.**6** Auslösen des Trömner-Reflexes

Beim **Mayer-Reflex** löst der Druck auf das Grundgelenk des V. und IV. Fingers (bis zur maximalen Beugung) im positiven Fall eine tonische Adduktion des Daumens aus (Abb. 16.**7**). Einseitiges Fehlen kann Hinweis auf eine Pyramidenbahnschädigung sein.

An den Beinen untersucht man den **Quadrizepsreflex** (früher PSR) im Liegen bei leicht gebeugtem Knie (Abb. 16.**8**). Dazu hebt man entweder beide Knie oder nur das zu untersuchende Knie leicht an und schlägt zwischen Patella und Tuberositas tibiae auf die Quadrizepssehne. Die Reflexantwort besteht in der Kontraktion des M. quadriceps femoris mit oder ohne Bewegung des Unterschenkels.

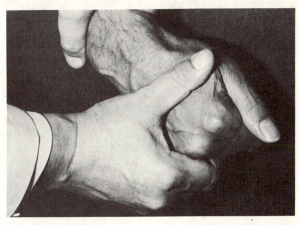

Abb. 16.**7** Der Druck auf das Grundgelenk des V. und IV. Fingers kann zur tonischen Adduktion des Daumens führen (Mayer-Reflex)

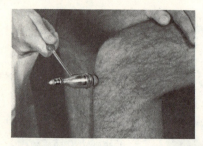

Abb. 16.**8a u. b** a) Auslösen des Quadrizepsreflex im Sitzen, b) Untersuchung des Quadrizepsreflex im Liegen

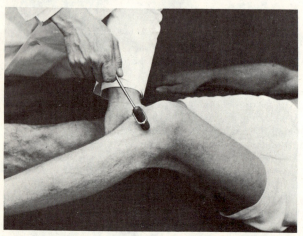

Bei der Untersuchung im Sitzen kann man den Ausschlag des herabhängenden bzw. des übergeschlagenen Beines für eine Quantifizierung benutzen.

Den **Trizeps-surae-Reflex** (früher ASR) prüft man am liegenden oder auf einem Stuhl knieenden Patienten (Abb. 16.**9**). Am liegenden Patienten erleichtert ein Überschlagen des untersuchten Beines über den Unterschenkel des anderen Beines sowohl das Treffen der Achillessehne als auch das Erfassen der Reaktion. Häufig muß der Fuß dabei passiv etwas dorsal flektiert werden. Auch Beugen des Beines im Hüft- und Kniegelenk um 45 Grad und leichter Druck mit der Hand gegen die Fußsohle (Daumen auf dem Fußrücken) erleichtern die Untersuchung und gestatten es gleichzeitig, den Fußklonus (als Pyramidenbahnzeichen) zu prüfen.

Allgemein gilt, daß man von einem pathologischen Befund sprechen kann, wenn die Reflexe beim Seitenvergleich und beim Höhenvergleich unterschiedlich auslösbar sind.

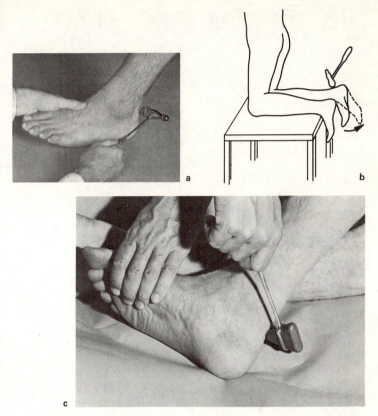

Abb. 16.**9a–c** a) Auslösen des Trizeps-surae-Reflexes im Sitzen, b) Auslösen des Trizeps-surae-Reflexes im Knien (besonders geeignet für die Bestimmung der Reflexzeiten), c) Auslösen des Trizeps-surae-Reflexes am liegenden Patienten

Im Vergleich mit anderen Eigenreflexen sind gesteigerte Eigenreflexe und verbreiterte Reflexzonen ein Zeichen für Pyramidenbahnschäden, dauerhafte Abschwächung und Fehlen der Eigenreflexe dagegen für Schäden im zweiten Motoneuron. Bei fehlenden oder schwer auslösbaren Reflexen macht man sich die **Reflexbahnung** durch aktive Innervation des untersuchten Muskels zunutze, z.B. durch das Halten gegen die Schwerkraft oder durch den Jendrassik-Handgriff. Dazu zieht der Patient vor der Brust die ineinander verhakten Fingerendglieder beider Hände auseinander (Abb. 16.**10**). Die Reflexbahnung an der oberen Extremität wird durch das Zusammenbeißen der Zähne, Husten, Lachen oder durch Anheben der Beine gefördert.

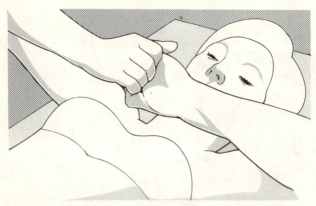

Abb. 16.**10** Reflexbahnung nach Jendrassik

Unter den gleichen Voraussetzungen muß man den **Klonus** als Serie von Eigenreflexen beurteilen, die ablaufen, solange der Muskel gedehnt wird. Zur Auslösung des Patellarklonus wird die Patella bei locker gestrecktem Bein von oben und lateral kommend zwischen Daumen und Zeigefinger gefaßt, ruckartig nach kaudal bewegt und dort festgehalten (Abb. 16.**11**). Das führt zum Patellarklonus.

Einen Fußklonus löst man bei leicht gebeugtem Knie aus, indem man den Fuß von plantar ruckartig nach dorsal bewegt. Der anhaltende Druck führt zum Fußklonus. Hier gilt die Regel, daß ein erschöpflicher

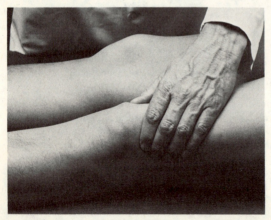

Abb. 16.**11** Zur Auslösung des Patellarklonus wird die Patella ruckartig nach kaudal geschoben und dort locker festgehalten

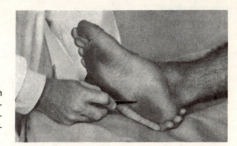

Abb. 16.12 Das Bestreichen des äußeren Fußsohlenrandes führt bei Pyramidenbahnschaden zu einer Dorsalflexion der großen Zehe

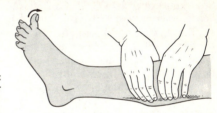

Abb. 16.13 Der Gordon-Reflex wird durch festes Eindrücken der Wadenmuskulatur ausgelöst

Klonus nur seitendifferent pathologisch zu werten ist, ein unerschöpflicher Klonus ist dagegen fast immer Zeichen für einen Pyramidenbahnschaden.

Die Reflexe der **Babinski-Gruppe** sind außer bei Säuglingen und Kleinkindern bis zum Ende des ersten Lebensjahres **pathologisch.** Beim Gesunden führt das Bestreichen des äußeren Fußsohlenrandes mit dem Reflexhammerstiel oder einem Streichholz zur Plantarflexion der Zehen (Plantarhautreflex oder Fußsohlenhautreflex). Einseitige Abschwächung oder Aufhebung kann auf Pyramidenbahnschäden hinweisen. Die gleiche Reizung (Abb. 16.12) führt beim Pyramidenbahnschaden zu einer meist langsamen Dorsalbewegung der großen Zehe, dem positiven Babinski-Reflex (physiologische Reaktion bis zum Ende des ersten Lebensjahres).

Bei negativem Babinski-Reflex kann durch Summation des Reflexes doch eine Dorsalflexion der Großzehe ausgelöst werden, die als pathologisches Zeichen gilt.

Hier wird der **Gordon-Reflex** durch festes Kneten der Wadenmuskulatur (Abb. 16.13), der **Oppenheim-Reflex** durch festes Streichen über die Innenseite des Unterschenkels (Abb. 16.14) untersucht. Sie können bei entsprechendem Verdacht einen Babinski-Reflex auch dadurch deutlich machen, daß Sie den Patienten einen Kilometer zügig gehen lassen und dann sofort anschließend untersuchen.

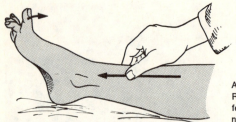

Abb. 16.14 Den Oppenheim-Reflex untersucht man durch festes Streichen über die Innenseite des Unterschenkels

Am Rumpf prüft man die **Bauchhaut-Reflexe** (BHR) mit einem Streichholz oder dem Griff des Reflexhammers durch radiäre Striche von lateral zum Nabel hin (Abb. 16.**15**). Die ausgelösten Kontraktionen der Bauchdeckenmuskulatur führen zu einer Bewegung der Bauchhaut, die der jeweiligen Strichrichtung entgegenläuft.
Fette und schlaffe Bauchdecken verändern die Auslösbarkeit des Reflexes. Fehlen die Bauchhautreflexe bei normalen Bauchdecken, so kann das ein Zeichen einer Pyramidenbahnläsion sein; man findet es häufig bei multipler Sklerose. Bei Seitendifferenzen ist die schwächere Seite geschädigt (umgekehrt wie bei den Eigenreflexen). Schwankungen in der Ausprägung bei mehreren Auslösungen sind normal.

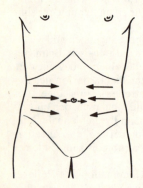

Abb. 16.**15** Bauchhautreflexe werden durch Nadelstriche von lateral nach medial ausgelöst

16.5 Aufgaben für die Selbstkontrolle

16/1 Nennen Sie vier spezielle Kriterien für die Differenzierung von Kopfschmerzen!
16/2 Wie wirkt das erste (zentrale) Motoneuron auf Eigenreflexe und auf Fremdreflexe?
16/3 Wir wirken sich Schäden im zweiten Motoneuron auf Reflexe aus?
16/4 Nennen Sie drei Besonderheiten der Eigenreflexe, die sie von Fremdreflexen unterscheiden!
16/5 Welche Gelenkstellung ist die Voraussetzung für eine optimale Auslösung der Eigenreflexe?
16/6 Welche beiden Reaktionen erwarten Sie beim Bizeps-brachii-Reflex?
16/7 Welche beiden Bewegungen sind Ergebnisse eines Brachioradial-Reflexes?
16/8 Wie nennt man den Reflex, dessen Erfolg eine Flexionszuckung der Finger ist?
16/9 Welche Reaktion weist beim Mayer-Reflex auf eine Pyramidenbahnschädigung hin?
16/10 Wie kann der Quadrizepsreflex quantifiziert werden?
16/11 Wie können Sie einen Trizeps-surae-Reflex kontrollieren, der am liegenden Patienten nicht auszulösen ist?
16/12 Welcher allgemeine Gesichtspunkt gilt für die Beurteilung, ob die genannten Reflexe pathologisch sind?
16/13 Welche beiden Veränderungen der Eigenreflexe gelten als Zeichen für Pyramidenbahnschäden?
16/14 Wofür spricht die dauerhafte Abschwächung oder das Fehlen von Eigenreflexen?
16/15 Was verstehen Sie unter Reflexbahnung?
16/16 Wodurch können Sie Reflexe an der oberen Extremität bahnen?
16/17 Welche Beziehung besteht zwischen Klonus und Eigenreflexen?
16/18 Wann sind ein erschöpflicher und ein unerschöpflicher Klonus pathologisch?

16.6 Untersuchung der Motorik – Bewegungsstörungen

16.6.1 Charakteristische Beschwerden

Im Zusammenhang mit motorischen Störungen sind folgende Beschwerden charakteristisch:

Muskelschwäche, bei der dem Patienten auffällt, daß er sich Mühe geben muß, wenn er bisher mühelose Bewegungen ausführen will,

Muskelatrophie als Schwinden der sichtbaren Muskulatur,

Hyperkinesen als unwillkürliche abnorme Bewegungen, Akinesen als verminderte Fähigkeit, Willkürbewegungen trotz normaler Muskelkraft in Gang zu bringen,
die **Unfähigkeit,** Bewegungen auszuführen.
Dabei ist zu klären:
ob der Patient »Taubheitsgefühle«, z.B. als »eingeschlafene Gliedmaßen«, mit Paresen verwechselt oder
ob er umgekehrt nur das Gefühl hat, so müde zu sein, daß er den Kopf nur schwer vom Kissen heben kann, oder ob er es wirklich aufgrund einer Muskelschwäche nicht kann;
ob er wegen erheblichen Übergewichtes nur schwer aufstehen kann oder ob er sich tatsächlich nur mühsam mit den Armen hochstützt;
ob er das Bein wegen des tiefen Sessels nur schwer überschlagen kann oder ob er gezwungen ist, das Bein mit der Hand überzuschlagen usw.
Weitere charakteristische Beschwerden bei Paresen sind die Zirkumduktion des Beines beim Gehen (s. Abb. 16.7, S. 321), Schwierigkeiten, den Fuß auf die nächste Treppenstufe zu setzen, und Einknicken beim Heruntergehen, Schwierigkeiten beim Kämmen und Aufschließen der Tür. Beim Anziehen der Schuhe ist der große Zeh »im Wege«. Das Strohhalmtrinken oder Pfeifen will nicht gelingen, die Sprache klingt heiser, und beim Essen hat der Patient das Gefühl, die eine Wange sei so müde, daß das Essen einseitig herausfalle und er »nachschieben« müsse. Er verschluckt sich leicht, und getrunkene Flüssigkeit tropft gelegentlich aus der Nase. Alle genannten Paresezeichen machen eine ausführlichere neurologische Untersuchung erforderlich. Sie richtet sich auf Muskeltrophik, Muskeltonus, Muskelkraft, Koordination und extrapyramidale Störungen.

16.6.2 Muskeltrophik
Muskelatrophie, das Schwinden des Muskelkörpers, ist der Inspektion und Palpation zugänglich. Sie kommt bei peripheren Nervenschädigungen, Vorderhornschäden des Rückenmarks, Muskeldystrophie, gefäßbedingt und bei länger dauernder Inaktivität vor. Soweit sie neurologisch bedingt ist, wird sie als Zeichen einer neurogenen oder myogenen Parese gewertet. Eine Zusammenstellung der Regionen, in denen bei Lähmungen nach entsprechenden Muskelatrophien zu suchen ist, gibt der Abschnitt 16.6.5. Auf Muskelatrophien sollen Sie seitenvergleichend untersuchen und soweit möglich Umfangsmaße dokumentieren.

16.6.3 Muskeltonus
Den Dehnungswiderstand willkürlich entspannter Muskulatur nennt man Muskeltonus. Man prüft daher den tonischen Dehnungsreflex bei der passiven Bewegung von Gelenken und beurteilt den unwillkürlichen Muskelwiderstand. Dazu fordert man den liegenden Patienten auf, völlig entspannt zu bleiben und die vom Arzt durchgeführten Bewegungen weder »mitzumachen« noch »dagegen zu halten«.

Untersuchung der Motorik – Bewegungsstörungen

Man prüft	durch
die Nacken- und Halsmuskulatur	passives Hochheben des Kopfes oder durch den Kopffalltest (plötzliches Wegziehen der kopfanhebenden Hand)
die Armmuskulatur	Beugung und Streckung des Schulter- und Ellenbogengelenkes, Händeausschütteln
die Beinmuskulatur	Beugung und Streckung im Hüft- und Kniegelenk

Seitenvergleiche und Änderungen der Bewegungsgeschwindigkeit erleichtern das Erkennen und Vermeiden willkürlicher Mitbewegungen. Von einer **Myotonie** (Muskelsteife) spricht man bei unbeabsichtigt nachklingenden Muskelkontraktionen, die sich z.B. beim Thomson-Syndrom erst allmählich lösen. Zur Untersuchung läßt man den Patienten einige Sekunden lang die Augenlider kräftig zukneifen. Auf Aufforderung kann er sie dann nur mit Mühe wieder öffnen. Im Gegensatz hierzu lassen die abnorm langen Muskelanspannungen beim Myxödem durch Wiederholung der Bewegung nicht nach.

Bei pathologisch erhöhtem Muskeltonus (muskulärer Hypertonie) spricht man von **Spastik**. Sie finden sie bei den Bewegungen als federnden Dehnungswiderstand, dessen Intensitätsablauf mit dem Aufklappen bzw. Zuklappen eines Taschenmessers zu vergleichen ist (Taschenmesserphänomen). Spastik ist ein charakteristisches Pyramidenbahnzeichen und immer Ausdruck einer zentralen Lähmung.

Schlaffe Lähmungen sind dagegen Zeichen für Schäden im zweiten peripheren Motoneuron, aber nicht notwendig immer Zeichen einer peripheren Lähmung. Bei einem Schaden im ersten Neuron kann in der akuten Phase eine schlaffe Lähmung der Spastik vorausgehen.

Beim **Rigor**, z.B. im Rahmen eines Morbus Parkinson, ist der Dehnungswiderstand zähflüssig und in allen Gelenkstellungen etwa gleich erhöht. Es kann aber, z.B. bei Streckung im Ellenbogengelenk, zu einem Verharren des Unterarmes jeweils für eine kurze Zeit in einer bestimmten Stellung kommen.

Als **Dystonie** bezeichnet man den Wechsel zwischen muskulärer Hypotonie und kraftvollen Muskelkontraktionen mit anhaltenden tonischen Muskelkrämpfen, z.B. beim dystonischen Syndrom.

Die **muskuläre Hypotonie** gibt Ihnen bei der Untersuchung das Gefühl, daß die zu untersuchende Gliedmaße besonders schwer in Ihrer Hand liegt. Die Finger und andere Gelenke sind überstreckbar, z.B. bei der Chorea.

16.6.4 Muskelkraft

Die **grobe Kraft** stellt man durch Bewegen der Gliedmaßen gegen Widerstand, durch Vorhalten der Arme, im einfachsten Fall durch einen

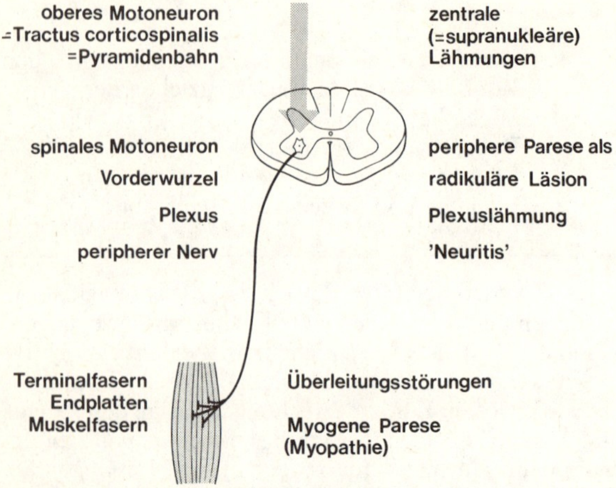

320 Die Untersuchung des Nervensystems

oberes Motoneuron =Tractus corticospinalis =Pyramidenbahn	zentrale (=supranukleäre) Lähmungen
spinales Motoneuron Vorderwurzel Plexus peripherer Nerv	periphere Parese als radikuläre Läsion Plexuslähmung 'Neuritis'
Terminalfasern Endplatten Muskelfasern	Überleitungsstörungen Myogene Parese (Myopathie)

Abb. 16.16 Erstes und zweites Motoneuron und seine Störungen, soweit sie zu Paresen führen (nach Schenck)

Händedruck, fest, bei dem der Untersucher seine Unterarme kreuzt. Störungen der Muskelkraft treten als Muskelschwäche (Paresen) und als völlige Lähmungen (Plegien oder Paralysen) auf, bei denen keine aktive Bewegung mehr möglich ist. Zur Terminologie:

1. **Die Ursachen peripherer Lähmungen** können in der Muskulatur liegen (myogene Paresen), in den Endplatten, im peripheren Nerv (neurogene Paresen) und im spinalen Motoneuron. Zu den peripheren Lähmungen gehören daher auch solche, die durch Vorderhornschäden bedingt sind.
2. **Zentrale Lähmungen** (Abb. 16.16) sind bedingt durch Störungen in den Tractus corticospinales (oberes Motoneuron).
3. **Neuromuskuläre Überleitungsstörungen** treten vorübergehend als Überleitungsstörungen zwischen peripheren Nerven und Muskelfasern im Bereich der Endplatten auf. Patienten mit einer Myasthenie klagen über ein ungewöhnlich rasches Nachlassen der Muskelkraft bei Beanspruchung. Zu den Anfangssymptomen gehören Doppelbilder, Ptose und Verschlucken. Läßt man den Patienten 1 Min. dauernd nach oben blicken, so wird die Ptose deutlich (Simpson-Test).

Wie können Sie den **Ursprung motorischer Störungen** feststellen?

1. Der erste Schritt ist die Unterscheidung von zentralen und peripheren Lähmungen.
   Diagnostisch wegweisend für eine **zentrale Lähmung** sind Halbseitenlähmungen (= Hemiparesen bzw. Hemiplegien als totale Lähmungen von Gesicht, Arm und Bein) und spinale (spinale) Querschnittslähmungen.

Faßt man die Zeichen für eine zentrale Halbseitenlähmung zusammen, so gilt der Wernicke-Mann'sche Prädilektionstyp einer Hemiparese:
Hemiplegiker mit spastischer Kontraktion der Anti-Schwerkraft-Muskeln = relatives Überwiegen der volaren Flektoren der Hand und der Beuger am Ellenbogengelenk, Parese der Hüftbeugung und der Dorsalflexion des Fußes, insgesamt also Spastik, Minderung der Kraft ohne Muskelatrophie, gesteigerte Eigenreflexe und pathologische Reflexe (Abb. 16.**17**).
Zeichen einer zentralen Lähmung können aber auch so diffizile Symptome wie die einseitige alleinige Schwächung der Mundwinkelhebung beim Zähnezeigen oder Sprechen durch die zentrale Fazialisparese sein (s. Hirnnerven S. 351) (Abb. 16.**18**).
Für eine **periphere Lähmung** sprechen lokale Ausfälle einzelner Nerven, Nervenplexus oder Nervenwurzeln, z.B. die Parese der Zehenheber bei Ischialgie. Periphere Lähmungen sind schlaffe Lähmungen mit herabgesetztem Muskeltonus, Muskelatrophie – nach längerem Bestehen –, oft auch mit neurotrophischen Störungen der Haut und der Anhangsgebilde und sensiblen Ausfällen, abgeschwächten Eigenreflexen, aber ohne pathologische Reflexe.
Lähmungen beider Beine (Paraparesen bzw. Paraplegien) oder aller vier Extremitäten (Tetraplegien oder Tetraparesen) können zentral

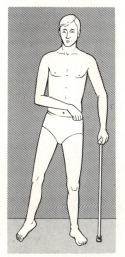

Abb. 16.**17** Wernicke-Mann'scher Prädilektionstyp einer Hemiparese als Beispiel einer zentralen Lähmung

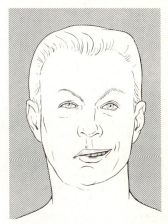

Abb. 16.**18** Verminderte Hebung des rechten Mundwinkels beim Sprechen als Zeichen einer zentralen Fazialisparese

oder peripher als Vorderhornschädigung bzw. als radikuläre Schädigung entstehen. Elektrodiagnostische Zusatzuntersuchungen erleichtern eine sichere Unterscheidung.
2. Dann prüfen Sie die **Muskelkraft** durch Gegenhalten mit der einen Hand und die Trophik der Muskulatur im erschlafften Zustand mit dem Auge und mit der anderen Hand.
Eine Hilfe bei der Beurteilung sind der Seitenvergleich und die Frage an den Patienten, ob er bei der Bewegung Schmerzen habe, die ihn eventuell am Einsatz der Kraft hindern. Für die Quantifizierung der Muskelkraft schlägt das British Medical Research Council folgende Einteilung vor:

0 = Fehlen einer Muskelkontraktion = völlige Lähmung
1 = eben sicht- oder fühlbare Muskelkontraktion
2 = aktive Bewegung nach Ausgleich der Schwerkraft durch Unterstützung
3 = aktive Bewegung oder Haltung eben gegen Schwerkraft ohne Unterstützung
4 = aktive Bewegung oder Haltung gegen Schwerkraft und leichten Widerstand
5 = aktive Bewegung oder Haltung gegen Widerstand
6 = regelrechte Muskelkraft.

Ausführliche Beschreibungen von Muskelfunktionsprüfungen finden Sie bei Schenck (1975), noch ausführlicher bei Daniels u. Mitarb. (1974).
Soweit sich die Untersuchung der Motorik auf Anteile der Hirnnerven bezieht, ist sie dort ausführlicher dargestellt. Eine grobe Zuordnung von betroffenen Muskeln, Funktionen, Nerven und Wurzeln gibt Ihnen die folgende Übersicht:

16.6.5 Muskeln, Funktionen und Innervation

Muskel	Funktion	Nerv	Hirnnerv Segment (Wurzel)
M. masseter	Schließen der Kiefer	N. trigeminus	V/3
M. temporalis	Schließen der Kiefer, Zurückziehen des Unterkiefers	N. trigeminus	V/3
Mm. pterygoidei	Verschiebung des Unterkiefers nach der Gegenseite der Muskelanspannung	N. trigeminus	V/3
Venter frontalis m. occipitofrontalis	Kopfhautverschiebung und Augenbrauenhebung, Stirnrunzeln	N. facialis	VII

Untersuchung der Motorik – Bewegungsstörungen

Muskel	Funktion	Nerv	Hirnnerv Segment (Wurzel)			
M. orbicularis oculi	Lidschlag, Lidschluß, Fortbewegung der Tränenflüssigkeit	N. facialis	VII			
M. orbicularis oris	muskulöse Grundlage der Lippen, Lippenbewegungen, z. B. Pfeifen	N. facialis	VII			
Mm. zygomatici	ziehen die Nasenlippenfurche und Mundwinkel nach lateral und oben	N. facialis	VII			
M. risorius	zieht Mundwinkel nach lateral, erzeugt das Grübchen	N. facialis	VII			
M. triangularis, nach neuer Nomenklatur M. depressor anguli oris	zieht den Mundwinkel herab, flacht oberen Bogen der Nasolabialfurche ab	N. facialis	VII			
Gaumensegel, Nervenversorgung: M. tensor veli palatini durch V/3, M. levator veli palatini durch IX	Verschluß der Nasenhöhle, Öffnen der Tube	N. vagus	IX, X, V/3			
Pharynx	Schlund wird beim Schluckakt verengt, gehoben und verkürzt	N. glossopharyngeus N. vagus	IX, X			
Larynx	Öffnen und Schließen der Stimmritze, Spannung und Verformung der Stimmbänder, Epiglottisbewegungen	N. vagus N. accessorius (bulbärer Anteil)	X, XI			
Zunge	Form- und Lageveränderungen der Zunge	N. hypoglossus	XII			
			C	Th	L	S
M. sternocleidomastoideus	Dorsalflexion, Ventralwärtsziehen und Drehung des Kopfes	N. accessorius (spinaler Anteil)	2–4			
M. trapezius	Heben, Senken, Zurückziehen, Drehen des Schulterblattes; Dorsalflexion und Drehung des Kopfes	N. accessorius (spinaler Anteil)	2–4			

324 Die Untersuchung des Nervensystems

Muskel	Funktion	Nerv	Hirnnerv Segment (Wurzel)			
			C	Th	L	S
Zwerchfell	Inspiration	N. phrenicus	3–4			
M. splenius	zieht Kopf bzw. Hals nach hinten, dreht Kopf bzw. Hals zur Seite (Antagonist des M. sternocleidomastoideus)	Rr. dorsales der Spinalnerven	1–8			
Mm. rhomboidei	ziehen Schulterblatt nach medial und oben und drehen es (Flügelskapula bei Lähmung)	N. dorsalis scapulae	4–5			
M. supraspinatus	spannt Schultergelenkkapsel; Abduktion und Außenrotation des Armes	N. suprascapularis	4–6			
M. infraspinatus	stärkster Außenroller des Armes; abduziert bei erhobenem Arm, adduziert bei gesenktem	N. suprascapularis	4–6			
M. teres minor	rollt Arm nach außen und adduziert	N. axillaris	5–6			
M. deltoideus	Außen- und Innenrollung, Abduktion, Adduktion, Vor- und Rückführung des Armes	N. axillaris	5–6			
M. teres major	Einwärtsrollung, Adduktion und Rückführung des Armes	Nn. subscapulares	5–6			
M. subscapularis	stärkster Innenrotator des Armes, je nach Stellung des Gelenkes Ab- und Adduktion, Vor- und Rückwärtsheben des Armes	Nn. subscapulares	5–7			
M. serratus anterior	Fixieren, Heben, Senken, nach vorn Führen, Drehen des Schulterblattes (Scapula alata bei Lähmung)	N. thoracicus longus	5–7			

Untersuchung der Motorik – Bewegungsstörungen

Muskel	Funktion	Nerv	Hirnnerv Segment (Wurzel)			
			C	Th	L	S
M. pectoralis major	Adduktion, Innenrotation, Hebung des Armes nach vorn; Heben, Senken, Vorschieben des Schultergürtels; Inspiration bei aufgestützten Armen (Asthmatiker)	Nn. thoracici ventrales	5–	1		
M. latissimus dorsi	zieht den erhobenen Arm herab und nach hinten und dreht ihn nach innen (Schürzenknoter)	N. thoracodorsalis	6–8			
M. biceps brachii	Schultergelenk: Ab-, Adduktion, Innen-, Außenrotation, hebt Arm nach vorn; Ellenbogengelenk: Beugung und Supination	N. musculocutaneus	5–6			
M. brachioradialis	beugt bei proniertem Arm im Ellenbogengelenk, bringt den Unterarm aus extremer Pronation und Supination in Mittelstellung	N. radialis	5–6			
M. abductor pollicis longus	Abduktion des Daumens, Supination	N. radialis	7–8			
Mm. extensor carpi radialis longus und brevis	Dorsalflexion, Radialabduktion der Hand; Beugung im Ellenbogengelenk, Pronation (nur longus) und Supination	N. radialis	6–8			
M. flexor carpi radialis	Beugung im Ellenbogengelenk, Pronation; Beugung und Radialabduktion der Hand	N. medianus	7–8			
M pronator teres	Pronation der Hand	N. medianus	7–8			
M. extensor carpi ulnaris	Dorsalflexion und Ulnarabduktion der	N. radialis	7–8			

Die Untersuchung des Nervensystems

Muskel	Funktion	Nerv	Hirnnerv Segment (Wurzel)			
			C	Th	L	S
M. opponens pollicis	stellt den Daumen den anderen Fingern gegenüber	N. medianus	7–8			
M. abductor pollicis brevis	Abduktion und Beugung des Daumens	N. medianus	7–8			
M. triceps brachii	einziger Strecker im Ellenbogengelenk; Adduktor, Rückwärtsheber, schwacher Außenrotator im Schultergelenk	N. radialis	7–8			
Mm. extensor pollicis longus und brevis	Streckung des Daumens, Dorsalflexion der Hand, Supination	N. radialis	7–8			
M. flexor pollicis longus	beugt den Daumen und die Hand	N. medianus	8	1		
M. flexor carpi ulnaris	Beugung und Ulnarabduktion der Hand	N. ulnaris	8	1		
Mm. interossei	beugen das Grundglied, strecken das Mittel- und Endglied der Finger, spreizen und schließen die Finger	N. ulnaris	8	1		
M. abductor digiti minimi	Abduktion des Kleinfingers	N. ulnaris	8	1		
M. adductor pollicis	Adduktion und Opposition des Daumens	N. ulnaris	8	1		
Bauchmuskeln	neigen den Brustkorb nach vorn, heben das Becken, senken die Rippen (Exspiration)	Rr. ventrales der Spinalnerven		5–	1	
M. erector spinae = Erector trunci	streckt Rücken und Kopf, dreht den Rumpf und neigt ihn seitwärts, dreht das Gesicht zur Seite	Rr. dorsales der Spinalnerven	1–		2	
M. iliopsoas	Beugung, Adduktion und Außenrotation im Hüftgelenk; Beugung und Seitwärtsneigung der LWS	N. femoralis			1–3	

Untersuchung der Motorik – Bewegungsstörungen

Muskel	Funktion	Nerv	Hirnnerv Segment (Wurzel)			
			C	Th	L	S
M. quadriceps femoris	Beugung im Hüftgelenk; einziger Strecker im Kniegelenk	N. femoralis			2–4	
Mm. adductores femoris	Hüftgelenk: Adduktion, Beugung, Streckung (nur M. adductor magnus), Außenrotation, Innenrotation (nur M. adductor magnus) Kniegelenk: Beugung und Innenrotation (nur M. gracilis)	N. obturatorius			2–4	
M. tibialis anterior	Dorsalextension des Fußes	N. peronaeus			4–5	
Mm. glutaeus medius und minimus	Beugung, Außenrotation, Abduktion im Hüftgelenk	N. glutaeus superior			4–	1
M. extensor digitorum longus	Dorsalextension und Pronator des Fußes, Zehenstrecker	N. peronaeus			5	1
M. extensor hallucis longus	Dorsalextension und Pronator des Fußes, Großzehenstrecker	N. peronaeus			5	1
M. extensor digitorum brevis	Streckung der Zehen	N. peronaeus			5	1
M. glutaeus maximus	Streckung und Außenrotation, Ab- und Adduktion im Hüftgelenk	N. glutaeus inferior			5–	2
M. biceps femoris	Streckung, Adduktion und Außenrollung im Hüftgelenk; Beugung und Außenrollung im Kniegelenk	N. tibialis N. peronaeus			4–	2
M. semitendinosus	Strecker, Einwärtsroller und Adduktor im Hüftgelenk; Beuger und Innenroller im Kniegelenk	N. tibialis			5–	2

328 Die Untersuchung des Nervensystems

Muskel	Funktion	Nerv	Hirnnerv Segment (Wurzel)			
			C	Th	L	S
M. semimembranosus	wie M. semitendinosus	N. tibialis			5–	2
M. triceps surae	Beuger im Kniegelenk, Plantarflektor und Supinator im Fußgelenk	N. tibialis			5–	2
lange Zehenplantarflexoren	Plantarflexion und Supination des Fußes, Zehenbeugung	N. tibialis				1, 2
kleine Muskeln der Fußsohle	Spreizen, Schließen, Beugen und Strecken der Zehen; Stützen des Längs- und Quergewölbes des Fußes	N. tibialis				1–3

16.6.6 Hyperkinesen und spontane unwillkürliche Bewegungen

Rhythmische Zuckungen antagonistischer Muskeln nennt man **Tremor**. Unterschieden wird:

nach der Amplitude:
    grobschlägiger Tremor, z.B. beim Morbus Parkinson,
    feinschlägiger Tremor beim Alkoholismus,
    fibrillierender Tremor durch Zuckungen einzelner Muskelfaszikeln;

nach der Dauer:
    ständiger (persistierender) Tremor, z.B. bei Paralysis agitans,
    intermittierender Tremor, z.B. als Intentionstremor bei gezielten Bewegungen;

nach der Frequenz:
    4–7 Schläge pro Sekunde beim Morbus Parkinson;

nach der Zuordnung zu Bewegungen:
    Intentionstremor, nur bei gezielten Bewegungen, z.B. bei Kleinhirnschäden,
    Ruhetremor, der bei absichtlichen Bewegungen schwindet,
    statischer Tremor, der bei dem Versuch auftritt, das Gleichgewicht zu halten;

nach der Ursache:
    z.B. der Alterstremor oder Tremor bei Metall- oder Opiatvergiftungen, Alkoholismus oder psychischer Tremor bei seelischen Erregungen.

Untersuchung der Motorik – Bewegungsstörungen

Ballismus nennt man rasche, unregelmäßige, werfende Bewegungen, die besonders in den proximalen Extremitäten auftreten und vaskulär bzw. durch Tumor im Bereich des Corpus subthalamicum bedingt sind und durch Außenreize ausgelöst werden können.

Choreatische Hyperkinesen sind unregelmäßige, überschießende, ziellose Bewegungen. Sie laufen plötzlich und unwillkürlich ab und können den ganzen Körper oder nur die Extremitäten bzw. Gliedabschnitte befallen. Bei den schnellen, einzelne, wechselnde Muskelgruppen befallenden Zuckungen spricht man von choreatischen Bewegungen, z. B. bei der Chorea minor oder bei der Chorea Huntington.

Athetosen sind dagegen langsame, tonische, wurmartig geschraubte, unwillkürliche Bewegungen meist der Finger. Leichte Hyperkinesen kann man durch einen **Stehtest** bahnen, bei dem der Patient mit geschlossenen Augen und Füßen die Arme vorhält und dabei die Handflächen aufwärts dreht. Sie beruhen gewöhnlich auf Läsionen im Striatum oder Pallidum (z. B. als Folge von Geburtsschäden).

Als **Torsionsdystonie** bezeichnet man dagegen tonische, wurmförmige, drehende und ziehende Bewegungen an Rumpf und Hals, manchmal auch in proximalen Extremitätenanteilen. Sie sind Ausdruck von degenerativen oder stoffwechselbedingten Schäden im Putamen.

Der Torticollis spasticus ist auf Muskeln des Halses beschränkt und äußert sich in seitenkonstanten Dreh- und Beugebewegungen, die unregelmäßig einsetzen und wieder aufhören. Der Hals wird dabei für längere Zeit in der torquierten Lage gehalten.

Die schwerste Form sind kraftvolle Rotationsbewegungen von Kopf, Schultern und Rumpf. Sie sind meist von athetotischen Fingerbewegungen begleitet.

Faszikuläre Muskelzuckungen sind feine, unregelmäßige Zuckungen von kleinen oder größeren Muskelbündeln unter der Haut, die zwar z. B. als Zucken der Augenlider oder einzelner Gesichtsmuskeln sichtbar werden, aber abgesehen von den Fingern keinen eigentlichen Bewegungserfolg haben. Sie ähneln Zuckungen bei der galvanischen Reizung, treten gehäuft beim Einschlafen oder Aufwachen auf, besonders nach übermäßigem Alkoholgenuß oder wenn man unausgeschlafen ist. Gemeinsam mit Paresen und Muskelatrophien bekommen sie klinische Bedeutung. Faszikulieren kommt nur bei neurogenen Paresen vor, besonders wenn die Läsion die motorischen Vorderhornzellen oder die Vorderwurzeln betrifft. Sie können auch Hinweise auf motorische Systemerkrankungen sein, bei denen die Schädigung im Soma oder im proximalen Bereich des Neuriten spinaler Motoneurone liegt (Beispiel: periphere Bulbärparalyse).

Krampus nennt man den auf einen Muskel oder eine Muskelgruppe beschränkten tonisch-schmerzhaften Krampf, z. B. der Wade oder des Fußes.

Klonische Krämpfe sind kurzdauernde Zuckungen antagonistischer Muskeln in rascher Folge, tonische Krämpfe sind heftige, länger andauernde Muskelanspannungen, z. B. beim Tetanus.

16.6.7 Hypokinesen

Wenn Sie den Patienten gehen lassen, können Sie leicht einen **Mangel an Mitbewegungen** feststellen. Beiderseits ist er Frühsymptom des Morbus Parkinson, einseitig Zeichen für einen Pyramidenbahnschaden auf der Gegenseite oder für einen gleichseitigen Kleinhirnschaden. Zusammen mit spärlicher Gestik kann die **Verarmung von Ausdrucksbewegungen,** die Ihnen beim Gespräch mit dem Patienten als Hypomimie oder Amimie auffällt, Folge eines Parkinsonismus und einer langandauernden Chlorpromazin- oder Reserpinmedikation sein. Sie geht oft mit Antriebsschwäche und Gleichgültigkeit einher.

Als **Akinese** bezeichnet man die Verlangsamung von Bewegungen bei intakter Muskelkraft. Die Bewegungen wirken verzögert oder »bleiben stecken«, z. B. wird der übliche Schritt zum trippligen Schlurfen, die Amplitude der Handschrift nimmt ab; man spricht von Mikrographie. Der Ausdrucksgehalt von Schrift und Sprache und sonstige Ausdrucksbewegungen verarmen. Die Akinese ist mit Rigor und Tremor gemeinsam Leitsymptom des Morbus Parkinson.

16.6.8 Aufgaben für die Selbstkontrolle

16/19 Womit können Taubheitsgefühle leicht verwechselt werden?
16/20 Nennen Sie mindestens drei Ursachen von Muskelatrophien!
16/21 Definieren Sie den Begriff Muskeltonus!
16/22 Welcher Reflex wird beim Muskeltonus geprüft und was wird beurteilt?
16/23 Wie prüfen Sie den Muskeltonus an:
 – Nacken- und Halsmuskulatur,
 – Armmuskulatur,
 – Beinmuskulatur?
16/24 Wie nennt man unbeabsichtigt nachklingende Muskelkontraktionen?
16/25 Wie unterscheidet man Myotonie von abnorm langen Muskelanspannungen beim Myxödem?
16/26 Welcher Zusammenhang besteht zwischen Muskeltonus und Spastik?
16/27 Welche Form der Lähmung wird durch eine Spastik angezeigt?
16/28 Wo lokalisieren Sie einen Schaden, der durch eine schlaffe Lähmung angezeigt wird?
16/29 Was verstehen Sie unter Rigor?
16/30 Wie äußert sich eine muskuläre Hypotonie?
16/31 Wie äußert sich eine Myasthenie beim Blick nach oben?

16/32 Nennen Sie mindestens drei Möglichkeiten, die grobe Kraft zu prüfen!
16/33 Wie unterscheidet sich eine Parese von einer Paralyse?
16/34 Welche anatomischen Strukturen können gestört sein bei
peripheren Lähmungen,
zentralen Lähmungen,
neuromuskulären Überleitungsstörungen?
16/35 Welche beiden Möglichkeiten kennen Sie, um bei motorischen Störungen den Ursprung der Lähmung festzustellen?
16/36 Welcher Prädilektionstyp gilt als Beispiel für eine zentrale Halbseitenlähmung?
16/37 Beschreiben Sie in Stichworten das Erscheinungsbild eines Patienten mit einer zentralen Lähmung!
16/38 Welche Nervenausfälle sprechen für eine periphere Lähmung?
16/39 Nennen Sie mindestens drei charakteristische Symptome für eine periphere Lähmung!
16/40 Wie prüft man den Ablauf von Bewegungen in bezug auf die Kraft?
16/41 Wodurch können Fehlbeurteilungen der Muskelkraft bedingt sein?
16/42 Wie wird neurologisch der Begriff Tremor definiert?
16/43 Welche beiden Tremorformen unterscheiden Sie nach der Amplitude?
16/44 Nennen Sie drei Tremorarten nach der Zuordnung zu Bewegungen!
16/45 Definieren Sie den Begriff choreatische Hyperkinesen!
16/46 Wie nennt man langsame, tonische, wurmartig geschraubte, unwillkürliche Bewegungen?
16/47 Auf welchen Körperbereich erstreckt sich die Torsionsdystonie?
16/48 Wie äußern sich faszikuläre Muskelzuckungen?
16/49 Wie nennt man unwillkürliche, werfende Bewegungen besonders der proximalen Extremitäten?
16/50 Nennen Sie das klassische Krankheitsbeispiel für eine Akinese!
16/51 Welche beiden Symptome gehören zum Kreis der Hypokinesen?

16.7 Koordination der Bewegungen

Das ungestörte Zusammenspiel mehrerer Muskeln ist die Voraussetzung für den reibungslosen Ablauf der Bewegungen. Auch bei normaler Muskelkraft kann die Koordination gestört sein. Zu ihr gehören die geordnete zeitliche und adäquat dosierte Kontraktion der an einer bestimmten Bewegung beteiligten Muskeln – denken Sie an die Feinmotorik eines Uhrmachers oder den genau plazierten Tennisball – und die Aufrechterhaltung des Körpergleichgewichts. Eine einfache Methode, um einen Eindruck über eventuell vorliegende neurologische Störungen zu erhalten, ist die Beobachtung des Ganges im Untersuchungszimmer.

Man achtet dabei auf die Mitbewegung der Arme, taumeligen Gang, »Drall«, eine übermäßig breite Schrittspur, deren etwaige Zufälligkeit mit dem »Seiltänzergang« Schritt vor Schritt kontrolliert werden kann. Drei Formen der Koordinationsstörungen willkürlicher Bewegungen sind zu unterscheiden: **Ataxie** bedeutet, daß gezielte Bewegungen nicht zielgerade, sondern im Zickzack ablaufen oder Haltungen verwackeln; sie ist Zeichen fehlerhaft ablaufender Kontrolle. Bei **Asynergie** oder **Dyssynergie** ist das Zusammenspiel von Agonisten, Synergisten und Antagonisten gestört, und bei der **Dysmetrie** wird das angestrebte Ziel dadurch verfehlt, daß die aufgewendete Kraft zu gering oder zu groß ist, so daß die Hand oder der Fuß das Ziel nicht korrekt erreicht.

Die Untersuchung erfolgt, wenn der Patient Beschwerden äußert wie Gangunsicherheit und Fallneigung oder bei Allgemeinbefunden, die auf eine gestörte Koordination hinweisen.

16.7.1 Untersuchung auf Ataxie

Die **Standataxie** beobachten Sie als Schwankungen beim Stehen mit offenen Augen (z.B. bei Kleinhirnschäden oder beim vestibulären Syndrom, dann gemeinsam mit Schwindel und Nystagmus). Erschwert sind die Bedingungen für den Patienten beim Romberg-Versuch, dem Stehen mit geschlossenen Augen, das im positiven Fall zu einer unüberwindlichen Fallneigung führt.

Die **Rumpfataxie** als grobes Schwanken beim Sitzen oder Gehen ist ein klassisches Kleinhirnzeichen, das Sie bei den entsprechenden Haltungen oder Bewegungen beobachten können.

Zur Feststellung einer **Gangataxie** beobachten Sie den üblichen Gang des Patienten, ob er schwankend wirkt oder ob der Patient sein Gleichgewicht durch besonders breitbeiniges Gehen auszugleichen sucht. Erschwert wird der Versuch durch den Seiltänzergang »Fuß-vor-Fuß« und weiterhin durch Gehen mit geschlossenen Augen rück- und vorwärts. Der ataktische Gang wirkt bei fehlender Augenkontrolle unsicher. Gangataxie tritt auf als Folge

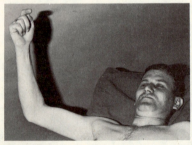 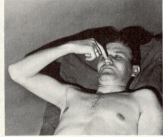

Abb. 16.**19 a u. b** Beim Finger-Nase-Versuch soll der Patient mit der Zeigefingerspitze bei geschlossenen Augen die Nasenspitze treffen

Koordination der Bewegungen

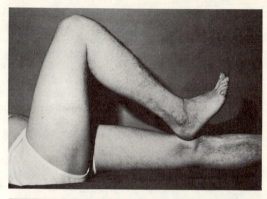

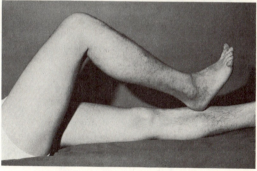

Abb. 16.**20 a u. b** Knie-Hacken-Versuch. Der Patient trifft im Liegen mit der Ferse das Knie und läßt den Fuß auf der Tibiakante nach kaudal gleiten

– einer Rumpfataxie (dann mit Sitzataxie),
– einer Gliedataxie (dann pathologischer Knie-Hacken-Versuch).

Die **Gliedataxie** prüfen Sie mit Zielbewegungen, wie dem Finger-Finger-Versuch, bei dem Sie den Patienten auffordern, mit geschlossenen Augen beide Zeigefingerspitzen mit vorgehaltenen Armen zusammenzubringen, mit dem Finger-Nase-Versuch (Abb. 16.**19**) oder dem Knie-Hacken-Versuch (Abb. 16.**20**). Die Bewegungen müssen möglichst großräumig und mehrfach durchgeführt werden. Ausdruck einer Gliedataxie ist auch der **Intentionstremor** bei gezielten Bewegungen, der um so stärker wird, je näher die Hand oder der Fuß des Patienten dem Ziel kommt.

16.7.2 Untersuchung auf Asynergie, Dyssynergie und Dysmetrie

Sie richtet sich auf den rhythmischen Ablauf rascher Wechselbewegungen – Eudiadochokinese –, z. B. bei Schraubbewegungen durch abwechselnde Pronation und Supination des Unterarms oder Fingerbewegungen in schneller Folge wie beim Maschinenschreiben. Gestörte Wechselbewegungen nennt man **Dysdiadochokinese** oder **Adiadochokinese**. Zur Asynergie gehört auch die gestörte **Feinbeweglichkeit** der Hand, die man seitenvergleichend einhändig, z.B. mit dem Aufheben einer Nähnadel von einer glatten Unterlage, prüft. Beides sind Zeichen für Sensibilitätsstörungen, Lähmungen und Kleinhirnschäden; sie kommen aber auch beim Morbus Parkinson vor. Treten sie gemeinsam mit Störungen der Tiefensensibilität auf, sprechen sie für eine Hinterstrangschädigung. Die **Dysmetrie** zeigt sich als **skandierende Sprache** mit »knallenden« Lippenlauten, Überakzentuierung und unangemessenem Wechsel des Sprechtempos bei Kleinhirnschäden. Überschießende **Zielbewegungen**, Hypermetrie, und zu kurze Bewegungen bei der Hypometrie untersucht man seitenvergleichend mit schnellen Bewegungsfolgen.

16.7.3 Extrapyramidale Störungen

Sie beruhen auf Schäden in den Stammganglien oder Basalganglien und führen zu Störungen, die Sie mit folgenden Verfahren untersuchen können:

Störungen	Untersuchungen
Gesamtmotorik	z. B. Akinese oder Hypokinese bei täglichen Verrichtungen
Mitbewegungen	z. B. Artikulation beim Sprechen, Ausdrucksbewegungen
gezielte Bewegungen	z. B. Knie-Hacken-Versuch, Finger-Nase-Versuch
Asynergie	z. B. Diadochokinese
Muskeltonus	z. B. Kopffalltest, passive Extremitätenbewegung
Feinmotorik	z. B. Schrift
abnorme Haltungen	z. B. Beobachtung des Stehens und Gehens
Hyperkinesen	z. B. Ruhetremor beim Handvorhalten

16.7.4 Aufgaben für die Selbstkontrolle

16/52 Welche Voraussetzung muß erfüllt sein, damit komplexe Bewegungen reibungslos ablaufen?
16/53 Nennen Sie drei Formen der Koordinationsstörung bei Willkürbewegungen!
16/54 Welche beiden Patientenbeschwerden deuten auf Koordinationsstörungen hin und machen eine ausführlichere Untersuchung erforderlich?

16/55 Mit welchem Versuch prüft man auf Standataxie?
16/56 Auf welche Koordinationsstörung deutet grobes Schwanken beim Sitzen oder Gehen hin?
16/57 Wie können Sie unter erschwerten Bedingungen die Gangataxie prüfen?
16/58 Mit welchen drei Standardversuchen erfassen Sie eine Koordinationsstörung im Sinne der Gliedataxie?
16/59 Welches Symptom vermittelt den Eindruck der Gliedataxie?
16/60 Was versteht man unter Eudiadochokinese?
16/61 Worauf weist ein Versagen bei dem Versuch hin, eine Nähnadel von einer glatten Unterlage aufzuheben?
16/62 Welche Ganglien sind bei extrapyramidalen Störungen betroffen?
16/63 Ordnen Sie den folgenden Untersuchungsverfahren (1.–8.) die entsprechenden Störungen (A–H) zu!
1. Schrift, 2. Stand, 3. Kopffalltest, 4. Diadochokinese, 5. Händevorhalten, 6. Knie-Hacken-Versuch, 7. Artikulation, 8. Akinese. A Hyperkinesen, B abnorme Haltungen, C Feinmotorik, D Muskeltonus, E Asynergien, F gezielte Bewegungen, G Mitbewegungen, H Gesamtmotorik.

16.8 Sensibilität

Sensibilität nennt man Wahrnehmungen von Reizen an Haut, Gelenken und inneren Organen. Die Verteilung über den ganzen Körper unterscheidet sie von den umschriebenen sensorischen Sinnesqualitäten wie Hören und Sehen.

16.8.1 Charakteristische Beschwerden sind

Störungen der Berührungs-, Schmerz- und Temperaturempfindung (was leicht zu lokalen Verbrennungen führt) sowie Gangstörungen bei Ausfall des Lagesinnes. Daneben kommen sensible Reizerscheinungen vor (Par- bzw. Dysästhesien, Hyperpathie, Hyperalgesie).

16.8.2 Routineuntersuchung der Sensibilität

Bei neurologisch beschwerdefreien Patienten können Sie die Untersuchung auf Zahlenschrift, Schmerzempfindung und Vibrationsempfindung beschränken. Mit der **Zahlenschrift** – mit der man das räumliche Auflösungsvermögen untersucht und die wie alle Sensibilitätsprüfungen bei geschlossenen Augen erfolgt – soll der Patient in seiner Blickrichtung mit einem Streichholz o. ä. auf die Haut geschriebene, 3–5 cm große Zahlen »lesen« können. Dazu können Sie auch die beiden stumpfen Enden eines Tastzirkels gleichzeitig aufsetzen und den Patienten fragen, ob er eine oder zwei Berührungen spürt (2-Punkt-Diskrimination). Sie untersuchen den Mindestabstand, der an den Fingerspitzen nicht über 1 cm, an den Handflächen und Fußsohlen nicht über 2 cm und an Hand- und Fußrücken nicht über 3 cm liegen darf. Das räumliche Unterscheidungsvermögen kann bei zentralen Herden und peripheren Läsionen gestört sein.

Für die Untersuchung der **Schmerzempfindung** kneifen Sie leicht in Hautfalten, ziehen an den Hauthaaren bzw. berühren den Patienten in unregelmäßiger Folge mit der spitzen oder stumpfen Seite einer Einmalkanüle und lassen ihn angeben, ob er einen spitzen oder stumpfen Reiz spürt. Bei herabgesetzter Schmerzempfindlichkeit spricht man von Hypalgesie, beim Fehlen von Analgesie.

Die Untersuchung der **Vibrationsempfindung** (Pallästhesie) führen Sie mit einer Stimmgabel von 64 oder 128 Hertz durch. Die Stimmgabel wird angestoßen und kann auf die Haut über den Fingerknöcheln, dem Schlüsselbein, der letzten Rippe, dem Beckenkamm, dem Schienbein, an den Knöcheln und an den Zehenrücken aufgesetzt werden. Wichtig ist, daß Sie dem Patienten vorher ganz deutlich machen, was von ihm erwartet wird. Dazu setzen Sie die angeschlagene Stimmgabel zunächst auf das Sternum und wiederholen dann den Versuch mit der angehaltenen Stimmgabel. Aus den Reaktionen des Patienten muß deutlich werden, daß er das Summen, nicht nur das Aufsetzen spüren soll. Der Patient wird aufgefordert, mit geschlossenen Augen anzugeben, ob er im Knochen ein Vibrieren spürt. Ein gleichzeitiges Hören der Stimmgabel sollte ausgeschlossen sein. Eine herabgesetzte Vibrationsempfindung findet man als Zeichen von Hinterwurzel- bzw. Hinterstrangschäden, z. B. bei Polyneuropathien und Tabes dorsalis.

Äußert der Patient Empfindungsstörungen, bestehen zentrale oder periphere motorische Ausfälle oder ergeben sich pathologische Befunde bei den genannten Untersuchungsverfahren, wird in der beschriebenen Reihenfolge und abhängig vom jeweils vorangehenden Untersuchungsergebnis eine Bestimmung der Grenzen für Berührungs- und Schmerzreize erforderlich.

Zur Untersuchung der **Berührungsempfindung** benutzen Sie den feinen Pinsel, einen zusammengedrehten Wattebausch, die Rückseite einer Einmalkanüle oder die Beere Ihres Mittelfingers. Der Patient gibt an, ob er die Berührung rechts wie links oder benachbarter Stellen gleich oder verschieden deutlich oder auch andersartig empfindet. Hypästhesie ist die herabgesetzte, Anästhesie die aufgehobene, Parästhesie die veränderte Berührungsempfindung. Zur Feinbestimmung der Grenzen einer Hypästhesie arbeiten Sie mit einem Wattebausch und lassen den Patienten die Augen schließen.

Die **Temperaturempfindung** prüft man, wenn sich bei der sonstigen Untersuchung der Sensibilität Störungen ergeben haben, mit einem warmen und einem kalten Metallstab oder zwei abgetrockneten Reagenz-

gläsern mit heißem und kaltem Wasser. Störungen des Temperatursinnes sind Thermhypästhesie bzw. Thermanästhesie. Auch eine Thermhyperpathie kommt vor, z. B. bei Tabes dorsalis als Kältehyperpathie.
Bei der Prüfung der Bewegungsempfindungen (Lagesinn) lassen Sie den Patienten die Richtung der von Ihnen (passiv) bewegten Finger und Zehen beurteilen. Dazu fassen Sie mit Daumen und Zeigefinger das End-

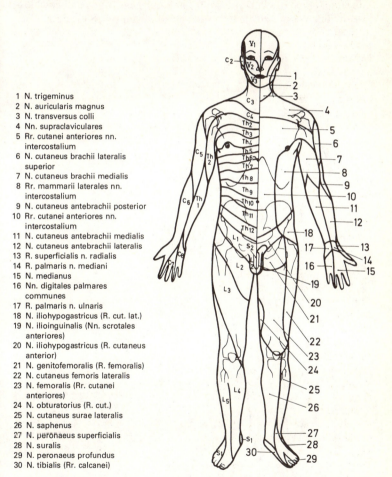

1 N. trigeminus
2 N. auricularis magnus
3 N. transversus colli
4 Nn. supraclaviculares
5 Rr. cutanei anteriores nn. intercostalium
6 N. cutaneus brachii lateralis superior
7 N. cutaneus brachii medialis
8 Rr. mammarii laterales nn. intercostalium
9 N. cutaneus antebrachii posterior
10 Rr. cutanei anteriores nn. intercostalium
11 N. cutaneus antebrachii medialis
12 N. cutaneus antebrachii lateralis
13 R. superficialis n. radialis
14 R. palmaris n. mediani
15 N. medianus
16 Nn. digitales palmares communes
17 R. palmaris n. ulnaris
18 N. iliohypogastricus (R. cut. lat.)
19 N. ilioinguinalis (Nn. scrotales anteriores)
20 N. iliohypogastricus (R. cutaneus anterior)
21 N. genitofemoralis (R. femoralis)
22 N. cutaneus femoris lateralis
23 N. femoralis (Rr. cutanei anteriores)
24 N. obturatorius (R. cut.)
25 N. cutaneus surae lateralis
26 N. saphenus
27 N. peronaeus superficialis
28 N. suralis
29 N. peronaeus profundus
30 N. tibialis (Rr. calcanei)

Abb. 16.**21a–g** Die Hautsensibilität. Radikuläre und periphere sensible Innervation (aus: M. Mumenthaler, H. Schliack: Läsionen peripherer Nerven, 2. Aufl. Thieme, Stuttgart 1977), a) Ansicht von vorn. Rechte Körperseite: radikuläre, linke: periphere Innervation

glied eines Fingers oder einer Zehe des Patienten und beugen bzw. strecken das Endglied in unregelmäßiger Folge unter Vermeidung einer Berührung mit den Nachbargliedern. Der Patient soll mit geschlossenen Augen die Bewegungsrichtung bestimmen. Die Bewegungs- und die Vibrationsempfindung faßt man unter dem Begriff Tiefensensibilität zusammen. Der positive (pathologische) Rombergsche Stehversuch, d. h. die Unfähigkeit des Patienten, mit geschlossenen Augen und geschlossenen Füßen stehen zu bleiben, kann ebenfalls auf eine Störung der Tie-

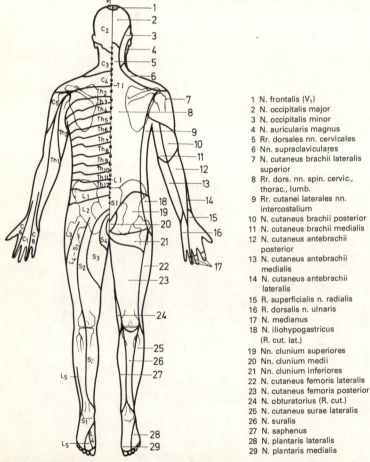

1 N. frontalis (V_1)
2 N. occipitalis major
3 N. occipitalis minor
4 N. auricularis magnus
5 Rr. dorsales nn. cervicales
6 Nn. supraclaviculares
7 N. cutaneus brachii lateralis superior
8 Rr. dors. nn. spin. cervic., thorac., lumb.
9 Rr. cutanei laterales nn. intercostalium
10 N. cutaneus brachii posterior
11 N. cutaneus brachii medialis
12 N. cutaneus antebrachii posterior
13 N. cutaneus antebrachii medialis
14 N. cutaneus antebrachii lateralis
15 R. superficialis n. radialis
16 R. dorsalis n. ulnaris
17 N. medianus
18 N. iliohypogastricus (R. cut. lat.)
19 Nn. clunium superiores
20 Nn. clunium medii
21 Nn. clunium inferiores
22 N. cutaneus femoris lateralis
23 N. cutaneus femoris posterior
24 N. obturatorius (R. cut.)
25 N. cutaneus surae lateralis
26 N. suralis
27 N. saphenus
28 N. plantaris lateralis
29 N. plantaris medialis

Abb. 16.21b Ansicht von hinten. Rechte Körperseite: periphere, linke Körperseite: radikuläre Innervation

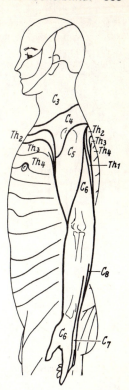

Abb. 16.21c Seitenansicht. Radikuläre Innervatio

fensensibilität und damit des Lagesinns hindeuten, der dann abgeschwächt oder aufgehoben ist. Bleibt die Bewegungsempfindung normal, dann beruht ein positiver Romberg-Versuch auf einer Vestibularisstörung oder einer zerebellären Störung. Der Versuch muß mit der erforderlichen Vorsicht durchgeführt werden.

Die Begriffe Rombergsche Standprüfung und Rombergscher Stehversuch werden synonym verwendet.

Sensibilitätsstörungen zeigen je nach Läsion eine segmentale (spinale), dem Ausbreitungsgebiet von (peripheren) Nerven zugehörige oder halbseitige (zerebrale) Anordnung (z. B. in Arm und/oder Bein – kontralateral zur zerebralen Großhirnschädigung).

Eine intakte Berührungssensibilität bei gestörten Schmerz- und Temperaturempfindungen bedeutet eine dissoziierte Empfindungsstörung.

340 Die Untersuchung des Nervensystems

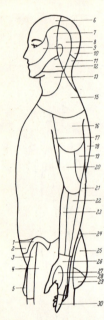

1. N. ilioinguinalis
2. N. iliohypogastricus
3. N. genitofemoralis (R. femoralis)
4. N. cutaneus femoris lateralis
5. N. dorsalis penis (n. pudendus)
6. N. trigeminus /1
7. N. trigeminus /3
8. N. occipitalis minor
9. N. trigeminus /2
10. N. occipitalis major
11. Rr. dorsales nn. cervicalium
12. N. auricularis magnus
13. N. transversus colli
15. Nn. supraclaviculares
16. N. cutaneus brachii lateralis superior
17. Nn. intercostobrachiales (nn. intercostalium)
18. Rr. dorsales nn. thoracicorum
19. N. cutaneus brachii posterior
20. N. cutaneus brachii lateralis
21. N. cutaneus antebrachii posterior (n. radialis)
22. N. cutaneus antebrachii lateralis superior
23. N. cutaneus antebrachii medialis
24. R. cutaneus lateralis n. iliohypogastrici
25. Nn. clunium superiores
26. R. superficialis n. radialis
27. Autonomes Gebiet des R. superficialis n. radialis
28. R. dorsalis n. ulnaris
29. Nn. clunium inferiores
30. N. digitalis palmaris communis mediani

Abb. 16.**21d** Seitenansicht. Periphere Innervation

16.8.3 Unterscheidung zentraler und peripherer Sensibilitätsstörungen

Periphere Sensibilitätsstörungen entstehen durch Schäden an Hinterwurzeln, Plexus und peripheren Nerven. Den Ausfällen an peripheren Nerven entsprechen umschriebene Areale gestörter Sensibilität. Mit Hilfe der Tafeln können Sie eine Zuordnung treffen (Abb. 16.**21**).

Die Zuordnung gestattet die Unterscheidung »autonomer Bezirke«, die nach Schädigung eines Nervs völlig anästhetisch sind und ausschließlich von dem geschädigten Nerv versorgt werden, gegenüber den »Intermediärzonen«, in denen sich die Versorgung überlappt. In den Intermediärzonen ist die Schmerzempfindung trotz herabgesetzter Berührungs- und Temperaturempfindung intakt.

Bei Hinterwurzelläsionen ohne Beteiligung der aufsteigenden sensiblen Bahnen entstehen bandförmige, segmentale Sensibilitätsstörungen mit oberen und unteren Grenzen (Abb. 16.**22**). In der Abbildung sind die Dermatome mit ihrer Zuordnung zu den sensiblen Rückenmarkwurzeln eingetragen. Da sich die Schmerzdermatome (im Gegensatz zur Berührung) bei monoradikulären Schäden kaum überschneiden, sind Schmerzreize für die Untersuchung segmentaler Sensibilitätsausfälle zweckmäßiger.

Sensibilität 341

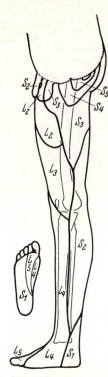

1. R. cutaneus n. obturatorii
2. N. cutaneus femoris posterior
3. N. cutaneus surae lateralis
4. N. ilioinguinalis und R. genitalis n. genitofemoralis
5. Rr. cutanei anteriores n. femoralis
6. Rr. cutanei cruris mediales n. sapheni
7. N. cutaneus dorsalis medialis (n. peronaeus superficialis)
8. Rr. calcanei mediales
9. N. plantaris medialis
10. N. plantaris medialis
11. N. plantaris lateralis
12. Rr. cutanei cruris mediales n. sapheni
13. N. suralis
14. Rr. calcanei mediales

Abb. 16.21e Bein, Innenseite. Radikuläre Innervation

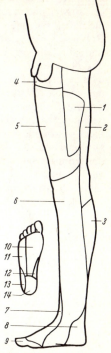

Abb. 16.21f Bein, Innenseite, Periphere Innervation

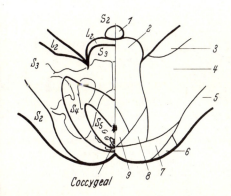

1. N. dorsalis penis (clitoridis) (n. pudendus)
2. Nn. scrotales (labiales) posteriores (Nn. perineales des N. pudendus)
3. Rr. cutanei anteriores n. femoralis
4. N. obturatorius
5. N. cutaneus femoris posterior
6. Nn. clunium superiores
7. Nn. clunium inferiores
8. Nn. clunium medii
9. Nn. anococcygei

Abb. 16.21g Damm. Rechte Körperseite: radikuläre Innervation, linke: periphere

342 Die Untersuchung des Nervensystems

Zentrale Sensibilitätsstörungen entstehen bei Unterbrechung der langen aufsteigenden sensiblen Bahnen im Rückenmark oder Hirnstamm. Sie haben nur oben eine segmentale Grenze. Als Sonderform gilt die Reithosenanästhesie, eine Sensibilitätsstörung der unteren lumbalen und sakralen Dermatome, z. B. bei Erkrankungen des Conus medullaris und der Cauda equina.

Symmetrische Handschuh- bzw. strumpfförmige Sensibilitätsstörungen mit unscharfen proximalen Grenzen und distaler Intensitätszunahme sind Zeichen peripherer Polyneuropathien. Sie sind meist an den Händen und Armen weniger stark ausgeprägt als an den Füßen und Beinen.

Über **sensible Reizerscheinungen** berichten die Patienten spontan oder auf Befragen. Die üblichen Kriterien zur Beschreibung von Beschwerden können Sie auch für die Dokumentation der Reizerscheinungen verwenden.

Unter **Parästhesien** versteht man ein spontanes Kribbeln oder das Gefühl, leicht elektrisiert zu werden, das man auch »Ameisenlaufen« nennt. Mit dem gleichen Begriff werden Reizmißdeutungen bezeichnet, z. B. Schmerzen auf taktile Reize. Das Lhermitte-Zeichen, ein Gefühl des Elektrisiertwerdens an Armen und besonders Beinen beim Beugen des Kopfes nach vorn wie bei Prüfung auf Nackensteife, ist ein häufiges

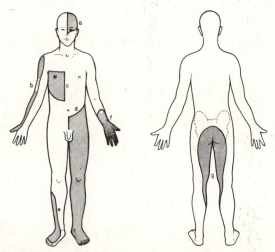

Abb. 16.**22** Beispiele für verschieden begrenzte Sensibilitätsstörungen: a) N. trigeminus I, peripher, b) Armplexus, peripher, c) radikulär oder intramedullär, peripher mit oberer und unterer segmentaler Begrenzung, d) lange Bahn im Rückenmark, zentral mit einer oberen segmentalen Grenze, e) N. peronaeus, peripher, f) handschuhförmig, nach distal zunehmend, peripher, g) Reithosenanästhesie, Konus oder Kauda, zentral oder peripher (aus: E. Schenck: Neurologische Untersuchungsmethoden, 2. Aufl. Thieme, Stuttgart 1975)

Frühsymptom bei Rückenmarkskompression durch Tumor oder bei der multiplen Sklerose.

Segmentale Dissoziationen der Schmerz- und Temperaturempfindung mit oberer und unterer Grenze (vgl. Abb. 16.22) weisen auf eine Läsion im Bereich der vorderen Kommissur des Rückenmarks hin und kommen z. B. bei der Syringomyelie und bei intramedullären Tumoren vor.

Gleichseitige Oberflächen- und Tiefensensibilitätsstörungen weisen auf einen Schaden im Hirnstamm hin, dessen Herd auf der Gegenseite der Empfindungsstörung liegt (oberhalb der Faserkreuzung).

Neuralgien sind anfallsartige, bei der Trigeminusneuralgie Sekunden anhaltende, bei anderen Neuralgien auch längere brennende oder reißende Schmerzen.

Kausalgien sind brennende Schmerzen in einer Extremität, meist nach Tibialis- oder Medianus- bzw. Plexusverletzung.

Hyperpathien nennt man Schmerzreaktionen auf Berührungsreize.

Dissoziierte Sensibilitätsstörungen sind Störungen der Empfindungsqualitäten von Schmerz, Kälte und Wärme. Beim Kneifen der Haut oder bei der Berührung mit kalten oder warmen Gegenständen wird nur noch die Berührung empfunden (z. B. bei der Lepra). Dissoziierte Sensibilitätsstörungen dienen ebenfalls der Zuordnung vorgefundener Symptome zum Ort der Schädigung. Voraussetzung für das Verständnis sind die anatomischen Verhältnisse in den Hintersträngen und im Tractus spinothalamicus (Abb. 16.23).

Zur Oberflächensensibilität gehören:	Die Empfindungen werden im ZNS geleitet durch:
Berührungsempfindung Zweipunktediskrimination (Zahlen)	ungekreuzte Hinterstränge und gekreuzten Tractus spinothalamicus ventralis
Schmerzempfindung Temperaturempfindung	den im Segment gekreuzten Tractus spinothalamicus lateralis und ungekreuzte multineuronale Ketten

Zur Tiefensensibilität gehören:	Die Empfindungen werden im ZNS geleitet durch:
Bewegungsempfindungen Vibrationsempfindungen	Hinterstränge (ungekreuzt bis Medulla oblongata – Lemniscus medialis)

344 Die Untersuchung des Nervensystems

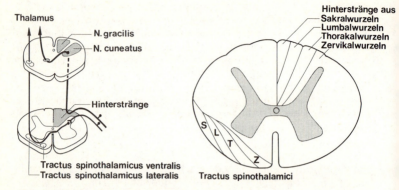

Abb. 16.**23a** u. **b** Anatomische Grundlagen für die dissoziierte Empfindungsstörung d.h. die Abschwächung oder Aufhebung der Temperatur- und Schmerzempfindungen bei erhaltener Berührungsempfindung (aus: E. Schenck: Neurologische Untersuchungsmethoden, 2. Auflage, Thieme 1975)

Eine weitere Lokalisationshilfe bietet die Anordnung der Fasern für bestimmte Regionen in den afferenten Bahnen des Rückenmarks (vgl. Abb. 16.**23**).

Auch die Dissoziation der Tiefensensibilität gestattet eine räumliche Zuordnung des Störungsherdes. Fällt zunächst die Vibrationsempfindung aus und dann die Bewegungsempfindung, spricht das für eine Hinterstrangläsion. Dagegen deutet erhaltene Vibrationsempfindung bei gestörter Bewegungsempfindung auf einen kortikalen Herd hin.

Eine weitere Sensibilitätsstörung mit lokalisatorischer Bedeutung ist die Stereognosie, die Fähigkeit, Gegenstände durch Betasten zu erkennen. Dazu geben Sie dem Patienten bei geschlossenen Augen verschiedene Gegenstände wie Kugelschreiber, Büroklammer, Schlüssel usw. in die Hand und lassen ihn sagen, um was es sich handelt. Isolierte **Astereognosie** oder Stereoagnosie ist die Störung im taktilen Erkennen bei weitgehend erhaltener Oberflächen- und Tiefensensibilität. Sie läßt Schlüsse auf kortikale Lokalisation des Störungsherdes zu.

16.8.4 Nervendehnungsschmerz

Das Lasègue-, Kernig- und Brudzinski-Zeichen und die Nackensteife sind Zeichen des Dehnungsschmerzes, d. h. einer schmerzhaften Dehnung von Rückenmark, Meningen und Nervenwurzeln.

Sensibilität 345

Prüfung des **Lasègue-Zeichens:** Am flach lagernden Patienten wird das gestreckte Bein langsam im Hüftgelenk gebeugt.* Wenn Schmerzen im Bein, Gesäß oder Kreuz eine Beugung bis 90 Grad unmöglich machen, ist das Lasègue-Zeichen positiv (pathologisch). Der Beugungswinkel für den Schmerzeintritt soll aufgeschrieben werden. Wenn Sie beim Erreichen der Schmerzgrenze den Fuß nach dorsal beugen, nimmt der Schmerz im Kreuz und/oder im Bein zu (Bragard-Zeichen positiv). Simulation erkennt man daran, daß sich der liegende Patient mit gestreckten Knien – Hände auf den Kniescheiben – aufsetzen kann, ohne über Schmerzen zu klagen.

Prüfung des **Kernig-Zeichens:** Gelingt die Beugung der gestreckten Beine beim liegenden Patienten am Hüftgelenk nicht, ohne daß dabei eine automatische schmerzreflektorische Beugung im Kniegelenk erfolgt, so spricht man von einem positiven (pathologischen) Kernig-Zeichen. Dieselbe Untersuchung kann man ausführen, indem man zunächst mit gebeugtem Knie das Hüftgelenk um 90 Grad anteflektiert und dann versucht, das Kniegelenk zu strecken.

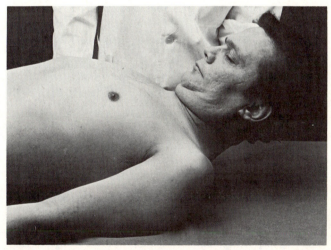

Abb. 16.24 Prüfung von Nackensteife und Brudzinski-Zeichen

---

* Ursprünglich wurde das Hüftgelenk mit gebeugtem Kniegelenk anteflektiert und dann das Knie gestreckt. Heute verwendet man auch den Begriff »straight leg raising sign«. Es weist auf Irritation der Wurzeln L 4–S 2 hin. Das umgekehrte »straight leg raising sign«, die Hyperextension des Beines bei fixiertem Becken nach dorsal, führt bei Schädigungen von L 2 und L 3 (sogenanntes hohes Lumbalsyndrom) zum Femoralisdehnungsschmerz.

Das **Brudzinski-Zeichen** ist positiv, wenn man den Kopf des Patienten kräftig nach vorn neigt und der Patient dabei reflektorisch die Beine in Hüft- und Kniegelenk beugt, um den Zug an den lumbo-sakralen Nervenwurzeln zu verringern.
Zur **Prüfung der Nackensteife** beurteilen Sie den Muskelwiderstand, den der Patient Ihrem Versuch entgegensetzt, seinen Kopf passiv nach vorn zu beugen (Abb. 16.**24**). Man findet sie bei Meningitis oder Tetanus und muß sie vom Rigor der Halsmuskulatur, z. B. beim Morbus Parkinson, oder vom »steifen Genick« im Sinne einer schmerzhaften Bewegungseinschränkung bei HWS-Prozessen unterscheiden.
Bei fühlbarem Widerstand gegen die passive Beugung spricht man von **Meningismus**, bei Nackensteife und gleichzeitiger dauernder Rückwärtsüberstreckung des Kopfes von **Opisthotonus**.
Zu unterscheiden sind diese Zeichen von schmerzhaften Bewegungseinschränkungen durch Veränderungen der HWS dadurch, daß die Schmerzen im letzteren Fall auch bei Seitwärts- und Drehbewegungen auftreten (Vorsicht bei Frakturverdacht!).

16.8.5 Aufgaben für die Selbstkontrolle

16/64 Was verstehen Sie unter Sensibilität?
16/65 Worin besteht der wesentliche Unterschied zwischen Sensibilität und Sinnesorganen?
16/66 Worauf beschränkt man sich bei der routinemäßigen Sensibilitätsuntersuchung, wenn keine Beschwerden genannt werden?
16/67 In welcher Blickrichtung soll die Zahlenschrift durchgeführt werden?
16/68 Wann spricht man von Hypalgesie, wann von Analgesie?
16/69 Welche gewebliche Gemeinsamkeit haben alle genannten Prüfstellen für die Vibrationsempfindung?
16/70 In welchen Bereichen sind bei herabgesetzter Vibrationsempfindung Schäden zu vermuten?
16/71 Nennen Sie drei Anordnungen bei Sensibilitätsstörungen nach dem Läsionsort!
16/72 Wie nennt man den Zustand bei intakter Berührungssensibilität und gestörter Schmerz- und Temperaturempfindung?
16/73 Unter welcher Voraussetzung ist es notwendig, über die bisherigen Untersuchungen hinaus den Temperatursinn systematisch zu prüfen?
16/74 Wie unterscheiden Sie bei positivem Rombergschem Stehversuch eine Tiefensensibilitätsstörung von einer vestibulären bzw. zerebellären Störung?
16/75 Welche drei Nervenstrukturen können bei peripheren Sensibilitätsstörungen betroffen sein?
16/76 Welcher Ausbreitungsbereich ist charakteristisch für periphere Sensibilitätsstörungen?

16/77 Wie unterscheiden Sie autonome Bezirke von Intermediärzonen?
16/78 Bei welchen Läsionen entstehen bandförmige, segmentale Sensibilitätsstörungen mit oberen und unteren Grenzen?
16/79 Warum sind Schmerzreize für die Untersuchung segmentaler Sensibilitätsausfälle zweckmäßiger als Berührungsreize?
16/80 Welche Bahnen sind bei zentralen Sensibilitätsstörungen unterbrochen?
16/81 Welche Begrenzungsform ist charakteristisch für zentrale Sensibilitätsstörungen?
16/82 Was versteht man unter Parästhesien?
16/83 Wie unterscheidet man Neuralgien, Kausalgien und Hyperpathien?
16/84 Wie werden Berührungen mit kalten oder warmen Gegenständen bei dissoziierten Sensibilitätsstörungen empfunden?
16/85 Wo ist bei segmentaler Dissoziation der Schmerz- und Temperaturempfindung mit oberer und unterer Grenze die Läsion zu suchen?
16/86 Wofür sprechen Störungen der Tiefensensibilität mit oberer segmentaler Grenze?
16/87 Worauf deuten erhaltene Vibrationsempfindungen bei gestörten Bewegungsempfindungen hin?
16/88 Wie nennt man das Erlöschen der Fähigkeit, Gegenstände durch Betasten zu erkennen?
16/89 Nennen Sie mindestens drei Beispiele für Dehnungsschmerzen!
16/90 Wie lassen sich Nervendehnungsschmerzen von schmerzhaften Bewegungseinschränkungen durch Veränderung der HWS unterscheiden?
16/91 Wie kann man bei Simulationsverdacht ein positives Lasègue-Zeichen sichern?
16/92 Beschreiben Sie das Kernig-Zeichen!
16/93 Was bewirkt die reflektorische Beugung der Beine im Hüft- und Kniegelenk beim positiven Brudzinski-Zeichen?
16/94 Wie unterscheiden sich Meningismus und Opisthotonus?

16.9 Die Untersuchung der Hirnnerven

Die Hirnnerven sind direkte auf- und absteigende Verbindungen zwischen Endorganen und Gehirn. Die Untersuchung richtet sich wie bei der Untersuchung des Rumpfes auf Motorik, Sensibilität, Reflexe, periphere und zentrale Ausfälle. Hinzu kommen als sensorische Funktionen der Sinnesorgane Riechen, Sehen, Schmecken und Hören.
Der **N. olfactorius (I)** vermittelt Geruchswahrnehmungen. Die Untersuchung müssen Sie bei entsprechenden Beschwerden oder Verdacht

auf Hirnnervenausfall bei Schädeltrauma mit möglicher Schädigung der Nn. olfactorii oder bei frontobasalen Tumoren mit Riechsubstanzen wie Kaffee, Tabak, Seife oder Kölnisch Wasser durchführen. Dazu hält der Patient mit geschlossenen Augen ein Nasenloch zu, und Sie bringen die Riechsubstanzen in die Nähe des anderen Nasenloches. Bei einer isolierten Schädigung des N. olfactorius bleibt die Wahrnehmung von Trigeminusreizstoffen wie Salmiakgeist erhalten, der zwar dann nicht mehr gerochen wird, sondern nur noch durch Schleimhautreize zu einem brennenden Gefühl führt. Damit kann ggf. ein Simulationsverdacht ausgeschlossen werden.

Zur Beurteilung des **N. opticus (II)** befragen Sie den Patienten nach dem Visus und untersuchen den Fernvisus mit dem Blick nach draußen und den Nahvisus mit vorgehaltenen Leseproben, das Gesichtsfeld fingerperimetrisch (s. S. 118) und den Augenhintergrund (s. S. 112). Neben Visusstörungen und Gesichtsfeldausfällen sind drei charakteristische Veränderungen der Papille von besonderer neurologischer Bedeutung:

1. Die **Stauungspapille,** deren Prominenz mit dem Unterschied in Dioptrien zwischen scharf gestelltem Fundusboden und Höhe der Papille im Dunkelraum gemesssen werden kann. In der näheren Umgebung der Papille können Sie oft auch Blutungen und eine Venenstauung finden. Das Sehvermögen bleibt zunächst erhalten. Die Stauungspapille ist meist Zeichen erhöhten intrakraniellen Drucks.
2. Bei der **Papillitis** sind die Papillenprominenz und die Venenstauung weniger ausgeprägt als bei der Stauungspapille. In der Nähe der Papille können kleinste Blutungen auftreten. Die Patienten klagen über Augenschmerzen besonders bei Augenbewegungen. Im Laufe weniger Tage bilden sich Sehstörungen als zentrale Verdunkelung (= Zentralskotom) oder als mehr oder weniger totale Erblindung.
3. Bei der **Optikusatrophie,** z. B. nach Schädelfrakturen mit Verletzung des Sehnervs oder durch Tumoren, kommt es zu einer Visusminderung bis zur Erblindung. Die Gefäße sind enggestellt, die Papille wirkt blaß und weiß. Eine temporale Papillenabblassung und perivenöse

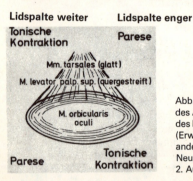

Abb. 16.25 Lidspaltenweite als Resultante des Aktivitätszustandes der Mm. tarsales und des M. levator palpebrae superioris einerseits (Erweiterung) und des M. orbicularis oculi andererseits (Verengung) (aus: E. Schenck: Neurologische Untersuchungsmethoden, 2. Aufl. Thieme, Stuttgart 1975)

Einscheidungen sind z. B. Zeichen der multiplen Sklerose. Weitere Ursachen der Optikusatrophie sind Druck auf den Sehnerv bei Sellatumoren oder Glaucoma simplex, dann häufig mit nasalen sektorförmigen Gesichtsfeldausfällen.

Die Funktion des **N. oculomotorius (III)** wird in drei Phasen geprüft:
1. Zunächst beurteilt man die Lidspalte auf Weite und Seitengleichheit: Anatomische Verhältnisse, neurophysiologische Zusammenhänge und einige Anlässe veränderter Lidspaltenweite zeigt die Abb. 16.**25**.
2. Dann inspiziert man die Pupillen auf Größe, Entrundungen, Seitengleichheit und Reaktion (ausführlich s. hierzu S. 107).
3. Auf die in der dritten Phase durchgeführte Beweglichkeitsprüfung der Bulbi ist schon zusammenfassend bei der Untersuchung des Auges hingewiesen worden (s. S. 120 f.).

Der **N. trochlearis (IV)** bewirkt über die Innervation des M. obliquus superior die temporale Abwärtsbewegung der Bulbi. Die Untersuchung erfolgt im Rahmen der Beurteilung der Beweglichkeit des Auges (s. S. 120). Lähmungen führen zu Stellungsanomalien und Doppelbildern. Charakteristisch sind dabei sogenannte »Verrollungen« von Parallelen. Der Patient berichtet über schräg zueinander stehende Doppelbilder.

N. trigeminus (V)
Die Abb. 16.26 zeigt die **sensiblen Versorgungsgebiete** des N. trigeminus: die Haut der Stirn, des Oberkiefers und des Unterkiefers.
Außerdem gehören:
– zu V/1 die Cornea*, die Konjunktiven und die Schleimhaut von Nase, Stirnhöhlen und Nasennebenhöhlen und gemeinsam mit V/2 die Schleimhaut der Keilbeinhöhle;
– zu V/2 die Schleimhaut des Nasenseptums und der Kieferhöhlen, des Gaumens und die obere Zahnreihe;
– zu V/3 äußerer Gehörgang, vordere zwei Drittel der Zunge, untere Zahnreihe und Wangenschleimhaut.
Außerdem versorgt der dritte Ast des N. trigeminus die Kaumuskulatur und die Muskeln des Mundbodens.
Die Sensibilität wird **seitenvergleichend** auf Unterschiede in den Grenzgebieten der einzelnen Trigeminusanteile untersucht. Dabei achtet man besonders auf Unterschiede in den Grenzgebieten der einzelnen Trigeminusanteile. Berührungs- und Schmerzsensibilität prüft man mit der

---

* Über den afferenten Schenkel des Kornealreflexes, der aus dem Trigeminus besteht, wird ein schneller Lidschlag ausgelöst, wenn Sie die Kornea mit einem spitz zusammengedrehten Wattestück (mit abgeschnittener Spitze) von der Seite her berühren (s. S. 105). (Den efferenten Schenkel des Kornealreflexes bildet der N. facialis.)

350 Die Untersuchung des Nervensystems

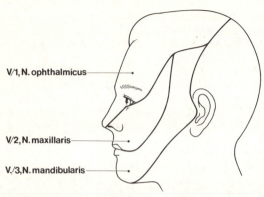

Abb. 16.26 Grenzen der Versorgung durch die sensiblen Äste des N. trigeminus (nach Haymaker u. Woodhall)

stumpfen bzw. spitzen Seite einer Einmalkanüle, die Temperaturempfindung z. B. mit Reagenzgläsern, die mit warmem oder kaltem Wasser gefüllt sind.

Folgende Untersuchungsverfahren werden für den **motorischen Anteil** benutzt:
1. Sie lassen den Patienten den Mund öffnen.
2. Mit dem Zusammenbeißen der Zähne prüfen Sie die Kontraktion des M. masseter und der Mm. temporales seitenvergleichend.

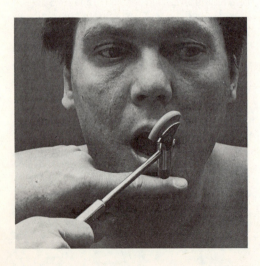

Abb. 16.27 Auslösen des Masseterreflexes

3. Sie prüfen bei Verdacht auf einseitige Lähmung des V/3 die einseitige Schwäche bei Mahlbewegungen durch seitliches Gegenhalten. Dabei führt die einseitige Anspannung beim aktiven Öffnen des Mundes zur Verschiebung des Kiefers in die Gegenrichtung.
4. Den Masseterreflex prüfen Sie bei leicht offenem Mund des Patienten durch Auflegen eines Fingers oberhalb der Kinnspitze. Ein kurzer Schlag mit dem Reflexhammer auf Ihren Finger führt zu einer fühlbaren Zuckung (Abb. 16.27). Zum Beispiel beim Syndrom der zentralen Bulbärparalyse kann der Reflex gesteigert sein.

Die Untersuchung des **N. abducens (VI)** erfolgt in einem Zug mit der Beurteilung der Gesamtbeweglichkeit der Bulbi (s. S. 120), an der der Nerv durch Innervation des M. rectus lateralis beteiligt ist. Eine entsprechende Lähmung (Stellungsänderung nach medial und Ausfall der Beweglichkeit nach lateral) ist leicht festzustellen. Der Patient sieht nebeneinanderstehende Doppelbilder.

Zur Untersuchung des Versorgungsgebietes des **N. facialis (VII)** beurteilen Sie die mimische Muskulatur und die Geschmacksleitung von den vorderen zwei Dritteln der Zunge. Hierzu lassen Sie den Patienten:
– die Stirn nach oben und zur Mitte runzeln (Abb. 16.28). Die Innervation erfolgt durch den Stirnast des N. facialis.
– gegen Widerstand die Augen aktiv schließen (Abb. 16.29). Dabei kontrahiert sich der M. orbicularis oculi.

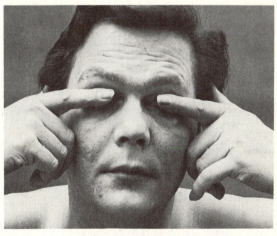

Abb. 16.28 Der M. frontalis kontrahiert sich beiderseits als Mitbewegung beim kraftvollen Augenöffnen

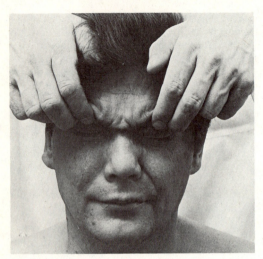

Abb. 16.**29** Aktives Schließen der Augen gegen Widerstand zur Prüfung des M. orbicularis oculi

- Das Zähnezeigen ist wichtig für die Feststellung einer zentralen Fazialisparese (Abb. 16.**30**).
- Die Geschmacksempfindungen auf den vorderen zwei Dritteln der Zunge prüfen Sie bei der Gesamtuntersuchung des Geschmacks jeweils einseitig mit Watteträgern und den entsprechenden Stoffen für sauer, süß, salzig und bitter. Dafür sind 10%ige Zuckerlösung,

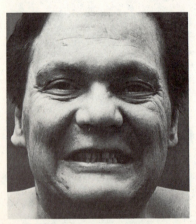

Abb. 16.**30** Zähnezeigen zur Untersuchung des N. facialis

2,5%ige Kochsalzlösung, 7,5%ige Zitronensäurelösung und (zuletzt anzuwenden) 0,75%ige Chininlösung geeignet.

Wegen der möglichen Verteilung der Geschmacksstoffe darf der Patient während der Untersuchung die Zunge nicht einziehen, nicht sprechen und den Mund nicht schließen. Er muß die Antworten zu Ihren Fragen über die Geschmacksqualitäten auf einer vorgehaltenen Tafel

süß	sauer
salzig	bitter

zeigen und nach jeder Probe den Mund ausspülen (Abb. 16.31).

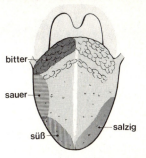

Abb. 16.31 Unterschiedliche Geschmacksqualitäten auf der Zungenoberfläche

Für die Praxis ist die Unterscheidung einer peripheren und einer zentralen Fazialislähmung von Bedeutung. Die **periphere Fazialislähmung** betrifft die ganze Gesichtshälfte einschließlich der Fähigkeit, auf der betroffenen Seite die Stirn zu runzeln. Die Lidspalte ist erweitert; das Auge kann nicht geschlossen werden (Lagophthalmus), und die Augen werden nach oben gerollt (Bell-Phänomen); der Mundwinkel hängt herab und schließt nicht. Je nach Lokalisation können die Geschmacksempfindung und die Tränensekretion gestört sein.

Bei der **zentralen Fazialislähmung,** z. B. durch Hirntumor oder apoplektischen Insult, bleibt durch die zentrale Doppelversorgung die Stirnmuskulatur frei beweglich und damit die Fähigkeit zum horizontalen Stirnrunzeln erhalten. Dabei ist der Mund deutlich paretisch verändert, was besonders beim Zähnezeigen und Lächeln zum Ausdruck kommt. Bei der zentralen Fazialislähmung fehlt der Lagophthalmus als Ausdruck einer Lähmung des M. orbicularis oculi.

Als **Fazialisreflex** prüft man den Orbicularis-oculi-Reflex (OOR oder Nasopalpebralreflex). Ein Schlag mit dem Reflexhammer auf die Glabella führt zu einer Zuckung des M. orbicularis oculi. Der Patient soll dabei die Augen schließen. Bei Morbus Parkinson und Hirnatrophie ist die Reaktion besonders lebhaft (Abb. 16.32).

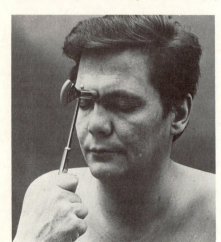

Abb. 16.**32** Auslösen des Orbicularis-oculi-Reflexes

Das Chvostek-Zeichen ist Ausdruck einer Übererregbarkeit. Man löst es durch einen Schlag auf den Fazialis vor dem Ohrläppchen aus, der zu einer Teilzuckung der gleichseitigen Gesichtsmuskulatur führt. Pathologisch ist eine Beteiligung von Augenlidern, Wange und Mundwinkeln an der Zuckung, z.B. bei Tetanie.

Vom **N. statoacusticus (VIII)** (= N. vestibulocochlearis) untersucht man die beiden Anteile gesondert, den N. cochlearis auf Hörfähigkeit und den N. vestibularis auf Schwindel und Nystagmus (siehe hierzu die Untersuchung des Ohres S. 133 ff.).

Zur **Hörprüfung** wird der Patient nach subjektiven Gehörgeräuschen befragt. Man läßt ihn dann 6 m vom Untersucher entfernt je ein Ohr verschließen und Wörter in Umgangssprache, dann in Flüstersprache nachsprechen (ausführlich s. HNO-Untersuchung S. 133).

Die charakteristische Beschwerde für akute Vestibularisschäden ist der **Drehschwindel** (s. S. 135), man spricht auch vom systematischen Schwindel. Er tritt bei offenen und geschlossenen Augen auf, geht mit Erbrechen, Schweißausbrüchen und Kollapsneigung einher und kann ohne apparativen Aufwand vom lageabhängigen Schwindel unterschieden werden. Denken Sie daran, daß abgesehen von akuten Fällen die meisten Vestibularisschäden durch »Gegenregulation« stumm verlaufen.

Sie müssen dann untersuchen, ob es sich um ein peripheres Vestibularissyndrom (= Labyrinthsyndrom) oder um ein zentrales Vestibularissyndrom handelt.

Beim peripheren Vestibularissyndrom ergibt:

1. der Romberg-Stehversuch (mit eng parallel gestellten Füßen und geschlossenen Augen): Fallneigung zur Herdseite;
2. der Blindgang: Gangabweichung zur Herdseite;
3. der Unterberger-Tretversuch (im Dunkelraum mit geschlossenen Augen und vorgestreckten Armen mindestens 30 Sek. auf der Stelle treten*): Drehtendenz zur Herdseite* (ist nur zu verwerten, wenn mindestens dreimal reproduzierbar);
4. der Armhalteversuch (parallel vorgehalten mit geschlossenen Augen): Abweichung beider Arme nach der gleichen Seite;
5. die Untersuchung mit der Frenzel-Brille (s. S. 135): horizontalen Spontannystagmus mit der raschen Phase zur Gegenseite und der tonischen Phase zur Herdseite;
6. die Kaltspülung der Ohren: Fehlen des kalorischen Nystagmus als einziges verläßliches Zeichen.

Beim **zentralen Vestibularissyndrom** sind die Befunde für den Armhalteversuch nicht seitengleich, und es besteht ein ungerichteter Nystagmus mit rotatorischer Komponente (Vertikalnystagmus deutet auf Läsionen in der Vierhügelgegend hin).

Der **N. glossopharyngeus (IX)** enthält Geschmacksfasern und taktile Fasern für das hintere Zungendrittel, sensible Fasern für den hinteren Rachenraum und den Zungengrund und motorische Fasern, die an der Lautbildung beteiligt sind.

Zur Untersuchung der **Geschmacksqualitäten** (s. S. 352) süß, sauer, bitter und salzig benutzen Sie entsprechende Substanzen auf Watteträgern. Die **Sensibilität** können Sie durch Berührung von Zungengrund und Gaumen mit einem Spatel prüfen, die **Motorik** durch Auslösen des Würgereflexes. Bei einseitigem Ausfall entsteht das »Kulissenphänomen«, bei dem Gaumensegel und hintere Rachenwand auf die gesunde Seite gezogen werden. Bei doppelseitiger Lähmung treten schwere Schluckstörungen auf, z.B. bei Diphtherie und Botulismus.

Der **N. vagus (X)** führt autonome efferente parasympathische Fasern für Thorax und Abdomen, sensible Fasern, die vom äußeren Gehörgang und vom Pharynx stammen, und motorische Fasern, die den Kehlkopf versorgen und beim Würgereflex eine Rolle spielen.

---

* Akustische Signale von einer Seite können dem Patienten akustische Orientierungshilfen bieten und damit das Feststellen pathologischer Befunde verhindern.

Bei der Untersuchung fragt man den Patienten nach Schluckbeschwerden und inspiziert die Uvula und das Gaumensegel auf Verziehungen. Den Würgereflex können Sie mit einem Einmalspatel auslösen. Bei Lähmungen wird das Gaumensegel beim A-Sagen nicht angehoben, sondern zur gesunden Seite gezogen. Die Sprache wirkt näselnd und/oder heiser bis zur Aphonie (der Stimmritzenschluß ist infolge Rekurrensparese nicht mehr möglich).

Zur Prüfung des **N. accessorius (XI)**, der die Schultern (M. trapecius) hebt und den Kopf dreht (M. sternocleidomastoideus), läßt man den Patienten die Schultern gegen den Widerstand der eigenen herabdrückenden Arme anheben bzw. den Kopf gegen Widerstand zur Seite drehen.

Der **N. hypoglossus (XII)** versorgt motorisch die Zunge und die Bewegungen des Kehlkopfes insgesamt. Bei Lähmungen ist der palpierte Zungendruck von innen gegen die Wange seitenverschieden, die herausgestreckte Zunge weicht zur gelähmten Seite ab, und die Stimme klingt verändert. Einseitige periphere Hypoglossuslähmungen führen zur Atrophie mit Faltung, Furchung und Faszikulieren (= spontanen kleinen Zuckungen).

16.9.1 Aufgaben für die Selbstkontrolle

16/95 Welche Verbindung stellen Hirnnerven her?
16/96 Bei welchen Unfallfolgen sollte man eine Untersuchung mit Riechsubstanzen durchführen?
16/97 Welche drei Untersuchungen gestatten eine Beurteilung des N. opticus?
16/98 Nennen Sie drei charakteristische Veränderungen der Papille!
16/99 Bei welcher Papillenveränderung bleibt das Sehvermögen zunächst erhalten?
16/100 Welche Prüfungen gestatten eine Beurteilung des N. oculomotorius?
16/101 Für welche Störungen sind »Verrollungen« von Parallelen charakteristisch?
16/102 Beschreiben Sie in Stichworten die sensiblen Versorgungsgebiete des N. trigeminus, abgesehen von der Gesichtshaut!
16/103 Welche beiden Muskelgruppen versorgt der dritte Ast des N. trigeminus motorisch?
16/104 Nennen Sie vier Prüfungen der motorischen Funktion des dritten Astes des N. trigeminus!
16/105 Warum führen Störungen des N. abducens zu nebeneinanderstehenden Doppelbildern?
16/106 Womit verschaffen Sie sich einen groben Eindruck von der motorischen Funktionstüchtigkeit des N. facialis?

16/107 Wie können Sie im einzelnen die mimische Muskulatur überprüfen?
16/108 Mit welchen Maßnahmen verhindern Sie eine Verteilung der Geschmacksstoffe während der Untersuchung des sensorischen Fazialisanteils?
16/109 Welcher Gesichtsanteil ist bei der peripheren Fazialislähmung betroffen?
16/110 Wie begründen Sie die erhaltene Fähigkeit zum horizontalen Stirnrunzeln bei der halbseitigen zentralen Fazialislähmung?
16/111 Wie lösen Sie den Fazialisreflex aus?
16/112 Welche Patientenangabe und welcher Befund deuten auf eine Störung des N. cochlearis hin?
16/113 Welche Beschwerde ist charakteristisch für einen akuten Vestibularisschaden?
16/114 Welche Begleitsymptome lassen den Drehschwindel von anderen Schwindelformen unterscheiden?
16/115 Wodurch unterscheidet sich ein zentrales von einem peripheren Vestibularissyndrom?
16/116 Wodurch entsteht das Kulissenphänomen, bei dem das Gaumensegel und die hintere Rachenwand auf die gesunde Seite gezogen werden?
16/117 Worauf weist eine Uvulaverziehung hin?
16/118 Welches Symptom läßt eine Gaumensegelverziehung durch Störung des N. glossopharyngeus von einer vagusbedingten Gaumensegelverziehung unterscheiden?
16/119 Wie prüfen Sie die Funktionstüchtigkeit des N. accessorius?
16/120 Worauf lassen Atrophie, Faltung und Faszikulieren der Zunge schließen?

16.10 Hirnleistungsuntersuchungen

Zur Beurteilung kognitiver und affektiver Hirnleistungen benutzt man das Gespräch mit dem Patienten und bestimmte Aufgaben, von der offenen Frage bis zu schriftlich vorformulierten und geeichten Tests. Die Untersuchung zielt auf organische Hirnerkrankungen.
Die Untersuchung geht über den Routinebefund (Orientiertheit, ungestörter Denkablauf und normale Affektivität) hinaus, wenn der Patient über **charakteristische Beschwerden** klagt oder der Arzt während des Gesprächs mit dem Patienten **Befunde** erhebt, die auf Konzentrations- und Aufmerksamkeitsschwäche hindeuten, auf Ablenkbarkeit, »Kleben« beim Denken, Sprechen und Handeln, auf Verlangsamung und Antriebsmangel bis zur Apathie, auf Gedächtnismangel, Größenideen, Halluzinationen, Stimmungsschwankungen, Unbeherrschtheit, Mangel an Zurückhaltung, Reizbarkeit durch nichtige Anlässe, persönliche Schwierigkeiten mit den Mitmenschen und am Arbeitsplatz.

Untersucht werden Störungen der Sprache (Aphasie)*, des Erkennens (Agnosie) und des Handelns (Apraxie), die man unter dem Begriff Neuropsychologie zusammenfassen kann.

16.10.1 Untersuchungen und Formen der Aphasie

Störungen der Sprache äußern sich als Behinderung der Ausdrucksfähigkeit und des Sprachverständnisses. Sie sind Ausdruck einer gestörten Integration zerebraler Funktionen, deren Zuordnung zu bestimmten Hirnregionen erfolgen kann (ausführlicher s. Mumenthaler 1976).

Die **Ausdrucksfähigkeit** des Patienten beurteilen Sie unter Berücksichtigung des Bildungsniveaus:
— mit spontanen Äußerungen des Patienten während des Gesprächs,
— mit der Benennung von Gegenständen und Situationen oder dem Nachsprechen einfacher Sätze,
— mit der Schilderung der jetzigen oder früheren Situation.

Dabei müssen Sie auf Wortwahl, Wiederholungen, Verarmung des Ausdrucks und auf ungewöhnliche Abkürzungen achten, wie sie im »Notizstil« oder »Telegrammstil« zum Ausdruck kommen.

Von **Aphasie** spricht man, wenn bei intaktem Sprechapparat die Sprache gestört ist im Ausdruck, im Verständnis oder in beidem. Sie ist das Ergebnis von Kodierungs- oder Dekodierungsstörungen, die auf Schäden in der dominanten Hemisphäre beruhen.

Bei der **motorischen Aphasie** ist die mündliche und schriftliche Äußerung erschwert bis zur Wortstummheit. Obgleich der Patient sehr wohl weiß, was er sagen will, macht ihm das Sprechen sichtlich Mühe, aber nicht die Artikulation, sondern die **Formulierung** ist erschwert. Seine Ausdrucksweise wirkt zögernd, schleppend und wortkarg; dann bleiben zunächst kleine, später größere Satzteile aus, und schließlich kann er sich nur noch im Telegrammstil äußern (beim Apoplex in umgekehrter Reihenfolge). Stellen Sie dem Patienten die Aufgabe, seine Tätigkeit oder seine Familie zu schildern usw., ggf. müssen Sie dabei mit den Anforderungen hinuntergehen bis zum Aufzählen der Wochentage. Völlige Wortstummheit können Sie von einer Agnosie dadurch unterscheiden, daß der Patient den Gebrauch des Schlüssels zwar nicht verbal erklären, ihn aber demonstrieren kann.

Eine **sensorische Aphasie** liegt vor, wenn das Verständnis für die Sprache schwindet oder fehlt (Worttaubheit). Sie ist oft mit einer motorischen Aphasie gekoppelt. Man spricht dann von einer gemischten Aphasie. Die Patienten sind oft logorrhoisch. Zur Prüfung der rezeptiven Sprache, d. h. des Sprachverständnisses, läßt man benannte Gegenstände oder Bilder zeigen, zur Prüfung der Sprechfähigkeit, also der expressiven Sprache, die gezeigten Gegenstände und Bilder benennen (Abb. 16.33).

---

* Zu unterscheiden von Sprechstörungen durch Lähmung oder Koordinationsstörung der Sprechmuskulatur (= Dysarthrie s. S. 359)

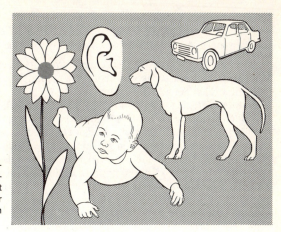

Abb. 16.**33** Bildliche Darstellungen, die der Patient zur Prüfung der Aphasie benennen soll

Von einer **amnestischen Aphasie** spricht man, wenn der Patient Wörter sucht, aber nicht finden kann (= Wortfindungsstörung) und sich mit Umschreibungen hilft, aber die richtige Bezeichnung aus einem entsprechenden Angebot herausfinden kann.

Ein Mittel zur objektivierbaren Aphasieuntersuchung ist die Dokumentation von Lese- und Schreibstörungen (die bei der Aphasie vorkommen) und der Tokentest. Der Tokentest ermöglicht eine Unterscheidung von Aphasie, Gesunden und hirnorganisch Kranken ohne Aphasie mit Hilfe vorgelegter Blättchen (tokens), die auf Anweisung in unterschiedlicher Form geordnet werden müssen.

(Unter **Dysarthrien** faßt man die Anomalien der Lautgebung zusammen, soweit sie nicht aphasisch, sondern durch Lähmungen oder Koordinationsstörungen der am Sprechen beteiligten Muskeln bedingt sind, z.B. pyramidale, extrapyramidale, zerebelläre und bulbäre Dysarthrien).

Sprachverständnis äußert der Patient:
mit der Zuordnung von verbal Benanntem zu den Gegenständen,
mit richtigen Reaktionen auf sprachliche Aufforderungen (»Geben Sie mir bitte das Bandmaß«),
mit der Einsicht in sprachliche Ungereimtheiten (»Der Untersuchungsraum ist würziger als die Gitarre«),
mit der selbständigen Nachformulierung zusammenhängender, gehörter oder gelesener Texte.

16.10.2 Agnosie

Störungen des Erkennens erfassen Sie nach Ausschluß einer Visus- oder Hörstörung dadurch, daß Sie den Patienten z.B.:
eine verstellte Uhr stellen lassen,

Telefonnummern wählen lassen,
die Fassade eines Hauses zeichnen lassen, das er sehen kann,
Strecken auf kariertem Papier halbieren, dritteln oder vierteln lassen.

Zu den optischen **Agnosien** (Erkennensstörungen) gehören:
1. die **Metamorphosie,** das Verzerrtsehen, ein Zeichen für einen okzipitotemporalen Schaden,
2. die **totale Alexie** (= Wortblindheit) und die **Farbagnosie,** die oft gekoppelt sind. Dabei muß das Nichterkennen von Farben vom Nichtsehenkönnen der Farben unterschieden werden. Der Agnostiker ist farbsehtüchtig, aber er kann genannte Farben nicht zeigen und gezeigte Farben nicht benennen. Auch diese Form der Agnosie ist ein Zeichen für eine okzipitotemporale Läsion.
3. **Optisch-räumliche Agnosien** sind Störungen im optischen Außenraum. Die Patienten finden bekannte Wege nicht mehr, verlaufen sich und können auch die häufigsten und einfachsten Alltagswege nicht mehr beschreiben, ein Zeichen für einen okzipitoparietalen Schaden.
4. Bei einer **Rechts-links-Agnosie** vermag der Patient am eigenen Körper und auch im umgebenden Raum rechts und links nicht mehr zu unterscheiden. Sie können das prüfen, indem Sie den Patienten die eigenen und die ihm vorgehaltenen Hände oder Gegenstände im Raum benennen lassen.

16.10.3 Apraxie

Zur Untersuchung auf Apraxie, Störungen des Handelns, lassen Sie den Patienten einfache Handlungen durchführen, wie:
das Schreiben des eigenen Namens und der Anschrift (Achtung: Orientiertheit),
das Zeichnen eines Hauses,
das Durchführen bestimmter Aufgaben nach Anweisung wie das Anzünden einer Kerze usw.
1. Bei der **ideomotorischen Apraxie** werden die erwünschten Handlungen mit anderen verwechselt, zögernd oder nur teilweise bzw. gar nicht ausgeführt (Parietalschaden).
2. Bei der **Gesichtsapraxie** sind alle Funktionen des Gesichts, vom Blinzeln bis zum Zungeherausstrecken gestört.
3. Bei der **ideatorischen Apraxie** kann der Patient zusammengesetzte Handlungen nicht mehr ausführen, z. B. Autowaschen, Schachspielen usw., die eine zeitliche Ordnung der einzelnen Handlungen erforderlich machen (beiderseitiger Parietalschaden).
4. Bei der **konstruktiven Apraxie** können verschiedene Teile eines Ganzen – Gesicht, Haus, Auto usw. – nicht mehr in einen vorgegebenen Umriß gebracht werden (Parietalhirnschaden).

Für die Dokumentation des neurologischen Untersuchungsbefundes eignet sich das Schema S. 361.

Nervensystem

physiol. Reflexe

∅ = fehlt, + = schwach, ++ = lebhaft, +++ = gesteigert

	links	rechts			links	rechts
Bizeps-brachii-R.	+	+		Quadrizepsreflex	+	+
Trizeps-brachii-R.	+	+		Trizeps-surae-R.	+	+
Brachio-radial-R.	+	+		Bauchhaut-Reflexe	+	+

path. Reflexe usw.

	links	rechts			links	rechts
keine	Babinski +	links		Gordon +	links	rechts
	Oppenheim +	links		Lasègue +	links	rechts
	unerschöpfl.			unerschöpfl.		
	Patellarklonus	links		Fußklonus	links	rechts

Muskulatur

| unauffällig | Kraft vermindert | Tonus erhöht | Motorik gestört | vermindert | | |

Koordination

| unauffällig | Knie-Hacken-Versuch path. | | Finger-Nase-Versuch path. | | Gangstörungen | Schriftstörung |
| | Dysdiadochokin. | links | rechts | | | |

Sensibilität

| unauffällig | Hyperästhesie | Hypästhesie für Berührung | | Schmerz | Temperatur | |
| | Reizgestalten nicht erkannt | Lageempfindung gestört | | | Vibrationsempf. gestört | |

Sonst. Befunde u. Erläuterungen

Neurolog. Untersuchung nur in Rückenlage

16.11 Psychologischer Anteil der Untersuchung

Orientiertheit und Ansprechbarkeit, spontaner Antrieb, Stimmungen und Emotionalität, Mimik, Gestik, Aufmerksamkeit und Konzentration, Denk-, Merk- oder Gedächtnisstörungen sind Begriffe der Alltagspsychologie, die Sie am Krankenbett mindestens grob erfassen müssen.

16.11.1 Ansprechbarkeit

Die schwächste Beeinträchtigung der Ansprechbarkeit ist die **Verlangsamung** des Patienten. Er wirkt wenig spontan. Auf Ihre Fragen erhalten Sie zwar richtige Antworten bzw. richtige sonstige Reaktionen wie z.B. das Herzeigen der Hände, jedoch erfolgen diese Reaktionen mit leichter Verzögerung.

Bei der Steigerungsform müssen Sie den schläfrig wirkenden Patienten laut oder mehrfach ansprechen, um eine Reaktion zu erzielen. Man spricht von **Somnolenz.**

Über diese Phase der Somnolenz hinaus führt der Zustand, in dem der Patient nur noch bei gleichzeitigen Schmerzreizen wie z.B. das Kneifen in den Arm auf kurze und einfache Fragen antworten kann und dann sofort wieder in seinen reaktionslosen Zustand zurückfällt **(Sopor).**

Wenn die Ansprechbarkeit weiter abnimmt, wehrt der Patient dann nur noch mit gezielten, später ungezielten Abwehrbewegungen Schmerzreize ab. Im leichten **Koma** reagiert der Patient dann nur noch auf Schmerzreize, im schweren Koma überhaupt nicht mehr. Bei der Untersuchung der Ansprechbarkeit müssen Sie daran denken, daß die Bewußtseinslage – abgesehen vom Koma – schwanken kann. Man spricht dann auch von **fluktuierender Bewußtseinslage.** In jedem Fall deutlich gestörter Ansprechbarkeit ist eine vollständige neurologische Untersuchung erforderlich.

16.11.2 Orientiertheit

Entstehen während des Gespräches Zweifel an der Orientiertheit des Patienten, so untersuchen Sie die:

zeitliche Orientiertheit mit Fragen nach dem Datum, dem Wochentag oder der Uhrzeit,

örtliche Orientiertheit, z.B. mit Fragen nach dem Untersuchungsort (Haus, Straße, Stadt),

personelle Orientiertheit, z.B. mit Fragen nach dem Alter, dem Lebenslauf, dem Beruf usw.,

situative Orientiertheit mit Fragen über den Grund seines Hierseins usw.

16.11.3 Denkfähigkeit

Zur oberflächlichen Untersuchung der Denkfähigkeit (der Ausschluß neurologischer Störungen wird vorausgesetzt) können Sie:

einfache Rechenaufgaben stellen, z.B.: Kartoffeln kosteten im vergangenen Jahr 42 Pfennig pro Pfund und in diesem Jahr 13 Pfennig mehr. Was kostet jetzt ein Kilogramm?
Redensarten erklären lassen, z.B.: »Was Hänschen nicht lernt, lernt Hans nimmermehr«;
Unterschiede erläutern lassen, z.B. zwischen Kugelschreiber und Füllfederhalter.
Zur testpsychologischen Untersuchung der Intelligenz haben der averbale Benton-Test und der Hamburg-Wechsler-Test weite Verbreitung gefunden. Letzterer bietet neben dem zahlenmäßigen Ausdruck für einen Gesamt-IQ ein Leistungsprofil für 10 Leistungsbereiche (ausführlicher hierzu Kind 1973 und Kloos 1965).

16.11.4 Merkfähigkeit

Die Merkfähigkeit des Patienten ist gestört, wenn er sich Familiennamen, vier- bis sechsstellige Zahlen oder Verhaltensabläufe (»Gehen Sie zunächst zur Oberschwester, dann zur Verwaltung und schließlich zur Röntgenabteilung!«) nicht merken und nach Fortsetzung des Gespräches einige Minuten später nicht reproduzieren kann (ausführlicher auch hierzu Kloos 1965).
Das »Altgedächtnis« erfaßt man mit Fragen über Kindheit, Schulzeit und frühes Erwachsenenalter, das Gedächtnis für jüngere Fakten mit Auskünften über die Tätigkeit des Patienten, aktuelles politisches Geschehen usw.

16.11.5 Antriebsverhalten

Normales Antriebsverhalten äußert sich in der Spontaneität des Patienten beim Essen, Trinken und bei sonstigen körperlich-geistigen Bewegungen. Herabgesetzte Spontaneität zeigt sich in zunehmender Verlangsamung, Interesselosigkeit (Apathie) bis hin zu völliger Reglosigkeit (Stupor). Überschießende Antriebe bewirken den Eindruck maniform-dranghafter Enthemmung. Beide Formen können Sie durch Beobachtung und Vergleich mit üblichem menschlichen Verhalten beurteilen.

16.11.6 Stimmungen und Emotionalität

Ein Bild von Stimmungen und Emotionalität geben Weinerlichkeit oder gefühlsbetontes Verhalten bzw. Gefühlsausbrüche, Affektlabilität bis zur Affektinkontinenz und reizbar-aggressive Verstimmungen. Depressive Patienten berichten oft spontan, daß sie grübeln, leichter und häufiger weinen als früher bzw. daß die Anlässe, die sie zu Tränen rühren, alltäglicher geworden sind; und schon bei dieser Schilderung treten ihnen dann Tränen in die Augen.

16.11.7 Konzentration

Für die grobe Prüfung der Konzentrationsfähigkeit benutzen Sie den Test »100−7 = 93, 93−7 = 86 . . .« oder einen Sortiertest. Zwar wird sich auch der Gesunde gelegentlich verrechnen oder Sortierfehler machen; bei ernstlich gestörter Konzentrationsfähigkeit kann der Patient dagegen die Aufgabe kaum oder überhaupt nicht bewältigen.

16.11.8 Psychopathologische Beschreibungshilfen

Formulierungsvorschläge für von der Norm abweichende psychische Befunde bietet die Zusammenstellung nach Payk (1976) (s. S. 365f.). Die Sammlung der genannten Teilbereiche ist zwar nicht gleichzusetzen mit »der Persönlichkeit« oder gar den schöpferischen Leistungen. Die Symptomkombinationen bieten aber als Syndrome zusammengefaßt **Verständnishilfen** für bestimmte Krankheitsbilder, z. B. länger anhaltende Bewußtseinsstörung mit neurologischen Herdsymptomen beim Schädel-Hirn-Trauma, Persönlichkeitsabbau, Gedächtnisstörungen und Intelligenzminderung beim chronisch-organischen Psychosyndrom oder verminderter Antrieb, andauernde Verstimmung, Kontaktschwäche und »trauriges« Ausdrucksverhalten bei der Depression.

In dem folgenden Schema können psychische Befunde dokumentiert und erläutert werden:

Psychisch

unauffällig	Ansprech-barkeit:	verlangsamt	somnolent	Koma
	Orientiertheit:	gestört	zeitlich	
	örtlich	personell	situativ	
	Störung von:	Denken	Wollen	Konzentration
		Merkfähigkeit		Frühgedächtnis
		Altgedächtnis		Antriebsverhalten
		Stimmungen		Emotionalität

Sonstige Befunde und Erläuterungen: Patient in gedrückter Stimmung, äußert Zweifel an seiner Genesung.

A Elementare Funktionen

Pathopsychologische Formulierungsvorschläge*

	delirant	benommen	somnolent	soporös	komatös	
Bewußtseinslage						
Orientierung						
zur Person	gestört					
zur Zeit	gestört					
zum Ort	gestört					
Stimmung	euphorisch	heiter	gereizt	ängstlich	gedrückt	traurig
Affektivität	inkontinent	labil	bewegt	nüchtern	verflacht	verödet
Antrieb	enthemmt	umtriebig	impulsiv	verlangsamt	passiv	abulisch
Kontakt	distanzlos	überangepaßt	oberflächlich	scheu	ablehnend	autistisch
Denken						
formal	ideenflüchtig	perseverierend	weitschweifig	zerfahren	gehemmt	gesperrt
inhaltlich	fixiert	überwertig	hypochondrisch	zwanghaft	phobisch	paranoid
Gedächtnis und Merkfähigkeit	amnestisch	lückenhaft	punktuell	zerstreut	konfabulatorisch	hypermnestisch

* nach Payk (1976)

B Komplexe Funktionen

Empfindung und Wahrnehmung

Empfindung und Wahrnehmung	anästhetisch	hypästhetisch	dysästhetisch	hyperästhetisch	sensitiv	wahnhaft
Psychomotorik	agitiert	unruhig	gehemmt	matt	gesperrt	stuporös
Kontrolle und Steuerung	triebhaft	haltlos	zerstreut	sprunghaft	gespannt	verkrampft
Intelligenz	genial	hochbegabt	überdurchschnittlich	unterdurchschnittlich	debil	imbezil
Sprache	aphasisch	dysarthrisch	bulbär	stotternd	lispelnd	neologistisch
Werkzeug	agnostisch	apraktisch	alexisch	agraphisch	amusisch	akalkulatorisch

C Persönlichkeitszüge

Äußerer Eindruck	ungepflegt	verstört	verschlossen	läppisch	maniriert	verwahrlost
Temperament	hyperthym	zyklisch	launisch	kühl	träge	zähflüssig
Ausdrucksverhalten	übertrieben	geziert	eckig	verkrampft	unbewegt	stumpf
Sexualität	hypersexuell	asexuell	homosexuell	bisexuell	pervers	impotent/frigid
Sozialverhalten	kriminell	aggressiv	süchtig	suizidal	mißtrauisch	kontaktgestört
Charakterzüge	expansiv	egozentrisch	gemütsarm	ängstlich	verschroben	willensstark

16.12 Aufgaben für die Selbstkontrolle

16/121 Definieren Sie den Begriff Aphasie!
16/122 In welchen beiden Formen äußern sich Störungen der Sprache?
16/123 Welche drei Aktionen gestatten die Beurteilung der Ausdrucksfähigkeit des Patienten?
16/124 Was prüfen Sie mit der Zuordnung von verbal Benanntem zu Gegenständen?
16/125 Welche untersuchungstechnische Voraussetzung muß erfüllt sein, um eine Agnosie festzustellen?
16/126 Nennen Sie Beispiele für einfache Handlungen, mit denen Sie eine Apraxie feststellen können!
16/127 Welche beiden Formen der Aphasie lassen sich nach der gestörten Codierung bzw. Decodierung unterscheiden?
16/128 Beschreiben Sie die Progredienz einer motorischen Aphasie in Stichworten!
16/129 Welche beiden Merkmale sind charakteristisch für eine amnestische Aphasie?
16/130 Welche vier Formen gehören zu den optischen Agnosien?
16/131 Wie unterscheidet sich die Farbagnosie von der Farbblindheit?
16/132 Wie können Sie eine Rechts-links-Agnosie feststellen?
16/133 Nennen Sie Beispiele für eine ideatorische Apraxie!
16/134 Welches ist die einfachste Form verminderter Ansprechbarkeit?
16/135 Wie definieren Sie aus der Reaktion des Patienten eine Somnolenz?
16/136 In welchem Zustand reagiert der Patient überhaupt nicht mehr auf Reize?
16/137 Welche vier Formen der Orientiertheit können Sie unterscheiden?
16/138 Nennen Sie mehrere Möglichkeiten, die Denkfähigkeit zu untersuchen!
16/139 Mit welchen Fragen erfassen Sie das Altgedächtnis?
16/140 Wie bezeichnet man die beiden Steigerungsformen verminderten Antriebsverhaltens und wie sind sie definiert?
16/141 Mit welchem Test können Sie die Konzentrationsfähigkeit grob prüfen?

Praktische Aufgaben

16/A Üben Sie den lockeren Schlag mit dem Reflexhammer auf Ihrer eigenen Patellarsehne bei übergeschlagenem Knie!
16/B Lösen Sie den Triceps-surae-Reflex und die Reflexe an der oberen Extremität bei Kommilitonen und mindestens drei Patienten aus. Achten Sie dabei darauf, daß Sie auch die weniger deutlichen Reaktionen beim Brachio-radial-Reflex wirklich wahrnehmen.

16/C Achten Sie auf die Zunahme der Reaktion bei Reflexbahnung!
16/D Untersuchen Sie bei mindestens einem Patienten mit zerebralem Insult die Motorik und bei einem Parkinson-Patienten das hypokinetische Syndrom!
16/E Prüfen Sie Zahlenschrift, Schmerzempfindungen, Vibrations-, Berührungs-, Temperatur- und Bewegungsempfindungen zunächst bei sich selbst und bei mindestens zwei Kommilitonen!
16/F Untersuchen Sie mindestens bei einem Kommilitonen konsequent die Funktion sämtlicher Hirnnerven!
16/G Führen Sie die geschilderten Prüfungen zur Ansprechbarkeit, Orientiertheit, Denk- und Merkfähigkeit, zum Antriebsverhalten, zu Stimmungen, Emotionalität und zur Konzentration bei einem Patienten durch, der älter als 70 Jahre ist, und versuchen Sie, sich anhand der Dokumentationsunterlagen über den psychologischen Befund selbst Klarheit über das zu verschaffen, was Sie bei der Untersuchung festgestellt haben!

17.0 Zusammenfassung des Befundes

Abschließend gilt es, die pathologischen Befunde zusammenzufassen und im Zusammenhang mit der Anamnese zu sehen. Damit schaffen Sie sich einen Überblick über den Patienten und eine Unterlage, um über den Befund in konzentrierter Form berichten zu können.
Ihre Befunde müssen nun noch durch technisch-diagnostische Untersuchungsverfahren (s. Kapitel 18) ergänzt werden, auf die hier nur mit einem Grundsatz eingegangen werden soll. Machen Sie es sich zur Regel, sich auf die technisch-diagnostischen Verfahren (Laborwerte, Röntgen usw.) zu beschränken, die bei der Überprüfung Ihrer Arbeitsdiagnosen weiterführen; also keine Laborlatten aufzählen, sondern gezielte Laboruntersuchungen anordnen, die für diesen Fall einen möglichst hohen Informationswert haben. Nur wenige Verfahren eignen sich zum Screening wie z.B. Senkung, Blutbild oder Hämatokrit.
Mit den insgesamt gewonnenen Informationen (Datenpool) bereiten Sie die Schlußfolgerungen vor, die Sie zunächst als Probleme und als Arbeitsdiagnosen im Sinne von Hypothesen formulieren und die es konsequent zu überprüfen und dann für die Therapie zu nutzen gilt.

Von der Untersuchung zur Diagnose

Sie müssen sich dabei über den gedanklichen Weg klar werden, der von den Einzelsymptomen, die der Patient bietet, bis zur Diagnose zurückzulegen ist. Zur Verdeutlichung benutzen wir die Symbole eines Flußdiagramms (Abb. 17.**1**):
Anamnese, Befund und technisch-diagnostische Verfahren ergeben die **Symptome** (Datenpool). Mit Hilfe Ihrer Kenntnisse aus der Krankheitslehre wägen Sie dann vergleichend die einzelnen Symptome auf ihren Bedeutungsgehalt ab, d.h., Sie betreiben **symptomatologische Differentialdiagnostik.** Dazu überlegen Sie für jedes einzelne Symptom, wie es entsteht, für welche Funktionsstörungen es ein Zeichen ist, wie die aufgetretenen morphologischen oder pathophysiologischen Veränderungen zusammenpassen, und schließlich, welche Ursachen zu diesen Symptomen geführt haben. Auf diese Weise erfassen Sie den Stellenwert der einzelnen Symptome im gesamten Krankheitsgeschehen. Der Denkprozeß ähnelt einem Puzzle.

370 Zusammenfassung des Befundes

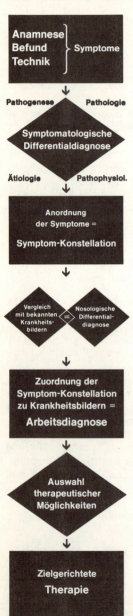

Abb. 17.1 Flußdiagramm »Von Symptomen zu Diagnosen«

Den integrativen Zusammenhang zwischen zusammengehörigen Symptomen bezeichnet man als **Symptomkonstellation.** Diese Symptomkonstellation Ihres Patienten vergleichen Sie jetzt mit bekannten Krankheitsbildern und versuchen, eine Zuordnung zu treffen. Dabei können Sie z. B. zu dem diagnostischen Schluß kommen, daß die Symptome Ihres Patienten am besten zum Krankheitsbild der Hepatitis epidemica passen, und damit ist eine vorläufige **Zuordnung** der Symptomkonstellation Ihres Patienten **zu einem bestimmten Krankheitsbild** getroffen.

Der nächste Schritt ist wiederum vergleichendes Abwägen, nun aber nicht mehr in bezug auf das einzelne Symptom, sondern Sie vergleichen das vermutete Krankheitsbild mit ähnlichen Krankheitsbildern der Krankheitslehre, d. h., Sie treiben **nosologische Differentialdiagnostik.**

Erst wenn Sie auch mit diesen Überlegungen zu dem Schluß kommen, daß die Symptomkonstellation Ihres Patienten mit dem Krankheitsbild der Hepatitis epidemica übereinstimmt, stellen Sie die **Arbeitsdiagnose,** die es im Verlauf der Patientenbetreuung immer wieder zu prüfen gilt. Erst aufgrund einer Arbeitsdiagnose können Sie mit einer zielgerichteten Therapie beginnen. Ein System, das über die Aufzeichnung von Informationen hinaus zur Strukturierung der Probleme beiträgt, die der Patient bietet, ist die im folgenden geschilderte problemorientierte Patientenbetreuung und problemorientierte Dokumentation (s. S. 414).

18.0 Zusammenstellung häufiger technisch-diagnostischer Untersuchungen und Normalwerte*

I Klinisch-chemische Untersuchungen im Serum

		Normalwerte		erforderliche Blutmenge (ml)
Enzyme:				
α-Amylase		60– 330	SCE/l	(0,2)
AP		76– 190	U/l	(0,2)
CHE		1900–3800	U/l	(0,1)
CP-NAC	m.	bis 70	U/l	(0,2)
	w.	bis 60	U/l	(0,2)
CK-MB		bis 10	U/l	(0,2)
GlDH	m.	bis 4	U/l	(0,6)
	w.	bis 3	U/l	(0,6)
GOT	m.	bis 18	U/l	(0,2)
	w.	bis 15	U/l	(0,2)
GPT	m.	bis 22	U/l	(0,2)
	w.	bis 17	U/l	(0,2)
γ-GT	m.	bis 28	U/l	(0,2)
	w.	bis 18	U/l	(0,2)
LDH		80– 240	U/l	(0,1)
LAP		11– 35	U/l	(0,2)
SP		bis 12	U/l	(0,4)
trth. SP		bis 4	U/l	(0,6)
Substrate:				
Ammoniak	m.	17– 47	µmol/l	(1,0)
	w.	12– 38	µmol/l	(1,0)
Bilirubin		bis 17	µmol/l	(1,0)
Cholesterin				(0,1)
m. 20 30 J.		bis 6,7	mmol/l	
über 30 J.		bis 7,2	mmol/l	
w. 20–40 J.		bis 6,5	mmol/l	
41–50 J.		bis 7,2	mmol/l	
über 50 J.		bis 8,5	mmol/l	

---

* Die angegebenen Werte stammen aus dem Zentrallabor der Medizinischen Hochschule Hannover

Zusammenstellung techn.-diagnostischer Untersuchungen

		Normalwerte		erforderliche Blutmenge (ml)
Galactose		bis 0,2	mmol/l	(0,02)
Gesamt-CO_2		23– 32	mmol/l	(1,0)
Harnsäure	m.	200– 420	µmol/l	(0,5)
	w.	140– 340	µmol/l	(0,5)
Harnstoff		3,3– 6,7	mmol/l	(0,2)
wahres Kreatinin	m.	57– 93	µmol/l	(1,0)
	w.	50– 80	µmol/l	(1,0)
Protein		65– 80	g/l	(0,6)
Triglycerid-Glycerin		bis 1,80	mmol/l	(0,4)

andere Normalbereiche
bei Mehrfachanalysen:

Kreatinin		bis 115	µmol/l	(5,0)

Elektrolyte:

Calcium		2,15–2,75	mmol/l	(0,5)
Chlorid		97– 108	mmol/l	(0,6)
Eisen	m.	14– 27	µmol/l	(0,4)
	w.	11– 25	µmol/l	(0,4)
Transferrin-EBK	m.	54– 73	µmol/l	(0,4)
	w.	45– 63	µmol/l	(0,4)
Kalium		3,6– 5,4	mmol/l	(0,6)
Kupfer	m.	11– 22	µmol/l	(0,8)
	w.	13– 24	µmol/l	(0,8)
Lithium*		0,05	mmol/l	(2,0)
Magnesium		0,75–1,15	mmol/l	(0,2)
Natrium		132– 155	mmol/l	(0,6)
Phosphat		0,83–1,67	mmol/l	(0,4)
Osmolalität		280– 310	mOsmol/kg	(1,0)

* Normalwert liegt unter der Nachweisgrenze von 0,05 (therapeutischer Bereich 0,5–2,0 mmol/l)

Elektrophorese:

Albumin	57–68 %	(0,05)
α_1-Globulin	1– 6 %	
α_2-Globulin	5–11 %	
β-Globulin	7–13 %	
γ-Globulin	10–18 %	

II Klinisch-chemische Untersuchungen im Plasma

	Normalwerte		erforderliche Blutmenge (ml)
Hämoglobin	bis 100	mg/l	(5,0)
Met-Hämoglobin	bis 2,5%		(2,0)
Glucose	3,9– 5,6	mmol/l	(0,02)

III Klinisch-chemische Untersuchungen im Liquor

	Normalwerte		erforderliche Liquormenge
Chlorid	115–133	mmol/l	(0,2)
Glucose	1,6– 3,6	mmol/l	(0,02)
Protein	170–520	mg/l	(0,5)
Elektrophorese:			
Praealbumin	3– 8%		(2,0)
Albumin	54– 71%		
α_1-Globulin	2– 6%		
α_2-Globulin	3– 8%		
β-Globulin	6– 11%		
τ-Fraktion	3– 9%		
$\beta + \tau$-Fraktion	10– 20%		
γ-Globulin	5– 14%		

IV Klinisch-chemische Untersuchungen im arteriellen Blut

	Normalwerte		erforderliche Blutmenge (ml)
Blutgasanalyse:			
pCO_2	36– 42	torr	(2,0)
pO_2 (Alter und Broca-Index beachten)	65– 105	torr	
pH	7,35–7,45		
St. HCO_3	23– 27	mmol/l	
Base Excess	± 2	mmol/l	

V Klinisch-chemische Untersuchungen im Urin

	Normalwerte		erforderliche Urinmenge (ml)
δ-Aminolävulinsäure	bis 23	µmol/d	(2,0)
α-Amylase	300–1600	SCE/d	(0,2)
	280–2000	SCE/l	(0,2)
Calcium	2,5– 10,0	mmol/d	(0,2)
Chlorid	140– 280	mmol/d	(0,5)
Glucose	bis 0,7	mmol/d	(0,1)
	bis 1,7	mmol/l	(0,1)
	bis 0,3	g/l	(0,1)
Harnsäure	3,0– 4,2	mmol/d	(0,5)
Kalium	25– 100	mmol/d	(0,5)
Kreatinin	9,0– 14,0	mmol/d	(1,0)
Natrium	130– 260	mmol/d	(0,5)
Osmolalität	40–1400	mOsmol/kg	(2,0)
Konzentrationstest	über 950	mOsmol/kg	
Phosphat	23– 48	mmol/d	(0,2)
Protein	bis 0,05	g/d	(10,0)
Vanillinmandelsäure	17– 33	µmol/d	(5,0)

VI Hämatologische Untersuchungen[*]

1. Blutkörperchensenkungsgeschwindigkeit bis 20 Teilstriche nach 2 Std.
2. Hämoglobin 14–17 g/dl
3. Hämatokrit 40–48 %
4. Erythrozytenzahl $4,2–5,6 \times 10^{12}/l$
5. osmotische Resistenz der Erythrozyten 0,32 als vollständige bis 0,44 als beginnende Hämolyse
6. normale Erythrozytenformen
7. pathologische Erythrozytenformen
8. Retikulozyten bis 18 ⁰/₀₀
9. Leukozytenzahl $3500–8500 \times 10^9/l$
10. normale Leukozytenformen
11. pathologische Leukozytenformen
12. Blutungszeit 2,5–5 Min.
13. Quick-Test (Prothrombingehalt des Serums) methodenabhängig
14. Blutgruppe und Kreuzprobe
15. Knochenmarkpunktion

---

[*] Die angegebenen Werte stammen aus dem hämatologischen Labor der Medizinischen Hochschule Hannover

Zusammenstellung techn.-diagnostischer Untersuchungen

Funktionstests

VII Nieren- und Harnwegsuntersuchungen

1. Katheterisieren
2. Kreatininclearance
3. i. v. Pyelogramm
4. Phenolsulfonphthalein-Ausscheidung
5. Resturin
6. Zystoskopie
7. Blauausscheidung
8. Nierenbiopsie
9. Szintigraphie und Isotopenclearance

VIII Endokrinologische Untersuchungen

(soweit sie nicht unter den blutchemischen und den Harnuntersuchungen aufgeführt werden)

1. Schilddrüsenfunktionstests mit radioaktiven Substanzen
2. Funktionstests für die Beziehungen zwischen Hypophyse und Nebennieren bzw. Gonaden

IX Gastroenterologische Untersuchungen

1. Seidenfadentest
2. Ösophagoskopie
3. Magensaftanalysen
4. Duodenalsonde
5. Bromthaleinerscheinungszeit
6. Einläufe
7. Rektoskopie
8. Stuhluntersuchung
9. Stuhluntersuchung auf Würmer
10. Endoskopie
11. Biopsien
12. Röntgenuntersuchungen und die dafür notwendigen Vorbereitungen

X Herz- und Kreislaufuntersuchungen

1. Elektrokardiogramm
2. Vektorkardiographie
3. Phonokardiographie
4. Herzkatheter
5. Gefäßauskultation
6. Venendruck
7. Kreislaufzeiten
8. Cold-pressure-Test
9. Regitintest
10. Lagerungsprobe (Ratschow)
11. Angiographie
12. Lymphangiographie

XI Pulmologische Untersuchungen

1. Streichholzversuch
2. Sputumuntersuchung auf Blut
3. mikroskopische Sputumuntersuchung auf Bakterien und Tuberkulose
4. Pleurapunktion
5. Untersuchung des Pleurapunktates
6. Spirometrie
7. Röntgenuntersuchungen

XII Bakteriologische Untersuchungen

1. Blut
2. Urin
3. Sputum
4. Stuhl
5. Hauttests für Tuberkulose und Toxoplasmose
6. Liquor und andere Punktatflüssigkeiten

19.0 Gynäkologisch-geburtshilfliche Untersuchung

19.1 Lernziele

In den folgenden Abschnitten lernen Sie,
- welche anamnestischen Besonderheiten in der gynäkologisch-geburtshilflichen Anamnese zu berücksichtigen sind,
- welche Maßnahmen zur gynäkologischen Befunderhebung gehören,
- wie man die Mammae untersucht und die Patientin zur Selbstuntersuchung anleitet,
- wie Anamnese und Befund in einer Schwangerschaft erhoben werden.
- Kontrollieren Sie Ihren eigenen Lernerfolg anhand der gestellten Fragen.

Wir beschränken uns bei diesem Kapitel auf die Schritte der gynäkologischen und geburtshilflichen Untersuchung, die jeder Arzt sowohl im Rahmen von Kontrolluntersuchungen zur Krebsfrüherkennung, als auch zur Feststellung von Abweichungen von der Norm durchführen können sollte. Die Anforderungen an den Nichtfacharzt und die Möglichkeiten der Allgemeinpraxis dienen als Richtschnur für die Beschränkung des Stoffes, der auf den Gegenstandskatalog zu den allgemeinen klinischen Untersuchungen und das Praktikum für Geburtshilfe und Gynäkologie zugeschnitten ist. Es soll ausdrücklich betont werden, daß zu einer sachgerechten gynäkologischen und geburtshilflichen Untersuchung mehr Übung und apparative Ausstattungen gehören, als der Gegenstandskatalog vermuten läßt.

19.2 Anamnestische Besonderheiten

Für die gynäkologisch-geburtshilfliche Anamneseerhebung ist eine Hilfsperson nicht erforderlich, sondern eher störend. Bei der körperlichen Untersuchung sollte dagegen aus forensischen Gründen eine Krankenschwester oder Arzthelferin anwesend sein. Das Gespräch[1] bietet neben den erforderlichen Sachinformationen Gelegenheit, ein **Vertrauensverhältnis** zwischen Arzt und Patientin aufzubauen, das erforderlich ist, um natürliche Hemmungen gegenüber der Untersuchung des Genitalbereichs zu mindern. Dazu gehört schon im Gespräch mit der noch bekleideten Patientin, zu dem Sie sich Zeit nehmen sollten, ein be-

---

[1] H. u. J. Dahmer: Gesprächsführung. Eine praktische Anleitung. Thieme, Stuttgart 1982

378 Gynäkologisch-geburtshilfliche Untersuchung

sonders behutsames Vorgehen. Auch die entkleidete Patientin sollte in der Praxis oder Klinik zu keinem Zeitpunkt völlig entblößt sein.
Im Vordergrund stehen die **jetzigen Beschwerden** der Patientin: Dauer, Stärke, Art und Ort, Beziehung zu Funktionen. Besondere Bedeutung gewinnen Fragen nach der Einnahme von Hormonpräparaten und angewandte Methoden der Schwangerschaftsverhütung. Das Einbeziehen der allgemeinen Anamnese orientiert sich an dem Informationswert der dort aufgeführten allgemeinen Beschwerden in bezug auf die Gynäkologie und die Geburtshilfe, z.B. die ausgeprägte Ermüdbarkeit, Temperatur- und Gewichtsveränderungen, Stuhlgangs- und Miktionsstörungen. Hinzu kommen gynäkologisch-geburtshilflich relevante Daten aus der Eigenanamnese, wie etwa vorangegangene Schwangerschaften, Geburten und gynäkologische Operationen; aus der Familienanamnese z.B. ein Diabetes der Mutter.

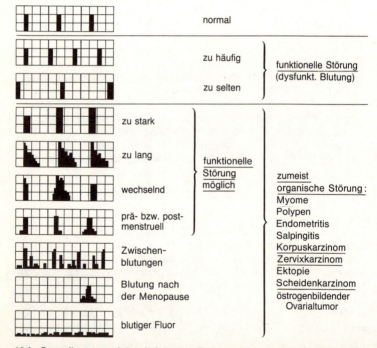

19.1 Beurteilungsgrundsätze bei uterinen Blutungen (aus H. Schmidt-Matthiesen: Gynäkologie und Geburtshilfe. Schattauer, Stuttgart 1979)

19.2.1 Regelanamnese und graphische Dokumentation (Kaltenbach-Schema)

Dokumentiert werden:
- Eintritt der ersten Menstruation (Menarche),
- Zyklusdauer, Blutungsdauer und Blutungsstärke nach Zahl und Art der Tampons bzw. Slipeinlagen oder Vorlagen,
- Schmerzen vor, während oder nach der Regel,
- Termin und Art der letzten Regel und soweit möglich systematisch entsprechende Angaben aus vergangenen Monaten,
- ggfs. auch die Menopausenblutung.

Wichtig ist, ausdrücklich nach Blutungen außerhalb der Regel zu fragen und sie im Schema einzutragen (Abb. 19.1).

19.2.2 Menstruationsunregelmäßigkeiten und sonstige vaginale Blutungen

Diagnostisch wegweisend (Abb. 19.2) sind Blutungsstörungen als Menstruationsunregelmäßigkeiten:
Auffälligkeiten in der Menstruationsrhythmik:
- zu seltene Blutungen = Oligomenorrhöen ($>$ 34 Tage),
- zu häufige Regelblutungen = Polymenorrhöen ($<$ 24 Tage),
- völliges Ausbleiben = Amenorrhö.

Auffälligkeiten im Blutungscharakter:
- quantitativ zu starke Regelblutungen = Hypermenorrhöen,
- zu lange dauernde Blutungen = Menorrhagien ($>$ 8 Tage),
- Schmierblutungen = Spotting, z. B. bei Einnahme der Pille.

Zwischen- oder Zusatzblutungen = Metrorrhagien.
Periodenunabhängige Blutungen:
- z. B. nach der Menopause (länger als ein halbes Jahr),
- oder Kohabitationsblutungen.

19.2.3 Schmerzen

Zyklusabhängig:
- Schmerzen unmittelbar vor und/oder während der Regel, als primäre oder sekundäre Dysmenorrhö (Molimina menstrualia),
- Mittelschmerz = Schmerzen zur Zeit des Follikelsprungs.

Zyklusunabhängig:
- Kreuzschmerz als Hinweis auf mögliche Senkung von Vagina oder Uterus,
- entzündliche Ursachen,
- Ovarialtumoren, Uterus myomatosus,
- Extrauteringravidität.

Schmerzen im Zusammenhang mit dem Geschlechtsverkehr als Dyspareunie oder Algopareunie.

380 Gynäkologisch-geburtshilfliche Untersuchung

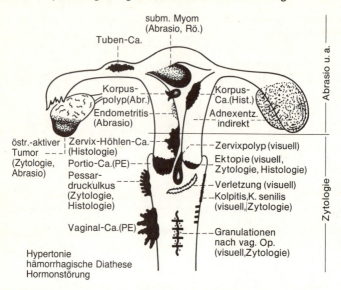

19.2 Ursachen für irreguläre Genitalblutungen (diagnostische Methoden in Klammern) (aus H. Schmidt-Matthiesen: Gynäkologie und Geburtshilfe. Schattauer, Stuttgart 1979)

Schmerzen der Mammae:
- Schmerzen um den Menstruationstermin,
- unabhängig von der Regel bei Mastopathie, Entzündung und Karzinom.

19.2.4 Ausfluß

Übersteigt der weißlich-schleimige Vaginalinhalt das übliche Maß so weit, daß es der Patientin lästig wird, so spricht man von Fluor. Er kann unangenehm riechen und gemeinsam mit Hautveränderungen, Brennen und Juckreiz im Bereich des Introitus oder des äußeren Genitales auftreten und durch Östrogenmangel, mechanisch, chemisch (Hygiene), entzündlich, psychisch oder durch Tumor bedingt sein (Abb. 19.**3**).

19.2.5 Erkrankungen der Nachbarorgane

Nicht selten führen Erkrankungen benachbarter Organe zu Beschwerden und Befunden in der Genitalregion. Hierher gehören aus dem Urogenitalbereich Inkontinenz, besonders beim Husten und Niesen, Schmerzen beim Wasserlassen (Dysurie), Blutbeimischungen zum Urin (Hämaturie) oder übermäßig häufiger Harndrang (Pollakisurie) oder

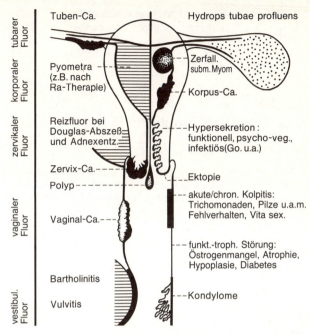

19.3 Genitaler Fluor, Herkunftsbereich und Ursache (aus H. Schmidt-Matthiesen: Gynäkologie und Geburtshilfe. Schattauer, Stuttgart 1979)

Harnsperre, z. B. durch Tumor oder Prolaps. Auch Schmerzen durch Erkrankungen des Intestinaltraktes, z. B. Divertikulitis, Appendizitis oder Sigmakarzinom, können in der Nähe des Genitalbereichs lokalisiert sein und müssen gegen gynäkologische Krankheitsbilder abgegrenzt werden. Condyloma acuminata und Kraurosis finden sich nicht selten gleichzeitig im Bereich von Anus, Vulva und Vagina.

19.2.6 Sexualität und Fruchtbarkeit

Einige begriffliche Klarstellungen: Frigidität ist die sexuelle Gleichgultigkeit bzw. Gefühlskälte. Der Begriff Frigidität wird in erster Linie zur Beschreibung weiblichen Sexualverhaltens verwendet. Die Impotenz, das Unvermögen, bezeichnet als Impotentia coeundi die Unfähigkeit des Mannes, den Geschlechtsverkehr durchzuführen, als Impotentia generandi die Unfähigkeit zur Zeugung. Letzteres bedeutet beim Mann Sterilität. Ein Mann kann also steril sein, braucht deshalb aber nicht impotent zu sein, er kann impotent und u. U. dennoch zeugungsfähig sein.

382 Gynäkologisch-geburtshilfliche Untersuchung

Sterilität bei der Frau bedeutet die Unfähigkeit der Frau zu empfangen, während Infertilität die Unfähigkeit bezeichnet, eine Schwangerschaft auszutragen.

19.3 Der gynäkologische Befund

19.3.1 Vorbereitung und Lagerung

Vor der Untersuchung sollte die Patientin die Blase entleeren. Der Mittelstrahlurin wird für eventuell erforderliche Untersuchungen zunächst aufbewahrt. Der Untersuchungsstuhl sollte mit einem Wandschirm gegen den restlichen Raum abgedeckt sein. Bei der Lagerung in Steinschnittlage (Abb. 19.**4**) unterstützt die Helferin oder der Arzt die Patientin. Zum Ausgleich der Lendenlordose, besonders der Abwehrlordose, fordern Sie die Patientin auf, sich mit dem Kreuz flach auf den Untersuchungsstuhl zu legen. Eine Hilfe ist das Abwärtsstreichen der Glutäen bei der liegenden Patientin.

Achten Sie darauf, daß der Kopf der Patientin eher anteflektiert als retroflektiert wird. Das Genital bleibt bis zum Beginn der Untersuchung, die durch Detailfragen zur Anamnese, Injektionen usw. verzögert werden kann, abgedeckt. Als unangenehm empfinden die Patientinnen grelles Licht, einen ungenügend geheizten Untersuchungsraum, kalte Hände des Untersuchers oder kalte Instrumente, die deshalb auf 35 Grad erwärmt werden sollten. Sie sollten der Patientin Ihr Vorgehen bei

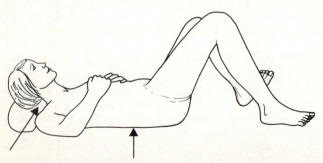

19.**4** Steinschnittlage mit ausgeglichener Lendenlordose und anteflekt. Kopf

Der gynäkologische Befund 383

der Untersuchung Schritt für Schritt erläutern und damit oder z.B. durch Fragen versuchen, ihre natürliche emotionale Abwehr zu überwinden. Wenn schmerzhafte Untersuchungen nicht zu vermeiden sind, sollten Sie sie unmittelbar vorher ankündigen, damit die Patientin nicht vom Schmerz überrascht wird.

Zunächst inspizieren und palpieren Sie den Bauch der Patientin von der Seite her und achten dabei auf Narben, Hernien, Resistenzen, Auftreibung, Druckschmerzen und inguinale Lymphknoten, s. S. 243.

19.3.2 Inspektion im Genitalbereich

Dann richtet sich die Inspektion des Anus-Damm-Genitalbereichs auf Veränderungen der Haut:
– Auffälligkeiten der Haut im Genitalbereich (fleckige oder diffuse Verfärbungen, Narben, Entzündungen, Geschwülste, Verletzungen, Hämatome, Mißbildungen, Fehlentwicklungen, Bisexualität),
– Behaarungstyp: verstärkt im Sinne einer Vermännlichung, vermindert oder fehlend.

Achten Sie an der Haut des äußeren Genitals, neben den Zeichen für die Vulvitis und das Vulvakarzinom, auch auf die Kraurosis (= Lichen sclerosus et atrophicus) und auf Epidermisbereiche, in denen die normale Schleimbildung fehlt.

Zur Untersuchung des Introitus spreizen Sie die kleinen Labien, bis das Orificium externum urethrae und der Hymenalsaum freiliegen. Lassen Sie die Patientin nach unten pressen, um ein eventuelles Hervortreten der vorderen Vaginalwand vor den Introitus bei Vorliegen einer Zystozele, ein Hervortreten der hinteren Vaginalwand bei Rektozele zu erfassen.

19.3.3 Spekulumuntersuchung

Abweichend von anderen Untersuchungsgängen geht bei der gynäkologischen Untersuchung die instrumentelle Untersuchung der Palpation voraus. Für die Inspektion der Vaginalwand und der Portio benutzt man ein selbsthaltendes Spekulum (Entenschnabel) (Abb. 19.**5a**) oder das Rinnenspekulum (Abb. 19.**5b**). Bei intaktem Hymen untersuchen Sie erforderlichenfalls mit sehr kleinen Spekula bzw. mit einem Vaginoskop. Das Einklemmen einer Hautfalte am Introitus oder in der Vagina ist sehr schmerzhaft, deshalb ist besondere Vorsicht geboten.

384 Gynäkologisch-geburtshilfliche Untersuchung

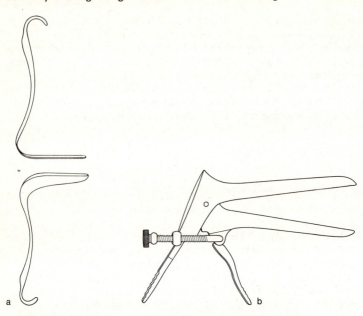

19.**5a** Oben vorderes, unten hinteres Blatt des Rinnenspekulums
19.**5b** Selbsthaltendes Spekulum (Entenschnabel)

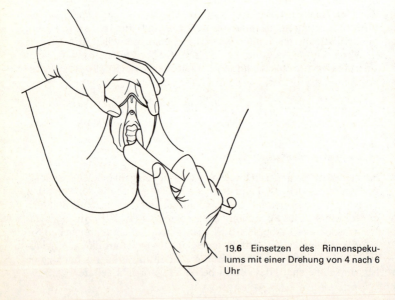

19.**6** Einsetzen des Rinnenspekulums mit einer Drehung von 4 nach 6 Uhr

Bei der Verwendung von Rinnenspekula führen Sie nach Spreizen des Introitus zunächst das schräggehaltene hintere Spekulum (Abb. 19.**6**) mit einer Drehung von 4 nach 6 Uhr unter leichtem Druck gegen die hintere Kommissur etwa bis zu zwei Dritteln ein und entfalten die Scheide dann mit dem vorderen Plattenspekulum bis zu diesem Punkt. Erst dann schieben Sie unter Sicht des Auges das hintere Blatt und schließlich auch das vordere Blatt bis in das Scheidengewölbe vor und machen damit die Portio sichtbar (Abb. 19.**7a–d**). Achten Sie darauf, daß Sie eine Erosion der leicht verletzbaren Portio vermeiden und die Epithelien nicht versehentlich abwischen, von denen Sie einen Abstrich nehmen wollen. (Die Wahl der Spekulumgröße 1–4 richtet sich nach Größe und Länge der Scheide.)

Dann halten Sie das hintere Blatt mit der linken Hand und leichtem Zug nach unten. Das vordere Blatt übernimmt die Hilfskraft. Ihre rechte Hand wird frei. Falls eine Dehnung der Scheide erforderlich ist, sollten Sie sie wegen der geringeren Schmerzempfindlichkeit immer dammwärts vornehmen.

Richten Sie die Beleuchtung so ein, daß Sie die ganze Scheide ausleuchten. Diagnostisch bedeutsam sind äußere Veränderungen der Portiooberfläche, wie z.B. Erythroplakien, Leukoplakien, Polypen und Ulzera bzw. blutige Prominenzen, die Karzinomverdacht erwecken, sowie vermehrte und fötide Absonderungen aus dem äußeren Muttermund. Sie sind Anlaß zu einer zytologischen bzw. bakteriologischen Untersuchung (Abstrich).

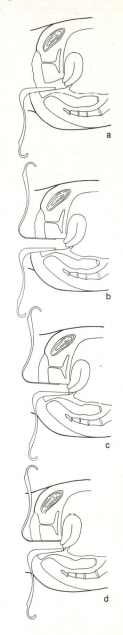

19.**7a** Einführen des hinteren Blattes bis zu zwei Dritteln

19.**7b** Entfalten der Scheide mit dem vorderen Blatt bis zu zwei Dritteln

19.**7c** Vorschieben des hinteren Blattes bis in das Scheidengewölbe

19.**7d** Vorschieben des vorderen Blattes und Sichtbarmachen der Portio

19.3.4 Abstriche

Zytologische Abstriche sind bei gynäkologischen Früherkennungsuntersuchungen obligatorisch. Stellen Sie durch leichtes Verschieben des hinteren oder vorderen Spekulums die Portio optimal ein. Wenn große Schleimmengen die **Portiooberfläche** bedecken, müssen Sie sie vorsichtig entfernen. Schieben Sie das hintere oder vordere Spekulum so vor, daß Sie den Abstrich tangential vornehmen können. Streichen Sie die Portiooberfläche kräftig mit einem Watteträger oder Ayre-Spatel ab. Streichen Sie das gewonnene Material dünn auf einem Objektträger aus. Zum Fixieren des noch feuchten Ausstriches verwenden Sie eine bereitstehende 1:1-Äthanol-Äther-Fixierlösung oder einen Fixierspray.

Für den **intrazervikalen Abstrich** drehen Sie einen Watteträger oder Ayre-Spatel im Zervikalkanal, so daß Sie kreisförmig die ganze Innenwand des Kanals auswischen. Sie rollen dann den Watteträger auf einem Objektträger ab und fixieren. Bei sehr engem Muttermund können Sie das Material notfalls mit einem dünneren Stäbchen gewinnen. Mit zytologischen Abstrichen der seitlichen Scheidenwand werden der derzeitige Hormoneinfluß und ggf. auch der Zykluszeitpunkt beurteilt.

Vermerken Sie auf dem Objektträger den Namen und ob es sich um einen Portio- oder einen Zervikalkanalabstrich handelt und welche Fixierung Sie gewählt haben. Die auf dem Begleitzettel angeforderten Informationen sind eine Voraussetzung für die sachgerechte Beurteilung der Abstriche.

Epithelveränderungen der Portio, für deren Beurteilung der Facharzt das Kolposkop verwendet, können Sie auch mit der **Schiller-Jodprobe** feststellen, indem Sie die Portio mit einer 3prozentigen wäßrigen Jod-Jodkalium-Lösung betupfen. Der Glykogengehalt von normalem Plattenepithel führt zur Braunfärbung. Epithelanomalien, Schleimhaut der Zervix, sehr junges Metaplasieepithel oder ektropioniertes Zylinderepithel führen zu Farbaussparungen im jodierten Bereich. Abschließend beurteilen Sie die Scheidenwände beim langsamen Zurückziehen der Spekula auf Rötung, Bläschen, Beläge, vermehrte Sekretabsonderung und Tumoren.

19.3.5 Palpation

Für die Palpation von Vagina und Uterus mit dem möglichst bewegungsinaktiven Zeigefinger, später und bei ausreichend weiter Scheide mit Zeige- und Mittelfinger, benutzen Sie Gummi- oder Plastikhandschuhe, die Sie mit Gleitmittel oder mit Wasser anfeuchten. Sie stehen dabei entweder zwischen den Beinen der Patientin und stützen den Ellenbogen des Armes, mit dem Sie die innerliche Untersuchung durchführen, auf dem aufgestellten gleichseitigen eigenen Knie ab. Sie können auch die Untersuchung von rechts bzw. links neben der Patientin

Der gynäkologische Befund 387

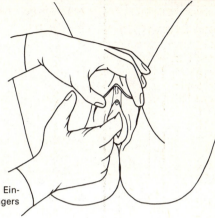

19.**8** Spreizen der Labien und Einführen des untersuchenden Fingers in die Vagina

durchführen. Spreizen Sie die Labien und führen Sie den untersuchenden Zeigefinger (Abb. 19.**8**) bzw., sofern es Weite und Dehnbarkeit der Vagina zulassen, Zeige- und Mittelfinger ein, ebenso wie bei der Spekulumuntersuchung mit leichtem Druck in Richtung auf den Damm und die Scheidewand. Beurteilen Sie durch Touchieren die Regelmäßigkeit der Scheidenoberfläche sowie Stellung und Oberfläche der Portio.

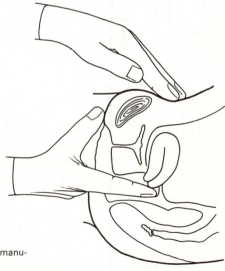

19.**9** Fingerhaltung bei der bimanuellen Palpation

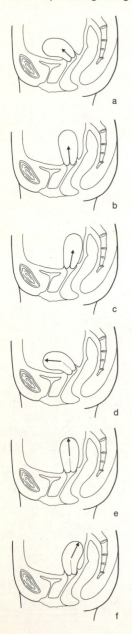

Zur **bimanuellen Palpation des Uterus** legt man zunächst die äußere Hand oberhalb der Symphyse flach auf und drückt dann die Bauchwand mit den Fingerbeeren der Finger 2, 3 und 4 – nicht mit den Fingerspitzen! – oberhalb der Symphyse ein und damit den Uterus sanft gegen den inneren palpierenden Finger (Abb. 19.**9**). Wenn Sie dabei Ihren Unterarm auf Ihrem gleichseitigen angewinkelten Oberschenkel abstützen, erleichtern Sie sich die Beurteilung von Größe, Lage, Konsistenz und Beweglichkeit des normalerweise in Anteversion und Anteflexion liegenden 8–10 cm langen derben Uterus. Die Pfeile in den Abbildungen 19.**10a** bis 19.**10f** veranschaulichen die gebräuchliche Terminologie.

Zur Unterscheidung von Anteflexion und Retroflexion gehen Sie zunächst mit dem untersuchenden Finger in das vordere Scheidengewölbe ein. Den anteflektierten Uterus tasten Sie dann zwischen den palpierenden Fingern der inneren und äußeren Hand (Abb. 19.**11a**). Einen retroflektierten Uterus palpieren Sie vom hinteren Scheidengewölbe aus, während Sie vom vorderen Scheidengewölbe ausgehend zwischen den inneren und äußeren Fingern lediglich die Bauchdecke fühlen (Abb. 19.**11b**).

19.**10a** Anteversion
19.**10b** Streckstellung
19.**10c** Retroversion
19.**10d** Anteflexion
19.**10e** Streckstellung
19.**10f** Retroflexion

Der gynäkologische Befund 389

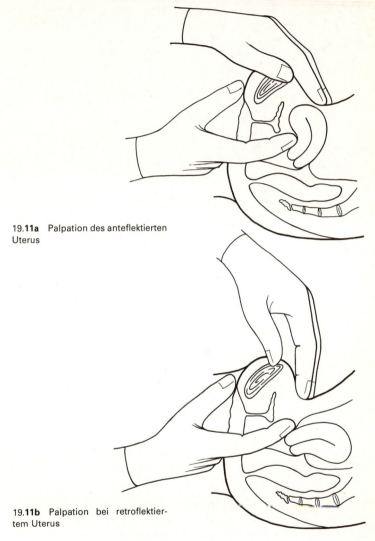

19.**11a** Palpation des anteflektierten Uterus

19.**11b** Palpation bei retroflektiertem Uterus

Sie beurteilen bei der bimanuellen Untersuchung von Uterus und Adnexen:
– die Zervix nach Stand, Richtung, Oberfläche, Muttermund, Verschieblichkeit nach ventral und seitlich, kranial und kaudal sowie nach Größe, Position und Konsistenz,

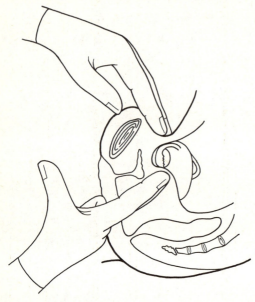

19.12 Untersuchung der Adnexe

- das Korpus nach Lage, Größe, Form, Position, Flexion, Konsistenz, Kontur und Beweglichkeit und
- die Parametrien nach ihrer Konsistenz.
- Schließlich sollten Sie registrieren, ob irgendeine dieser Untersuchungen schmerzhaft ist.

Die **Adnexe** untersuchen Sie bimanuell, indem Sie mit dem inneren Finger aus dem seitlichen Scheidengewölbe und mit den äußeren Fingern in gleicher Höhe lateral von der Mittellinie das dazwischenliegende Gewebe palpieren (Abb. 19.12). Das Ovar ist walnußgroß, meist druckempfindlich und bei adipösen Patientinnen keineswegs immer zu tasten. Palpable Tuben sind immer pathologisch.

Bei der **bimanuellen rektalen Untersuchung** benutzen Sie ein Gleitmittel, lassen die Patientin wie zum Stuhlgang gegen den eindringenden Finger pressen und beurteilen den Sphinkter, das Rektum, die hintere Uteruswand, die Parametrien, den Douglas-Raum, Veränderungen im kleinen Becken und die Rektumwand. Bei Virgines muß die rektale Untersuchung ggf. die vaginale Untersuchung ersetzen.

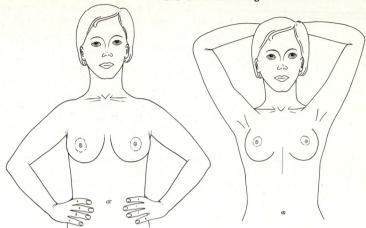

19.13 a Inspektion der Mammae bei der sitzenden Patientin

19.13 b Die Arme sollen hinter dem Kopf entspannt gehalten werden

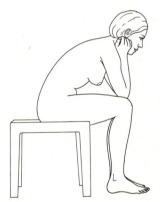

19.13 c Inspektion der Mammae bei der vorgebeugten Patientin

19.4 Die Untersuchung der Mammae

Nicht zuletzt die Früherkennung des Mammakarzinoms hat zu ermutigenden Behandlungserfolgen geführt. Deshalb sollten Sie die Mammae-Untersuchung nicht nur bei jeder gynäkologischen Untersuchung durchführen, sondern die Patientin auch zur regelmäßigen Selbstkontrolle anleiten. Der günstigste Termin dafür ist unmittelbar nach Abschluß der Menstruation. Als Gedächtnisstütze sollten Sie Ihrer Patientin eine schriftliche Anleitung mit auf den Weg geben, die der von Ihnen durchgeführten Untersuchung entspricht.

Für die **Inspektion** sitzt oder steht die Patientin in entspannter Haltung

(Abb. 19.**13a**). Die in die Hüfte gestemmten Arme sind locker. Die Patientin hebt die Arme und legt beide Handflächen hinter den Kopf (Abb. 19.**13b**). Sie beugt den Rumpf vorwärts, so daß sich die Mammae vom Thorax abheben (Abb. 19.**13c**).

Verdacht erregen müssen:
- neuaufgetretene Größendifferenzen der Mammae,
- neuaufgetretene einseitige Einziehung der Mamille,
- verminderte Verschieblichkeit der Haut über dem darunterliegenden Gewebe,
- Einziehung der Haut, besonders beim Anheben der Arme, als Konturveränderungen z. B. im Sinne einer Plateaubildung,
- Verwachsungen der Mamma mit dem Untergrund, die als Fixierung beim Hochheben der Arme zu erkennen sind,
- perimamilläres Ekzem,
- Apfelsinenhaut durch akzentuierte Hautporen und Hautulzerationen an den Mammae,
- einseitige, blutige oder mißfarbige Mammasekretion.

Palpatorisch suchen Sie systematisch seitenvergleichend in allen vier Quadranten beider Mammae nach unscharf begrenzten Gewebsverhärtungen oder Knoten im Drüsengewebe, die sich als Verfestigungen gegen ihre Umgebung abheben. Sie prüfen dann über solchen Verfestigungen die Verschieblichkeit und die Faltenbildung der Haut. Einziehungen gegenüber normalen, nach außen vorspringenden Hautfalten (Plateau-Phänomenen) verstärken den Verdacht auf ein Malignom.

An der liegenden Patientin palpieren Sie ebenso vergleichend die linke Brust mit der rechten Hand, die rechte Brust mit der linken Hand. Schließlich tasten Sie beide Axillen und die Fossae supra- und infraclaviculare nach Knoten oder Konturveränderungen ab. Die vorsichtige Expression der Mamillen ist besonders dann erforderlich, wenn die Patientin über Brustsekretion berichtet. Einen zytologischen Abstrich, besser eine Galaktografie, führt man durch, wenn die Sekretion einseitig auftritt. Jede der genannten Auffälligkeiten sollte zu weiterführender fachärztlicher Diagnostik Anlaß geben.

Entlassen Sie die Patientin nicht, ohne ihr das Ergebnis Ihrer Untersuchung mitgeteilt und erläutert zu haben, und vereinbaren Sie ggf. den nächsten Untersuchungstermin. Sie können die regelmäßige Durchführung der Selbstuntersuchung dadurch unterstützen, daß Sie Ihre Patientin bei jeder Routineuntersuchung danach fragen und sie evtl. erneut anleiten.

19.5 Anamnese in der Schwangerschaft

19.5.1 Schwangerschaftszeichen

Im gebärfähigen Alter weist das **Ausbleiben der Regelblutung** oder eine verkürzte bzw. schwache Regelblutung meist auf eine Schwangerschaft hin. Übelkeit und morgendliches Erbrechen, vermehrter Harndrang und Spannungsgefühl in den Brüsten lassen ebenfalls an eine Schwangerschaft denken.

Ziemlich sicher sind erhöhte HCG-Werte beim **immunologischen Schwangerschaftstest** im Serum oder im (Morgen-)Urin. Entsprechend den unterschiedlichen Präparaten wird der Test 14 Tage nach Empfängnis oder 8 bis 12 Tage nach Ausbleiben der erwarteten Menstruation positiv. Inzwischen sind auch spezifische immunologische Tests erhältlich, die 100 IE HCG im Urin nachweisen. Letzteres ist besonders wichtig bei dem Nachweis von Extrauteringraviditäten und bei der Verlaufskontrolle nach Therapie von Blasenmolen und Chorionepitheliomen. Der Beta-HCG-Test wird schon am 8. bis 10. Tag nach der Konzeption positiv. Die Ultraschalluntersuchung, die in vielen Fällen nach der 6. bis 8. Schwangerschaftswoche positiv wird, läßt eine klare Aussage zu.

19.5.2 Frühere Schwangerschaften

Weil sich die perinatale Mortalität durch Schwangerschaftsbetreuung und frühes Erkennen von Risikofaktoren senken läßt, ist ggf. die Kenntnis von Art und Schwere mütterlicher Erkrankungen während einer vorangegangenen Schwangerschaft oder im Wochenbett von Bedeutung. Neben Jahr und Art der Entbindung, Gesundheitszustand und Gewicht des Neugeborenen sollten Tragzeit und Besonderheiten im Schwangerschaftsablauf aufgezeichnet werden. Hierher gehören z.B. Blutungen in der Schwangerschaft, Placenta praevia, Ursachen und Begleitumstände von Früh- oder Fehlgeburten, schwangerschaftsspezifische Erkrankungen, operative Entbindungen, Fehlgeburten, Komplikationen mit der Nachgeburt u.a.m. Auch das Lebensalter und der aktuelle Gesundheitszustand der Mutter spielen für die Beurteilung eines tatsächlichen oder potentiellen Risikos eine Rolle.

19.5.3 Risikofaktoren aus der Anamnese sind:

- schwere Allgemeinerkrankungen wie Herzklappenfehler, Leberzirrhose oder Pyelonephritis, hämorrhagische Diathese, Diabetes mellitus,
- Rötelntiter,
- eine Adipositas von mehr als 20 kg,
- Zustand nach Sterilitätsbehandlung, nach Aborten, Fehl- oder Frühgeburten,

- totes oder geschädigtes Kind,
- Zustand nach Uterusoperationen,
- komplizierte Geburten (Blutungen usw.) oder operative Entbindungen,
- Erstpara jünger als 16 und älter als 34 Jahre,
- Pluripara (älter als 40 Jahre),
- Multipara (mehr als 4 Kinder),
- EPH-Gestose, schwangerschaftsinduzierter Hochdruck,
- Blutungen in der jetzigen Schwangerschaft,
- potentiell ungünstige Blutgruppenkonstellation oder nur mögliche Blutgruppenunverträglichkeit,
- drohende Frühgeburt (vorzeitige Wehen, Zervixinsuffizienz),
- Mehrlinge oder pathologische Kindslage,
- unklare Tragzeit,
- Geburt eines »small for date«-Babys (Plazentainsuffizienz).

19.5.4 Jetzige Schwangerschaftsanamnese

Für den Verlauf der jetzigen Schwangerschaft werden folgende Standarddaten erhoben: voraussichtlicher **Geburtstermin** nach der Naegeleschen Regel (der erste Tag der letzten normalen Regel minus 3 Monate, plus 7 Tage, Plus-Minus-Abweichung vom 28-Tage-Zyklus). Der Mittelwert liegt bei 267 Tagen nach der Konzeption, d.h. 282 Tage nach dem ersten Tag der letzten normalen Menstruation. Die effektive Tragzeit ist 14 Tage kürzer, da die Ovulation etwa 14 Tage nach der Menstruation erfolgt (28-Tage-Zyklus vorausgesetzt).

Bei Unklarheiten kann neben dem Termin des positiven Schwangerschaftstests und Ultraschalluntersuchungen – mit einer hohen Fehlerquote – der Zeitpunkt der ersten Kindsbewegungen weiterhelfen. Bei der Erstgebärenden ist das ungefähr in der 20. Woche, bei der Mehrgebärenden ungefähr in der 18. bis 20. Schwangerschaftswoche. Ist eine Basaltemperaturkurve geführt worden, läßt sich der errechnete Termin genauer bestimmen, weil der ungefähre Konzeptionstermin festgelegt werden kann. Weiter sollte vermerkt werden, ob vor der Schwangerschaft die Pille eingenommen wurde.

Informieren Sie sich nach Sicherung der Diagnose über eventuelle berufliche **Belastungen,** die familiäre Situation der Schwangeren, den Verlauf der bisherigen Schwangerschaft, z.B. in bezug auf den Appetit, Beschwerden sowie vorangegangene Schwangerschaften und Geburten (s. dort).

Bei Vorliegen von **Risikofaktoren** (s. oben) sollte die Patientin gegebenenfalls schon während der Schwangerschaft zum Facharzt überwiesen werden und zur Entbindung in eine Klinik gehen, in der neben der kontinuierlichen Überwachung ständige Operationsbereitschaft und intensive perinatale Therapie des Neugeborenen sichergestellt sind.

19.6 Befunderhebung in der ersten Schwangerschaftshälfte

Achten Sie bei der **allgemeinen körperlichen Untersuchung** besonders auf Ödeme. Bestimmen Sie Körpergewicht und Blutdruck, Hb, Blutgruppe und Rhesus-Faktor D. Führen Sie Antikörpersuchtest, TPAH- und HAH-Test, Rötelntiter sowie im Mittelstrahlurin die Bestimmung von Eiweiß, Zucker und Sediment durch.

Die **vaginale Untersuchung** erfolgt grundsätzlich nach Entleerung der Blase. Palpieren Sie Lage und Beweglichkeit des Uterus. Achten Sie darauf, daß der Muttermund geschlossen ist, ob Risse oder Narben vorliegen und ob die Zervix in normaler Länge erhalten und nicht verkürzt ist. Zur Erstuntersuchung gehört im Rahmen der Krebsvorsorge ein zytologischer Abstrich der Zervix. Vergessen Sie auch in der Frühschwangerschaft nicht die Beurteilung der Adnexe. Denken Sie bei einseitigem Schmerz immer an eine Extrauteringravidität!

Ein wirklich sicheres **Schwangerschaftszeichen** ist der Nachweis des Feten (auch mit Ultraschall) sowie der positive HCG-Test. Wahrscheinliche Schwangerschaftszeichen sind Vergrößerung und Auflockerung sowie Konsistenzwechsel der Gebärmutter und Lividität von Introitus, Vagina und Portio.

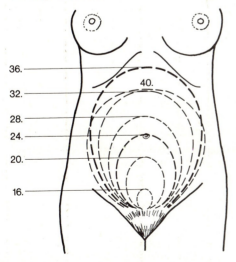

19.14
Fundusstand in den einzelnen Schwangerschaftswochen

Denken Sie daran, der Patientin nicht nur das Ergebnis Ihrer Untersuchungen mitzuteilen und in den Mutterpaß einzutragen, sondern sie in bezug auf das weitere Verhalten zu **beraten** (Hygiene, Sexualität, Sport, Reisen, Ernährung, Rauchen, Alkohol, Pharmaka, Impfungen). Beraten Sie Ihre Patientin über Schwangerschaft und Geburt, weisen Sie sie auf entsprechende Broschüren oder Kurse zur Geburtsvorbereitung bzw. Säuglingspflege hin. Sie sollten eine Vier-Wochen-Routine einleiten zur Kontrolle von Gewicht, Hb, Blutdruck und Urin (s. oben). Befinden und Wachstum des Fetus sind vorrangige Zeichen für die Beurteilung der Schwangerschaft.

Der **Fundus** steht (Abb. 19.**14**)
- in der 16. Schwangerschaftswoche zwei Querfinger oberhalb der Schamfuge (Symphysen-Fundus-Abstand), d.h. etwa ein Drittel zwischen Symphyse und Nabel,
- in der 20. Schwangerschaftswoche zwei Querfinger unterhalb des Nabels, d.h. etwa zwei Drittel zwischen Symphyse und Nabel.

Die Mutterschaftsrichtlinien empfehlen eine erste **Ultraschalluntersuchung** zwischen der 16. und 20. Schwangerschaftswoche. Sie ergänzt die klinischen und biochemischen Schwangerschaftszeichen und dient zur Bestimmung des Gestationsalters, gegebenenfalls zur Differentialdiagnose gestörter Frühschwangerschaften und zur Feststellung von Mehrlingsschwangerschaften. Untersucht werden folgende Parameter:
- Bestimmung des Fruchthöhlendurchmessers, ggfs. des Fruchthöhlenvolumens,
- die Scheitel-Steiß-Länge,
- die fetale Herzaktion.

Kindsbewegungen sind bei Erstgebärenden in der 20. bis 22., bei Mehrgebärenden von der 18. Schwangerschaftswoche an zu erwarten.

Auffällig sind Lageanomalien des Uterus nach der 12. Schwangerschaftswoche, Abweichungen von der erwarteten Uterusgröße, Blutungen oder Schmerzen, aber auch Abweichungen vom Zeitpunkt der erwarteten ersten Kindsbewegungen und geben Anlaß zur Klärung der Ursachen, Verkürzung der Untersuchungsintervalle und gegebenenfalls zur Überweisung an den Facharzt.

19.7 Befunde in der 2. Schwangerschaftshälfte

Eine Regel für die Häufigkeit der Schwangerschaftsuntersuchungen nach SALING läßt sich leicht merken:
- in den ersten vier (Lunar-)Monaten alle vier Wochen,
- in den folgenden drei Monaten alle drei Wochen,
- in den folgenden zwei Monaten alle zwei Wochen
- und im letzten Monat jede Woche.

Bestimmen Sie in der zweiten Schwangerschaftshälfte Größe und Lage des Fetus in Beziehung zum Becken, kontrollieren Sie die Herzaktionen

Befunde in der zweiten Schwangerschaftshälfte 397

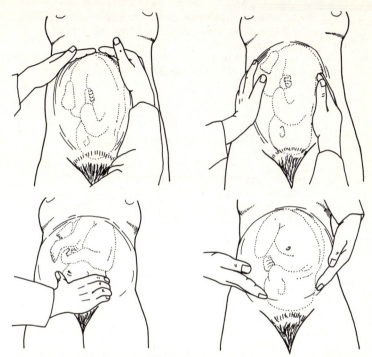

19.**15** Die Leopoldschen Handgriffe (aus H. Schmidt-Matthiesen: Gynäkologie und Geburtshilfe. Schattauer, Stuttgart 1979)

und die Bewegungen des Kindes. Mit den vier Leopoldschen Handgriffen ermitteln Sie den Fundusstand (1), die Stellung des Rückens bzw. der Extremitäten (2), den vorangehenden Teil (3) und seine Beziehungen zum Beckeneingang (4). Schließlich beurteilen Sie Muttermund und Zervix (Abb. 19.**15**).

Über die Zweckmäßigkeit vaginaler Untersuchungen während der zweiten Schwangerschaftshälfte besteht keine einheitliche Auffassung. In der zweiten Schwangerschaftshälfte finden Sie folgenden **Fundusstand:**

- in der 24. Schwangerschaftswoche in Nabelhöhe,
- in der 28. Schwangerschaftswoche zwei bis drei Querfinger oberhalb des Nabels,
- in der 32. Schwangerschaftswoche ziemlich genau in der Mitte zwischen Nabel und Schwertfortsatzspitze,
- in der 36. Schwangerschaftswoche hart am Rippenbogen,
- in der 40. Schwangerschaftswoche zwei Querfinger unterhalb des Rippenbogens.

In der 32. bis 36. Schwangerschaftswoche ist eine erneute Ultraschalluntersuchung zur Beurteilung des fetalen Wachstums, der Fruchtwassermenge und des Plazentasitzes angezeigt. In der 32. bis 36. Schwangerschaftswoche ist die Ultraschalluntersuchung die Methode der Wahl zur Ermittlung der Größe des Feten in utero. Daraus lassen sich dann das genaue Gestationsalter, das Gewicht und der Entwicklungsstand des Feten bestimmen. Man mißt dazu
- den biparietalen Durchmesser des kindlichen Kopfes,
- den Querdurchmesser des Thorax und des Abdomen, sowie
- den Umfang des Thorax und des Abdomen (sogenannte Thoracoabdominometrie).

Mit der Ultraschalluntersuchung kann man außerdem Lage- und Einstellungsanomalien, kongenitale Anomalien und pränatale Erkrankungen des Feten feststellen sowie Lage, Größe und Dicke der Plazenta bestimmen. Zur Beurteilung von Ultraschallbefunden gehört viel Erfahrung mit dem Gerät. Außerdem ist ein 2. Antikörpersuchtest in der 25. bis 32. Schwangerschaftswoche erforderlich.

19.8 Tabelle erhöhter Risiken,

die eine Facharzt- oder Kliniküberwachung angezeigt erscheinen lassen:

Blutungen	
Infektionen	
Anämie	Hämoglobin unter 110 g/l = 11 g = 62,5
Gestosezeichen	Ruheödeme, vermehrte Gewichtszunahme, Blutdruck über 135/85 Hg, Albuminurie über 1/1000
Wahrscheinliche Komplikationen in den Geburtswegen	Anatomische Anomalien
Hydramnion	Ungewöhnlich großer Uterus
Abweichung von der errechneten Kinds- oder Uterusgröße	Ultraschall-Anomalien Ultraschall-Anomalien
Fetale Störungen	Tachykardie, Bradykardie, Stolpern
Vorzeitige Wehenbereitschaft	Wehen vor der 38. Woche
Zervixinsuffizienz und Muttermundsöffnung	Zervixverkürzung und Weitung des Muttermundes bzw. Sichtbarwerden der Fruchtblase vor der 37. Woche
Terminüberschreitungen	

19.9 Aufgaben für die Selbstkontrolle

19/1 Aus welchen Gründen sollten Sie die gynäkologisch-geburtshilfliche Befunderhebung in Gegenwart Dritter ausführen?
19/2 Was bedeuten folgende Begriffe: Metrorrhagien, Hypermenorrhöen, Menorrhagien, Oligomenorrhöen, Polymenorrhöen, Amenorrhöen?
19/3 Welche genitalen Schmerzen sind zyklusabhängig?
19/4 Wann spricht man von Fluor?
19/5 Was versteht man unter Dyspareunien?
19/6 Wie unterscheiden sich Frigidität und Anorgasmie?
19/7 Wie bezeichnet man die Unfähigkeit der Frau zu empfangen?
19/8 Welches ärztliche Verhalten trägt dazu bei, Angst und Abwehrspannung zu zu vermeiden?
19/9 Welche Aufforderung an die Patientin während der Untersuchung erleichtert das Erkennen einer Zystozele oder Rektozele?
19/10 Warum führen Sie Rinnen- und Plattenspekulum nicht in einem Zug ein?
19/11 Welchen Nachteil hat das Rinnenspekulum in der Praxis?
19/12 Bei welchen gynäkologischen Früherkennungsuntersuchungen sind zytologische Abstriche angezeigt?
19/13 Mit welchem Test erfassen Sie Epithelveränderungen der Portio?
19/14 Mit welchem Anteil der äußeren Hand palpieren Sie oberhalb der Symphyse?
19/15 In welcher Lage und Stellung liegt der Uterus normalerweise?
19/16 Welches ist der günstigste Termin für die Untersuchung der Mammae?
19/17 Warum sollte die Patientin bei der Untersuchung der Mammae die Arme in die Hüften stemmen?
19/18 Nennen Sie 7 Verdachtsmomente bei der Untersuchung der Mammae.
19/19 Welche Gewebsveränderungen suchen Sie palpatorisch in den Mammae?
19/20 Welche Begleitbeschwerden weisen außer dem Ausbleiben der Regelblutung auf eine Schwangerschaft hin?
19/21 Vom wievielten Tage post menstruationem an reagieren die üblichen immunologischen Schwangerschaftstests positiv?
19/22 Welche der 17 genannten anamnestischen Risikofaktoren für eine Schwangerschaft lassen eine Klinikeinweisung zur Entbindung angezeigt erscheinen?
19/23 Wie errechnen Sie den voraussichtlichen Geburtstermin ohne Rechenscheibe?
19/24 Für welches Krankheitsbild hat die Beurteilung der Adnexe bei der Schwangerschaftsuntersuchung eine besondere Bedeutung?
19/25 Welche Schwangerschaftszeichen rechnet man zu den zuverlässigen?
19/26 Wie häufig sollte die Patientin in den ersten vier Lunarmonaten zu Kontrolluntersuchungen kommen?
19/27 Zu welchem Termin sind Ultraschall-Untersuchungen angezeigt?
19/28 Wie häufig sollte die Patientin im letzten Schwangerschaftsmonat untersucht werden?
19/29 Welchen Fundusstand erwarten Sie in der 16., 20., 24., 28., 32. und 40. Schwangerschaftswoche?

20.0 Die Untersuchung von Kindern

20.1 Lernziele

Im folgenden Kapitel lernen Sie, wie man
- besondere Situationen bei der Untersuchung von Kindern berücksichtigt,
- die unterschiedlichen Informationsquellen für die Anamnese benutzt,
- charakteristische Beschwerden im Kindesalter definiert,
- Besonderheiten bei der körperlichen Untersuchung von Kindern erfaßt und
- die normale seelisch-geistige, soziale und motorische Entwicklung beurteilt.

Kontrollieren Sie anhand der gestellten Fragen, ob Sie diese Lernziele erreichen.

20.2 Besonderheiten bei der Untersuchung von Kindern

Die Untersuchung der Kinder wird hier nur insoweit dargestellt, wie sie von der allgemeinärztlichen Untersuchung abweicht oder der Erweiterung bedarf. Vorweg einige allgemeine Bemerkungen:
Kinder und besonders Kleinkinder können nicht wie Erwachsene den Sinn ärztlicher Untersuchungsmaßnahmen begreifen und auch nicht die Ratio benutzen, um selbst unangenehme diagnostische Eingriffe zu tolerieren. Sie reagieren, besonders auf den fremden Arzt, die ungewohnte Umgebung oder gar blitzende Instrumente wie das »dritte Auge«, mit Angst und Fluchtreaktionen. Daraus ergibt sich für Sie die Aufgabe, alles zu vermeiden, was das Kind ängstigen könnte, und bewußt zu versuchen, das Vertrauen des Kindes zum Arzt zu stützen.
Sie sollten sich daher nicht sofort »auf das Kind stürzen«, sondern zunächst mit der Mutter oder der Pflegeperson ein anamnestisches Gespräch führen und das Kind dabei beobachten. In vielen Fällen können Sie sich auch durch eine freundliche Begrüßung oder bereitstehendes Spielzeug bzw. späteres sprachliches Eingehen auf das kindliche Verständnisniveau die Mitarbeit des Kindes, mindestens aber das Ertragen Ihrer Maßnahmen sichern. Sie müssen sich darum bemühen, drei Voraussetzungen für die Untersuchung eines Kindes zu erfüllen: freundliche Zuwendung, auch in kritischen Situationen heitere Gelassenheit und in manchen Fällen sehr viel Geduld.

Das Stethoskop zum »Telefonieren«, die hingehaltene Puppe oder ein klingelndes Schlüsselbund tragen ggf. zur Ablenkung bei. Wichtig ist, besonders bei Kleinkindern, unangenehme oder schmerzhafte Untersuchungsverfahren, z. B. das Wiegen auf einer harten Unterlage, rektale Temperaturmessung oder die Rachenspiegelung, ggf. aber auch die Palpation des Bauches bei Darmerkrankungen erst am Ende der Untersuchung vorzunehmen. Gegenüber verständigen Kindern sollten Sie unumgänglich notwendige, schmerzhafte Eingriffe begründen.

Da im Alter bis 4 Jahren eine verbale Kommunikation nur sehr bedingt möglich und im späteren Kindesalter durch die sich erst entwickelnde Ausdrucksfähigkeit und stärkere subjektive Färbung mehr als beim Erwachsenen begrenzt wird, ist der Arzt mehr auf seine Beobachtungsgabe für nichtsprachliche Äußerungen und auf seine Untersuchungstechnik angewiesen.

Nur in seltenen Fällen können Sie die Anamnese von älteren Kindern selbst erheben. Meist geben Eltern, Verwandte oder Nachbarn dem Untersucher die Vorgeschichte. Es gehört zur ärztlichen Kunst, aus dem Bericht einer unter Umständen angsterfüllten Mutter das für die Krankheit Wesentliche herauszuhören.

20.3 Informationen durch die Mutter

In die anamnestischen Angaben der Mutter oder anderer Pflegepersonen gehen meist subjektive Gewichtungen der Beschwerden ein, die im Extremfall an der Wirklichkeit oder dem ärztlich Relevanten vorbeigehen. Kunst des Arztes ist es, durch Fragen auf den Kern der Probleme zu kommen und dazu möglichst exakte Angaben zu erhalten.

Denken Sie auch daran, daß eine Mutter bemüht ist, dem Arzt zu zeigen, daß sie »eine gute Mutter« ist, daß ihr Kind »gut« ist oder in seinen Leistungen mindestens der Norm entspricht. Darunter kann die Objektivität ihres Berichtes leiden: Unerfreuliche Familienereignisse bleiben unberührt; gern werden Verhaltensstörungen heruntergespielt und tatsächliche Defekte bagatellisiert.

Andererseits kann eine Mutter auch völlig »normale« Verhaltensweisen des Kindes als krankhaft erleben. Dann gilt es herauszufinden, ob diese Beurteilung auf den persönlichen Maßstäben der Mutter beruht oder ob z. B. Vergleiche mit »den Kindern anderer Leute« zu einer Fehlbeurteilung des eigenen Kindes führen.

In beiden Fällen bedarf es nicht der Heilung des Kindes, sondern der Unterweisung der Mutter.

Aus dem Vergleich zwischen den mütterlichen Angaben und dem für Sie unmittelbar zugänglichen kindlichen Verhalten, seiner Sauberkeit o. ä. können Sie Schlüsse auf die Aussagekraft der angebotenen Informationen ziehen. Die Information durch die Mutter ist bei richtiger Interpretation von entscheidender Bedeutung für den Arzt.

20.4 Das Kind als Informationsquelle

Unterschätzen Sie die Beschwerden nicht, die ein Kind vorträgt. Letzten Endes kann nur der Erleidende selbst sagen, wo es weh tut, selbst wenn bei Kindern Schmerzlokalisationen vager sind als beim Erwachsenen (z. B. werden Bauchschmerzen meist in der Nabelgegend lokalisiert). Benutzen Sie notfalls als Hilfe das Spielzeug des Kindes, um sich zeigen zu lassen, »wo Susanne« Schmerzen hat.
Bei Verhaltensstörungen, besonders aber beim Verdacht auf Mißhandlungen, sollten Sie das Kind auch allein anhören, um Hemmungen oder den Versuch, brav zu sein und damit den Eltern in Gegenwart des Arztes zu gefallen, zu vermeiden.

20.5 Der Vater als Informationsquelle

Sie können beim anamnestischen Gespräch mit dem Vater davon ausgehen, daß Väter seltener Detailkenntnisse über den alltäglichen Gesundheitszustand ihrer Kinder haben. Bei Störungen in der geistig-seelischen Entwicklung des Kindes, die auf Problemen der Eltern beruhen können, empfiehlt es sich, Vater und Mutter zunächst getrennt anzuhören.

20.6 Charakteristische Beschwerden im Kindesalter

Fieber ist bei Kindern, besonders bei Kleinkindern, häufig. Es steigt mitunter auch sehr schnell auf hohe Werte an. Fragen Sie in jedem Fall die Mutter, ob sie das Fieber mit einem Thermometer gemessen hat, was oft wegen der Abwehr der Kinder unterbleibt. Denken Sie auch daran, daß Bewegungshyperthermie als Fieber fehlgedeutet werden kann.
Statistisch gesehen, ist die häufigste Ursache von Fieber im Kindesalter eine Infektion der Atmungsorgane. Frühgeborene und neugeborene Kinder können aber auch bei schweren Infektionskrankheiten wenig oder gar kein Fieber haben (!). Besonderer Wert ist auf den Temperaturverlauf und die Dokumentation der Meßtechnik sowie auf Begleitsymptome wie unregelmäßigen Temperaturverlauf, Appetitstörung, Erbrechen und Unruhe zu legen. Verhältnismäßig häufig kommt es bei Kleinkindern gleichzeitig mit dem Fieber zu Krämpfen und Delirien, selten zu Schüttelfrösten.
Bauchschmerzen werden bei Kleinkindern meist im Bereich des Oberbauchs und des Bauchnabels lokalisiert. Da sie nicht verbalisiert werden können, müssen Sie daran denken, dauerndes Schreien und »sich Krümmen« sowie Erbrechen auf ein Krankheitsgeschehen zurückzuführen, das mit Bauchschmerzen einhergeht. Neben den offensichtlichen Ursachen wie Appendizitis, Verschluß oder Volvulus können In-

fektionen des Urogenitaltraktes wie auch der Beginn vieler anderer akuter Infektionen zu Bauchschmerzen führen, am häufigsten die akute Rhinopharyngitis. Achten Sie deshalb auf Begleitsymptome wie Katarrh der Atemwege, Erbrechen, Durchfall oder Verstopfung.

Als **Schnupfen** bezeichnet man in der Umgangssprache sowohl die Verlegung der Atemwege in der Nase durch Schleimhautschwellungen als auch Sekretentleerungen. Seröse Schleimabsonderungen, die dann dickschleimig und später oft auch gelbeitrig werden, sprechen für einen Virusinfekt. Länger anhaltende gelbliche Absonderungen sind meist Zeichen einer bakteriellen Superinfektion. Eitriges oder blutiges Sekret, das auf eine Nasenöffnung beschränkt bleibt, deutet entweder auf eine einseitige Nebenhöhlenentzündung oder einen Fremdkörper in der Nase hin. Blutig-eitriges Sekret kommt auch bei der angeborenen Lues und bei der Nasendiphtherie vor.

Halsschmerzen werden von älteren Kindern bei virusbedingter Rhinopharyngitis, Tonsillitis und besonders bei supraglottischer Laryngitis angegeben. Schluckbeschwerden stehen eher bei bakteriellen Infekten im Vordergrund.

Erbrechen ist ein vieldeutiges Symptom, das keineswegs nur auf den Intestinaltrakt oder das Zentralnervensystem hindeutet. Akute Infektionen, besonders der Atemwege, Angst oder Schmerzen können die Ursache sein. Erbrechen von Schleim schon kurz nach der Geburt weist auf eine Ösophagusatresie hin, Würgen und Zyanose auf Aspiration. In der Neugeborenenperiode ist galliges Erbrechen so lange Zeichen für einen Darmverschluß, bis das Gegenteil gesichert ist. Die Pylorusstenose führt als Grund des Erbrechens zu sichtbaren peristaltischen Wellen im Oberbauch; das Erbrechen erfolgt zunehmend explosionsartig »im Schwall«. Da es offenbar ohne gleichzeitige Übelkeit auftritt, fällt es nicht schwer, nachzufüttern.

Für **Gewichtsstillstand und Gewichtsverlust** sind alle für das Erbrechen genannten Gründe gleichfalls als Ursache denkbar, darüber hinaus Mangelernährung, mangelhafte Assimilation der Nahrungsmittel, zystische Pankreasfibrose und unterschiedliche Malabsorptionssyndrome. Ferner führen die meisten chronischen Erkrankungen zum Gewichtsstillstand, aber auch weniger offensichtliche Faktoren wie Fieber, Schmerzen, Infektionen und die Beeinträchtigung nichtgastrointestinaler Organe, z. B. bei Herzfehlern.

Versuchen Sie immer, möglichst gesicherte Daten über die Gewichtsentwicklung des Kindes zu bekommen, z.B. aus dem Vorsorgeheft (s. S. 390). Besonders wichtig sind dabei das Geburtsgewicht, evtl. Knicke in der Entwicklungskurve und der Vergleich mit den entsprechenden Perzentilenkurven, bei denen das Gewicht auf die Größe des Kindes bezogen wird (s. S. 401).

Bezogen auf das **Längenwachstum** kann das Gewicht durchaus normal sein, aber doch durch mangelndes Wachstum eine verzögerte Entwicklung bedeuten. Deshalb ist bei vermeintlich besonders kleinen oder großen Kindern neben der Perzentilenkurve auch der Vergleich mit der Körpergröße der Eltern angebracht. Er stellt manche besorgte Mutter zufrieden.

Husten, der durch Kehlkopfreize ausgelöst wird, klingt »trocken« und bei Husten mit höheren Tonfrequenzen »bellend«. Charakteristisch für trachealen Husten sind die gleichzeitigen Schmerzen hinter dem Sternum. Bronchialer Husten beginnt ebenfalls »trocken«, wird dann »feucht«, d. h. hörbar sekretfördernd (Wenner). Anfallsweiser, krampfartiger Husten deutet auf zähes Sekret hin, z. B. bei Keuchhusten oder Mukoviszidose und Asthma, kann aber auch als sogenannter pertussiformer Husten bei Kompression der Bronchien durch Lymphknoten oder bei Aspiration solider Fremdkörper vorkommen. Typisch für den Hustenanfall beim Keuchhusten sind die anschließende juchzende Inspiration und das gehäufte Auftreten der Anfälle während der Nachtstunden.

Der **Stridor** entsteht im Gegensatz zu trockenen Nebengeräuschen in erster Linie in den hohen Anteilen des Respirationstraktes, dem Larynx oder der Trachea. Er weist auf eine Verengung der Luftwege hin und kann gemeinsam mit Husten, Dyspnoe, Heiserkeit und inspiratorischen Einziehungen der Thoraxwand einhergehen. Benigner, kongenitaler Stridor entsteht durch Verengung des noch weichen Kehlkopfes und der Trachea. Er ist harmlos und gibt sich innerhalb des ersten Lebensjahres. Abnorme Schleimhautfalten und Stenosen von Trachea und Kehlkopf müssen bei Beeinträchtigung der Atmung laryngoskopisch abgeklärt werden. Die häufigste Ursache inspiratorischen laryngealen Stridors ist bei älteren Kindern die akute obstruktive Laryngobronchitis (Pseudo-Croup), die plötzlich, nachts und mit wenig oder ohne Fieber auftritt. Ursache inspiratorischen Stridors kann auch ein Larynxödem bei Serumkrankheit sein, ein Verschluß durch Fremdkörper sowie Abszesse in der Umgebung.

Trachealer Stridor ist inspiratorisch und exspiratorisch. Er kann z. B. durch Struma oder Thymushyperplasie bedingt sein. Bronchialer Stridor ist exspiratorisch und kann durch Asthma oder Fremdkörper in den Bronchien hervorgerufen werden.

Dyspnoe oder angestrengte Atmung muß bei Kleinkindern in Relation zum Alter gesehen werden. Das Neugeborene atmet durchschnittlich 55mal pro Minute, das halbjährige Kind 40mal, das einjährige 35mal und das sechsjährige 25mal pro Minute. Die Relation Pulsfrequenz: Atmungsfrequenz beträgt also im dritten Jahr etwa 3:1, bei pulmonal bedingter Dyspnoe ist diese Relation in der Regel kleiner, bei kardial bedingter Dyspnoe größer. Häufigste Ursache einer Dyspnoe des Neugeborenen ist das sogenannte idiopathische Atemnotsyndrom (»respiratory distress-syndrome«) durch Unreife der Lungen und Mangel an oberflächenaktiver Substanz. Es tritt besonders bei Frühgeborenen auf.

Das Atemnotsyndrom im weiteren Sinne findet man angeboren durch Fehlbildungen von Lunge, Thorax oder Herz, erworben als Zeichen einer Pneumonie.

Denken Sie daran, daß bei kleinen Kindern die Dyspnoe nicht als Beschwerde geäußert wird, sondern daß Sie nach Zeichen für eine Dyspnoe suchen müssen, z. B. erhöhte Atemfrequenz, Nasenflügeln, angespannte Atemhilfsmuskulatur, thorakale Einziehungen oder Rückwärtsbeugung des Kopfes. Häufige Ursache einer Dyspnoe bei Kindern ist die Fremdkörperaspiration, z. B. von Erdnüssen.

Eine **geistig-motorische Entwicklungsverzögerung** ist häufig auf den ersten Blick schwer zu beurteilen. Physische Anzeichen wie Mongolismus, Mikrozephalus oder Hydrozephalus bieten Hinweise. Oft ist die Adaptation an die Umwelt gestört, so daß alterstypische Reaktionen und Manipulationen ausbleiben; die persönlich-soziale Entwicklung hinkt zeitlich nach oder bleibt aus. Das Festlegen des Störungsgrades ist Sache des Psychologen.

Neugeborenenkrämpfe sind selten tonisch-klonische generalisierte Anfälle, sondern häufig wechselnd lokalisierte klonische Zuckungen, sogenannte amorphe Neugeborenenkrämpfe. Sie weisen auf perinatale Enzephalopathien (Hypoxie oder Trauma) oder Stoffwechselstörungen, z. B. Hypoglykämie, Hypokalzämie usw., hin und sind dann meist mit neurologischen Symptomen verbunden.

Die **hypokalzämische Tetanie** (rachitogene Tetanie oder Spasmophilie) fällt meist in die Zeit zwischen dem 2. und 15. Lebensmonat mit einer Häufung zwischen dem 3. und 5. Monat. Sie kann mit generalisierten und fokalen epileptischen Krampfanfällen, mit Karpopedalspasmen und einem Laryngospasmus einhergehen.

Bei der Epilepsie treten die Krämpfe als **Grand mal, Petit mal** oder als **fokale Anfälle** auf und können von neurologischen Symptomen zwischen den Anfällen begleitet sein. Charakteristisch für epileptische Krampfanfälle ist das chronisch-rezidivierende Auftreten über längere Zeiträume.

Aber nur in einem Teil der Fälle ist der Krampfanfall Symptom einer Epilepsie. Im Kindesalter handelt es sich häufig um sogenannte **Gelegenheitskrämpfe,** die im Rahmen einer akuten oder subakuten Erkrankung auftreten. Ursächlich stehen bei diesen Gelegenheitskrämpfen die **Fieberkrämpfe** zahlenmäßig im Vordergrund, die im frühen Kindesalter besonders bei fieberhaften Infekten auftreten können.

Die **Muskelhypotonie** des Neugeborenen kann Zeichen peripherer Verletzungen wie Frakturen oder Epiphysenlösungen sein (erhaltene Reflexe) oder einer Geburtslähmung, bei der typische Lähmungserscheinungen auftreten (s. neurologische Untersuchung S. 319). Im späteren Kindesalter zählen zu den Ursachen einer muskulären Hypotonie Muskelerkrankungen, Störungen in den motorischen Endplatten, der peripheren Nerven oder Nervenwurzeln, Rückenmark- oder Kleinhirnschäden und Veränderung der grauen Substanz, z. B. bei Sydenham-Chorea.

Mit **Enuresis** bezeichnet man das Bettnässen von Kindern, die eigentlich schon trocken sein sollten. Zur Klärung der Ursache muß man zunächst feststellen, ob die willkürliche Miktion normal abläuft. Startschwierigkeiten oder Weitertröpfeln am Ende der Miktion lenken den Verdacht auf anatomische Anomalien des Harntraktes. Eine Enuresis, die »schon immer« bestand, läßt darauf schließen, daß eine Blasenkontrolle während des Schlafes noch gar nicht erreicht wurde, was neben den anatomischen Ursachen auch durch verzögerte Reifung der Blasenkontrolle bedingt sein kann.

Die Enuresis, nachdem das Kind bereits trocken war, läßt Schlüsse auf emotionelle Störungen zu, kann aber auch auf Harnwegsinfektion oder Diabetes mellitus beruhen bzw. Manifestation einer angeborenen Mißbildung sein.

20.7 Verfahrenshinweise zur Anamneseerhebung

1. Wenn Sie die Anamnese in Ruhe erheben wollen, müssen Sie rechtzeitig daran denken, was ein kleines Kind während Ihres Gesprächs mit der Begleitperson machen soll (malen, bauen, Puppe usw.), aber lassen Sie das Kind im gleichen Raum spielen, geben Sie ihm Zeit, sich an die Situation »beim Arzt« zu gewöhnen.
2. Achten Sie auf Interaktionen zwischen Begleitperson und Kind während der Anamnese- und Befunderhebung.
3. Falls das Kind während der Anamnese unruhig wird, sollten Sie nach dem Erfassen der Hauptbeschwerden und dem bisherigen Krankheitsverlauf die Fortsetzung verschieben und zunächst untersuchen.
4. Wenn Sie sich die Kooperation des Kindes sichern wollen, sollten Sie Ihre Aufmerksamkeit schon bei der Begrüßung auch dem Kind zuwenden.
5. Gestatten Sie der Begleitperson, mit dem Problem zu beginnen, das ihr am wichtigsten erscheint. Durch offene Fragen können Sie das erleichtern, z. B.: »Warum kommen Sie zu mir?« oder »Welche Sorgen haben Sie?« o. ä.
6. Lassen Sie sie zunächst frei berichten und stellen Sie erst nach dem spontanen Bericht gezielte Fragen.
7. Gehen Sie auf Zwischenfragen der Eltern ein, z. B.: »Ist das eine schlimme Krankheit?«. Sie fördern damit die spontane Bereitschaft, Auskunft zu geben.
8. Achten Sie bei der Befragung des Kindes darauf, daß Sie Ihre Fragen in einer dem Kind verständlichen Weise formulieren. Wenn Sie die Anamnese vom Kind selbst erheben, ist es nicht zweckmäßig, mit

der Hauptbeschwerde zu beginnen, sondern besser mit allgemeinen Fragen wie Appetit, Schlaf usw.
9. Bauen Sie mit dem älteren Schulkind, spätestens aber mit dem Jugendlichen ein bilaterales Arzt-Patienten-Verhältnis auf, an dem Sie die Eltern zwar teilhaben lassen, dem Jugendlichen aber das Gefühl geben, *sein* Arzt zu sein. Vermeiden Sie deshalb den Eindruck, daß Sie die Interessen der Eltern vertreten, und besprechen Sie z. B. alles, was Sie den Eltern mitteilen wollen, zunächst mit dem Jugendlichen. Machen Sie ihm deutlich, daß Sie auch »Geheimnisse«, die er Ihnen anvertraut, z.B. partnerschaftlicher oder schulischer Art, wirklich vertraulich behandeln.
10. Gehen Sie bei unvermeidlichen Dreiecksgesprächen in Gegenwart der Eltern behutsam und unparteiisch vor. Sie brauchen beide Seiten als Gesprächspartner.

20.8 Besondere Inhalte der Anamnese bei Kindern

Obgleich heute schon viele Eltern für ihre Kinder ein Untersuchungsheft oder einen Gesundheitspaß angelegt haben, ist es doch meist nötig, die in der gleichen Form erhobene allgemeinärztliche Anamnese – Hauptbeschwerde, Systemübersicht, bisheriger Krankheitsverlauf usw. – für pädiatrische Zwecke zu erweitern. Dabei sollte die Ausführlichkeit der Anamnese in Relation zur Schwere der Erkrankung stehen. Zur ärztlichen Kunst gehört es, nach einem ersten Eindruck das richtige Raster zu wählen und ggf. während der Untersuchung selbst das Vorgehen insgesamt oder in bestimmten Bereichen feiner oder gröber zu gestalten.

Schwangerschaft und Geburt sind besonders bei Säuglingen und Kleinkindern von weitreichender Bedeutung. Hierher gehören Fragen zum Schwangerschaftsverlauf, nach den Ergebnissen der Schwangerschaftsuntersuchungen, -erkrankungen, -infektionen, Spontangeburt, rechtzeitige Geburt, Wehenkur, Zange/Vakuum, Steißlage, Kaiserschnitt; Stellung in der Geburtenreihe der Mutter, Fehl- und Totgeburten, Rhesusfaktor, Einnahme von Medikamenten, Nikotin, Alkohol. War die Schwangerschaft geplant?

Entwicklung und allgemeiner Zustand nach der Geburt: Gewichts- und Längenentwicklung, als Neugeborenes Asphyxie, Ikterus, Trinkschwierigkeiten, Krämpfe (Vorsorgeuntersuchungsheft, Ergebnis des Neugeborenen-Screening, z. B. Phenylketonurie, Hypothyreose usw.), motorische und seelisch-geistige Entwicklung.

Ernährung: Dauer der Vollstillung, Teilstillung, Breie, Kuhmilchpräparate, jetzige Ernährung, nach Anzahl der Mahlzeiten und Menge, Nahrungsunverträglichkeiten, Gaben von Vitamin D_3 und Fluor.

Impfungen: BCG, Diphtherie, Tetanus, Pertussis, Poliomyelitis, Masern, Mumps, Pocken; Serumgaben, Bluttransfusionen, Tuberkulinproben.
Kontakte und Infektionskrankheiten: Geschwister, Nachbarschaft, Kindergarten, Schule.
Bisherige Krankheiten: Mißbildungen, Ikterus, Windpocken, Masern, Röteln, Keuchhusten, Diphtherie, Mumps, Scharlach, Tbc, Häufigkeit von Erkrankungen der Luftwege und Komplikationen, Gelenkerkrankungen, Operationen und Unfälle, sonstige Krankenhausaufenthalte. Bekannte Leiden wie Krämpfe, Sehstörungen oder Sprechstörungen, Unverträglichkeiten gegen Medikamente und Seren, Allergie.
Soziale und familiäre Situation: Eltern und Beschäftigung der Eltern, ggf. Pflege, Geschwister, Wohnverhältnisse, Kindergarten, Schule.
Gesundheitszustand der Familie (Eltern, Großeltern, Geschwister), genetische oder Entwicklungsprobleme in der Familie, Stoffwechsel- oder Geisteskrankheiten.
Psychisch: Reaktionen des Kindes auf neue Situationen und Fremde, Mechanismen zur Erregung der Aufmerksamkeit, Ernährungsschwierigkeiten, spätes Einnässen, übertriebene Kasperei, nächtliches Schreien. Angst, Kontaktbereitschaft, Freunde, Einstellung zur Schule, Straffälligkeit, Verhältnis des Kindes zu beiden Eltern und zu den Geschwistern.

20.9 Das Erheben des Befundes

Ihre Untersuchung beginnt in dem Augenblick, in dem das Kind in Ihr Untersuchungszimmer kommt: Gesichtsausdruck, Haltung, Bewegung, Sprache, Gesamtzustand (gesund, krank, schwer krank), Bewußtseinslage (s. neurologische Untersuchung S. 362), Temperament (lebhaft, träge, unruhig, zügellos), Verhalten des Kindes zur Mutter oder zur Begleitperson und umgekehrt.
Das Entkleiden kleiner Kinder erfolgt am besten durch die Mutter oder eine Pflegeperson, auf deren Arm oder Schoß das Kind während der Befunderhebung weitgehend bleiben kann (s. Abb. 20.5). Untersuchen Sie Kinder nicht konsequent nach dem Prinzip von Kopf bis Fuß, sondern eher nach dem Grundsatz, daß zunächst die Bereiche untersucht werden, die das Kind am wenigsten belasten, und Messungen sowie instrumentelle Untersuchungen an das Ende zu stellen sind.
Die Neugeborenenuntersuchung bleibt meist Sache des Facharztes. Wir beschränken uns deshalb im folgenden auf eine Übersicht. Beim Säugling steht dann die Untersuchung des Nervensystems und des Entwicklungsstandes von Motorik und Perzeption sowie die Feststellung von Kopfform, Kraniotabes, Mißbildungen oder angeborenen Störungen im Vordergrund. Hierfür und für die weiteren Vorsorgeuntersuchungen bis

zum 4. Lebensjahr stellen die Ärztekammern ein Untersuchungsheft für Kinder zur Verfügung (s. daraus das Blatt U2). Bei Schulkindern rückt die psychologische bzw. organbezogene Untersuchung in den Vordergrund.

20.9.1 Untersuchung des Neugeborenen

Für die Untersuchung jedes **Neugeborenen*** benutzt man schon vor der vollständigen klinischen Untersuchung am ersten Lebenstag die Bestimmung des sogenannten Apgar-Index, der unmittelbar nach der Geburt Aufschlüsse über die Anpassung des Neugeborenen an das neue Milieu gibt (Tab. 20.1). Für die genannten Parameter werden je nach Qualität 1, 5 und 15 Min. nach der Geburt je 2–0 Punkte gegeben und als Apgar-Index summiert.

Tabelle 20.1 Apgar-Index (aus V. Apgar: Curr. Res. Anesth. 32 [1953] 260)

Name: _____ Vorname: _____ geb.: _____
Geburtszeit: _____ Uhr

	Indexzahl			2	1	0
	1	5 Min.	15			
Herzfrequenz/Min.				100–140	unter 100	0
Atmung				kräftiges Schreien	unregelmäßig und flach	Apnoe
Reflex-Erregbarkeit, Reiz in Nase oder Mund				gut, Grimassieren, Husten, Niesen	mäßig	fehlend
Muskeltonus				gut mit kräftig gebeugten Armen und Widerstand bei passiven Bewegungen	mäßig	völlig schlaff
Farbe				rosig einschließlich Gesicht und Extremitäten	leicht grau oder zyanotisch	tief blau oder weiß
Summe:						

Stellen Sie dann bei Neugeborenen **Reifezeichen** fest: Länge mindestens 48 cm, Gewicht mindestens 2500 g, relative Kopfhöhe 25%, Nasen- und Ohrenknorpel fest, Schulterumfang größer als Kopfumfang, Brustumfang 33–55 cm, ausgeprägte subkutane Fettpolster, guter Hautturgor, rosige Hautfarbe, mindestens 2 cm lange Kopfhaare, Lanugobehaarung nur noch an Schultern, Oberarmen und oberem Rücken, Nägel überragen die Fingerkuppen, große Labien bedecken die kleinen, Hoden im Skrotum.

---

* 1.–28. Lebenstag, WHO. (Perinatalperiode vom Beginn der 29. Schwangerschaftswoche bis zum 7. Lebenstag.)

Die Untersuchung von Kindern

Bitte – **falls zutreffend** – die auffälligen Befunde bzw. Angaben **ankreuzen**

U2

Erfragte Befunde
- ☐ Atemstillstand o. Krämpfe
- ☐ Schwierigkeiten beim Trinken, Schluckstörungen

Erhobene Befunde

Körpermaße
(bitte Werte von U1 in das Somatogramm eintragen)
- ☐ Untergewicht
- ☐ Übergewicht
- ☐ Dysproportion
- ☐ auffäll. Gesichtsausdruck (z. B. Hypothyreose)

Reifezeichen
- ☐ Unreifezeichen (fehl. Fußsohlenfurchung, klaffende Schamlippen, Hodenhochstand, unreife Nägel, unreife Ohrmuschel)
- ☐ Übertragungszeichen (»Waschfrauenhände«, überragende Nägel)

Bauchorgane
- ☐ Meteorismus
- ☐ Nabelveränderungen
- ☐ Hernie re/li
- ☐ Lebervergrößerung
- ☐ Milzvergrößerung
- ☐ andere path. Resistenzen
- ☐ Anus abnorm

Geschlechtsorgane
- ☐ Hodenhochstand re/li
- ☐ andere Anomalien (z. B. Hypospadie, Epispadie, Klitorishypertrophie)

Skelettsystem

Schädel
(**bitte** Schädelumfang aus U1 in Diagramm **eintragen**)
- ☐ Mikrocephalie
- ☐ Makrocephalie
- ☐ auffällige Kopfform
- ☐ Fontanelle geschlossen oder vorgewölbt

Mund
- ☐ Lippen-Kiefer-Gaumenspalte
- ☐ große Zunge

Nase
- ☐ Nase undurchgängig re/li

Ohren
- ☐ Fehlbildungen des Ohres

Motorik und Nervensystem
- ☐ Hypotonie (z. B. verminderter Beugertonus, geringer Widerstand gegen passive Bewegungen, auffälliger Schulterzugreflex: beim langsamen Hochziehen an den Händen keine Armbeugung – im Sitzen fehlt kurze Kopfbalance)
- ☐ Hypertonie (z. B. verstärkter Widerstand gegen passive Bewegung, Opisthotonus)
- ☐ Apathie (z. B. schwacher Saugreflex,

Haut
- [ ] Blässe
- [ ] Cyanose
- [ ] verstärkter oder verlängerter Ikterus
- [ ] Hämangiom
- [ ] Ödeme
- [ ] Exsikkose
- [ ] Fisteln (Dermalsinus)
- [ ] Hautverletzung
- [ ] Kephalhämatom
- [ ] andere Hämatome

Brustorgane
Herz
- [ ] Herzgeräusch
- [ ] Herzaktion beschleun gt (>150/Min.), verlangsamt (<90/Min.), unregelmäßig

Lunge
- [ ] path. Auskultationsbefund
- [ ] Dyspnoezeichen (z. B. thorakale Einziehungen)
- [ ] Atemfrequenzstörung (<30/Min., >50/Min.)
- [ ] Stridor

Hals/Brustkorb/Wirbelsäule
- [ ] Struma
- [ ] Schlüsselbeinbruch
- [ ] Fehlhaltung
- [ ] Deformierung
- [ ] Spaltbildung

Hüftgelenke
- [ ] Ortolani-Zeich. pos. re/li
- [ ] and. Dysplasiezeich. re/li

Gliedmaßen
- [ ] abn. Gelenkbeweglichkeit
- [ ] Fehlbildungen
- [ ] Fehlhaltung od. Deformierung (z. B. Klumpfuß, Hackenfuß, Sichelfuß)
- [ ] Frakturen

Sinnesorgane
Augen
- [ ] Motilitätsstörungen (z. B. Nystagmus, Sonnenuntergangsphänomen, fehlende Pupillenreflexe)
- [ ] Anomalien (z. B. Katarakt, Mikro-/Makro-Ophthalmie, Kolobom)

unvollständige Moro-Reaktion, pathologischer Fluchtreflex: kein Zurückziehen der Beine beim Kneifen in die Fußsohle, wimmerndes Schreien)
- [ ] Übererregbarkeit (z. B. starke Myoklonien, »Zittern« bei Moro-Reaktion, schrilles Schreien, Bewegungsunruhe)
- [ ] konstante Asymmetrien von Tonus, Bewegungen, Reflexen
- [ ] Periphere Lähmungen (z. B. Facialis, Plexus brachialis)

Ergänzende Angaben
Mekoniumtest auf Albumin
- [ ] durchgeführt
- [ ] positiv
- [ ] Guthrie-Test durchgeführt
- [ ] BCG-Impfung durchgeführt
- [ ] Rachitisprophyl. besprochen

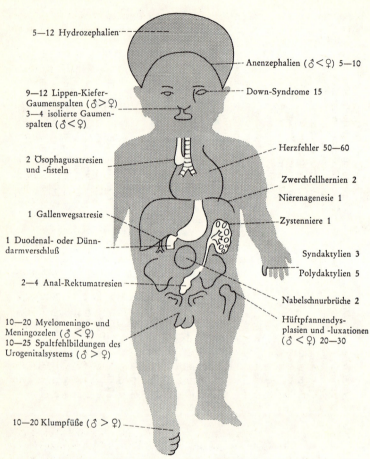

Abb. 20.1 Häufigkeit der Mißbildungen bei der ersten Untersuchung des Neugeborenen (aus: G.-A. v. Harnack: Kinderheilkunde, 2. Aufl. Springer, Berlin 1971)

Achten Sie schon bei der ersten Untersuchung des Neugeborenen auf **Mißbildungen,** deren Häufigkeit die Abb. 20.1 wiedergibt.
Lebensbedrohliche Formen, die einer möglichst umgehenden Behandlung bedürfen, sind:
Die **Meningomyelozele** (tumorartige Ausstülpung der Hirnhäute oder des Rückenmarks). Sie ist durch Störung der Innervation häufig mit Beeinträchtigung der Urin- und Stuhlentleerung und Lähmung der unteren Extremitäten kombiniert. Infektionsgefahr besteht durch Ruptur; in ca. 80% entwickelt sich später ein Hydrozephalus.

Die **Omphalozele** (Nabelschnurbruch, der durch den Nabelring austritt). Über dem Bruchsack liegt nur eine dünne Haut; dadurch besteht ebenfalls Ruptur- und Infektionsgefahr.

Die **Ösophagusatresie** (schaumiger Speichel vor Mund und Nase, zurückgewürgte Nahrung, Husten und Dyspnoe durch Speichel- und Nahrungsaspiration, Fütterung kontraindiziert!).

Die **Choanalatresie** (Atemstörung mit Erstickungsanfällen oder bei Einseitigkeit Dyspnoe, besonders beim Trinken, Nasensondierung ist nicht möglich).

Auch **Klumpfüße** (Adduktion, Supination und Plantarflexion) müssen sofort erkannt und in den ersten Lebenstagen behandelt werden, solange sie nur ligamentär und muskulär fixiert sind. Die angeborene **Hüftgelenksdysplasie** mit einseitig hochstehendem Trochanter, Abduktionshemmung, Verziehung der Vulvaspalte zur Seite der Dysplasie und ungleiche Oberschenkelfalten sollte in den ersten Lebenstagen diagnostiziert und behandelt werden, um eine Luxation zu vermeiden. Vorsicht beim Ortolani-Versuch. Die arterielle Blutversorgung des Femurkopfes kann dabei zerrissen werden. Das Kind liegt bei der Untersuchung auf einer festen Unterlage. Hüft- und Kniegelenke werden um 90 Grad gebeugt. Dabei liegt der Daumen des Untersuchers auf der Innenseite des von Ober- und Unterschenkel gebildeten Winkels, die Kuppe der Mittelfinger außen auf dem Trochanter major. Man drückt dann den Oberschenkel nach dorsal und abduziert gleichzeitig. Luxation durch axialen Druck nach dorsal und anschließendes Zurückschnappen bei der Abduktion sind Zeichen einer Hüftgelenksdysplasie.

Zu den häufigsten geburtstraumatischen Schädigungen gehört neben dem Kephalhämatom die **Schlüsselbeinfraktur,** die zu eingeschränkter aktiver oder abnormer Beweglichkeit des Armes, Plexuslähmung, Crepitatio und Kallusbildung an der Bruchstelle führt.

20.9.2 Die Haut des Kindes

Blässe eines Neugeborenen kann durch schwere Formen der Apnoe bedingt sein und tritt dann gemeinsam mit leisen Herztönen, Muskelhypotonie und Azidose auf. Sie ist aber auch Zeichen einer Anämie nach Blutverlust oder ausgeprägtem Morbus haemolyticus neonatorum.

Später braucht blasse Haut des Kindes nicht immer Zeichen einer Anämie zu sein. Auch mangelhaft ausgebildete Hautkapillaren, Verschiebungen des zirkulierenden Blutvolumens bei Fieber oder vermehrter Wassergehalt lassen die Haut blaß erscheinen.

Von gutem Hautturgor spricht man, wenn in einem zwischen zwei Fingern zusammengeschobenen Hautareal große Falten entstehen und beim Loslassen sofort wieder verschwinden. Beim herabgesetzten Turgor entstehen zusätzliche Runzeln, und der Ausgleich ist verzögert. Beim schlechten Turgor entstehen nur kleine Falten und Runzeln, im ungünstigsten Falle bleiben die Falten längere Zeit stehen.

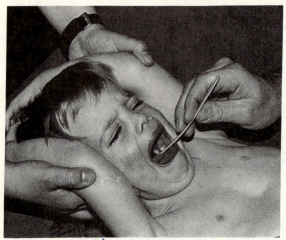

Abb. 20.2 Fixieren des kindlichen Kopfes mit den eigenen Armen

Das Unterhautfettgewebe gestattet – besonders beim Säugling* – Schlüsse auf den Ernährungszustand. Bei Abmagerung werden aus den quergestellten »Adduktorenfalten« diagonale oder längsgerichtete Falten, die schon auftreten, wenn das Gesicht durch den Bichatschen Wangenfettpfropf noch rund und wohlgenährt erscheint.

20.9.3 Kopf

Zur **Untersuchung des Kopfes** können Sie den Kopf des Kindes mit seinen eigenen Armen fixieren (Abb. 20.2). Neben der Feststellung der Kopfform (asymmetrisch z. B. durch die Geburt oder intrauterine Lage) wird hier die Untersuchung auf Kraniotabes durchgeführt. Dazu nimmt man den Kopf fest zwischen die beiderseits angelegten Hände, so daß die Finger des Untersuchers den Hinterkopf abtasten können (Abb. 20.3).
Dann untersuchen Sie bei angehobenem Kopf die große Fontanelle. Spannung und Vorwölbung findet sich bei Meningitis, Einziehung bei Dehydratation. Klaffen der Schädelnähte bei älteren Kindern beruht auf Sprengung durch akute Zunahme des intrakraniellen Drucks. Für den normalen Kopfumfang in Zentimetern s. Abb. 20.4. Dabei ist absichtlich die in der Praxis übliche Terminologie U1–U8 beibehalten worden.
Die Otoskopie und die Untersuchung von Mund und Rachen sollte besonders bei kleinen Kindern an das Ende verlegt werden. Wir werden sie im Anschluß an die neurologische Untersuchung schildern.

---

* Alle Kinder bis zum vollendeten ersten Lebensjahr

Das Erheben des Befundes 415

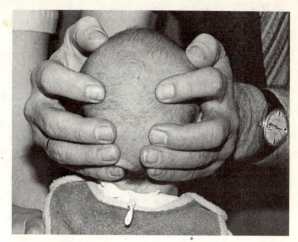

Abb. 20.3 Untersuchung des Hinterkopfes

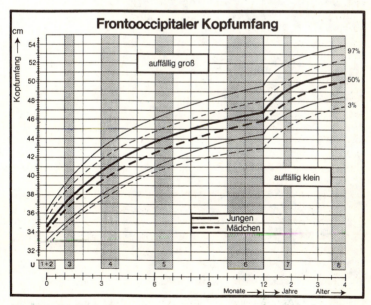

Abb. 20.4 Der Kopfumfang:
U 1: Neugeborenen-Erstuntersuchung; U 2: 3.–10. Lebenstag; U 3: 4.–6. Lebenswoche; U 4: 3.–4 Lebensmonat; U 5: 6.–7. Lebensmonat; U 6: 10.–12. Lebensmonat; U 7: 21.–24. Lebensmonat; U 8: 3,5.–4. Lebensjahr

20.9.4 Thorax

Der bis zum zweiten Lebensjahr vorliegende **Faßthorax** mit fast horizontalem vorderen Rippenverlauf ist physiologisch. Die mit zunehmendem Alter abnehmende Frequenz der Atemzüge haben wir auf S. 404 geschildert. Achten Sie bei der *Inspektion* besonders auf Dyspnoe, Einziehungen, den Einsatz der Atemhilfsmuskeln und das Nasenflügeln. Bei der Beurteilung der *Perkussion* müssen Sie die größere Schwingungsfähigkeit des kindlichen Thorax berücksichtigen. Dadurch entsteht bei Ihrem üblichen Perkussionsschlag ein lauteres Perkussionsgeräusch als beim Erwachsenen. Dämpfungen sind kleiner. Perkutieren Sie deshalb nur leise. Wenn sich das Kind gegen eine frontale Perkussion wehrt oder zu weinen beginnt, können Sie versuchen, es dadurch zu beruhigen, daß Sie es von der Begleitperson so halten lassen, daß das Kind den Hals der Begleitperson mit beiden Armen umschlingt. Dabei beruhigt sich das Kind, und Sie können wenigstens von dorsal untersuchen (Abb. 20.5). Achten Sie darauf, daß das Kind für die Perkussion und die Auskultation möglichst symmetrisch gehalten wird.

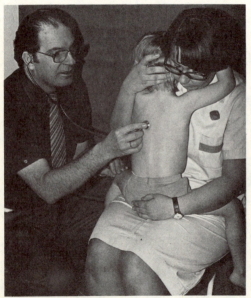

Abb. 20.5 Auskultation unruhiger Kinder

Bei der *Auskultation* finden Sie im frühen Lebensalter auch bei gesunden Kindern ein Atemgeräusch, das dem Bronchialatmen ähnelt. Man nennt dieses schärfere Atemgeräusch pueriles Atmen oder Bronchovesikuläratmen. Auch die Herztöne sind lauter als beim Erwachsenen. Der betonte zweite Pulmonalton ist beim Kleinkind physiologisch. Häufig haben akzidentelle systolische Geräusche und respiratorische Arrhythmien im Kindes- und Jugendalter keine pathologische Bedeutung. Ein Zwerchfellhochstand und eine Querlagerung des Herzens mit verlagertem Herzspitzenstoß sind beim Kleinkind normal.

20.9.5 Bauch

Mit der *Inspektion* sind inguinale Hernien meist erst nach der Neugeborenenzeit zu erfassen. Während dieser Phase weisen Rötungen und Schwellungen des Nabelbereichs auf eine Omphalitis hin.
Für die Untersuchung des Bauches sollten Sie besonders darauf achten, daß Sie warme Hände haben, und evtl. durch das Hemd *palpieren*, niemals aber den Bauch mit starr spitz gehaltenen Fingern eindrücken. Das Anheben der Beine trägt zur Entspannung der Bauchdecken bei. Lassen Sie sich bei Schmerzreaktionen des Kindes auf Ihre Palpation nicht primär von seinen Angaben, sondern mehr durch seine tatsächliche Reaktion leiten (angstbedingte Untertreibung).
Die Leber ist beim Säugling physiologisch groß und ist in der MCL bis 2 cm unterhalb des Rippenbogens zu palpieren. Gelegentlich können Sie auch die Milz des Kleinkindes bei sehr dünnen Bauchdecken durch abnorme Verschieblichkeit palpieren.
Die Urinentnahme mit Plastikkatheter oder Punktion beim Säugling gehört in die Hand des Facharztes. Üblich ist das Vorkleben eines Plastikbeutelchens und das Abwarten der Spontanmiktion. Bei Kleinkindern sollten Sie während der Untersuchung auf das Gewinnen spontan entleerten Harns mit einer Petrischale oder einem Kolben vorbereitet sein. »Mittelstrahlurin« können Sie erst vom 3.–4. Lebensjahr an gewinnen.

20.9.6 Genitalorgane

Bei Jungen sollte auf Hodendeszension und Phimose, bei Mädchen auf Klitorishypertrophie und Verkleben der kleinen Labien geachtet werden. In jedem Fall von Kryptorchismus muß der Facharzt versuchen, den nicht deszendierten Hoden zu lokalisieren.

20.9.7 Skelett

Gemessen wird das Verhältnis von Schädel- und Brustumfang. Inspizieren Sie die Wirbelsäule auf Kyphosen oder Lordosen. Die palpatorische Untersuchung richtet sich auf die Epiphysen und die Rippen (Rosenkranz); angeborene Hüftgelenksschäden wurden bei der Neugeborenen-Untersuchung besprochen.

20.9.8 Neurologische Untersuchung

Bei der neurologischen Untersuchung des Neugeborenen oder des jungen Säuglings ist eine Standardisierung der Umweltbedingungen (Zimmertemperatur, Beleuchtung usw.) unbedingte Voraussetzung für vergleichbare Befunde. Außerdem muß während der Untersuchung eine

Registrierung der Verhaltensweisen des Kindes (ruhig, wach, schreiend, motorisch unruhig usw.) stattfinden.

Charakteristisch für die normale Neugeborenenperiode und den jungen Säugling sind die sogenannten Primitivreflexe (= Greifreflexe), z. B. der Palmar- und Plantarreflex durch Berührung der Handflächen und der Fußsohlen.

Fluchtreflexe können an der gesamten Körperoberfläche ausgelöst werden. Auch der Babinski-Reflex ist ein Teil des Fluchtreflexes, der erst mit dem Erreichen der Gehfähigkeit verschwindet. Nach dem 2. Lebensjahr gilt er wie beim Erwachsenen als pathologisch.

Der Such- und Rooting-Reflex durch Berührung der Haut in der unmittelbaren Umgebung des Mundes führt zur Kopfwendung in Richtung auf den Reiz. Er ist besonders bei hungrigen Neugeborenen gut auslösbar. Der Saugreflex wird durch Einlegen des Fingers in den Mund ausgelöst.

Der Galant-Reflex (= Rückgratreflex), die Reizung der Haut entlang einer Parallele zur Wirbelsäule, führt zur Beugung der Wirbelsäule mit der konkaven Seite zum Reiz hin und zur Streckung des gegenseitigen Hüft- und Kniegelenkes.

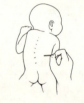

Bei Prüfung des Moro-Reflexes, der ab 3. Lebensmonat zunehmende Modifikationen erfährt, legt man das Kind auf einen Unterarm und unterstützt den Kopf mit der anderen Hand. Das kurze Zurückfallenlassen des Kopfes führt beim reifen Neugeborenen zunächst in der ersten Phase zu einer Extension und Abduktion der Arme, in der zweiten Phase macht das Kind mit beiden Armen eine bogenförmige »Umklammerungsbewegung« und kehrt dann in die Ausgangsstellung von Flexion und Abduktion zurück.

Schreitbewegungen führt das gesunde Kind aus, wenn man es aufrecht hält und mit den Fußsohlen die Unterlage berühren läßt. Das Überkreuzen der Füße ist dabei normal. Das reife menschliche Neugeborene hält seine Extremitäten in Beugehaltung; ein erhöhter Muskeltonus der Extremitäten (physiologische Beugehypertonie) ist beim Neugeborenen normal.

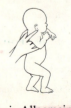

Muskeltonusveränderungen treten unter anderem bei Allgemeinerkrankungen wie akutem oder chronischem Durchfall und Gedeihstörungen auf, insbesondere jedoch bei zerebralen und neuromuskulären Krankheiten wie der angeborenen Myopathie oder zerebralen Bewegungsstörungen.

20.9.9 Untersuchung von Ohren, Mund und Rachen

Bis zum Schulkindalter sollten diese Untersuchungen erst jetzt durchgeführt werden. Für die Otoskopie ist ein Lupenotoskop zu empfehlen. Hinweise auf Mittelohrerkrankungen des Säuglings bietet Ihnen der Tragusdruckschmerz.

Die Untersuchung von Mund und Rachen sollte, wie Joppich (1975) betont, so durchgeführt werden, daß es nicht zu einem Kampf mit dem Kind kommt. Dazu hält die Mutter oder eine Schwester das Kind auf dem rechten Oberschenkel. Sie umfaßt Oberkörper und Arme des Kindes mit dem einen, den Unterkörper und Oberschenkel mit dem anderen Arm und kann ggf. ein abwehrendes Strampeln mit dem linken Oberschenkel verhindern. Sie führen auch bei der Untersuchung des Kindes den Kopf mit der linken Hand und benutzen mit der rechten den Spatel. Hält das Kind den Spatel mit den Zähnen fest, so warten Sie unter leichtem Druck ab, bis das Kind nachläßt, und können dann bis zum hinteren Anteil der Zunge vordringen. Dabei lösen Sie einen Würgereflex aus und müssen mit der Inspektion sehr schnell sein.

Den rechtzeitigen Durchbruch der Milchzähne zeigt die Abb. 20.6. Er soll gegen Ende des 2. Lebensjahres abgeschlossen sein.

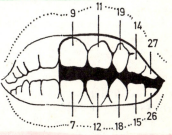

Abb. 20.6 Milchgebiß, linke Seite. Angabe, wie viele Monate das Kind beim Durchbruch des betreffenden Milchzahns alt ist (aus: G.-A. v. Harnack: Kinderheilkunde, 2. Aufl. Springer, Berlin 1971)

Eine Verzögerung kann durch Rachitis oder Hypoparathyreoidismus bedingt sein. Im 6. Lebensjahr bricht als erster bleibender Zahn meist der erste Molar durch, mit 12 Jahren schließt der Zahnwechsel ab. Eine sichere Unterscheidung zwischen Milchzähnen und bleibendem Gebiß ist ohne technische Hilfsmittel kaum möglich.

20.9.10 Meßwerte

Nach der Durchführung der allgemeinen Untersuchung werden die Meßwerte gewonnen.

Den Blutdruck messen Sie in den ersten 2 Lebensjahren mit einer 5-cm-Manschette, bis zum 6. Lebensjahr mit einer 8-cm-, bei Schulkindern mit einer 13-cm-Manschette. Als Grundregel gilt, daß die Manschette zwei Drittel des Oberarmes bedecken muß. Um die Kinder nicht durch übermäßige Kompression des Oberarms zu erschrecken, erhöht man den Druck unter palpatorischer Kontrolle des Radialispulses um höchstens 25 mm über dessen Verschwinden. Immer sollten Sie Mehrfachmessungen durchführen und den niedrigsten Wert dokumentieren. Für Kinder unter 2 Jahren, bei denen die übliche Messung nicht gelingt, legen Sie die Manschette an, halten den Arm oder das Bein, an dem Sie messen wollen, hoch und streichen das Blut in Richtung auf die Manschette aus. Dann pumpen Sie schnell die Manschette auf, bringen die abgeblaßte Extremität wieder in die Horizontale und vermindern langsam den Manschettendruck. Bei deutlicher Rötung von Haut und Nagelbett lesen Sie den Druck am Manometer ab (Flush-Methode). Die Tab. 20.2 zeigt die Normalwerte an.

Tabelle 20.2 (nach Rossi und Nadas)

Alter	Pulsfrequenz		Blutdruck		
	Mittelwert	Streuung	systolisch	diastolisch	Amplitude Mittelwert
Neugeborenes	120	70–170	80 ± 16	46 ± 16	34
1 Jahr	120	80–160	96 ± 30	66 ± 25	30
5 Jahre	100	80–120	94 ± 14	55 ± 9	39
12 Jahre	85 bei ♂, 90 bei ♀	65–105 ♂ 70–110 ♀	113 ± 18	59 ± 10	54
16 Jahre	75 bei ♂, 80 bei ♀	55– 95 ♂ 60–100 ♀	118 ± 19	60 ± 10	58

Sichere pathologische Werte oberhalb der dreifachen Standardabweichung liegen zwischen dem 5. und 12. Lebensjahr etwa 10 mmHg, zwischen dem 12. und 16. Lebensjahr etwa 15 mmHg über den oberen Grenzen, die bei Mädchen während der Pubertät ohnehin 5 mmHg höher als bei Jungen gemessen werden.

Die **Pulsfrequenz** ist altersabhängig, z.B. beim Neugeborenen mit 120–140 Schlägen pro Minute noch normal.

Die **Größenmessung** erfolgt von der Unterseite der Ferse bis zur Scheitelhöhe mit einem nicht-dehnbaren Meßband oder einem starren Stab, und zwar bis zum 3. Lebensjahr am besten im Liegen (Abb. 20.7). Auf den Median bezogene Perzentilwerte für die Körpergröße und das Gewicht zeigen die Abb. 20.8a–d. Dabei bedeutet der Medianwert 50, daß die Hälfte sämtlicher Kinder größer bzw. schwerer, die andere Hälfte kleiner bzw. leichter ist, der Wert 90 zeigt, daß 10% aller Kinder

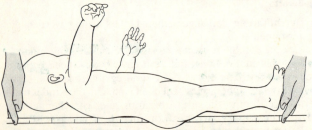

Abb. 20.7 Größenmessung im Liegen (nach Debrunner)

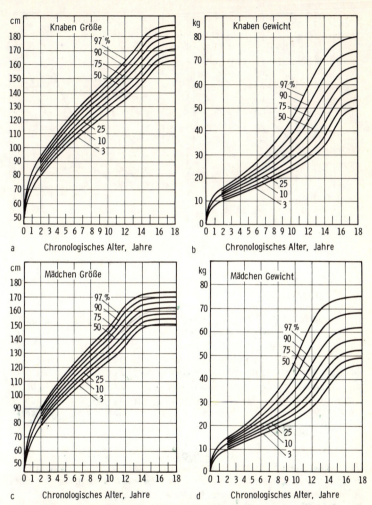

Abb. 20.**8a–d** Britische Standardkurven für Größe und Gewicht (nach Tanner, aus: G. Fanconi, A. Wallgren: Lehrbuch der Pädiatrie, 9. Aufl. Schwabe, Basel 1972)

größer bzw. schwerer und 90% kleiner bzw. leichter sind. Der Wert 10 gibt an, daß 10% aller Kinder kleiner bzw. leichter und 90% größer bzw. schwerer sind.

In den Somatogrammen der Untersuchungshefte für Kinder ist die Ordinate gerafft. Das bedingt den abweichenden Kurvenverlauf (Abb. 20.**9**).

422 Die Untersuchung von Kindern

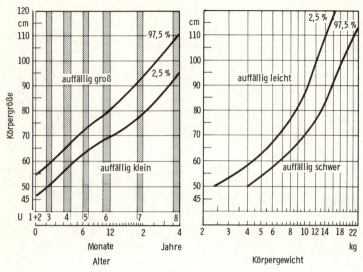

Abb. 20.9 Somatogramm (aus: Untersuchungsheft für Kinder, hrsg. von der Bundesärztekammer)

Die Perzentilen P 10 und P 90 entsprechen etwa dem Größenalter von −20 und +20% des chronologischen Alters. Fanconi u. Wallgren (1972) halten Werte innerhalb dieser Grenzen für physiologisch. Sie gelten für 80% aller Kinder. Werte unterhalb von P 10 werden dort als **Kleinwuchs***, oberhalb von P 90 als **Großwuchs** bezeichnet, aber noch als normal angesehen, wenn die Größe der Eltern in gleicher Richtung abweicht. Erst wenn das Längenalter um mehr als 40% vom chronologischen Alter abweicht, sprechen Fanconi u. Wallgren von **Zwergwuchs** bzw. **Riesenwuchs,** weisen aber darauf hin, daß diese Definitionen willkürlich sind.

Frühgeborene und Säuglinge **wiegt** man in der Meßmulde auf einer Tuchunterlage (die vom Gesamtgewicht abgezogen wird), unruhige und schwerkranke Kinder werden auf einer Sitzwaage gemeinsam mit einer Begleitperson gewogen, deren Gewicht dann abgezogen wird.

Die **Temperaturmessung** sollte möglichst nach halbstündiger Ruhe und 1 Std. nach der letzten Mahlzeit erfolgen, weil körperliche Aktivität und Verdauung die Temperatur bis zu 1,3°C steigern können. Axillär werden normalerweise 0,5°C weniger als oral und bis zu 1°C weniger als rektal gemessen. Bei Kindern unter dem 6. Lebensjahr sollte grundsätzlich

---

* In Deutschland spricht man von Minderwuchs auch bei Größen unterhalb der zweifachen Standardabweichung vom Durchschnitt, vom Zwergwuchs unterhalb der dreifachen Standardabweichung.

rektal gemessen, bei Säuglingen und unruhigen Kindern das Thermometer mindestens 3 Min. gehalten werden. Die Normalwerte liegen zwischen 36,8 und 37,5°C. Die axilläre Messung bei älteren Kindern sollte dagegen mindestens 7 Min. lang erfolgen (Normalwerte zwischen 36,2 und 36,8°C). Vor der oralen Messung ist das Thermometer besonders sorgfältig zu desinfizieren und von der Desinfektionslösung zu reinigen. Man legt das Thermometer unter die Zunge und fordert das Kind auf, die Lippen fest zu schließen. Nach mindestens 3 Min. Meßdauer reicht der Normalbereich von 36,7–37,2°C.

20.9.11 Seelisch-geistige und motorische Entwicklung

Wie die weitere körperliche Entwicklung, vollzieht sich die seelisch-geistige Entwicklung des Kindes in bestimmten Phasen, die Sie kennen müssen, wenn Sie Abweichungen beurteilen wollen.

Wenige Stunden nach der Geburt kann das Neugeborene einen Gegenstand anblicken und mit langsamer Kopfbewegung verfolgen.

Das erste Kontaktlächeln auf entsprechende Reize findet man im zweiten Lebensmonat. Sie können dem Kind zulächeln, es ansprechen oder streicheln. Der Säugling beginnt, auf akustische Reize hinzuhören und reagiert auf sichtbare Bedrohung, betrachtet die eigenen Hände und verfolgt die hingehaltene Klapper.

Zwischen dem 3. und dem 6. Monat beginnt der Säugling zu greifen, auf Ausdrucksbewegungen zu reagieren. Nicht das gesagte Wort, sondern den Gefühlswert von freundlich, böse oder heiter »versteht« er, und seine eigenen Ausdrucksbewegungen spiegeln Zuwendung, Angst, Freude und Interesse wider (affektiver Kontakt).

In derselben Zeit entwickeln sich die Koordination und die bewußte und willkürliche Motorik. Mit Hilfe der Sinnesorgane beginnt das Kind, vom Anfassen zum »Begreifen« der Dinge fortzuschreiten, erkennt etwa vom 8. Monat an Bezugspersonen und reagiert ggf. auf Fremde mit Unbehagensäußerungen.

Nach dem 6. Monat bleibt das aufgerichtete Kleinkind sitzen, richtet sich um den 10. Monat selbst auf, und nach Abschluß des ersten Lebensjahres lernt es gehen. In diesen letzten Monaten des Jahres lernt es auch den »Werkzeuggebrauch« und holt sich mit Hilfe eines Stöckchens ggf. entfernt liegende Gegenstände heran.

Erstes Lallen beginnt um den 6. Monat, und das Kind braucht zur weiteren Entwicklung dieser »sprachlichen Äußerungen« und zur Entwicklung seines Sprachverständnisses die Resonanz seiner menschlichen Umwelt. Aus dem Lallen wird gegen Ende des 1. Lebensjahres sinnvolle Lautbildung; dann folgen Einwortsätze, deren Bedeutung nicht nur die Mutter an den begleitenden Ausdrucksbewegungen ablesen kann (s. Schema der normalen Entwicklung S. 424).

Im 2. Lebensjahr ersetzt das Kleinkind* die Einwortsätze durch Eigen-

---
* 2. bis 6. Lebensjahr

20.9.12 Schema der normalen Entwicklung

Alter	Motorik	Seelische und geistige Entwicklung
1. Monat	Beugehaltung überwiegt, Moro- und Greifreflexe und ziellose Impulsbewegungen	Mißbehagensäußerungen; Fixieren naher Objekte
2. Monat	intermittierendes Heben des Kopfes in Bauchlage	erstes Kontaktlächeln; Reaktionen auf akustische und optische Reize, Verfolgen von Objekten; Fixierungsabstand wird weiter
3. Monat	willkürliche Kopfbewegungen auf Reize, Moro nimmt ab	Wiedererkennen häufig gesehener Gegenstände
4. und 5. Monat	motorisch aktive Greifbewegungen, freie Haltung des Kopfes, Rollen	Reaktion auf Ausdrucksbewegungen (affektiver Kontakt)
ab 6. Monat	Sitzen mit Hilfe, ganzhändiges Zufassen	Nachahmung von Ausdrucksbewegungen; erste Stufe der Sprachentwicklung mit Lallen
7. und 8. Monat	freies Sitzen	Zeichen der Aufmerksamkeit, Nachahmung; Erkennen von Personen; Verstehen von »Nein«
9. Monat	Artikulation von Lauten, Kriechen, Aufstehversuche am Gitter	erstes Wortverständnis, erste Kontaktaufnahme; erster »Werkzeuggebrauch«
11.–12. Monat	Stehen, erste Schritte mit Hilfe, Spitzgriff, zunehmendes Gleichgewicht	Nachsprechen erster Wörter im Sinne von Einwortsätzen; versucht Aufmerksamkeit zu erwecken; versteht einfache Zusammenhänge wie »Auf-Wiedersehen-Winken«
2 Jahre	Laufen besser als Gehen, spielt mit Ball und Bauklötzen, stufenweises Treppensteigen	Dreiwortsätze mit Eigenschaftswörtern und Verben; teilweise Sauberkeit
3. Jahr	kann auf Zehen gehen und Dreirad fahren	über Tag und Nacht sauber; Beginn einer Syntax und der ersten Trotzphase; kann seinen ganzen Namen sagen, malt Kreise, kennt fünf Farben und kann sagen, ob es ein Junge oder ein Mädchen ist

schaftswörter und Verben; im 3. Lebensjahr entsteht eine zunächst schlichte Grammatik. Einen Überblick über die **Sprachentwicklung** gibt die Aufstellung von Fanconi u. Wallgreen (1972):

Vom 3. Monat an:
  Lallsprache aus eigener Initiative; das Schreien wird moduliert.
Im 3. Quartal:
  Nachahmung der Laute = Echolalie.
Im 4. Quartal:
  Sprechen einzelner Wörter, am Ende des 1. Jahres beträgt der Wortschatz ca. 7 Wörter.
Im 3. Lebenshalbjahr:
  Die Wörter werden mit einem Sinn verbunden.
Im 4. Lebenshalbjahr:
  Namenseroberung.
Ende des 2. Jahres:
  Bildung von Zwei- und Dreiwortsätzen.
1. Halbjahr des 3. Jahres:
  Zur Namenseroberung kommt das Fragen nach Wo und Wann.
2. Halbjahr des 3. Jahres:
  Über- und Unterordnen der einzelnen Satzteile.
4. Lebensjahr:
  Bedürfnis nach zeitlicher Orientierung. Beginn des konditionalen Denkens (warum?), Beginn des Gebrauchs des Konjunktivs.

Charakteristisch für die ganze Phase dieser frühen Kindheit ist der Tätigkeitsdrang, mit dem Neues erlebt und getan wird. Umwelt und Ich verschmelzen. Das Kind ist meist frohgelaunt und kontaktfreudig, soweit seine leiblichen Bedürfnisse befriedigt werden und es Interesse und liebevolle Zuwendung findet.

Schon ein einjähriges Kind kann an den Topf und daran gewöhnt werden, seine Bedürfnisse anzumelden. In der Regel sind Kinder mit 1¼ Jahren vom Stuhl sauber und mit 18–24 Monaten über Tag trocken, mit 2½ Jahren auch über Nacht.

Mit fortschreitender Bewußtwerdung und dem Erleben des eigenen Willens setzt dann im Laufe des 3. Lebensjahres die erste Trotzphase ein. Gehorsamsverweigerungen und Aggressionen erfordern ein elastisches Abwägen zwischen dem Gewährenlassen gegenüber dem, was das Kind ohnehin lernen muß, und dem Durchsetzen von Notwendigkeiten der Sozialisation.

Vom 6.–7. Lebensjahr an wird aus dem Kleinkind ein Schulkind*. Äußerlich wachsen die Extremitäten; der »Kinderspeck« schwindet zugunsten eindeutigerer Strukturen; das Kind wird distanzierter und wendet sich konsequenter einer Sache zu. Im Laufe der ersten Schuljahre lernt das Schulkind arbeiten, bildet sachliche Interessen aus, schließt Freund-

---
* 6.–14. Lebensjahr

schaften und lernt es, sich an Regeln einer Gemeinschaft zu halten. Im Gegensatz zu dieser harmonischen Entwicklungsphase leitet der zweite Wachstumsschub dann zwischen dem 11. und 13. Lebensjahr die Pubertät ein, in der vieles »in Unordnung« gerät: Die körperlichen Proportionen verändern sich, die Motorik wird zunächst steif, staksig oder schlaksig.

Den körperlichen Maßstab für die Beurteilung des Eintritts der Pubertät bieten dann Mammaentwicklung und Penisvergrößerung, die Bildung von Scham- und Axillarhaaren, Menarche und Stimmbruch. Eine Übersicht über die Reifezeichen in der Pubertät bietet das Schema »Pubertätsverlauf«.

Pubertätsverlauf (aus: R. Gädeke: Diagnostische und therapeutische Techniken in der Pädiatrie, 2. Aufl. Springer, Berlin 1976)

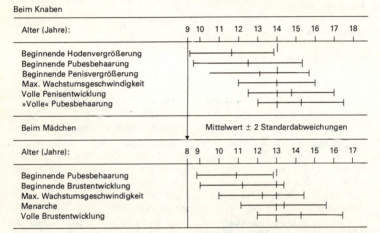

Den Eintritt der Menarche und der Hoden- bzw. Penisvergrößerung bezeichnet man als normal, wenn er zwischen dem 9. und 15. Lebensjahr erfolgt. Vor dem 8. Lebensjahr spricht man von Pubertas praecox, z.B. bei hormonaktiven Tumoren, nach dem 16. Lebensjahr von Pubertas tarda bzw. primärer Amenorrhö, z.B. als genetische Besonderheit oder verursacht durch chronische Krankheiten.

Der Begriff »Flegeljahre« trifft eigentlich nur den zum Ausdruck kommenden kleinen Teil des seelischen Chaos der Gegensätze, in das der Jugendliche stürzt und mit dem seine Eigenständigkeit beginnt, die er zunächst noch nicht recht anzuwenden weiß. Denken Sie bei der Entkleidung und der Untersuchung in dieser Altersstufe besonders an die Schamhaftigkeit der Jugendlichen.

Für die psychologische Exploration läßt man den Jugendlichen seine eigene Entwicklung, sein Verhältnis zu Eltern, Geschwistern, Freunden und Lehrern schildern sowie besondere Erlebnisse, Wünsche und Kümmernisse.

Mit Testverfahren wird seine Leistungsfähigkeit beurteilt (Binet/Simon, Schenk-Danzinger, Hamburg-Wechsler, das Leistungsprüfsystem (LPS) nach Horn oder der Kinderangsttest (KAT) von Thurner und Tewes). Für jüngere Kinder eignen sich die Tests von Bühler/Hetzer, Gottschald (Turmbau oder Würfelkasten) oder der Szenotest nach Stabs.

Hilfen zur Durchführung der Untersuchung nach den DENVER-Entwicklungsskalen
Anweisungen:

1.
Gelöst bei jeder Form, die geschlossen ist. Nicht gelöst, wenn nur eine runde Bewegungszeichnung gemacht wird.

2.
Welche von diesen Linien ist die längere? (Nicht größere). Das Blatt wird jedes Mal um 90° gedreht und erneut die Frage gestellt. (3 von 3 oder 5 von 6 Versuchen).

 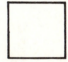

3.
Gelöst bei jeder überkreuzten Linie.

4.
Erst das Kind nachzeichnen lassen. Wenn das nicht gelingt, vormachen.

Wenn man die Aufgaben betreffend KREIS, KREUZ und QUADRAT vorgibt, die Form nicht benennen. KREIS und KREUZ nicht vormachen.

5. Zeigen Sie auf das Bild und bitten Sie das Kind, die Figur zu benennen (Tiergeräusche sind nicht als Lösung erlaubt, fragen Sie aber die Eltern, wie dieses Tier zu Hause benannt wird, z. B. Wau-Wau als Hund).

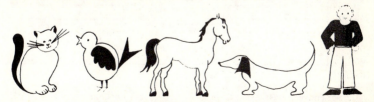

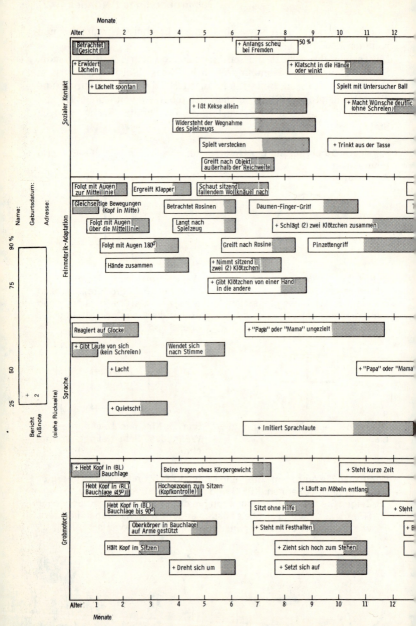

Denver-Entwicklungsskalen (Hilfen zur Untersuchungsdurchführung s. S. 407)

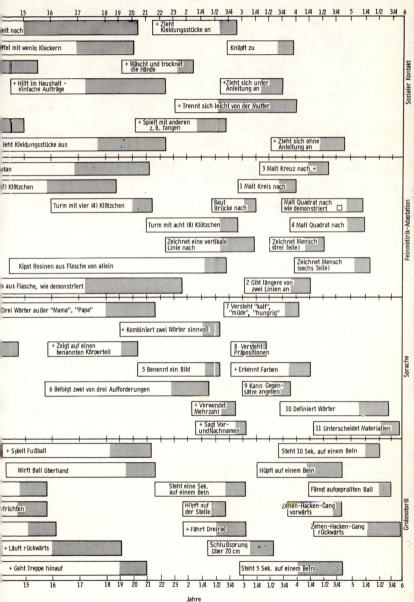

430 Die Untersuchung von Kindern

6. Geben Sie dem Kind nacheinander folgende Anweisungen: »Gib Mama das Klötzchen«, »leg das Klötzchen auf den Tisch«, »leg das Klötzchen auf den Fußboden«. Der Untersucher und die Eltern sollten darauf achten, dem Kind keine Hilfe zu geben, indem sie auf die Mutter, den Tisch oder den Boden gucken oder zeigen.
7. Stellen Sie dem Kind folgende Fragen, **jeweils nacheinander:** »Was tust Du, wenn Du müde bist?« (z. B. schlafengehen, hinsetzen, ausruhen). »Was tust Du, wenn Dir kalt ist?« (z. B. Mantel überziehen, hineingehen, Heizung höher stellen). (Es gilt als Fehler, wenn das Kind mit »husten«, »Medizin nehmen« antwortet oder irgend etwas von Erkältung sagt. Dann hat es nicht verstanden, was es gefragt wurde). »Was tust Du, wenn Du hungrig bist?« (z. B. essen, zu Abend essen, um etwas zu essen bitten.)
8. Geben Sie dem Kind ein Klötzchen und bitten Sie es, folgendes zu tun, und zwar **jeweils nacheinander:** »Leg das Klötzchen **auf** den Tisch«, »leg das Klötzchen **vor** Mamis Stuhl«, »leg das Klötzchen **hinter** ihren Stuhl«. Eine falsche Antwort sollte nicht berichtigt werden. Bestanden, wenn das Kind drei von vier Anweisungen richtig befolgt.
9. Fragen Sie das Kind: »Feuer ist heiß, Eis ist ...?« (kalt, kühl, frierend, **nicht** naß, Wasser, schmilzt nicht). »Mutter ist eine Frau, Vater ist ein ...?« (Mann, **nicht** Vati, Junge, Ehemann). »Ein Pferd ist groß, eine Maus ist ...?« (klein, winzig). Wenn nötig, kann jeder Satz dreimal wiederholt werden. Bestanden, wenn das Kind bei zwei von drei Analogien ein passendes, entgegengesetztes Wort sagt.
10. Fragen Sie das Kind: »Was ist ein Ball, was ist ein See, was ist ein Schreibtisch, was ist ein Haus, was ist eine Banane, was ist ein Vorhang, was ist eine Zimmerdecke, was ist eine Hecke, was ist ein Bürgersteig?« (oder ein Kantstein). Bestanden, wenn das Kind sechs von neun Wörtern auf eine der folgenden Weisen definiert: 1. Gebrauch, 2. Form, 3. woraus es gemacht ist, 4. allgemeine Kategorien (z. B. die Banane ist eine **Frucht**, aber nicht nur **gelb** oder Bananenschale).
11. Fragen Sie das Kind: »Woraus ist ein Löffel gemacht?«, »woraus ist ein Schuh gemacht?«, »woraus ist eine Tür gemacht?«. Bestanden, wenn das Kind antwortet: »Ein Löffel ist aus Metall (oder irgendein spezifisches Metall), Plastik oder Holz gemacht. Ein Schuh ist aus Leder, Gummi oder Stoff gemacht. Eine Tür ist aus Holz oder Metall gemacht.«

Verhaltensbeobachtungen:
1 interessiert, arbeitet gut mit
2 nicht sehr interessiert, arbeitet aber mit
3 widerstrebt, etwas ängstlich
4 widerstrebt, will nicht mitmachen
5 weigert sich mitzumachen, teilnahmslos
6 ständig unruhig, weigert sich, läuft weg
7 anderes
(aus: I. Flehmig: Mat. Med. Nordm. 22 [1970])

20.10 Aufgaben für die Selbstkontrolle

20/1 Um welche drei psychologischen Voraussetzungen für die Untersuchung eines Kindes sollen Sie sich bemühen?

20/2 Warum sind Sie bei Kindern bis zum 4. Lebensjahr stärker als sonst auf Ihre Beobachtungsgabe angewiesen?

20/3 Welche Ursache von Fieber tritt – statistisch gesehen – im Kindesalter am häufigsten auf?

20/4 Wo lokalisieren Kleinkinder meist Bauchschmerzen?

20/5 Unter welchen Voraussetzungen kann »normales« Gewicht dennoch auf eine verzögerte Entwicklung hindeuten?

20/6 Wo entsteht bei Kindern Stridor in erster Linie?

20/7 Auf welche Lokalisation der Einengung weisen das gemeinsame Auftreten von inspiratorischem und exspiratorischem bzw. ausschließlich exspiratorischem Stridor hin?

20/8 Wie oft atmet ein Neugeborenes durchschnittlich pro Minute?

20/9 Welche Relation weist auf pulmonale und welche auf kardiale Dyspnoe hin?

20/10 Welche drei Begleitsymptome sind bei der hypokalzämischen Tetanie zu erwarten?

20/11 Was ist charakteristisch für epileptische Krampfanfälle?

20/12 Welche Ursache steht bei den Gelegenheitskrämpfen im Kindesalter im Vordergrund?

20/13 Wie definieren Sie den Begriff Enuresis?

20/14 Von welchem Alter an sollten Sie versuchen, ein bilaterales Arzt-Patienten-Verhältnis aufzubauen?

20/15 Welche Dokumentationshilfe können Sie für die Vorsorgeuntersuchungen bis zum 4. Lebensjahr benutzen?

20/16 In welcher Reihenfolge erfolgt die körperliche Untersuchung bei kleinen Kindern?

20/17 Welches Untersuchungsschema sollte für die Untersuchung Neugeborener verwendet werden?

20/18 Nennen Sie mindestens zehn Reifezeichen beim Neugeborenen (Meßwerte; vom Kopf zum Fuß)!

20/19 Welches sind die in der ersten Lebenszeit erkennbaren drei häufigsten Fehlbildungen?

20/20 Welches ist neben dem Kephalhämatom die häufigste geburtstraumatische Schädigung?

20/21 Wann spricht man von gutem Hautturgor?

20/22 Wie unterscheiden Sie herabgesetzten von schlechtem Turgor?

20/23 Wie verändern sich die quergestellten Adduktorenfalten bei Abmagerung?

20/24 Wie untersucht man das Kind auf Kraniotabes?

20/25 Welche Veränderungen der großen Fontanelle können Sie bei kleinen Kindern palpieren?

20/26 Wie sind bis zum 2. Lebensjahr Faßthorax und fast horizontaler vorderer Rippenverlauf zu beurteilen?

20/27 Weshalb dürfen Sie den kindlichen Thorax nur leise perkutieren?

Die Untersuchung von Kindern

20/28 Womit ist pueriles Atmen zu vergleichen?
20/29 Wie wird beim Säugling Urin zur Untersuchung gewonnen?
20/30 Welche Voraussetzung muß für eine vergleichbare neurologische Untersuchung Neugeborener oder junger Säuglinge erfüllt sein?
20/31 Welche Gruppe von Reflexen ist für die Neugeborenenperiode charakteristisch?
20/32 Ab wann gilt ein positiver Babinski-Reflex als pathologisch?
20/33 Wozu führt die Berührung der Mundumgebung beim Säugling?
20/34 Schildern Sie in Stichworten den Galant-Reflex!
20/35 Zu welchem Reflex gehört die bogenförmige Umklammerungsbewegung bei Zurückfallenlassen des Kopfes?
20/36 In welchem Zeitraum entwickelt sich normalerweise das Milchgebiß?
20/37 Welchen Anteil des Oberarmes soll die Blutdruckmanschette bedecken?
20/38 Was ersetzt bei der Flush-Methode die Auskultation bei der üblichen Blutdruckmessung?
20/39 Welche Pulsfrequenz ist beim Neugeborenen normal?
20/40 Auf welchen statistischen Mittelwert werden Perzentilwerte bezogen?
20/41 Was bedeutet eine Dreierperzentile?
20/42 Wie ist der unterschiedliche Kurvenlauf in den Perzentilwerten und in den Somatogrammen der Untersuchungshefte für Kinder zu erklären?
20/43 Welche beiden physiologischen Faktoren wirken bei Kindern besonders auf die Körpertemperatur ein?
20/44 Geben Sie die unterschiedlichen Temperaturen bei rektaler, oraler und axillärer Messung an!
20/45 In welchem Normalbereich liegen die Werte für die Körpertemperatur (rektal)?
20/46 Wie lange sollte bei älteren Kindern die Körpertemperatur axillär gemessen werden?
20/47 Wie legt man das Thermometer bei der oralen Temperaturmessung ein?
20/48 Wann findet man beim Säugling das erste Kontaktlächeln?
20/49 Welche motorischen und affektiven Reaktionen erwarten Sie zwischen dem 3. und 6. Monat?
20/50 Wann lernt das Kind normalerweise gehen?
20/51 Wann wird aus dem Lallen sinnvolle Lautbildung?
20/52 Was ist charakteristisch für die motorische und affektiv-soziale Entwicklung in der ersten Phase der frühen Kindheit?
20/53 Geben Sie Richtwerte für das Sauberwerden der Kinder an!
20/54 Wann setzt die erste Trotzphase ein?
20/55 Welcher Zeitraum wird für den Eintritt von Menarche und Hoden- bzw. Penisvergrößerung als normal angesehen?
20/56 Nennen Sie mindestens drei Möglichkeiten einer einfachen psychologischen Exploration von Jugendlichen!

21.0 Untersuchung Bewußtloser und Notfalluntersuchung

Das Leben des Notfallpatienten ist akut bedroht. Deshalb darf die Untersuchung als Voraussetzung einer sinnvollen Therapie nur wenige Minuten dauern. Wenn schon für den allgemeinen Untersuchungsgang eine formale Standardisierung zu fordern ist, dann sollte die Notfalluntersuchung im Sinne eines Drills nicht nur gelernt, sondern auch praktisch geübt werden mit dem Ziel, in Notfällen die Untersuchung zunächst auf das Erfassen des lebensbedrohlichen Zustandes und seiner Ursachen zu beschränken und sofort lebenserhaltende Maßnahmen einzuleiten.

Vorgehen

I. Lebensbedrohliche Zustände durch Trauma (Blutungen, Verbrennungen, Elektrounfälle usw.)

Soweit erforderlich, sofort Unterbindung der Blutung, Beatmung, Herzmassage, venösen Zugang schaffen. Übernahme des Patienten durch eine unfallchirurgische Klinik.

II. Lebensbedrohliche Zustände ohne sichtbare Ursachen

1. bei Bewußtlosigkeit oder bewußtseinsgetrübten Patienten ohne Trauma:	Begleitperson zur Vorgeschichte befragen;
bei ansprechbaren Patienten ohne Trauma:	Anamnese zur Entwicklung des Zustandes, Begleitumstände, Vorkrankheiten wie Epilepsie, Diabetes, Infarkt; Medikamente.
2. Gesamtbeurteilung:	besonders bewußtlose Patienten völlig entkleiden; Haut (Farbe, Injektionen), Temperatur, Verletzungen; Geruch: Alkohol, Urämie, Azidose.
3. Kopf	Kalotte, Augen, Liquoraustritt.
4. Atmung:	Dyspnoe, Stridor, Atemtyp, Atemgeräusche, Zyanose.
5. Herz und Kreislauf:	Pulsfrequenz und Füllung, Defizit, Arrhythmie, Herzgeräusche, Insuffizienzzeichen, Blutdruck.
6. Abdomen:	Abwehrspannung, Druckschmerz, Organvergrößerungen.
7. ZNS:	Pupille, Stauungspapille, Meningismus, Paresen, Tonus, Reflexe.
8. technisch-diagnostische Daten	EKG, Echo, Schädelröntgen, Urin (Schlafmittel), Serum mit Schnelltests, Hämoglobin und Hämatokrit.
9. zur Person:	Name, Anschrift, Hausarzt, Angehörige.

22.0 Problemorientierte Patientenbetreuung – problemorientierte Dokumentation

Jeder Arzt, der darauf angewiesen ist, in eigenen oder fremden Krankengeschichten – unter Umständen unter dem Zeitdruck eines Notfalles – bestimmte Informationen zu suchen, weiß, wie selten man »auf Anhieb« findet, was man sucht. Darüber hinaus wird bei ständig wachsender Informationsmenge die ärztliche Dokumentation immer mühsamer und kostspieliger. Ohne ein logisches System, das die Aufzeichnung vereinfacht und ein gezieltes Abrufen von Informationen erleichtert, wird die Dokumentation auch immer unergiebiger und unerfreulicher. Weed (1969) hat den Versuch unternommen, die medizinische Dokumentation zu rationalisieren, um damit die Patientenbetreuung im Sinne einer Gesamtheit aller Maßnahmen von der Erstuntersuchung bis zum Entlassungsbericht zu verbessern.

> Grundidee der problemorientierten Dokumentation ist die Formulierung von »Problemen« und die Zuordnung aller zu einem Problem gehörenden Patientendaten mit Hilfe gleichbleibender Problemnummern.

Zu diesem Zweck werden die einzelnen Patientendaten entsprechend ihrer Problemzugehörigkeit »markiert«. Dadurch wird der logische Zusammenhang zwischen den zahlreichen Einzelinformationen und den Problemen transparent und erleichtert allen, die an der Betreuung des Patienten beteiligt sind, die Arbeit.

Die grundsätzliche Frage lautet also: Durch welche methodische Hilfe wird die Dokumentation der Patientenbetreuung ökonomischer und leichter nachvollziehbar?

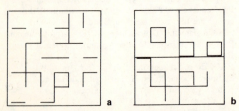

Abb. 22.1a–b Weder die Zahl der Einzelinformationen (Striche) noch ihre Qualität (senkrechte oder waagerechte Lage) wird durch die Ordnung verändert, aber die Probleme nehmen durch die Anordnung der Striche (Symptome) Gestalt an; manches Problem bleibt noch offen. a) Gesamtzustand des Patienten, b) Aufschlüsselung in Probleme

Die generelle Antwort: Durch Aufschlüsselung des gesamten Krankheitszustandes des Patienten in Einzelprobleme und deren Lösung (Abb. 22.1).

Diese rationelle Form der Patientenbetreuung und -dokumentation soll es dem Arzt erleichtern:
- Patientendaten zweckmäßig zu sammeln und zu ordnen;
- die gewonnenen Daten überschaubar und mitteilbar zu dokumentieren;
- Anlaß, Ziel und Erfolg der Patientenbetreuung für sich selbst und alle an der Behandlung Beteiligten nachvollziehbar zu machen;
- die kontinuierliche Betreuung des Patienten zu sichern;
- die eigene Arbeit zu kontrollieren und für die gegenseitige Fortbildung zu nutzen.

Trotz dieser mannigfaltigen Vorteile schränkt die problemorientierte Dokumentation keineswegs die Freiheit ein, eine individuelle Sicht von Problemen auszudrücken; aber sie betont dort rationelle Formen, wo persönlicher Stil die Kommunikation beeinträchtigen könnte. Schließlich ist sie ein nützliches Werkzeug für die systematische Fortbildung in der Kunst und Technik des Lösens von Problemen.

Quellenorientierte, unstrukturierte Aufzeichnungen

> Bewußtloser Patient am 10.5.1977 in Seitenlage eingeliefert. Puls um 10 Uhr 110, Blutdruck 95/70. Soll vom Auto angefahren worden sein. xx mg Trasylol in den Tropf geben, Eltern verständigen; Kind wirkt verwahrlost. Die Harnausscheidung war in den letzten beiden Stunden nur minimal. An der rechten Körperseite wurden Hautabschürfungen festgestellt. Hb 9,7; Transfusion vorbereitet. Patient erbricht. Unfallzeuge berichtet über lautes Aufschlagen des Kopfes, deshalb Röntgen des Schädels in 2 Ebenen. 250 mg Tetrazyklin alle 4 Std. usw.

Eine derartige Dokumentation, die sich ausschließlich am zeitlichen Ablauf orientiert, nennen wir »unstrukturiert«. Sie ist meist viel umfangreicher und gestattet lediglich Rückschlüsse auf die Quelle der Informationen: Unfallbericht, Untersuchungsergebnisse, Laborbefunde, Röntgenergebnisse, Konsiliaruntersuchungen usw. Aus dieser »quellenorientierten Dokumentation« sind weder Zusammenhänge der Einzelinformationen noch Gründe für ihre Beschaffung noch die Schlüsse unmittelbar zu erkennen, die aus ihnen gezogen wurden.

So ist es kaum möglich, aufgrund des oben genannten Beispieles die drei Standardfragen jeder ärztlichen Betreuung eindeutig zu beantworten:

- Welche Befunde wurden erhoben?
- Welche Diagnosen wurden gestellt?
- Welche Behandlung wurde durchgeführt?

Vielmehr ist jeder, der eine Diagnose oder die bisherige Behandlung eines Patienten aufgrund quellenorientierter Dokumentation beurteilen oder weiterführen will, meist gezwungen, den gesamten Krankheitsbericht von Anfang bis Ende zu analysieren. Das ist ein wenig rationeller Zugang.

Im Gegensatz dazu analysiert bei der problemorientierten Patientenbetreuung und Dokumentation (PoPD) der behandelnde Arzt den Gesamtzustand des Patienten sofort und dokumentiert die einzelnen Probleme, seine Lösungsvorschläge und den Verlauf.

Er ordnet dann unmittelbar jede Einzelinformation dem Problem zu, zu dem sie gehört, und codiert die einzelnen Informationen mit den Pro-

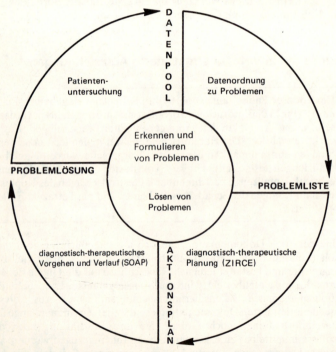

Abb. 22.**2a** Ablauf der vier Hauptphasen der problemorientierten Dokumentation: Das Lösen ärztlicher Probleme

blemnummern. Problemliste und Codierung sind die beiden wesentlichen Merkmale der PoPD.

Für die Schilderung des praktischen Vorgehens übernehmen wir weitgehend die eingeführte Nomenklatur und sprechen von Datenpool, Problemliste und Problemkonzeption, Aktionsplan, Verlaufsdokumentation und Abschlußbericht (Epikrise). Einen Überblick über den Zusammenhang dieser Begriffe bietet das in der Abb. 22.**2a** dargestellte Schema.

22.1 Datenpool

Die problemorientierte Dokumentation setzt voraus, daß die Patientendaten erhoben und fixiert wurden. Hierzu gehören:
1. (ggf. unter Zuhilfenahme eines Fragebogens) anamnestische Angaben wie Patientenbeschwerden, Systemübersicht, Verlauf der jetzigen Krankheit, Eigenanamnese, Gewohnheiten und Medikamente, gynäkologische Anamnese, Sozialanamnese, Familienanamnese, ergänzt durch Angaben von Angehörigen, alte Krankengeschichten oder Arztbriefe;
2. die Ergebnisse der körperlichen Untersuchung;
3. technisch-diagnostische Standarddaten aus Untersuchungen von Blut, Serum und Urin, außerdem Blutsenkung, Puls, Blutdruck, Röntgenaufnahmen, psychologische Tests usw.;
4. Patientenprofile als Tages-, Monats- oder Jahresprofile. Sie können wesentlich dazu beitragen, daß der Arzt ein Gesamtbild vom Patienten erhält.

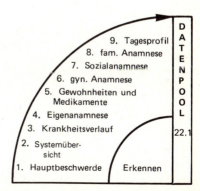

Abb. 22.**2b** Patientendaten werden erhoben und bilden den Datenpool

22.2 Problemliste

22.2.1 Definition und Bedeutung

Die Problemliste ist eine Aufzählung von Problemen im Sinne unerwünschter Gesundheitszustände des Patienten, die mit Hilfe des Arztes in erwünschte Gesundheitszustände überführt werden sollen. Sie werden als Patientendaten oder als ärztliche Schlußfolgerungen aus den gewonnenen Daten formuliert und stellen sich dem Arzt als diagnostische oder therapeutische Einheiten = Probleme, um deren Lösung er sich bemüht. Als Probleme werden hier also sowohl alle Beeinträchtigungen des Gesundheitszustandes als auch die Aufgaben verstanden, die sich daraus für den Arzt stellen. Jedes Problem erhält eine Indexnummer*.
In der Problemliste, die als Inhaltsverzeichnis am Anfang der Patientendokumentation – im Idealfall herausschlagbar – aufbewahrt wird, listet der behandelnde Arzt alle medizinischen, psychologischen und sozialen Patientenprobleme in beliebiger Reihenfolge auf.
Für das problemorientierte Denken und Dokumentieren gestatten diese Problemnummern die eindeutige Zuordnung aller Daten, die sich im Laufe der Betreuung zu diesem Problem ergeben. Dadurch wird die Gesamtdokumentation zu einem Nachschlagewerk, in dem die Problemnummern für die Strukturierung benutzt werden. Man spricht deshalb auch von »problemstrukturierter Dokumentation«. Mit ihr wird aus der linearen, chronologisch-quellenorientierten Ordnung ein Raster (s. S. 419), in dem die Patientendaten sofort den einzelnen Problemen zugeordnet werden. Das braucht in der Praxis keineswegs auf einmal zu geschehen, und der Umfang richtet sich, abgesehen von Lehrzwecken, nach den praktischen Erfordernissen.
Die Problemliste bietet dem behandelnden Arzt und allen an der Betreuung des Patienten Beteiligten bei jedem Griff zur Krankengeschichte einen Überblick über den *ganzen* Patienten und erleichtert damit die Lösung von Einzelproblemen innerhalb des Kontextes, z. B. die Gabe von Antibiotika unter Berücksichtigung einer vorliegenden Allergie oder die Verordnung einer Diät unter Berücksichtigung der Eßgewohnheiten eines alleinstehenden Rentners.
Daneben gestattet die problemorientierte Dokumentation auch das *selektive* zeitsparende Nachvollziehen einzelner diagnostischer Entscheidungen, Zielsetzungen und Verläufe. Dabei kann der Arzt trotz der notwendigen Beschränkung auf die spezifische Fragestellung des einzelnen Faches die gesundheitliche Gesamtproblematik des Patienten im Auge behalten.

---

* Für diejenigen, die sich mit einem Dezimalsystem die Schreibarbeit erleichtern wollen, ist dies die erste Dezimalstelle in der Dokumentation.

Problemliste 439

Zuordnung quellenorientierter Informationen zu den einzelnen Problemen

quellenorientierte Dokumentation (entspr. Abb. 22.1a)		Quelle 1: Anamnese	Quelle 2: Befund	Quelle 3: Labor	Quelle 4: Röntgen	usw.
		A_1 A_2 A_3	B_1 B_2 B_3 B_4 B_5 B_6 B_7	L_1 L_2 L_3 L_4	R_1	
problem-orientierte Dokumentation (entspr. Abb. 22.1b)	Problem 1: chronische Bronchitis	A_1 A_2	B_1 B_2		R_1	
	Problem 2: Eisenmangelanämie		B_3 B_4	L_1		
	Problem 3: Ärger mit Vorgesetzten	A_3				
	Problem 4: Rechtsinsuffizienz		B_5 B_6 B_7	L_2 L_3 L_4		

22.2.2 Inhalt und Dokumentationsform

22.2.2.1 Was wird als Problem aufgeführt?

In der Problemliste werden aufgeführt:
- ätiologische, pathologisch-anatomische, pathophysiologische und funktionelle **Diagnosen,** z. B. »Bronchialkarzinom« oder »Herzinsuffizienz«;
- Einzelbeschwerden wie »Schläfenkopfschmerz« oder einzelne Befunde wie »Fieber unklarer Ursache« oder pathologische Laborwerte wie »erhöhtes Bilirubin«, soweit diese **Einzelsymptome** noch keinem übergeordneten Problem zugeordnet werden können;
- psychologische und sozioökonomische Probleme, z. B. »Angst vor beruflichem Versagen« oder »hygienische Verwahrlosung bei gestörten Familienverhältnissen«.

In der Problemliste werden ohne Rangordnung **Fakten und begründete Schlußfolgerungen,** aber keine bloßen Vermutungen aufgeführt, auch dann nicht, wenn man sie vorsichtshalber mit einem Fragezeichen versieht. Also statt »Cholezystitis?« besser »ungeklärte Schmerzen im rechten Oberbauch«. Anstelle der bloßen Vermutung wird also das Symptom als Problem aufgelistet, dessen diagnostische Zuordnung sich dem Arzt als Aufgabe stellt. Der Grund für diese konsequente Beschränkung der Problemliste liegt darin, daß schon die Problem-**Formulierung** Konsequenzen für die Aktionspläne (s. Schema S. 421) hat, z. B. führen »unklare Schmerzen im rechten Oberbauch« gedanklich eher zur diagnostischen Abklärung, die Diagnose »Cholezystitis« eher zur unmittelbaren Einleitung der Behandlung.

22.2.2.2. Die Problemliste als Entscheidungshilfe

Schon in der Problemliste trifft der Arzt **erste Entscheidungen,** ob es sich um ein »aktives Problem« handelt, und beantwortet damit die Frage, ob sich aus diesem Problem zur Zeit eine ärztliche Aufgabe stellt und eine Behandlung erforderlich wird.

Probleme, die gelöst sind, d. h. keine diagnostischen oder therapeutischen Bemühungen mehr erforderlich machen, aber dennoch den Gesundheitszustand oder die Behandlung des Patienten beeinflussen könnten, z. B. Risikofaktoren wie Schizophrenie eines Zwillingsbruders oder ein ausgeheiltes Magenulkus bei einer akuten Cortison- oder Butazolidinindikation, werden in die Problemliste als »inaktive Probleme« übernommen (in die Problemliste gehört also ein Auszug der Daten aus der Eigenanamnese [Datenpool], die jetzt noch berücksichtigt werden müssen). Beispiel:

Problemliste

Problem-Nr.	Datum		Status
1	10.6.77	allgemeine Muskelschwäche	
2	10.6.77	ausgeprägte Obstipation	
3	10.6.77	diagnostisch abgeklärte Hypertonie unter ständiger Saluretikamedikation	(inaktiv)

22.2.2.3 Umordnung innerhalb der Problemliste

Kann **ein Symptom,** das bis dahin als Problem geführt wurde, später einem größeren Problem zugeordnet werden, so erfolgt auch in der Problemliste eine Zuordnung mit einem Pfeil. Beispiel:

Problem

| Nr. 7 | 11.5.77 | unklare Schmerzen im rechten Oberbauch
14.5.77 → Ulcus duodeni (Nr. 9) | |

22.2.2.4 Zuordnung mehrerer Einzelsymptome

Werden im Laufe der diagnostischen Abklärung mehrere Symptome, die zunächst als Einzelprobleme gesehen wurden, einer übergeordneten Einheit zugeordnet, so erhält das erstgenannte Symptom als Zusatz die Problembezeichnung, alle anderen nur noch einen Hinweis auf dessen Problemnummer, unter der sie fortan gesehen werden. Ihre ursprüngliche Problemnummer wird nicht weiter verwendet. Beispiel:

Problem

Nr. 1	11.5.77	Diabetes mellitus	
Nr. 2	11.5.77	Gelenkschmerz 13.5.77 → akuter Erythematodes	
Nr. 3	11.5.77	septisches Fieber 13.5.77 → Nr. 2*	
Nr. 4	11.5.77	blutiger Urin 13.5.77 → Nr. 2	

---

* Hier wird anstelle der Problembezeichnung nur noch die Problemnummer aufgeführt.

22.2.2.5 Aufschlüsselung komplexer Ereignisse

Andererseits kann die Problemliste auch dazu benutzt werden, komplexe Krankheitsereignisse und ihre verschiedenen Manifestationen, soweit sie einer unterschiedlichen Planung und Behandlung bedürfen, aufzuschlüsseln, um sich damit einen übersichtlichen Zugang zu schaffen.

Der Hinweis »als Folge von . . . (aFv)« oder »in Zusammenhang mit . . . (iZm)« erleichtert dabei das Verständnis für den Zusammenhang der Probleme untereinander. Beispiel:

Problem

Nr. 1	7.5.77 22.6.77	zerebrale Durchblutungsstörung aFv* Nr. 2
Nr. 2	22.6.77	generalisierte Arteriosklerose
Nr. 3	22.6.77	Gangrän am 1. Strahl der rechten unteren Extremität aFv Nr. 2 **
Nr. 4	22.6.77	weinerliche Verstimmtheit iZm*** Nr. 2

22.2.2.6 Kennzeichnung gelöster Probleme

Probleme, die im Laufe der Betreuung gelöst werden oder bewußt nicht weiter verfolgt werden sollen, werden mit einem entsprechenden Vermerk in der Problemliste abgeschlossen. Beispiel:

Problem

Nr. 1	21.6.77	Bronchopneumonie im rechten Oberlappen 30.7.77 ausgeheilt	(inaktiv)
Nr. 2	21.6.77	ständiger Streit mit der in der gleichen Wohnung lebenden Großmutter 24.8.77 Problem entfällt (Wohnungswechsel)	(inaktiv)

---

* Noch kürzer: F→
** Noch kürzer ist die Benutzung eingekreister Zahlen als Symbol für die Problemnummern.
*** Noch kürzer: Z→

22.2.2.7 Wann wird die Problemliste aufgestellt?

Nach der ersten Untersuchung eines neuen Patienten sollte mit dem Aufstellen einer endgültigen Problemliste 24 Std. gewartet werden, um die Auflistung unnötig vieler Einzelbefunde als gesonderte Probleme zu vermeiden. Falls erforderlich, kann man mit einer vorläufigen Problemliste eine Notfallbehandlung beginnen.

22.2.3 Aufwand und Ertrag der Problemliste

Für den behandelnden Arzt bedeutet die sofortige Zuordnung der Patientendaten zu Problemen und die Auflistung der restlichen Daten als selbständige Probleme zwar zunächst eine Mehrarbeit, die sich aber vielfach auszahlt:

1. Durch die gedankliche Analyse und die Zuordnung von Einzeldaten zu Problemen verschafft sich der Arzt Klarheit und strukturiert die ungeordnete Gesamtheit der Patientendaten.
2. Darüber hinaus bildet die Auflistung eine Anregung, Einzelprobleme nicht isoliert zu sehen und zu behandeln.
3. Einzelbefunde, »die nirgends recht hinpassen« oder die über den eigenen Kompetenzbereich hinausgehen, werden nicht übersehen.
4. Anhand der Problemliste kann der Arzt sich und anderen jederzeit über den Patienten in diagnostischer und therapeutischer Hinsicht Klarheit verschaffen. Er kann sich selbst korrigieren und sich anhand der eigenen Dokumentation in Zusammenarbeit mit Kollegen fortbilden.

So ist die Problemliste die überschaubare Grundinformation über den Patienten. Mit ihrer Hilfe können sich alle an der Behandlung Beteiligten in kürzester Zeit einen Überblick über den Patienten verschaffen und gezielt über bestimmte Patientenprobleme miteinander sprechen (Abb. 22.**2c**).

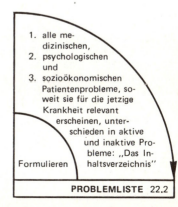

Abb. 22.**2c** In der Problemliste werden alle Patientenprobleme aufgeführt

22.2.4 Wie formuliert man Probleme für die Problemliste?

Für die **Problemkonzeption** wird anstelle der oft benutzten Erklärung »nach meiner Erfahrung...« die Formulierung des Problems begründet. Damit wird der Denkprozeß transparent gemacht, mit dem der Arzt die Patientendaten auf ihren Zusammenhang analysiert und vor dem Hintergrund seines medizinischen Wissens in einer Synthese als ein Problem interpretiert. Mit diesem Vorgehen soll nicht die Möglichkeit der intuitiven, ganzheitlichen Erfassung in Frage gestellt, aber doch die Forderung unterstützt werden, ganzheitliche Diagnosen zunächst mit einer Analyse der Patientendaten zu untermauern. Dazu verwendet man anamnestische Angaben, körperliche Befunde, technisch-diagnostische Werte, aber auch die fehlenden Befunde (Negativa), die man erwartet hätte, z. B. »kein Nüchternschmerz« beim Ulcus duodeni oder »keine erbsensuppenähnlichen Stühle« beim vermuteten Typhus.

Die praktische Arbeit kann man sich dadurch erleichtern, daß man zunächst im Datenpool Stichwörter unterstreicht, die auf ein Problem hindeuten (»Problemstichwörter«), und sie dann mit der Nummer des Problems, dem sie zugeordnet werden sollen, markiert.

Die Synthese der Daten in ätiologischen, morphologisch-pathologischen, pathophysiologischen oder funktionellen Problemen schult das Zusammenhangsverständnis. Für das Erlernen der problemorientierten Patientenbetreuung ist dieser Schritt von ausschlaggebender Bedeutung, für die Anwendung in der Praxis kann die Problemkonzeption auf eine Kurzform beschränkt bleiben.

22.3 Aktionsplan (ZIRCE)

22.3.1 Zweck des Aktionsplanes

Im primären Aktionsplan werden alle Maßnahmen dargestellt, die zur Lösung der einzelnen Probleme unternommen werden. Mit ihrer Beschreibung wird die Absicht des behandelnden Arztes nachvollziehbar, so daß sich jeder an der Behandlung Beteiligte darauf einstellen kann (Kontinuität). Für die Zuordnung der Aktionspläne zu den Problemen benutzt man die Problemnummer. Erweiterungen und Änderungen des Aktionsplanes während der Betreuung werden zu den Einzelproblemen im Verlauf (s. Schema S. 430) dokumentiert.

22.3.2 Inhalt des Aktionsplanes

22.3.2.1 Die Zielvorstellung (= Z)

Aktionspläne sollten zu jedem Problem eine generelle Zielvorstellung enthalten. Beispiel:

Problem	Aktionsplan	
Nr. 1	11.8.77	(Mangeldurchblutung bei Hypertonie)* Z: Blutdrucksenkung auf 160/100 (Erfordernishochdruck)
oder Nr. 2	11.8.77	(Bauchschmerzen unklarer Genese) Z: diagnostische Abklärung und Behandlung
oder Nr. 3	11.8.77	(Sehstörungen) Z: bleiben bei der Behandlung unberücksichtigt (zerebrale Metastasen)

Aktionspläne tragen dazu bei, daß gesteckte Ziele konsequent verfolgt werden. Mit ihrer Hilfe kann auch derjenige, der nur zeitweise die Behandlung des Patienten übernimmt (z. B. Nachtdienst) oder sie auf die Dauer fortsetzt, die Entscheidungen nachvollziehen, die ursprünglich zur Lösung des Problems getroffen wurden.

- Z: Außer der **Zielvorstellung** gehen vier Kategorien in die Aktionspläne ein:
- I: weitere **Informationen** für die Diagnostik oder den Heilungsverlauf,
- R: die **Behandlung** des Patienten, (R steht für recipe = nimm)
- C: die Beratung **(Consultation)** des Patienten,
- E: die **Evaluation,** die Überprüfung, des eigenen Vorgehens.

22.3.2.2 Die erforderlichen Informationen (= I)

Im Gegensatz zur Problemliste sind im Aktionsplan Hypothesen erwünscht. Zu ihrer Prüfung werden weitere diagnostische und differentialdiagnostische Informationen zusammengetragen (»Aufarbeiten des Patienten«). Beispiel:

Problem	Aktionsplan	
Nr. 1	11.5.77	(Sodbrennen, Schluckbeschwerden und retrosternales Brennen) Z: diagnostische Abklärung I: wegen Verdachtes auf Hiatushernie nach Schmerzen im Liegen und beim Bücken fragen; Röntgen Ösophagus und Kardia

---

* Anstelle der wiederholten Problemformulierung spart die Beschränkung auf die Problemnummer Schreibarbeit. Der Verständlichkeit halber fügen wir hier die Problembezeichnung in Klammern an.

446 Problemorientierte Patientenbetreuung

22.3.2.3 Therapeutische Maßnahmen (= R)

Sämtliche Maßnahmen zur Behandlung des Patienten werden im Aktionsplan mit der entsprechenden Problemnummer aufgelistet.* Die Problemnummer gestattet auch Konsiliarien und der Stationsschwester den mühelosen gedanklichen Rückgriff auf das Problem als Begründung der Maßnahmen. Die Durchführung der Behandlung wird dann mit dem Datum bestätigt. Keine Anordnung sollte getroffen werden, die nicht im Aktionsplan ihre Begründung findet. Beispiel:

Problem

Nr. 1	20.5.77 22.5.77	(Hiatushernie) R: Hiatushernien-Operation für den 24.5.77 vorgesehen (verschoben wegen Herzrhythmusstörungen)

22.3.2.4 Die Beratung des Patienten (Consultation = C)

Zur Dokumentation über die geplante Patientenberatung gehören Notizen über Fragen und Ängste des Patienten, über das, was dem Patienten und/oder seinen Angehörigen über die Krankheit, deren Behandlung und Bedeutung für das Leben des Patienten mitgeteilt werden soll. Damit schafft der behandelnde Arzt für alle, die an der Betreuung beteiligt sind oder die sie später übernehmen sollen, eine Information, die Mehrfacherklärungen überflüssig macht. Sie bildet gleichzeitig eine Voraussetzung für die Kooperation des Patienten, der seine Behandlung nach Abschluß der ärztlichen Betreuung unter Umständen selbst weiterführen und kontrollieren muß. Beispiel:

Problem

Nr. 3	28.6.77	(Nahrungsmittelallergie) C: Information über Allergiemodell; Allergene, auf die er reagiert; Liste zu meidender Nahrungsmittel	erl. am 28.6.77
Nr. 5	22.7.77	(Hiatushernie) C: geringes Operationsrisiko erläutern	erl. am 23.7.77

---

* Ausnahmen: Allgemeine Maßnahmen, z.B. Ernährung und Bewegung des Patienten auf der Station, Routineuntersuchungen usw., werden anstelle einer Problemnummer unter »Allgemein« geführt.

22.3.2.5 Maßstab für die Evaluation (= E) der ärztlichen Maßnahmen

Konkrete Hinweise, mit welchen Maßstäben man selbst den Erfolg seiner Maßnahmen zur Gesundung bzw. Besserung feststellen kann – Evaluation –, sind Anreiz, sich Rechenschaft über die Patientenbetreuung zu geben. Beispiel:

Problem

Nr. 5	30.7.77	E: Wirksamkeit der Patientenberatung über die selbständige Durchführung der Diät und die Einnahme der Medikamente noch während der dauernden Betreuung kontrollieren
oder Nr. 11	29.5.77	(finaler Krankheitszustand) E: Therapieergebnisse am Patientenzustand kontrollieren (befragen)

22.3.3 Koordination der Planung

Es gilt, die Aktionspläne (Abb. 22.**2d**) für die einzelnen Probleme zeitlich und inhaltlich aufeinander zu beziehen und abzustimmen. Damit werden nicht mehr einzelne Krankheiten behandelt, sondern es kann die in der Problemliste aufgezeigte Gesamtproblematik des Patienten Berücksichtigung finden. So wird z. B. die Verordnung von Urikosurika zur Hemmung der tubulären Harnsäurerückresorption bei einem Patienten mit gastrointestinalen Ulzera vermieden, oder die bei Gicht erwünschte Rückresorptionshemmung wird nicht durch Gabe von Salizylaten zur Bekämpfung von Schmerzen rheumatischer Genese aufgehoben.

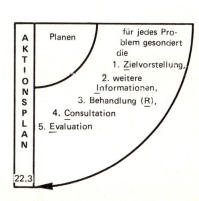

Abb. 22.**2d** In Aktionsplänen werden die Vorschläge zur Lösung der einzelnen Probleme dargestellt

22.4 Verlaufsdokumentation

Die Schilderung des Verlaufs ist eine Schilderung der schrittweisen Entwicklung jedes Problems. Dazu werden die Verlaufsereignisse mit den entsprechenden Problemnummern, dem Datum und ggf. der Uhrzeit (Schocktherapie) dokumentiert. An der Verlaufsdokumentation beteiligen sich alle, die am Heilungsprozeß des Patienten mitarbeiten: Ärzte, Krankenschwestern, Physiotherapeuten, Sozialarbeiter usw. Damit fördert die problemorientierte Patientenbetreuung und -dokumentation das Mitdenken und die Kontinuität bei der Problemlösung. Die inhaltliche Kennzeichnung der einzelnen Verlaufsinformationen mit Symbolen (SOAP) erleichtert das Suchen und Finden folgender Verlaufsereignisse:

22.4.1 Subjektives Befinden (= S)

Hierzu gehören die Änderung der Beschwerden des Patienten und wie er sein Kranksein erlebt.

22.4.2 Objektive Befunde (= O)

Dokumentiert werden Änderungen bzw. Erweiterungen der objektiven Befunde, die sich bei den weiteren körperlichen und technisch-diagnostischen Untersuchungen bzw. aus der Behandlung ergeben.

22.4.3 Analyse des Verlaufs (= A)

Analysiert wird der Problemverlauf, die sich ändernden Beschwerden und Befunde, relevante Negativa, differentialdiagnostische Überlegungen, Diagnosen, Behandlungserfolg, Komplikationen und die Abhängigkeit der Probleme untereinander. Hier machen der Arzt und die an der Behandlung Beteiligten ihre Denkabläufe transparent, und man kann jetzt und später ohne umständliches Suchen in einem unstrukturierten »Gesamtverlauf« jedes Problem in seinem Verlauf erkennen.

22.4.4 Korrektur der Planung (= P)

Die Erweiterungen und Änderungen der Planung werden im Verlauf nach denselben Gesichtspunkten aufgezeichnet wie der ursprüngliche Aktionsplan (ZIRCE).
Es ist keineswegs erforderlich, für jedes aktive Problem zu allen vier genannten Untertiteln (SOAP) regelmäßige Verlaufseintragungen zu machen. Wichtig ist, die Verlaufsdokumentation so zu organisieren, daß man den logischen Ablauf der Patientenbetreuung einschließlich des Behandlungserfolges nachvollziehen kann. Man muß also z. B. aufgrund einer Verlaufsdokumentation über die Ergebnisse einer Biop-

Problem	Problemverlauf	
Nr. 4	10.9.77	(Schmerzen im rechten Oberbauch) S: Zunahme der Schmerzen nach Diätfehler (Bratwurst) O: jetzt deutlicher Sklerenikterus A: S+O passen zu Röntgennachweis von Konkrementen in der Galle. Offensichtlich akuter Schub einer Cholezystitis bei Cholelithiasis P: nach Eingang der Labordaten Abstimmung mit den Chirurgen über Op. im Intervall medikamentöse Therapie s. »Verordnungen«

sie (»I«) ohne Anstrengung und gelenkt von der Problemnummer die Struktur des Problems nachvollziehen können:
– Welche Beschwerden und Befunde (Datenpool)
– führten zu welcher Formulierung des Problems (Problemliste und Problemkonzeption) und
– zu welchen diagnostischen Vermutungen, die ein bestimmtes diagnostisches Vorgehen angezeigt erscheinen ließen (Aktionsplan unter »I«),
– dessen objektive Befunde im Betreuungsverlauf unter »O« dokumentiert wurden?

Die sachgerechte Dokumentation ermöglicht es dem behandelnden Arzt und allen Beteiligten, ständig und an jeder Stelle den logischen Faden wieder aufzunehmen, mit dessen Hilfe die Einzelprobleme des Patienten angegangen werden. Man erleichtert sich damit den Überblick, vermeidet unnützes Suchen, Mehrfachdiagnostik, Mehrfachanordnungen und all die Verwirrung, die mehrere gleichzeitige Probleme stiften können, wenn man die einzelnen Probleme nicht auch in bezug auf die geplanten Maßnahmen und den Problemverlauf auseinanderhält.

22.4.5 Dokumentation temporärer Probleme

Es bleibt noch eine besondere Beziehung zwischen Problemliste und Verlaufsdokumentation darzustellen. Patientenprobleme, wie Kopfschmerzen nach einer durchzechten Nacht oder Leibschmerzen während der Menstruation, die offenbar nur vorübergehend auftreten oder als Trivialprobleme empfunden werden, brauchen nicht sofort als »Problem« mit der dann notwendig werdenden Differenzierung in der Problemliste aufgeführt zu werden, sondern können als sogenannte »temporäre Probleme« (mit dem Zusatz »temp.«) in der Verlaufsdokumentation ihren Platz finden.

Auch bei Neuaufnahmen aufgrund der Exazerbation eines bekannten Problems kann die Verlaufsdokumentation (Abb. 22.**2e**) wieder aufge-

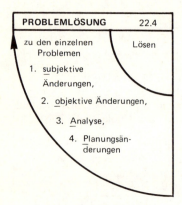

Abb. 22.2e In der Verlaufsdokumentation werden die einzelnen Daten des Krankheitsverlaufs den Problemen zugeordnet

nommen und damit eine völlige Neuuntersuchung mit allen Folgearbeiten überflüssig werden.

22.4.6 Ablaufdiagramme

Für die chronologische Darstellung komplexer Informationen zu einem Problem eignen sich Ablaufdiagramme (flow sheets) (s. Schema S. 431). Aus ihnen kann man Verläufe auf einen Blick erfassen und ggf. die Auswirkung der Therapie auf Blutzucker, Blutdruckwerte usw. unmittelbar ablesen.

22.5 Abschlußbericht (Epikrise)

Eine problemorientierte Epikrise soll eine kurze, überschaubare Zusammenfassung der durchgeführten Patientenbetreuung sein, die den Empfänger durch angemessenen Umfang und größere Übersichtlichkeit motiviert, den Abschlußbericht zu lesen und damit die Kontinuität verschiedener Betreuungsphasen zu sichern.

Kein Patient sollte aus ärztlicher Betreuung entlassen oder überwiesen werden, ohne daß sich der behandelnde Arzt bei (nicht nach) der Entlassung Rechenschaft darüber ablegt, wieweit die in der Problemliste angeführten Probleme gelöst sind. Diese für viele Ärzte unlustbetonte und deshalb oft hinausgeschobene oder vernachlässigte Aufgabe wird durch die problemorientierte Dokumentation wesentlich erleichtert.

Zum Abschlußbericht gehören:

1. Benennung der einzelnen Probleme in einer auf den letzten Stand gebrachten Problemliste;
2. kurze Hinweise zu den einzelnen Problemkonzeptionen (die wichtigsten Beschwerden, Befunde und technisch-diagnostische Werte), be-

Ablaufdiagramm

Name: Schulz, Helmut; 10.4.1926

Problem Nr.: 1 Diabetes
2 Hypertonie

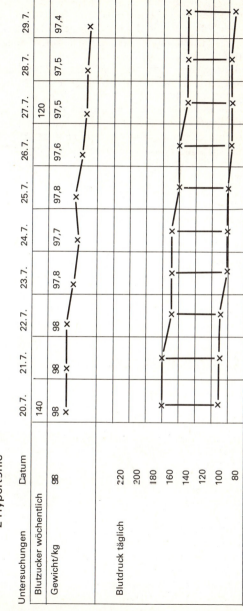

Untersuchungen	Datum	20.7.	21.7.	22.7.	23.7.	24.7.	25.7.	26.7.	27.7.	28.7.	29.7.
Blutzucker wöchentlich		140							120		
Gewicht/kg	98	98	98	98	97,8	97,7	97,8	97,6	97,5	97,5	97,4
Blutdruck täglich											

sonders für Probleme, die nicht gelöst wurden und damit für die weitere Betreuung als aktive Probleme bestehenbleiben. Diese Daten sind die Voraussetzung kontinuierlicher Patientenbetreuung und sparen bei Wiederaufnahme der ärztlichen Betreuung Arbeit und Geld (Kostensenkung);
3. Zielvorstellungen, die aus dem Aktionsplan übernommen werden;
4. in Kurzform der Verlauf, nach dem Schema SOAP geschildert. Dabei erfolgt die Analyse (A) als Beurteilung der gewonnenen Informationen und der durchgeführten Behandlung und legt den derzeitigen Patientenzustand dar. Zu ihr gehören auch die jetzige Medikation und ein Hinweis darauf, wie der Patient abschließend beraten wurde. In der Planung (P) werden Empfehlungen für die Fortsetzung der Betreuung einschließlich der Kontrollen und Wiedervorstellung gegeben.

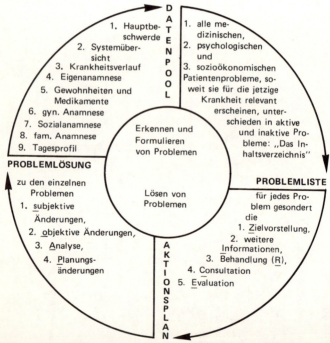

Abb. 22.3 Synopsis für den Ablauf der problemorientierten Patientenbetreuung und -dokumentation (PoPD)

23.0 Lösungsvorschläge zu den Aufgaben für die Selbstkontrolle

1/1 Die drei praktischen Zwecke ärztlicher Untersuchungen sind Diagnose, Therapie und Feststellen von Krankheitsverläufen.

1/2 Bei der nosologischen Untersuchungslehre werden zu bestimmten Krankheiten entsprechende diagnostische Zugänge gelehrt. Mit der phänomenologischen Untersuchung macht man sich von bestimmten (vermuteten) Krankheiten unabhängig und versucht, den ganzen Patienten möglichst vollständig zu erfassen.

1/3 Als Symptome (Krankheitszeichen) werden hier Beschwerden und Befunde bezeichnet.

1/4 Abwägen heißt, im Rahmen der ärztlichen Diagnostik feststellen, welche Bedeutung Beschwerden und Befunde für das Kranksein des Patienten haben und welcher Zusammenhang zwischen den einzelnen Symptomen besteht (o. ä.*).

1/5 Diagnostische Zuordnung kann intuitiv oder nach logischen Regeln erfolgen.

1/6 Mit Krankheitsbildern sind hier die etwa 2000 häufigen Krankheiten gemeint, im Sinne von Abstraktionen realer Erkrankungen. Man spricht auch von der charakteristischen Symptomkonstellation.

1/7 Bevor man Diagnosen stellen kann, gilt es, die gewonnenen Symptome differentialdiagnostisch abzuwägen.

1/8 Häufige Ursachen für Fehldiagnosen sind unterlassene Untersuchungen, falsch bewertete Befunde, unzureichende Trennung zwischen Beschwerden, Befunden und ihrer Interpretation, Vernachlässigung »nicht passender« Symptome, Verzerrung des Bildes durch Zweitkrankheiten.

1/9 Ärztliche Intuition heißt, Krankheiten ohne analytische Denkprozesse diagnostizieren.

1/10 Ausführliche Untersuchung, sorgfältige Analyse der Befunde und wiederholte Überprüfung der Schlußfolgerungen rechtfertigen intuitive Vorentscheidungen.

2/1 Drei allgemeine Voraussetzungen für das Erheben einer Anamnese sind z. B. eine ungestörte Gesprächssituation, das Vermeiden des Eindrucks, man habe keine Zeit, und die Berücksichtigung sogenannter »Äußerlichkeiten« wie Sich-Vorstellen, Händedruck, Beleuchtung.

2/2 Neben körperlichen Beschwerden und Befunden müssen Sie auch seelische Regungen, soziale und wirtschaftliche Probleme berücksichtigen.

2/3 Persönlichkeitsmerkmale von Arzt und Patient und das aktuelle Befinden von Arzt und Patient wirken als identische Variablen auf den Kommunikationsprozeß ein.

---

* Ihre Antwort braucht nicht wörtlich mit unserem Lösungsvorschlag übereinzustimmen, soll aber dem Sinn des Taschenbuchtextes entsprechen.

454 Lösungsvorschläge zu den Aufgaben für die Selbstkontrolle

2/4 Die Anamnese dient der Informationsgewinnung; sie bietet Einblick in die Persönlichkeit des Patienten; sie bietet die Gelegenheit, ein Vertrauensverhältnis mit dem Patienten zu schaffen, und kann für den Patienten eine Katharsis darstellen.

2/5 Sie achten auf das Verhalten und versuchen, sich ein Bild von der Persönlichkeit des Patienten zu machen.

2/6 Um Weitschweifigkeiten abzukürzen, um zu präzisieren und um über unbeabsichtigte Pausen hinwegzuhelfen.

2/7 Das Verhör ist sicher die direktivste und am wenigsten zweckmäßige Kommunikationsform für die Anamnese.

2/8 Der Dialog ist ein Wechselgespräch; die Diskussion ist eine ziel- oder zweckbezogene Erörterung; der Disput ist ein Streitgespräch, die Exploration eine tiefschürfende Befragung und das Interview im medizinischen Bereich eine Befragung, bei der es nicht in erster Linie um Beschwerden des Patienten geht. Ein Verhör wird im allgemeinen nur bei Verdacht auf Vergehen oder Verbrechen angestellt.

2/9 Sie können Ihre Beteiligung schon durch die Haltung Ihres Kopfes, durch zustimmendes Nicken, zustimmende Gestik und Mimik oder ein gelegentliches Hmhm ausdrücken.

2/10 Suggestivfragen nehmen bereits die Antwort voraus.

2/11 Offene Fragen lassen dem Patienten mehr Freiraum für die Antwort.

2/12 Katalogfragen erfordern eine Auswahl aus vorgegebenen Möglichkeiten.

2/13 Konfrontationsfragen lenken den Patienten auf eine Reflexion über eigene Gefühle, eigenes Verhalten usw.

2/14 Zum Beispiel: Seit 14 Tagen haben Sie auch in Gesellschaft keinen Alkohol mehr getrunken?

2/15 Interpretationsfragen richten sich auf Schlußfolgerungen, die der Arzt zieht.

2/16 Zum Beispiel: »Wie hat es angefangen?«, »Was geschah dann?«, »Was war wohl der Grund für ...?«, »Wer hat Ihnen geholfen?«

2/17 Technische Hilfen zur Standardisierung sind z.B. Fragebögen, Fragekarten oder Patienten-Computer-Dialog.

2/18 Vergleichen Sie Ihre Lösung mit dem ersten und zweiten Absatz auf S. 15.

3/1 Weil sein Schamgefühl verletzt werden könnte oder er sich erkältet.

3/2 Zum Beispiel Kinderkrankheiten, Arteriosklerose, Uterus myomatosus, Pfeiffersches Drüsenfieber, Prostatakarzinom usw.

3/3 Zum Beispiel: »Warum sind Sie gekommen?«, »Was führt Sie zu mir?«, »Welche Beschwerden haben Sie?« usw.

3/4 Unter Beschwerden wie Kopfschmerzen leidet der Patient und berichtet darüber. Diagnosen sind Schlußfolgerungen, die aus den Beschwerden und Befunden vom Arzt gezogen werden.

3/5 Als Leitsymptome eignen sich lokalisierbare, zeitlich definierbare und quantifizierbare Symptome sowie Symptome mit charakteristischer Vergesellschaftung und hoher diagnostischer Signifikanz.

3/6 Stärke, Dauer, Art und Ort und die Beziehung der Beschwerden zu Funktionen.

Lösungsvorschläge zu den Aufgaben für die Selbstkontrolle

3/7 Formulierungsvorschläge zur
Dauer: Wann haben die Kopfschmerzen begonnen? Wie lange hat die Bewußtlosigkeit gedauert? Wie lange leiden Sie schon an Schlafstörungen?
Stärke: Wie groß war die Unlust zu arbeiten? Wie stark waren die Schmerzen? Wie oft haben Sie erbrochen?
Art: War das ausgehustete Blut hellrot oder dunkelrot? Wie würden Sie die Schmerzen genauer beschreiben? Was trat gleichzeitig mit den Schwindelanfällen auf?
Ort: Wo traten die Schmerzen zuerst auf? An welcher Stelle begann das Ameisenlaufen? Wohin strahlten die Schmerzen aus?
Funktionen: Wird die Atemnot beim Aufsetzen besser? Wie weit können Sie ohne Schmerzen gehen? Ist das Völlegefühl vom Essen abhängig?

3/8 Sie müssen sich auf die subjektiven Angaben des Patienten (subjektiv ist hier nicht wertend, sondern als Quelle gemeint) verlassen.

3/9 Beschwerden können beeinflußt werden z. B. durch Aufstehen, Bükken, Trinken, Rauchen, Treppensteigen, tiefes Einatmen, Lastentragen, Stehen, Lesen, Laufen, Essen.

4/1 Beschwerden, die mit der Hauptbeschwerde zusammenhängen, nennt man Begleitbeschwerden.

4/2 Die Hauptbeschwerde leitet Sie bei der Wahl des Organsystems, in dem Sie die Erkrankung vermuten.

4/3 Die Systemübersicht dient als Suchhilfe, als Gedächtnisstütze und als Dokumentationsort für »sonstige Beschwerden«, die mit der jetzigen Erkrankung nicht unmittelbar in Zusammenhang stehen.

4/4 Für die meisten Beschwerden reicht die Differenzierung nach Dauer, Stärke, Art und Ort und ihrer Beziehung zu Körperfunktionen aus.

4/5 In der Sprache des Patienten. Zum Beispiel wird ein Patient Sie kaum verstehen, wenn Sie ihn fragen, ob er unter Dyspnoe leidet.

4/6 Übelkeit kann durch die Erkrankung mehrerer Organsysteme verursacht werden.

4/7 Im bisherigen Krankheitsverlauf werden Hauptbeschwerde und zugehörige Begleitbeschwerden chronologisch geschildert.

4/8 Im bisherigen Krankheitsverlauf sollen 1. die zeitliche Reihenfolge des Auftretens der Symptome, 2. die Kontinuität bzw. die Unterbrechung, 3. die bisherige Behandlung berücksichtigt werden.

4/9 In der Eigenanamnese werden frühere Erkrankungen, Risikofaktoren, Krankenhausaufenthalte, Operationen und besondere Umstände wie Auslandsaufenthalte, Haustiere, Allergien usw. aufgezählt.

4/10 Sie können dem Patienten Gedächtnisbrücken bauen, z. B. Befreiung vom Turnunterricht.

4/11 Sie ergänzen die chronologisch geordnete Eigenanamnese mit der Aufzählung von Besonderheiten der aufgeführten Erkrankungen und ihrer Behandlung.

4/12 Zum Beispiel Haschisch, LSD, Marihuana.

4/13 Eine gynäkologische Anamnese soll nach dem vollendeten 12. Lebensjahr erhoben werden.

456 Lösungsvorschläge zu den Aufgaben für die Selbstkontrolle

4/14 Für das Erheben der psychologischen Anamnese helfen Ihnen die Kategorien Triebe, Stimmungen und Gefühle, Antriebe, Strebungen, Wille und Intellektualität.

4/15 Einen Zugang zum Lebensstil des Patienten gewinnen Sie mit Tages-, Wochen-, Monats- oder Jahresprofilen.

4/16 Einen tieferen Einblick erhalten Sie mit gezielten Fragen nach der Familiensituation, der Wohnung, den wirtschaftlichen Verhältnissen, dem Arbeitsplatz und dem Freundeskreis.

4/17 Bei der Familienanamnese sollen Sie Erbkrankheiten, Krankheiten mit familiärer Häufung und Infektionen in der Familie (z. B. Tuberkulose) berücksichtigen.

4/18 Besonders interessieren bei der Familienanamnese Krankheiten, Todesalter und Todesursachen bei den Eltern, den Geschwistern und den eigenen Kindern.

4/19 Die Anamnese gestattet diagnostische Vermutungen, die den untersuchenden Arzt auf die Erkrankungen bestimmter Organbereiche hinlenken, so daß er dort besonders sorgfältig untersucht und sich in den anderen Bereichen auf die Routineuntersuchung beschränken kann.

4/20 Der Patient muß Gelegenheit haben zu sagen, was er selbst über seine Krankheit denkt, und ggf. auch seine Auffassung begründen können.

6/1 Die mehr subjektiven Angaben des Patienten sind weniger meßbar als der objektivierbare Befund des Arztes (objektivierbar bedeutet hier: von mehreren Untersuchern in gleicher Form feststellbar).

6/2 Die methodische Reihenfolge ist Inspektion, Palpation, Perkussion, Auskultation, Funktionsprüfung.

6/3 Palpieren heißt, mit dem Tastsinn, dem kinästhetischen Sinn für Lage und Vibration und mit dem Temperatursinn untersuchen.

6/4 Sie können bei der Palpation den Seitenvergleich und den Vergleich mit anderen Körperregionen, z. B. zur Beurteilung der Temperatur, als Hilfe benutzen.

6/5 Für die Palpation von Temperaturunterschieden sind die Innenseiten der Finger oder die Fingerrücken besonders geeignet.

6/6 Für die Palpation von Vibrationen eignet sich besonders die distale Handfläche unter den Metakarpophalangealgelenken.

6/7 Die Verwechslung des Patientenpulses mit dem eigenen Puls vermeiden Sie durch gleichzeitige Palpation der A. carotis oder gleichzeitige Auskultation des Herzens.

6/8 Mit dem Datum schaffen Sie die Voraussetzung für die Beurteilung von Änderungen des Befundes und Krankheitsverlaufs.

6/9 Zu jeder Befunderhebung gehören die Temperatur-, Blutdruck- und Pulsmessung.

6/10 Bei der rektalen Temperaturmessung muß die Seiten- oder Bauchlage beibehalten werden.

6/11 Die Art der Temperaturmessung muß angegeben werden, weil die Meßwerte mit dem Ort der Messung variieren.

6/12 Der Leptosome ist schmal, mager, aufgeschossen, mit langem Gesicht, schmalen Schultern, langem, flachem Brustkorb.

Der athletische Typ ist muskulös und untersetzt, mit breiten, ausladenden Schultern, quadratischem Schädel und einem nach unten sich verjüngenden Rumpf.
Der Pykniker ist eher klein und rundlich, hat ein weiches, wangenbetontes Gesicht, schmale Schultern und betonten Bauch.

6/13 Zum seelisch-geistigen Allgemeinzustand gehören emotionale Zustände des Patienten, der Bewußtseinszustand, örtliche, zeitliche und personale Orientiertheit, Bewußtseinsklarheit oder tiefes Koma.

6/14 Durchschnittliches Körpergewicht = Größe in cm über 100 in kg minus 10%.

6/15 Der falsche Eindruck eines Übergewichtes entsteht bei massivem Körperbau oder stark ausgebildeter Muskulatur. »Schwere Knochen« werden manchmal von übergewichtigen Essern als Ausrede benutzt.

6/16 Bei der Exsikkose fehlt Flüssigkeit im Unterhautfettgewebe. Das führt dazu, daß abgehobene Falten »stehenbleiben«.

6/17 Blässe als Krankheitszeichen untersucht man am Nagelbett und in den Konjunktiven.

6/18 Eine Zyanose wird sichtbar, wenn mehr als 5 g desoxygeniertes Hämoglobin pro 100 ml Blut zirkulieren.

6/19 Bei der zentralen Zyanose durch verminderte Sauerstoffaufnahme in der Lunge sind die Kapillarpulse (Nagelbetten) blau, bei der peripheren Zyanose rot (soweit die vermehrte Sauerstoffausschöpfung nicht in der untersuchten Extremität stattfindet).

6/20 Es tritt keine Zyanose auf, weil die geringere Gesamtmenge Hb in 100 ml Blut ein Auftreten von 5 g desoxygeniertem Hämoglobin nicht gestattet.

6/21 Die Entstehung einer Zyanose wird durch hohen Hämoglobingehalt (größer als 16 g pro 100 ml) erleichtert.

6/22 Die Gelbverfärbung der Haut und Skleren entsteht durch Bilirubin- oder Biliverdin-Einlagerungen.

6/23 Nach der Farbe unterscheidet man:

Ikterusart	Einlagerung	Ursache	Lokalisatorische Bezeichnung
blaßgelber Flavinikterus	indirektes Bilirubin	Hämolyse	prähepatischer Ikterus
gelbroter Rubinikterus	direktes Bilirubin	Leberschaden	hepatischer Ikterus
grüngelber Verdinikterus	Biliverdin	Gallenstauung	posthepatischer Ikterus

6/24 Der Pseudoikterus führt nicht zur Verfärbung der Skleren.

6/25 Beim Wegdrücken der Spider mit dem Glasspatel bleibt ein pulsierender Punkt erhalten.

6/26 Im Alter schwindet die subkutane Fettschicht.

6/27 Ödematöse Dellen bleiben länger stehen.

6/28 Dermographismus albus entsteht durch lokale Gefäßkontraktion nach Bestreichen mit einem stumpfen Gegenstand. Dermographismus ruber als überschießende Reaktion durch Gefäßerweiterungen und Urticaria factitia als lokales Ödem sind Zeichen überschießender Ansprechbarkeit des vegetativen Systems.

6/29 Die Körperbehaarung hängt vom Gleichgewicht zwischen Androgenen und Östrogenen ab.

6/30 Verminderung oder Fehlen der Körperbehaarung ist ein Zeichen für einen Mangel an 17-Ketosteroiden.

6/31 Am Kopf bieten besonders die Kopfhaut, die Augenlider und der Bereich hinter den Ohren diagnostische Hinweise.

6/32 Am Rumpf finden Sie Hautveränderungen besonders in den Achselhöhlen, an den Unterflächen der Brüste und zwischen den Nates.

6/33 In den genannten Regionen ist die natürliche Abtrocknung des Schweißes vermindert. Außerdem kommen die Hautflächen ständig miteinander in Berührung.

6/34 Für die dermatologische Untersuchung stehen Anamnese und Allgemeinsymptome am Ende der Untersuchung.

6/35 Makula = Fleck, Petechien = stecknadelkopfgroße Blutungen, Purpura = viele stecknadelkopfgroße Blutungen in die Haut, Erythem = Rötung.

6/36 Urtika ist eine flüchtige, schnell resorbierbare Quaddel.

6/37 Vesikula – das Bläschen, Bulla – die Blase, Pustula – die Eiterblase.

6/38 Die Zysten sind flüssigkeitsgefüllte, Abszesse eitergefüllte, blasenförmige Erhabenheiten der Haut.

6/39 Schuppe – Squama Eschara – Schorf Crusta – die Kruste.

6/40 Erosionen entstehen, wenn flüssigkeitsgefüllte Erhabenheiten ihre Decke verlieren.

6/41 Exkoriationen erkennen Sie an punktförmigen oder siebartigen Blutungen.

6/42 Einen tiefen, nicht sterilen Substanzdefekt nennt man Ulkus.

6/43 Zum Beispiel der in sich Zusammengesunkene (Depressive), der aufgegeben hat, der den Kopf hängen läßt als Zeichen der Trauer, der mit hängenden Schultern seine kraftlose Unentschlossenheit bezeugt (o. ä.).

6/44 Das Stottern ist eine Störung des Sprechablaufs (Koordinationsstörung), das Stammeln eine Störung der Bildung und Verbindung von Lauten.

6/45 Inspektion, Palpation, Perkussion, Auskultation, Funktionsstörung.

7/1 Bei Kopfschmerzen müssen Sie erfragen, zu welchen Tageszeiten sie auftreten.

7/2 Durch das Foramen supraorbitale tritt der N. ophthalmicus, durch das Foramen infraorbitale der N. maxillaris und durch das Foramen mentale der N. mandibularis.

7/3 Der Druckschmerz muß sich eng umschrieben über dem Nervenaustrittspunkt finden und darf nicht in die weitere Umgebung ausstrahlen.

7/4 Zu den allgemeinen Hirndrucksymptomen gehören neben dem Druckschmerz über den Foramina supra- und infraorbitale Erbrechen, Bradykardie, Kopfschmerz und Blutdruckabfall.

Lösungsvorschläge zu den Aufgaben für die Selbstkontrolle

7/5 Am Kopf werden nuchale, aurikuläre, submandibuläre und mentale Lymphknoten palpiert.

7/6 Die sechs Gesichtspunkte für die Beschreibung vergrößerter Lymphknoten sind: Lage, Festigkeit und Zahl, Größe, Verschieblichkeit und Qual (Schmerzhaftigkeit).

7/7 Bei einer Unfallanamnese mit Beteiligung des Kopfes müssen Sie die Kalotte auf eine Fraktur perkutieren.

7/8 Diffuser Klopfschmerz weist auf eine Meningitis hin.

8/1 Zu den Funktionsstörungen der Augenlider gehören Frequenzveränderungen des Lidschlags, Bewegungseinschränkungen und fehlender Lidschluß.

8/2 Sie können mit leichtem Druck auf den Tränensack eitriges oder schleimiges Sekret aus den Tränenpünktchen herauspressen.

8/3 Die Tränenproduktion wird mit dem Schirmer-Test geprüft, bei dem Saugpapierstreifen in das Unterlid eingehängt werden.

8/4 Zur Untersuchung der Konjunktiven stützt man beide Hände seitlich am Kopf des Patienten ab.

8/5 Die Bindehaut des Oberlides und des Tarsus beurteilen Sie nach einfachem Ektropionieren.

8/6 Bei Strabismus muß besonders auf psychische Störungen geachtet werden.

8/7 Der normale horizontale Durchmesser der Hornhaut beträgt etwa 11–12 mm beim Erwachsenen.

8/8 Die Sensibilität der Hornhaut prüfen Sie mit einem spitz ausgezogenen und abgeschnittenen Wattefaden von der Seite kommend.

8/9 Die gleichmäßige Rundung der Hornhautoberfläche beurteilt man mit Hilfe eines Spiegelbildes (Fensterkreuz o. ä.).

8/10 Hornhauttrübungen werden bei frontaler Inspektion als graue Flecken erkannt; bei seitlicher, fokaler Beleuchtung wirken sie als grauweiße Flecken und bei der Untersuchung mit dem Ophthalmoskop als schwarze Flecken vor dem roten Hintergrund.

8/11 Reflexbilder erscheinen bei Hornhauttrübungen unscharf.

8/12 Die Iris liegt durchschnittlich 3 mm hinter der Hornhaut.

8/13 Eine hintere Synechie ist eine Verwachsung der Regenbogenhaut mit der dahinterliegenden Linse, die zur Pupillenentrundung führen kann.

8/14 Bei einer Pupillenverengung spricht man von Miosis, bei Erweiterung von Mydriasis und bei Seitenunterschieden von Anisokorie.

8/15 Die direkte Pupillenreaktion ist die Verengung der Pupille bei Lichteinfall in das untersuchte Auge.

8/16 Die Pupille verengt sich bei isoliertem Lichteinfall in das Auge der Gegenseite.

8/17 Sie halten den Finger in einem Abstand von 15–20 cm in Höhe der Nasenwurzel vor die Augen.

8/18 Von absoluter Pupillenstarre spricht man, wenn die erweiterte Pupille weder auf Licht noch auf Naheinstellung reagiert, die Belichtung dieses Auges aber eine konsensuelle Pupillenreaktion der Gegenseite auslöst.

8/19 Wenn die krankhaft erweiterte Pupille nur noch auf die Belichtung des anderen Auges und auf Naheinstellung reagiert, spricht man von einer amaurotischen Pupillenstarre.
8/20 Bei der reflektorischen Pupillenstarre reagiert die meist enge Pupille nicht mehr auf Licht.
8/21 Verzögerte Reaktionen auf Licht nennt man Pupillotonie.
8/22 Vor jeder Weitstellung sollten eine bimanuelle palpatorische Beurteilung des intraokularen Drucks, besser eine Tonometrie, zur Vermeidung eines Glaukomanfalls und eine Beurteilung des Kammerwinkels durchgeführt werden.
8/23 Mit der Spiegelung im umgekehrten Bild verschaffen Sie sich einen Überblick; im aufrechten Bild suchen Sie nach Details.
8/24 Der Patient blickt bei der Spiegelung seines linken Auges auf Ihr linkes Ohr.
8/25 Mit dem Augenspiegel beurteilen Sie Papille, Makula, Arterien und Venen sowie pathologische Netzhautveränderungen.
8/26 Mit dem Glaucotest-Grenzwert-Tonometer können Grenzwerte des intraokularen Drucks beurteilt werden.
8/27 Autofahrer dürfen nicht weitgestellt werden, sondern müssen ggfs. wieder einbestellt werden.
8/28 Bei der Spiegelung im aufrechten Bild ist der Augenhintergrund 16fach vergrößert.
8/29 Der Durchmesser der Papille beträgt etwa 1,5 mm.
8/30 Die Macula lutea erscheint im Grünfilter gelb.
8/31 Bei der Untersuchung der Fovea centralis blickt der Patient in den Spiegel.
8/32 Die Arterien des Augenhintergrundes sind hellrot, dünner und mit breitem Reflexstreifen versehen. Die Venen sind dunkelrot und dikker. Sie haben einen schmalen Reflexstreifen und sind stärker geschlängelt als die Arterien.
8/33 Nystagmus nennt man anhaltende, mindestens 8 ruckartige, unwillkürliche Bewegungen meist beider Augen nach einer Seite. Sie werden nach der schnellen Phase benannt.
8/34 Die Ausdehnung des Gesichtsfeldes können Sie im Vergleich mit dem eigenen Gesichtsfeld bestimmen (Konfrontations- oder Parallelversuch).
8/35 Der Augenabstand bei der Feststellung des Gesichtsfeldes soll etwa 1 m betragen.
8/36 Hemianopsie ist der Ausfall einer Hälfte des Gesichtsfeldes.
8/37 Eine einfache Untersuchung auf Strabismus ist der Abdecktest (Aufdecktest).
8/38 Protanopie ist »Rotblindheit«, Deuteranopie »Grünblindheit«.
9/1 Sie bewegen den Kopf des Patienten, um den Einfallswinkel des Lichtstrahles (und damit die Spiegelstellung) nicht verändern zu müssen.
9/2 Charakteristische Beschwerden im Bereich der Ohren sind z.B. Schmerzen, Ohrsekretion, Schwindel, Hörstörungen, Ohrgeräusche.
9/3 Beim Fassen der Ohrmuschel müssen Sie Ihre Hand am Kopf des Patienten abstützen, um dem Patienten bei Ausweichbewegungen keine Schmerzen zuzufügen.

Lösungsvorschläge zu den Aufgaben für die Selbstkontrolle

9/4 Den Ohrtrichter führen Sie dem äußeren Gehörgang folgend schräg nach vorn oben ein.

9/5 Die Krümmung des knorpeligen Gehörgangs gleichen Sie durch Zug nach hinten oben an der Ohrmuschel aus.

9/6 Die Grenze des knorpeligen Gehörgangs erkennen Sie an der Grenze der Gehörgangshaare.

9/7 Falls Sie den Ohrtrichter über die Grenze des knorpeligen Gehörgangs hinausschieben, drücken Sie die Gehörgangshaut auf die knöcherne Unterlage und bereiten dem Patienten Schmerzen.

9/8 Bei der Inspektion und Beschreibung des Trommelfells gehen Sie vom Hammergriff aus.

9/9 Der instrumentellen Manipulation ist die Gehörgangsspülung nach vorheriger Aufweichung des Zerumens vorzuziehen.

9/10 Die Hörweiteprüfung wird in einem Abstand bis zu 6 m mit Zahlen und Wörtern in Flüstersprache durchgeführt.

9/11 Zur Schüttelvertäubung lassen Sie den Patienten den Tragus kräftig rhythmisch einwärtsdrücken.

9/12 Bei Schalleitungsstörungen werden Umgangssprache mit tiefen Tönen, Flüstersprache und hohe Vokale gleichmäßig eingeschränkt gehört, bei Schallwahrnehmungsstörungen wird die Umgangssprache meist normal gehört, hohe Töne und Flüstersprache dagegen nur vermindert.

9/13 Der Gesunde hört beim Weber-Versuch die Stimmgabel gleichmäßig »im ganzen Kopf«, bei Mittelohrerkrankungen wird zur erkrankten Seite »lateralisiert«, bei Innenohrerkrankungen zur Seite des besser hörenden Ohres.

9/14 Im Rinne-Versuch wird die Abklingzeit bei Luftleitung mit der Abklingzeit beim Aufsetzen der Stimmgabel auf das Mastoid (Knochenleitung) verglichen. Gesunde hören den Luftleitungston länger und lauter als die Knochenleitung.

9/15 Bei der Schalleitungsstörung lautet das Ergebnis »Rinne negativ«, wenn der Stimmgabelton über die Knochenleitung lauter und länger gehört wird als über die Luftleitung.

9/16 Mit der Audiometrie wird für die Luft- und Knochenleitung die Lautstärke gemessen, die gerade noch eine Tonempfindung auslöst.

9/17 Charakteristisch für den Vestibularisschwindel sind Drehschwindel, Schwankschwindel, Liftgefühl und Ziehen nach einer Seite.

9/18 Anfallsweise auftretender Drehschwindel deutet auf Morbus Menière hin.

9/19 Abweichreaktionen sind ein Zeichen für einseitiges Überwiegen des Vestibularistonus, das zur Fallneigung und Gangabweichung zur anderen Seite hin führt.

9/20 Das Fistelsymptom prüft man mit dem Politzer-Ballon.

9/21 Beim Valsalva-Versuch führt das Pressen des Patienten bei funktionstüchtiger Tuba Eustachii zu einer Vorwölbung des Trommelfells mit einer Bewegung des Lichtreflexes.

9/22 Charakteristische Beschwerden bei Erkrankungen der Nase sind Atembehinderung, Absonderung, Nasenbluten, Stirn- und Gesichtskopfschmerz, Geruchsstörungen.

9/23 In der ersten Position untersuchen Sie Nasenboden und Hinterwand des Rachenraums, in der zweiten die mittlere Nasenmuschel und in der dritten Position das Nasendach bis in die Riechspalte.
9/24 Eitriges Sekret im mittleren Nasengang stammt aus einer oder mehreren Nebenhöhlen.
9/25 Eitriges Sekret in der Riechspalte stammt aus dem hinteren Drittel der Siebbeinzellen oder der Keilbeinhöhle.
9/26 Mit dem Schließen der Branchen könnten Sie Vibrissen fassen und Schmerzen verursachen.
9/27 Charakteristische Beschwerden bei Erkrankungen des Mundes sind z. B. Fötor, Schleimhautveränderungen, Brennen, Schmerzen, Blutungen des Zahnfleisches, Veränderungen der Speichelsekretion.
9/28 Charakteristische Halsbeschwerden sind z. B. Schluckbehinderungen, Hals- und Rachenschmerzen (mit unterschiedlicher Höhenlokalisation).
9/29 Aphthen müssen von Leukoplakien, weißen Epithelwucherungen der Wangenschleimhaut, unterschieden werden.
9/30 Koplіksche Flecken treten in der Wangenschleimhaut gegenüber den unteren Molaren auf.
9/31 Die Mündung des Ductus parotideus finden Sie als flache Schleimhauterhebung gegenüber dem zweiten Molaren oben.
9/32 Jede knotige Veränderung der Zunge soll nach Größe, Festigkeit und Zahl, Lage, Verschieblichkeit und Schmerzhaftigkeit (Qual) beurteilt werden.
9/33 An der Rachenwand herunterfließendes schleimiges Sekret weist auf entzündliche Prozesse im Nasen-Rachen-Raum hin.
9/34 Charakteristische Beschwerden bei Kehlkopferkrankungen sind Heiserkeit, Husten, Schluckbeschwerden, Aphonie und Lymphknotenschwellungen im Halsbereich.
9/35 Bei dieser Form der Phonation steigt der Larynx aufwärts, die Epiglottis klappt nach vorn, Kehlkopfeingang bzw. Stimmlippen werden sichtbar.
9/36 An ein Kehlkopfkarzinom ist zu denken bei jeder Heiserkeit, die länger als drei Wochen dauert.
9/37 Die Berührung der Rachenhinterwand mit dem Nasen-Rachen-Spiegel führt zum Würgereflex.
9/38 Die Beurteilung der Schilddrüse erfolgt am leichtesten durch Umgreifen des Halses von dorsal mit am hinteren Hals abgestütztem Daumen.
9/39 Das Nonnensausen kann man durch leichten Druck mit dem horizontal gehaltenen Zeigefinger gegen den Hals unterhalb des Kieferwinkels unterbrechen.

10/1 Reizhusten ist ein trockener, unproduktiver, bellender Husten, der oft mit retrosternalen Schmerzen einhergeht.
10/2 Blutiges Sputum oder abgehustetes reines Blut nennt man Hämoptoe.
10/3 Mit Hämatemesis bezeichnet man kaffeesatzartiges, geronnenes Blut, das säuerlich riecht und niemals schaumig ist.

Lösungsvorschläge zu den Aufgaben für die Selbstkontrolle

10/4 Hämoptysen sind kleinere Blutbeimengungen, oft nur Blutflecken oder blutige Fäden (aber auch gleichsinnig mit Hämoptoe).

10/5 Wenn der Patient mehr Arbeit als gewohnt für die Atmung aufbringen muß, spricht man von Dyspnoe.

10/6 Die Zahl der Treppenabsätze, die der Patient bewältigen kann, ohne anhalten zu müssen, gilt als grobes Maß für die Dyspnoe (Richtwerte: 2 Absätze = leichte Dyspnoe, 1 Absatz = schwere Dyspnoe, Unterbrechung während des 1. Absatzes = sehr schwere Dyspnoe).

10/7 Metabolische Dyspnoe: Eine erhöhte Wasserstoffionenkonzentration führt zu zentraler Atemstimulierung und damit zu vermehrter Abatmung von Kohlendioxyd. Diese vermehrte Abatmung kann als Dyspnoe empfunden werden.

10/8 Orthopnoe nennt man die Unfähigkeit, im Liegen zu atmen.

10/9 Das Lungengewebe ist frei von Schmerzfasern.

10/10 Pleuraschmerzen sind stechend.

10/11 Pleuraschmerzen steigern sich z. B. beim tiefen Durchatmen, Husten oder Lachen.

10/12 Bei Pleuraschmerzen bemüht sich der Patient, die betroffene Thoraxseite ruhigzustellen, d. h. Atemexkursionen der erkrankten Seite klein zu halten oder ganz zu vermeiden.

10/13 Sowohl die Interkostalneuralgie als auch Pleuraschmerzen sind atemabhängig.

10/14 Stridor ist ein pfeifend-kratzendes Inspirationsgeräusch durch Einengungen zwischen dem oberen Larynx und den Hauptbronchien.

10/15 Pfeifende Atemgeräusche können Sie vorwiegend exspiratorisch hören. Meist ist dabei die Exspiration verlängert.

10/16 Frontal benutzt man als Orientierungshilfen am Thorax die Medioklavikularlinie, die Mediosternallinie, die Rippenbögen, abgezählte Rippen und die Fossa jugularis.

10/17 Die Medioskapularlinie bei herabhängenden Armen wird zur Einteilung des dorsalen Thorax benutzt.

10/18 Der Rosenkranz ist eine perlenförmige Verdickung der kostalen Knorpel-Knochen-Grenze.

10/19 Bei einer Tachypnoe macht der Patient mehr als 25 Atemzüge pro Minute.

10/20 Die Plateaubildung entsteht durch narbige oder tumoröse Bindegewebsverkürzungen.

10/21 Zur Prüfung des Stimmfremitus lassen Sie den Patienten die Zahl 99 so tief wie möglich sagen und palpieren seitenvergleichend.

10/22 Der Stimmfremitus ist abgeschwächt, wenn die Fortleitung or schwert wird.

10/23 Der Stimmfremitus ist bei hoher Stimmlage nicht zu palpieren.

10/24 Auf den Charakter des Perkussionsschalles wirken die Schwingungsfähigkeit des Thorax, Reaktionen des Lungengewebes und die Dämpfung durch luftfreies Material oder Flüssigkeit ein.

10/25 Die Perkussion erfolgt aus dem Handgelenk.

10/26 Der Perkussionsschall dringt nur 5 cm tief ein.

10/27 Die Leberbegrenzung wird in der Medioklavikularlinie perkutiert.

Lösungsvorschläge zu den Aufgaben für die Selbstkontrolle

10/28 Die perkutorisch zu erfassende obere Lebergrenze entspricht der absoluten Dämpfung, d. h. dem Anteil, der unmittelbar der Körperwand anliegt. Mit der lauten Perkussion würden Sie das die Leberkuppel überlagernde Lungengewebe mindestens teilweise »durchschlagen«.

10/29 Die dorsalen Lungengrenzen erwartet man etwa in Höhe des 11. BWK.

10/30 Bei Ergüssen findet man zwischen der vorderen und hinteren Axillarlinie eine aufsteigende Dämpfung.

10/31 Den Membrananteil benutzen Sie zur Auskultation hoher Frequenzen, den Trichter für tiefe Frequenzen.

10/32 Die Alveolen wirken dämpfend und gestatten normalerweise nur die Auskultation niederfrequenter Geräusche.

10/33 Pleuraverdickungen oder Flüssigkeitsergüsse im Interpleuralspalt behindern die Fortleitung der Atemgeräusche.

10/34 Ein pfeifendes, verlängertes Exspirium läßt auf Erkrankungen der kleinen Bronchien schließen.

10/35 Verengungen der oberen Luftwege, des Kehlkopfes und der Trachea führen zu inspiratorischem Stridor.

10/36 Das Vesikuläratmen ist in der Inspirationsphase länger zu hören.

10/37 Die Bronchialatmung findet sich über der Trachea, weil das Atemgeräusch nicht durch Alveolen abgeschwächt wird.

10/38 Nebengeräusche werden durch Sekretfäden oder Blasen verursacht.

10/39 Grobblasige Nebengeräusche deuten auf Sekret in den Bronchien, feinblasige auf Sekret in den Bronchioli und Alveolen hin.

10/40 Lederknarren oder pleuritisches Reiben entsteht, wenn die beiden Pleurablätter aufeinander reiben.

10/41 Pleuritische Reibegeräusche sind atemsynchron, perikarditische herzsynchron.

10/42 Der Patient flüstert die Zahl 66 zur Auskultation der Bronchophonie.

10/43 Atemrhythmen oder Atemtypen sind z. B. die tiefe, regelmäßige Kußmaul-Atmung im Coma diabeticum, die medulläre Cheyne-Stokes-Atmung mit periodischen Tiefen- und Frequenzsteigerungen und die Biotsche Atmung als unregelmäßiger Wechsel zwischen Phasen der Apnoe und einigen gleichmäßig tiefen Atemzügen bei Hirndruck.

10/44 Einen Überblick über die Atmung können Sie sich verschaffen mit der Differenz des Thoraxumfangs, mit der Zählung der Atemzüge pro Minute, mit dem Atemanhalteversuch und mit dem Streichholzversuch.

11/1 Präkordiale Schmerzen liegen im linken Thorax etwa im Bereich der Medioklavikularlinie und der Herzspitze; substernale Schmerzen liegen unter dem unteren Anteil des Sternums und dem linken Sternumrand.

11/2 Herzschmerzen werden im Gegensatz zu anderen Thoraxschmerzen von der Atmung nicht beeinflußt.

11/3 Als Herzphobie bezeichnet man anfallsweises starkes Herzklopfen mit Angstgefühlen.

Lösungsvorschläge zu den Aufgaben für die Selbstkontrolle 465

11/4 Essentielle paroxysmale Tachykardien beginnen völlig überraschend. Vor extrasystolischen paroxysmalen Tachykardien spürt der Patient mehrere Phasen gehäufter Extrasystolen.

11/5 Plötzliche Ohnmachten als Folge zerebraler Anämien durch akute Rhythmusstörungen nennt man Adams-Stokessche Anfälle oder Synkopen.

11/6 Die paroxysmale nächtliche Dyspnoe bessert sich durch aufrechtes Sitzen oder Aufstehen deutlich.

11/7 Kardiale Ödeme nehmen im Liegen ab.

11/8 Ein hebender Herzspitzenstoß im 5. ICR etwa in der Mamillarlinie spricht für eine Linkshypertrophie.

11/9 Sichtbare Pulsationen als Ausdruck einer Rechtsherzvergrößerung oder einer Trikuspidalinsuffizienz sind epigastrische und Leberpulsationen.

11/10 Große Pulsationen und Schwirren über dem Herzen palpieren Sie unmittelbar rechts parasternal und links zwischen Sternum und Medioklavikularlinie.

11/11 Den Herzspitzenstoß findet man im 5. ICR.

11/12 Durch senkrechtes Aufsetzen eines Bleistiftes wird der palpierte hebende Herzspitzenstoß sichtbar.

11/13 Sie können die Herzgrenzen feststellen, indem der perkutierende Finger entweder senkrecht oder parallel zur Herzgrenze aufgelegt wird.

11/14 Die relative Herzdämpfung perkutieren Sie kräftig, die absolute Herzdämpfung mit schwachem Perkussionsschlag.

11/15 Ein vergrößertes Herz finden Sie z. B. bei Rechtshypertrophie, Linkshypertrophie und Perikarderguß. Ein Aortenaneurysma und Mediastinaltumoren können die Herzdämpfung nach kranial vergrößern.

11/16 Perkutorisch können Sie überhaupt nicht feststellen, welche Herzanteile die Perkussion vergrößern.

11/17 Dokumentierte Herzbefunde können Sie mit apparativen Meßverfahren vergleichen.

11/18 Das Membranstethoskop verstärkt hochfrequente Geräusche, das Trichterstethoskop tiefe Geräusche.

11/19 Schwache Herztöne entstehen z. B. bei Herzmuskelschäden, Adipositas, Pleura- und Perikarderguß, Myxödem oder Emphysem.

11/20 Die Auskultationsstellen sind:
1. Aorta im 2. ICR am rechten Sternalrand,
2. Pulmonalis im 2. ICR links parasternal,
3. Trikuspidalis über dem Ansatz der V. Rippe am rechten Sternalrand,
4. der Erbsche Punkt liegt im 4. ICR einen Querfinger links parasternal,
5. die Herzspitze auskultiert man über dem Spitzenstoß im 5. ICR etwa 3 Querfinger lateral vom linken Sternalrand.

11/21 Konfigurationen für Herzgeräusche sind Krescendo, Dekrescendo, Krescendo-Dekrescendo und bandförmige Geräusche.

11/22 Tachykardie nennt man eine anhaltende Pulsbeschleunigung über 90 Schläge pro Minute.

11/23 Plötzlich beginnende Rhythmusstörungen mit Frequenzen zwischen 150 und 200 Schlägen pro Minute nennt man paroxysmale Tachykardie.

11/24 Eine Tachykardie durch größeren Blutverlust läßt sich durch den positiven Tilt-Test unterscheiden, bei dem der Lagewechsel zum Sitzen zu einer Erhöhung der Pulsfrequenz um 20 Schläge pro Minute führt.

11/25 Bei der echten Bradykardie sind die auskultierte Herzfrequenz und die palpierte Radialispulsfrequenz gleich groß.

11/26 Ein Pulsdefizit ist der Ausfall des peripheren systolischen Anteiles der Blutdruckamplitude.

11/27 Der Grundrhythmus ist bei der absoluten Arrhythmie aufgehoben.

11/28 Der erste Herzton entsteht durch Vibration bei der Herzmuskelanspannung, durch Klappenschluß sowie durch Aortendehnung.

11/29 Ursache des verstärkten zweiten Herztones ist der Überdruck, den Aorta und Truncus pulmonalis (rückwärts) auf die Klappen ausüben.

11/30 1. und 2. Herzton lassen sich auch dadurch unterscheiden, daß der Abstand vom 1. zum 2. Herzton meist kürzer als der zwischen dem 2. und dem 1. Ton ist. Eine zusätzliche Möglichkeit bietet die Palpation der Karotispulswelle unmittelbar nach dem ersten Herzton.

11/31 Der 2. Herzton ist durch den späteren Schluß der Pulmonalklappe bedingt.

11/32 Bei tiefer Inspiration erhöht sich das Blutvolumen im Thorax und im rechten Herzen. Folglich schließt die Pulmonalklappe später.

11/33 Paradoxe Spaltung nennt man den Schluß der Pulmonalklappe vor dem der Aortenklappe.

11/34 Die paradoxe Spaltung beruht z. B. auf einer Aortenstenose, die zum verzögerten Schluß des bei der paradoxen Spaltung betonten 2. Tones (Aortenschluß) führt.

11/35 Diastolische Extratöne sind z. B. der Mitralöffnungston, der Trikuspidalöffnungston oder der 3. Herzton, der gespaltene 1. Ton oder der Vorhofton.

11/36 Organische Herzgeräusche beruhen auf Veränderungen der Klappen, funktionelle Geräusche auf relativen Stenosen, z. B. gegenüber erhöhter Strömungsgeschwindigkeit, und akzidentelle Geräusche entstehen durch Verwirbelungen ohne Krankheitswert.

11/37 Systolische Geräusche liegen zwischen dem 1. und 2. Ton, diastolische zwischen dem 2. und 1. Ton.

11/38 Der unmittelbare Anschluß des Geräusches beruht darauf, daß der Rückfluß in den Vorhof schon während der Anspannungsphase beginnt.

11/39 Die Geräuschintensität nimmt ab, weil die Druckdifferenz, z. B. zwischen Aorta und linkem Ventrikel, im Laufe der Diastole ausgeglichen wird.

11/40 Pathologische extrakardiale Geräusche sind: perikarditisches Reiben, pulssynchrone Gefäßgeräusche, Ductus-arteriosus-Geräusche und Pleurareiben.

11/41 Die tiefe Inspiration bewirkt eine Abnahme systolischer und diastolischer Geräusche links.

Lösungsvorschläge zu den Aufgaben für die Selbstkontrolle

11/42 Das Systolikum der Trikuspidalinsuffizienz nimmt während der Inspiration zu, weil die Einströmungsgeschwindigkeit durch vermehrten negativen Druck größer wird.

11/43 Zeichen der Linksinsuffizienz mit Stauungslunge sind: Dyspnoe, Husten, Zyanose, Rasselgeräusche und Pleuraexsudat.

11/44 Die Polyurie ist kein Symptom der Rechtsinsuffizienz. Vielmehr führt die Nierenvenenstauung tagsüber zu einer Verminderung der Harnmenge.

11/45 Den Venendruck kann man schätzen, wenn der Patient den Arm so weit hebt, daß die gestauten Venen am Handrücken gerade leerlaufen.

11/46 Die Funktion der kommunizierenden Röhren kann man mit dem Valsalva-Versuch kontrollieren.

11/47 Mit der Ätherumlaufzeit (Arm-Lunge-Zeit) mißt man die Funktion des kleinen Kreislaufs.

11/48 Verkürzungen der Arm-Lunge-Zeit finden Sie bei Ursachen vergrößerten Herzminutenvolumens oder bei Belastungen.

11/49 Nichtkardiale Verlängerungen der Ätherumlaufzeit entstehen bei pulmonalen Störungen, Verlängerungen der Decholinumlaufzeit bei vergrößerter Blutmenge.

11/50 Bei Belastungsversuchen sollte das EKG durch einen Arzt verfolgt werden.

11/51 Kniebeugen sind als Belastungstest nicht reproduzierbar, und der Zweistufentest wird leicht durch überlagerte Muskelpotentiale gestört.

11/52 Die Ausbelastungsherzfrequenz beim Fahrradergometer fällt nach dem 30. Lebensjahr in jedem Lebensjahrzehnt um 10 Schläge pro Minute oder: 200 minus Lebensjahre = Ausbelastungsherzfrequenz.

11/53 Kontraindikationen für Belastungsversuche sind: Herzinsuffizienz mit Dyspnoe beim Gehen, frischer Herzinfarkt, akute entzündliche Herzerkrankungen und maligner Hypertonus.

12/1 Zum Beispiel: Puls ist eine sichtbare, tastbare und gelegentlich auch hörbare Ausdehnung eines Gefäßes durch Fortleitung der systolischen Blutdruckwelle.

12/2 Eine vermehrte systolische Ausschüttung können Sie distal der Lunulae im Nagelbett sehen, wenn Sie den äußeren Nagelanteil leicht herunterdrücken.

12/3 Den Puls sollten Sie mindestens eine halbe Minute lang palpieren (Multiplikationsfehler, Arrhythmien).

12/4 Pulsus altus entsteht durch große Blutdruckamplituden.
Pulsus parvus entsteht durch kleine Blutdruckamplituden.
Pulsus alternans entsteht durch regelmäßig wechselnde Schlagstärke.
Pulsus paradoxus bedeutet das Kleinerwerden des Pulses bei Inspiration.
Pulsus celer entsteht durch schnellende Blutdruckamplitude.
Pulsus tardus entsteht durch langsam ansteigende Blutdruckamplitude.

12/5 Fehlen des Radialispulses kann bedingt sein durch Herzstillstand, Schock, Gefäßverschlüsse.

Lösungsvorschläge zu den Aufgaben für die Selbstkontrolle

12/6 Auskultierbare Gefäßgeräusche entstehen dort, wo eine laminare in eine turbulente Strömung übergeht.

12/7 Bei abnormen Palpations- und Auskultationsbefunden über den Gefäßen sollten Sie grundsätzlich seitenvergleichend untersuchen.

12/8 Mit der Schoop-Provokationsmethode erzeugen Sie nach arterieller Stauung eine reaktive Hyperämie mit Verstärkung eventueller Turbulenzen.

12/9 Die Füllung der V. jugularis externa nach Unterbrechung erfolgt von kranial.

12/10 Der hepatojuguläre Reflux gestattet Rückschlüsse auf eine latente Rechtsinsuffizienz.

12/11 Der hepatojuguläre Reflux führt bei der Rechtsinsuffizienz zu einer längeren Füllung der Halsvenen.

12/12 Bei der Faustschlußprobe und bei der Lagerungsprobe entsteht die verzögerte dunkle Nachröte durch eine während des Versuchs entstandene Sauerstoffschuld.

12/13 Unkompensierte arterielle Verschlüsse führen bei der Lagerungsprobe zu Blässe.

12/14 Bei der Lagerungsprobe röten sich die Füße normalerweise innerhalb von 5 Sek.

12/15 Die Venenfüllung vor reaktiver Hyperämie weist auf einen ausgedehnten Arterienverschluß mit größeren AV-Kurzschlüssen hin.

12/16 Den Ruheblutdruck mißt man, nachdem der Patient 5 Min. gelegen hat.

12/17 Meßpunkt für den diastolischen Blutdruckwert ist das deutlich gehörte Leiserwerden der Gefäßtöne.

12/18 Große Amplituden weisen auf großes Blutvolumen durch eine vermehrte diastolische Füllung hin, kleine Blutdruckamplituden auf ein niedriges Herzminutenvolumen.

12/19 Nach den Richtlinien der WHO liegt die obere Grenze für den normalen Blutdruck bei 140/90 mm Hg.

12/20 Bei Werten zwischen der oberen Normalgrenze und der Hypertonie spricht man von einem »Grenzbereich«.

12/21 Von Hypotonie spricht man bei systolischen Werten unter 100 mm Hg und diastolischen Werten unter 60 mm Hg.

12/22 Grundsätzliche Ursachen der Hypotonie sind ein verminderter Gefäßwiderstand oder ein vermindertes Herzminutenvolumen.

13/1 Sodbrennen wird als Reizung der Ösophagusschleimhaut erklärt.

13/2 Schmerzursachen, die im rechten Oberbauch zu lokalisieren sind, strahlen in den rechten Rücken und die rechte Schulterregion aus.

13/3 Vergleichen Sie Ihr Ergebnis mit dem Text auf S. 218.

13/4 Der MacBurney-Punkt liegt in der Mitte einer Linie zwischen rechter Spina iliaca anterior superior und Nabel.

13/5 Der Lanz-Punkt liegt rechts zwischen dem ersten und zweiten Drittel einer Linie zwischen beiden Spinae iliacae anteriores superiores.

13/6 Bauchglatze und fehlende Sekundärbehaarung sind ein Zeichen des gestörten Östrogen-Androgen-Gleichgewichts.

13/7 Fett, Fetus, Fäzes, Flatus und Flüssigkeit sind häufige Ursachen für einen aufgetriebenen Bauch.

Lösungsvorschläge zu den Aufgaben für die Selbstkontrolle

13/8 Zur Minderung der Abwehrspannung kann der Patient die Knie anziehen und mit offenem Mund atmen.

13/9 Die Palpation des Bauches soll niemals am Ort der angegebenen Schmerzen beginnen.

13/10 Eine lokale Abwehrspannung entsteht durch Reizung des Peritonaeum parietale.

13/11 Der Loslaßschmerz gilt als Frühsymptom für die Beteiligung des parietalen Peritonaeums.

13/12 Auf Lebervergrößerung palpiert man in Atemmittellage.

13/13 Bei der Gleitpalpation bewegen sich die palpierenden Finger der inspiratorisch tiefertretenden Leber entgegen.

13/14 Das Tiefertreten der Leber durch Zwerchfelltiefstand ist nicht leicht von einer tatsächlichen Lebervergrößerung zu unterscheiden.

13/15 Leberbedingte Druckschmerzen im rechten oberen Quadranten entstehen durch schnelle Kapselspannung.

13/16 Das Courvoisier-Zeichen ist eine durch Behinderung des Gallenabflusses aufgetriebene, palpable Gallenblase.

13/17 Die direkte Inguinalhernie unterscheidet sich von der indirekten dadurch, daß die direkte medial, die indirekte lateral von der A. epigastrica inferior liegt.

13/18 Die Unterscheidung von direkter und indirekter Leistenhernie ist möglich, wenn der kleine Finger so in den äußeren Leistenkanal eingeführt wird, daß die Fingerbeere die Hinterwand des Leistenkanals berührt. Beim Husten schlägt die indirekte Hernie gegen die Fingerspitze, die direkte gegen die Fingerbeere.

13/19 Beim Husten stößt eine Peritonealaussackung, die noch nicht aus dem Inguinalkanal ausgetreten ist, gegen den palpierenden Finger.

13/20 Nur die Hydrozele ist mit der Taschenlampe durchleuchtbar.

13/21 Bei Rötung oder Ödembildung der Haut über dem Bruchsack ist jeder Repositionsversuch kontraindiziert.

13/22 Beim Aszites grenzt man die laterale Flüssigkeitsdämpfung gegen den tympanitischen Schall des Darmes ab.

13/23 Hohe, spritzende Darmgeräusche mit kolikartigen Schmerzen sind Zeichen für eine Stenose oder einen mechanischen Ileus.

13/24 Von Totenstille spricht man, wenn Darmgeräusche völlig sistieren und durch Beklopfen der Bauchwand nicht mehr ausgelöst werden können.

14/1 Polyurie ist die krankhaft erhöhte Harnmenge, Pollakisurie abnorm häufiges Wasserlassen.

14/2 Dysurie ist erschwertes Wasserlassen; von Strangurie spricht man bei brennenden Schmerzen beim Wasserlassen.

14/3 Harnwegskoliken gehen häufig mit Erbrechen und dem Bild eines Ileus einher.

14/4 Mit Dysurie bezeichnet man jedes erschwerte Wasserlassen.

14/5 Von Anurie spricht man bei einer Harnmenge von weniger als 100 ml/Tag.

14/6 Ziegelmehlsediment entsteht mit Abkühlung der im Urin (physiologischerweise) enthaltenen Salze.

14/7 Das Wasserlassen kann man durch einen laufenden Wasserhahn bahnen.

14/8 Die initiale und die totale Hämaturie unterscheidet man mit der Zweigläserprobe.

14/9 Jede Hämaturie ist so lange tumorverdächtig, bis das Gegenteil eindeutig feststeht.

14/10 Initiale Blutbeimengungen sprechen für eine Läsion der Urethra.

14/11 Der Urin bei Hämoglobinurie ist zwar fleischwasserfarbig, enthält aber keine Erythrozyten.

14/12 Bei der Pyurie bilden sich im Sediment weiße Fäden oder Flocken.

14/13 Der Perkussionsschall über der gefüllten Blase ist gedämpft.

14/14 Bei beschwerdefreien Patienten beschränkt sich die Untersuchung der Genitalien im allgemeinen auf anamnestische Angaben und die Inspektion der äußeren Genitalorgane.

14/15 Von primärer Amenorrhö spricht man, wenn die monatliche Regelblutung bis zum 18. Lebensjahr nicht eingesetzt hat, von sekundärer Amenorrhö, wenn – abgesehen von physiologischen Gründen – nach üblicher Menstruation eine länger als viermonatige Pause eintritt.

14/16 Metrorrhagien sind Blutungen zwischen den einzelnen Regelblutungen, Menorrhagien sind ungewöhnlich starke Menstruationsblutungen.

14/17 Die Infertilität oder Impotentia generandi ist die Unfähigkeit, eine Schwangerschaft auszutragen, die Sterilität die Unfähigkeit, schwanger zu werden.

14/18 Mangelhafte oder fehlende Sekundärbehaarung sprechen für hormonale Störungen.

14/19 Von einer Phimose spricht man, wenn das Präputium nicht retrahiert werden kann.

14/20 Ausdrückliche Indikationen für die rektale Untersuchung sind Miktionsbeschwerden, Schleim-, Blut- oder ungewollte Flüssigkeitsabgänge aus dem After sowie anorektale Beschwerden.

14/21 Marisquen sind hypertrophe Analfalten, meist als Endzustände abgelaufener perianaler Thrombosen.

14/22 Etwa 75% der Analfissuren finden sich in der dorsalen Kommissur.

14/23 Analfisteln entstehen meist in einer Analdrüse in den Morgagnischen Krypten.

14/24 Analabszesse sondern den Eiter in den Analkanal ab.

14/25 Schmerzen beim Analabszeß treten mit einem Intervall nach dem Stuhlgang ein und dauern mehrere Stunden.

14/26 Bei der Perianalthrombose finden Sie bläuliche (druckschmerzhafte) Knoten.

14/27 Die Schleimhaut ist beim Darmprolaps radiär gefaltet.

14/28 Palpable Veränderungen der Darmschleimhaut sind multiple, weiche Hämorrhoidalknoten, polypöse Adenome und derbe Platten mit wallartigen Rändern.

14/29 Darmtumoren können durch Kotballen (Skybala) vorgetäuscht werden.

Lösungsvorschläge zu den Aufgaben für die Selbstkontrolle

14/30 Der Prostatabefund kann nach Größe, Konsistenz, Verschieblichkeit der Schleimhaut, Abgrenzung und tumorösen Veränderungen beurteilt werden.

14/31 Die Prostata ist normalerweise kastaniengroß und palpiert sich ähnlich wie der angespannte Daumenballen.

14/32 Die Mitarbeit des Patienten können Sie sich ganz allgemein bei Untersuchungsmaßnahmen durch eine Erläuterung sichern.

14/33 Das geschlossene Proktoskop wird zunächst 5 cm tief in den Analkanal mit der Zielrichtung auf den Nabel eingeführt und nach Entfernen des Obturators bis auf 12 cm Tiefe in Richtung auf die Wirbelsäule weiter vorgeschoben.

15/1 Bei der Neutral-O-Methode bezieht sich der gemessene Winkel auf die anatomische Normalstellung.

15/2 Charakteristische Beschwerden an den Extremitäten sind z. B. Kälte- oder Taubheitsgefühle, Muskelkater, Krämpfe, Muskel- oder Gelenkschmerzen, Schwellungen, Deformierungen, Schwäche oder Lähmungen.

15/3 Das Fortschreiten oder Abklingen können Sie durch Messung von Bewegungseinschränkungen in Winkelgraden festlegen.

15/4 Schwellungen durch intraartikuläre Ergüsse sind fluktuierend; Weichteilentzündungen sind nicht verschieblich; Knochentumoren sind stabil.

15/5 Klassische Frakturzeichen sind Achsenknick, Seitenverschiebung, Seitenverschiebung mit Kontraktur, Distraktion und Rotation.

15/6 Nicht sichtbare Frakturzeichen sind z. B. eingeschränkte Beweglichkeit, Druck- und passiver Bewegungsschmerz, Crepitatio und abnorme Beweglichkeit.

15/7 Eine federnde Fixation weist auf eine Luxation hin.

15/8 Die Fallhand ist Zeichen einer Radialisparese; die Schwurhand entsteht beim Faustschlußversuch, wenn der N. medianus gelähmt ist.

15/9 Die Palpation eines axillären Schweißdrüsenabszesses ist außerordentlich schmerzhaft.

15/10 Einen Überblick über die Gelenkfunktionen der Schulter bieten der »Schürzengriff« und der »Nackengriff«.

15/11 Horizontalbewegungen des Armes im Schultergelenk führt der Patient in Seithalte um die Vertikalachse des Körpers durch.

15/12 Als Zeiger für die Innen- und Außenrotation benutzen Sie den im Ellenbogen flektierten Unterarm.

15/13 Sie müssen bei der Untersuchung darauf achten, daß bei der Beweglichkeitsprüfung des Schultergelenkes der Schultergürtel fixiert bleibt.

15/14 Die Beweglichkeit des Ellenbogongelenks prüfen Sie mit der Flexion, Extension, Pro- und Supination.

15/15 Für die objektive Beurteilung der groben Kraft läßt man den Patienten eine Blutdruckmanschette mit der Hand zusammenpressen, die auf 30 mmHg aufgepumpt ist.

15/16 Transpalmaradduktion nennt man die Adduktion des Daumens an der Handfläche vorbei.

15/17 Für die Längenmessung benutzt man die Gesamtlänge im Stehen am hängenden Arm zwischen Akromionspitze und Processus styloideus (radii).

15/18 Varizen können am liegenden Patienten übersehen werden, weil sie im Liegen leerlaufen.
15/19 Das Payr-Zeichen gilt als Zeichen einer tiefen Thrombophlebitis und wird durch Daumendruck an der medialen Fußsohle ausgelöst.
15/20 Das Hohmann-Zeichen ist ein Wadenschmerz bei der Dorsalflexion des Fußes.
15/21 Bei den prätibialen Ödemen unterscheidet man:
  I. eben sichtbar bleibende Delle,
  II. deutlich sichtbar bleibende Delle,
  III. sichtbare tiefe Mulde und Verformung des distalen Unterschenkels,
  IV. wie III, aber mit extremer Verformung der Extremität.
15/22 Nephritische und kardiale Ödeme treten meist beiderseits auf.
15/23 Die tanzende Patella finden Sie beim Zusammendrücken der Flüssigkeit aus kommunizierenden Bursae durch Druck auf die Patella.
15/24 Der Perthes-Versuch läßt Schlüsse auf die Durchgängigkeit tiefer Venen und die Funktion der Venenklappen in den Vv. perforantes zu.
15/25 Beim Perthes-Versuch stauen Sie nur die oberflächlichen Venen.
15/26 Die Zunahme der Varizen spricht für einen Verschluß der tiefen Venen. Die stärkere Füllung ist ein Zeichen der Strömungsumkehr in den Vv. communicantes.
15/27 Die Funktionstüchtigkeit der genannten Klappen wird mit dem Trendelenburg-Versuch beurteilt.
15/28 Zum Beispiel: Am angehobenen Bein des liegenden Patienten werden die Varizen ausgestrichen. Dann legt man unterhalb der Leistenbeuge ein Stauband an.
15/29 Zur Beurteilung einer tiefen Venenthrombose pumpen Sie die Blutdruckmanschette auf 200 mmHg auf; Schmerzen (nicht nur Druckgefühl) können Zeichen einer tiefen Venenthrombose sein.
15/30 Die Einschränkung der Beweglichkeit in allen Ebenen spricht für eine intraartikuläre Bewegungseinschränkung.
15/31 Sie lassen den liegenden Patienten das Hüftgelenk und das Kniegelenk so beugen, daß er den Hacken des einen Fußes neben das Kniegelenk des anderen Beines stellen kann, und lassen ihn das gebeugte Knie nach außen und nach innen drehen.
15/32 Eine übermäßige Lendenlordose gleichen Sie mit dem Thomas-Handgriff aus.
15/33 Die Innen- und Außenrotation können Sie prüfen, indem Sie den auf dem Rücken liegenden Patienten auffordern, mit der großen Zehe den Hacken des anderen Fußes zu erreichen oder mit der lateralen Kleinzehe die Unterlage zu berühren. Genauer lassen sich Innen- und Außenrotation in Bauchlage prüfen, wenn man den um 90 Grad gebeugten Unterschenkel als Zeiger benutzt.
15/34 Das Schubladenphänomen prüft man am um 90 Grad gebeugten Kniegelenk.
15/35 Von »Rotationsschublade« spricht man bei einem Schubladenphänomen, das in 30 Grad Innen- bzw. 15 Grad Außenrotation auszulösen ist.
15/36 Mit dem Böhler-Zeichen untersuchen Sie Schäden des medialen und lateralen Meniskus und des medialen und lateralen Seitenbandes.

Lösungsvorschläge zu den Aufgaben für die Selbstkontrolle 473

15/37 Die Rotation des Unterschenkels mit gebeugtem Kniegelenk führt bei Schäden des Außenmeniskus zu schmerzhafter Innenrotation, bei Schäden des Innenmeniskus zu schmerzhafter Außenrotation.

15/38 Beim zweiten Steinmann-Zeichen verlagert sich der Druckschmerz am inneren Gelenkspalt bei Beugung des Knies von ventral nach dorsal.

15/39 An der Wirbelsäule werden Spontan-, Bewegungs-, Druck-, Klopf- und Stauchschmerz unterschieden.

15/40 Häufige Begleitbeschwerden bei Wirbelsäulenschmerzen sind Sensibilitätsstörungen und Lähmungen.

15/41 Torsionen der Wirbelsäule entstehen meist als Reaktion auf statische Anomalien.

15/42 Skoliosen sind dauernd fixierte seitliche Verbiegungen der Wirbelsäule.

15/43 Die verkürzungsbedingte seitliche Beckenneigung mißt man durch den Ausgleich der Neigung mit flachen Holzkeilen, deren Höhe gemessen wird.

15/44 Bei unklaren Rückenschmerzen sollte immer eine rektale Untersuchung der Prostata bzw. eine gynäkologische Untersuchung durchgeführt werden.

15/45 Die Beweglichkeit der Wirbelsäule beträgt vorwärts etwa 90 Grad, rückwärts etwa 30 Grad und seitwärts bis zu 30 Grad.

15/46 Für das obere Schober-Zeichen mißt man die Verschiebung einer Hautmarke zwischen C 7 und 30 cm kaudal davon, für das untere Schober-Zeichen zwischen L 5 und 10 cm kranial davon als Spreizung beim Vorwärtsbeugen (Normalwert 4–5 cm).

15/47 Man läßt den Patienten mit hängenden Schultern sitzend den gebeugten Ellenbogen bei fixiertem Becken bis auf die Untersuchungsliege bringen.

15/48 Schmerzen beim Mennell-Handgriff weisen auf entzündliche Veränderungen im Ileosakralgelenk hin.

15/49 Bei Entzündungen kann der palpierende Finger beim Öffnen des Mundes nicht in die sich unmittelbar vor dem Tragus bildende Grube eindringen.

16/1 Für die Differenzierung von Kopfschmerzen sind von Bedeutung die Tageszeit, Zusammenhänge mit affektiven Belastungen, Vorboten und Begleiterscheinungen.

16/2 Das erste Motoneuron wirkt hemmend auf Eigenreflexe, aber bahnend auf Fremdreflexe.

16/3 Schäden im zweiten Motoneuron unterbrechen den Reflexbogen und führen zum Erlöschen der Reflexe.

16/4 Beim Eigenreflex erfolgt die Auslösung im Erfolgsorgan; Eigenreflexe durchlaufen nur zwei Neuronen, und Eigenreflexe laufen als Einzelzuckung ab.

16/5 Voraussetzung für die optimale Auslösung von Eigenreflexen ist die Haltung der Gelenke in Mittelstellung.

16/6 Der Bizeps-brachii-Reflex führt zu einer Zuckung des M. biceps brachii und zu einer Flexionszuckung im Ellenbogengelenk, die man als Sehnenanspannung spürt.

474 Lösungsvorschläge zu den Aufgaben für die Selbstkontrolle

16/7 Ergebnisse des Brachio-radial-Reflexes sind eine angedeutete Beugung im Ellenbogengelenk und eine Pronationszuckung des Unterarms.

16/8 Eine Flexionszuckung der Finger ist die Reaktion beim Trömner-Reflex.

16/9 Beim Mayer-Reflex weist einseitiges Fehlen auf eine Pyramidenbahnschädigung hin.

16/10 Eine Quantifizierung des Quadrizepsreflexes kann bei der Untersuchung im Sitzen durch den Ausschlag des herabhängenden bzw. übergeschlagenen Beines erfolgen.

16/11 Den Trizeps-surae-Reflex können Sie am knieenden Patienten kontrollieren.

16/12 Allgemein spricht man von pathologischen Befunden, wenn die Reflexe beim Seiten- und Höhenvergleich unterschiedlich auslösbar sind.

16/13 Hinweise für Pyramidenbahnschäden sind im Vergleich mit anderen Eigenreflexen die Steigerung der Eigenreflexe und die Verbreiterung der Reflexzonen.

16/14 Dauerhafte Abschwächung und Fehlen der Eigenreflexe sprechen für Schäden im zweiten Motoneuron.

16/15 Die Reflexbahnung erfolgt durch aktive Innervation des untersuchten Muskels, z. B. durch Halten gegen die Schwerkraft oder durch den Jendrassik-Handgriff.

16/16 Die Reflexbahnung an der oberen Extremität erfolgt durch Zusammenbeißen der Zähne oder Anheben der Beine.

16/17 Der Klonus ist eine phasische Folge von Eigenreflexen, die ablaufen, solange der Muskel gedehnt wird.

16/18 Ein erschöpflicher Klonus ist nur dann pathologisch, wenn er seitendifferent ist; ein unerschöpflicher Klonus ist dagegen immer ein Zeichen für einen Pyramidenbahnschaden.

16/19 Taubheitsgefühle oder »eingeschlafene Gliedmaßen« können mit Paresen verwechselt werden.

16/20 Muskelatrophien kommen bei peripheren Nervenschädigungen, Vorderhornschäden, Muskeldystrophie, gefäßbedingt und bei langer Inaktivität vor.

16/21 Muskeltonus nennt man den Dehnungswiderstand willkürlich entspannter Muskulatur.

16/22 Beim Muskeltonus prüft man den tonischen Dehnungsreflex bei der passiven Bewegung von Gelenken und beurteilt den unwillkürlichen Muskelwiderstand.

16/23 Den Muskeltonus prüft man an:
  – Nacken- und Halsmuskulatur z. B. durch passives Hochheben des Kopfes,
  – Armmuskulatur durch Beugung und Streckung in Schulter und Ellenbogen,
  – Beinmuskulatur durch Beugung und Streckung im Hüft- und Kniegelenk.

16/24 Unbeabsichtigt nachklingende Muskelkontraktion nennt man Myotonie oder Muskelsteife.

Lösungsvorschläge zu den Aufgaben für die Selbstkontrolle

16/25 Die abnorm langen Muskelanspannungen beim Myxödem lassen durch Wiederholung der Bewegung (z. B. Öffnen der Augenlider nach Zukneifen) nicht nach.

16/26 Von Spastik spricht man bei pathologisch erhöhtem Muskeltonus.

16/27 Spastik ist ein charakteristisches Pyramidenbahnzeichen und immer Ausdruck einer zentralen Lähmung.

16/28 Schlaffe Lähmungen sind Zeichen für Schäden im zweiten Motoneuron.

16/29 Rigor ist der zähflüssige Dehnungswiderstand in allen Gelenkstellungen.

16/30 Die muskuläre Hypotonie gibt dem Untersucher das Gefühl, daß die untersuchte Gliedmaße besonders schwer in der Hand liegt. Die Gelenke sind überstreckbar.

16/31 Bei längerem Blick nach oben kann bei Patienten mit Myasthenie eine Ptose auftreten.

16/32 Die grobe Kraft prüft man durch Bewegung der Gliedmaßen gegen Widerstand, durch Vorhalten der Arme, durch Händedruck mit gekreuzten Armen oder mit der Kompression einer Blutdruckmanschette.

16/33 Bei der Parese handelt es sich um eine Muskelschwäche, bei der Paralyse um eine völlige Lähmung, die aktive Bewegungen ausschließt.

16/34 Ursachen peripherer Lähmungen können peripher myogen oder neurogen sein und dann im spinalen Motoneuron, d. h. im Vorderhorn des Rückenmarks, im Neuriten, in den Endplatten oder in den angeschlossenen Muskelfasern liegen.

Zentrale Lähmungen sind bedingt durch Störungen in den Tractus corticospinales, und
neuromuskuläre Überleitungsstörungen beruhen auf einer Unterbrechung zwischen peripheren Nerven und Muskelfasern im Bereich der Endplatten.

16/35 Um den Ursprung motorischer Störungen festzustellen, untersucht man zunächst, ob es sich um eine zentrale oder periphere Lähmung handelt; dann prüft man den Ablauf bestimmter Bewegungen in bezug auf die Kraft.

16/36 Der Wernicke-Mann'sche Prädilektionstyp einer Hemiparese ist das Beispiel für eine zentrale Lähmung.

16/37 Zum Beispiel Hemiplegiker mit spastischer Kontraktion der Anti-Schwerkraft-Muskeln, d. h. mit relativem Überwiegen der volaren Flektoren der Hand und der Beuger am Ellenbogengelenk, Parese der Hüftbeugung und der Dorsalflexion des Fußes, insgesamt also: Spastik, Minderung der Kraft ohne Muskelatrophie, gesteigerte Eigenreflexe und pathologische Reflexe.

16/38 Für eine periphere Lähmung sprechen lokale Ausfälle einzelner Nerven, Nervenplexus oder Nervenwurzeln.

16/39 Charakteristische Symptome einer peripheren Lähmung sind herabgesetzter Muskeltonus, Muskelatrophie, neurotrophische Störungen der Haut, abgeschwächte Eigenreflexe ohne pathologische Reflexe.

16/40 Den Ablauf von Bewegungen prüft man in bezug auf die Kraft durch Gegenhalten mit der einen Hand und Palpation der Muskeltrophik mit der anderen Hand.
16/41 Fehlbeurteilungen der Muskelkraft können durch Schmerzen verursacht werden, die den Patienten daran hindern, eine Bewegung in der natürlichen Form auszuführen.
16/42 Mit Tremor bezeichnet man die rhythmische Aktivierung antagonistischer Muskeln.
16/43 Nach der Amplitude unterscheiden Sie grobschlägigen und feinschlägigen Tremor.
16/44 In bezug auf ihre Zuordnung zu Bewegungen unterscheidet man: Intentionstremor bei gezielten Bewegungen,
Ruhetremor, der bei absichtlichen Bewegungen schwindet,
und statischen Tremor beim Versuch, das Gleichgewicht zu halten.
16/45 Choreatische Hyperkinesen sind unregelmäßige, überschießende, ziellose Bewegungen.
16/46 Wurmartig geschraubte unwillkürliche Bewegungen meist der Finger sind Athetosen.
16/47 Die Torsionsdystonie tritt an Rumpf und Hals auf, manchmal auch in proximalen Extremitätenanteilen.
16/48 Faszikuläre Muskelzuckungen sind plötzliche, regellose Kontraktionen von Muskelbündeln oder Muskelfasern ohne Bewegungserfolg.
16/49 Rasche, unregelmäßige, werfende Bewegungen der proximalen Extremitäten nennt man Ballismus.
16/50 Die Akinese ist das klassische Symptom des Morbus Parkinson.
16/51 Zu den Hypokinesen gehören die Verarmung von Ausdrucksbewegungen und der Mangel an Mitbewegungen.
16/52 Voraussetzung für den reibungslosen Bewegungsablauf ist die Koordination, das ungestörte Zusammenspiel mehrerer Muskeln.
16/53 Drei Formen der Koordinationsstörung willkürlicher Bewegungen sind Ataxie, Asynergie (oder Dyssynergie) und Dysmetrie.
16/54 Auf Koordinationsstörungen deuten Gangunsicherheit und Fallneigung hin.
16/55 Auf Standataxie prüft man mit dem Romberg-Versuch, oder man läßt den Patienten mit offenen Augen stehen.
16/56 Grobes Schwanken beim Sitzen oder Gehen ist ein Zeichen für Rumpfataxie.
16/57 Die Gangataxie prüft man mit dem Seiltänzergang »Fuß-vor-Fuß«.
16/58 Die Gliedataxie prüfen Sie mit Zielbewegungen wie Finger-Finger-Versuch, Finger-Nase-Versuch und Knie-Hacken-Versuch.
16/59 Der Eindruck einer Gliedataxie wird durch den Intentionstremor vermittelt, der zunimmt, je näher Hand oder Fuß dem Ziel kommen.
16/60 Eudiadochokinese ist der geordnete Ablauf rascher, rhythmischer Bewegungen wie z. B. eine Schraubbewegung.
16/61 Die gestörte Feinbeweglichkeit der Hand gehört zu den Asynergien und weist auf Sensibilitätsstörungen, Lähmungen oder Kleinhirnschäden und Morbus Parkinson hin.
16/62 Bei extrapyramidalen Störungen sind die Stammganglien (oder Basalganglien) betroffen.

Lösungsvorschläge zu den Aufgaben für die Selbstkontrolle

16/63 Man untersucht:
1. C mit der Schrift die Feinmotorik,
2. B mit dem Stand abnorme Haltungen,
3. D mit dem Kopffalltest den Muskeltonus,
4. E mit der Diadochokinese Asynergien,
5. A mit dem Händevorhalten auf Hyperkinesen,
6. F mit dem Knie-Hacken-Versuch gezielte Bewegungen,
7. G mit der Artikulation oder Ausdrucksbewegungen die Mitbewegungen.
8. H Akinesen stellt man fest bei der Beurteilung der Gesamtmotorik, z. B. bei täglichen Verrichtungen.

16/64 Sensibilität nennt man die Wahrnehmung von Reizen an Haut, Gelenken und inneren Organen.

16/65 Die Sensibilität ist über den ganzen Körper verteilt, die Sinnesorgane vermitteln nur umschriebene Sinnesqualitäten.

16/66 Bei der routinemäßigen Untersuchung beschränkt man sich auf Zahlenschrift, Schmerzempfindung und Vibrationsempfindung.

16/67 Die Zahlenschrift führt man in der Blickrichtung des Patienten durch.

16/68 Von Hypalgesie spricht man bei herabgesetzter Schmerzempfindlichkeit, von Analgesie bei deren Fehlen.

16/69 Die genannten Prüfstellen sind Knochen, in denen man Vibration deutlicher spürt als in Weichteilen.

16/70 Eine herabgesetzte Vibrationsempfindung findet man als Zeichen von Hinterwurzel- bzw. Hinterstrangschäden.

16/71 Sensibilitätsstörungen zeigen nach der Läsion eine segmentale (spinale), eine dem Ausbreitungsgebiet von peripheren Nerven zugehörige oder eine halbseitige zerebrale Anordnung.

16/72 Bei intakter Berührungssensibilität und gestörter Schmerz- und Temperaturempfindung spricht man von dissoziierter Empfindungsstörung.

16/73 Den Temperatursinn prüft man systematisch, wenn sich bei der sonstigen Untersuchung Sensibilitätsstörungen ergeben haben.

16/74 Bei der Tiefensensibilitätsstörung geht der positive Romberg-Versuch mit abgeschwächter oder aufgehobener Bewegungsempfindung einher, anderenfalls bleibt sie normal.

16/75 Bei peripheren Sensibilitätsstörungen werden Hinterwurzeln, Plexus oder periphere Nerven betroffen.

16/76 Den peripheren Ausfällen entsprechen umschriebene Areale, in denen die Sensibilität gestört ist.

16/77 Autonome Bezirke sind nach Schädigung eines Nerven völlig anästhetisch. In Intermediärzonen überlappt sich die Versorgung; die Schmerzempfindung bleibt intakt.

16/78 Bandförmige, segmentale Sensibilitätsstörungen mit oberen und unteren Grenzen entstehen bei Hinterwurzelläsionen ohne Beteiligung der aufsteigenden, sensiblen Bahnen.

16/79 Im Gegensatz zur Berührung überschneiden sich die Schmerzdermatome bei monoradikulären Schäden weniger.

16/80 Zentrale Sensibilitätsstörungen entstehen bei Unterbrechung der langen, aufsteigenden, sensiblen Bahnen im Rückenmark oder Hirnstamm.

478 Lösungsvorschläge zu den Aufgaben für die Selbstkontrolle

16/81 Zentrale Sensibilitätsstörungen haben nur oben eine segmentale Grenze.

16/82 Unter Parästhesien versteht man spontanes Kribbeln, Elektrisierungsgefühle (Ameisenlaufen), aber auch mißdeutete Reize.

16/83 Neuralgien sind brennende oder reißende Schmerzen; Kausalgien sind brennende Schmerzen nach Tibialis-, Medianus- oder Plexusverletzung, Hyperpathien sind Schmerzen auf Berührungsreize.

16/84 Bei dissoziierten Sensibilitätsstörungen wird nur noch die Berührung empfunden.

16/85 Bei der geschilderten segmentalen Dissoziation ist eine Läsion im Bereich der vorderen Kommissur des Rückenmarks zu suchen.

16/86 Zentrale Störungen der Tiefensensibilität sprechen für eine Unterbrechung der Hinterstränge auf der gleichen Seite.

16/87 Erhaltene Vibrationsempfindungen bei gestörten Bewegungsempfindungen deuten auf einen kortikalen Herd hin.

16/88 Störungen oder das Nachlassen der Fähigkeit, Gegenstände durch Betasten zu erkennen, nennt man Astereognosie.

16/89 Beispiele für Dehnungsschmerzen sind das Lasègue-Zeichen, das Kernig-Zeichen, das Brudzinski-Zeichen, Nackensteife und Meningismus.

16/90 Schmerzhafte Bewegungseinschränkungen durch HWS-Schäden treten auch bei Seitwärts- und Drehbewegungen auf.

16/91 Das Lasègue-Zeichen können Sie dadurch sichern, daß Sie den Patienten sich mit gestreckten Knien aufsetzen lassen, was genauso zu Schmerzen führen muß wie das Lasègue-Zeichen.

16/92 Führt die Beugung der gestreckten Beine im Hüftgelenk zu einer schmerzreflektorischen Beugung im Kniegelenk, so spricht man vom positiven Kernig-Zeichen.

16/93 Die reflektorische Beugung verringert den Zug an den lumbosakralen Nervenwurzeln.

16/94 Mit Meningismus bezeichnet man den leichten, fühlbaren Widerstand gegen die passive Beugung. Opisthotonus ist bei Nackensteife die gleichzeitige, dauernde Rückwärtsstreckung des Kopfes.

16/95 Hirnnerven sind direkte auf- und absteigende Verbindungen zwischen Endorganen und Gehirn.

16/96 Den N. olfactorius sollte man bei Schädelbasisfraktur prüfen (mögliche Schädigung der Fila olfactoria = Nn. olfactorii).

16/97 Den N. opticus untersuchen Sie mit Visusproben, der Gesichtsfelduntersuchung und einer Beurteilung des Augenhintergrundes.

16/98 Charakteristische Veränderungen der Papille sind Stauungspapille, Papillitis und Optikusatrophie.

16/99 Bei der Stauungspapille bleibt das Sehvermögen zunächst erhalten.

16/100 Den N. oculomotorius prüft man mit der Beurteilung der Lidspalten, der Pupillen und der Augenbeweglichkeit.

16/101 Verrollungen von Parallelen treten bei Störungen des N. trochlearis auf. Der Patient sieht schräg zueinanderstehende Doppelbilder.

Lösungsvorschläge zu den Aufgaben für die Selbstkontrolle

16/102 Die sensiblen Versorgungsgebiete des N. trigeminus sind V/1 Cornea, Konjunktiven, Schleimhaut von Nase, Stirn- und Nasennebenhöhlen;
V/2 Schleimhaut des Nasenseptums, der Kieferhöhlen, des Gaumens und der oberen Zahnreihe;
V/3 Ohrmuscheln, äußerer Gehörgang, vorderer Anteil der Zunge, untere Zahnreihe und Wangenschleimhaut.

16/103 Der dritte Ast des N. trigeminus versorgt die Kaumuskulatur und die Muskeln zur Mundöffnung.

16/104 Die motorische Funktion überprüfen Sie mit dem Mundöffnen, dem Zusammenbeißen der Zähne, dem einseitigen Gegenhalten und dem Auslösen des Masseterreflexes.

16/105 Störungen des N. abducens führen zu nebeneinanderstehenden Doppelbildern, weil der Nerv den M. rectus lateralis innerviert, der Lateralbewegungen des Auges bewirkt.

16/106 Einen Überblick über die Funktion der motorischen Anteile des N. facialis bietet die Mimik des Patienten.

16/107 Für die Prüfung der mimischen Muskulatur lassen Sie die Stirn nach oben und zur Mitte runzeln, die Augen aktiv gegen Widerstand schließen und die Zähne zeigen.

16/108 Bei der Geschmacksprüfung darf der Patient nicht die Zunge einziehen, nicht sprechen und den Mund nicht schließen; er darf die Fragen nicht vorher beantworten und muß nach jeder Probe den Mund ausspülen.

16/109 Die periphere Fazialislähmung betrifft die ganze Gesichtshälfte.

16/110 Bei der halbseitigen zentralen Fazialislähmung bleibt durch zentrale Doppelversorgung die Stirnmuskulatur funktionsfähig.

16/111 Der Fazialisreflex wird durch Schlag auf die Glabella ausgelöst und führt zu einer Zuckung des M. orbicularis oculi.

16/112 Subjektive Gehörgeräusche und Schwerhörigkeit deuten auf eine Störung des N. cochlearis hin.

16/113 Charakteristisch für einen akuten Vestibularisschaden ist der Drehschwindel.

16/114 Charakteristische Begleitsymptome des Drehschwindels sind Erbrechen, Schweißausbrüche und Störungen der Statik.

16/115 Beim zentralen Vestibularissyndrom fällt der Armhalteversuch nicht seitengleich aus, und es besteht ein ungerichteter Nystagmus mit rotatorischer Komponente. Zuverlässig ist das Fehlen des kalorischen Nystagmus bei Kaltspülung.

16/116 Das Kulissenphänomen, bei dem das Gaumensegel und die hintere Rachenwand auf die gesunde Seite gezogen werden, entsteht durch einseitigen Ausfall des N. glossopharyngeus.

16/117 Die Uvulaverziehung entsteht durch eine Vagusstörung.

16/118 Eine vagusbedingte Gaumensegelverziehung geht mit heiserer bis aphonischer Sprache einher.

16/119 Zur Prüfung des N. accessorius lassen Sie den Patienten die Schultern gegen Widerstand anheben und den Kopf gegen Widerstand zur Seite drehen.

16/120 Atrophie, Faltung und Faszikulieren sind Zeichen für eine einseitige periphere Hypoglossuslähmung.

16/121 Von Aphasie spricht man, wenn bei intaktem Sprechapparat die Sprache im Ausdruck, im Verständnis oder in beidem gestört ist.
16/122 Störungen der Sprache äußern sich als Behinderung der Ausdrucksfähigkeit und des Sprachverständnisses.
16/123 Die Ausdrucksfähigkeit beurteilt man mit Hilfe der Benennung von Gegenständen, der Schilderung von Situationen und spontanen Äußerungen.
16/124 Mit der Zuordnung prüfen Sie das Sprachverständnis.
16/125 Für die Untersuchung auf Agnosie muß eine Visus- bzw. Hörstörung ausgeschlossen werden.
16/126 Eine Apraxie können Sie z. B. mit dem Schreiben des Namens, einfachen Zeichnungen oder alltäglichen Aufgaben wie Schuhe zuschnüren usw. feststellen.
16/127 Nach der Codierung oder Decodierung unterscheidet man eine motorische und eine sensorische Aphasie.
16/128 Die motorische Aphasie nimmt von zögernder, schleppender und wortkarger Ausdrucksweise über das Auslassen von Satzteilen bis zum Telegrammstil zu (beim Apoplektiker in umgekehrter Reihenfolge).
16/129 Eine amnestische Aphasie ist charakterisiert durch Wortfindungsstörungen, aber richtiger Bezeichnung bei entsprechendem Angebot.
16/130 Zu den optischen Agnosien gehören die Metamorphosie, die totale Alexie und Farbagnosie, die optisch-räumliche Agnosie und die Rechts-links-Agnosie.
16/131 Der Farbagnostiker (und der Aphasiker) kann die Farbe sehen, aber weder die genannten Farben zeigen noch gezeigte Farben richtig benennen.
16/132 Bei der Rechts-links-Agnosie vermag der Patient die eigenen oder ihm vorgehaltenen Hände nicht mehr richtig im Raum zu lokalisieren.
16/133 Bei der ideatorischen Apraxie sind zusammengesetzte Handlungen wie Autowaschen usw. nicht mehr möglich.
16/134 Die schwächste Beeinträchtigung der Ansprechbarkeit ist die Verlangsamung des Patienten.
16/135 Von Somnolenz spricht man, wenn der Patient mehrfach oder laut angesprochen werden muß, um eine Reaktion zu erzielen.
16/136 Im Koma reagiert der Patient überhaupt nicht mehr.
16/137 Man unterscheidet zeitliche, örtliche, personelle und situative Orientiertheit.
16/138 Die Denkfähigkeit kann mit einfachen Rechenaufgaben, der Erklärung von Redensarten oder Unterschieden erfaßt werden.
16/139 Das Altgedächtnis erfassen Sie mit Fragen nach Kindheit, Schulzeit und frühem Erwachsenenalter.
16/140 Apathie ist Verlangsamung und Interesselosigkeit, Stupor völlige Reglosigkeit.
16/141 Eine grobe Prüfung der Konzentrationsfähigkeit ist mit dem Test »100–7« möglich oder mit einem Sortiertest.
19/1 Aus forensischen Gründen.
19/2 Metrorrhagien = Blutungen außerhalb der Regel

Lösungsvorschläge zu den Aufgaben für die Selbstkontrolle

Hypermenorrhoen = zu starke Regelblutungen
Menorrhagien = zu lange dauernde Blutungen
Oligomenorrhoen = zu seltene Blutungen
Polymenorrhoen = zu häufige Blutungen
Amenorrhoen = völliges Ausbleiben der Blutung

19/3 Zyklusabhängig sind: Schmerzen vor und während der Regel und Schmerzen zur Zeit des Follikelsprungs.

19/4 Von Fluor spricht man, wenn der weißlich-schleimige Vaginalinhalt das übliche Maß so weit übersteigt, daß er lästig wird.

19/5 Dyspareunien sind Kohabitationsbeschwerden.

19/6 Von Frigidität spricht man bei sexueller Gleichgültigkeit, von Anorgasmie beim Ausbleiben des Orgasmus.

19/7 Die Unfähigkeit zu empfangen bezeichnet man als Sterilität.

19/8 Sie sollten der Patientin Ihr Vorgehen Schritt für Schritt erläutern.

19/9 Die Aufforderung, wie beim Stuhlgang zu pressen, erleichtert das Erkennen einer Zystozele oder Rektozele.

19/10 Sie führen die Spekula in 2 Phasen ein, um eine Erosion der Portio zu vermeiden.

19/11 Zum Halten des vorderen Blattes (Plattenspekulum) ist eine Hilfskraft erforderlich.

19/12 Zytologische Abstriche sind bei allen gynäkologischen Früherkennungsuntersuchungen angezeigt.

19/13 Epithelveränderungen der Portio erfassen Sie mit der Schiller-Jodprobe.

19/14 Außen palpieren Sie mit den Fingerbeeren, nicht mit den Fingerspitzen!

19/15 Normalerweise liegt der Uterus in Anteversion und Anteflexion.

19/16 Für die Untersuchung der Mammae ist der Abschluß der Menstruation der günstigste Termin.

19/17 Die eingestemmten Arme erleichtern vergleichende Untersuchungen.

19/18 Verdachtsmomente sind: neuaufgetretene Größendifferenzen, einseitige Einziehungen, Verwachsungen der Haut; Fixierungen der Mammae, perimamilläres Ekzem, Apfelsinenhaut, Hautulzerationen.

19/19 In den Mammae suchen Sie nach Verfestigungen, die sich gegen ihre Umgebung abheben.

19/20 Begleitbeschwerden sind: Übelkeit und morgendliches Erbrechen, vermehrter Harndrang, Spannungsgefühl in den Brüsten.

19/21 Die immunologischen Schwangerschaftstests reagieren gewöhnlich 14 Tage nach Empfängnis oder 8–12 Tage nach der ausgebliebenen Regel positiv.

19/22 Alle genannten Risikofaktoren lassen eine Klinikentbindung angezeigt erscheinen.

19/23 Voraussichtlicher Geburtstermin = 1. Tag der letzten normalen Regel – 3 Monate + 7 Tage, ± Abweichung vom 28-Tage-Zyklus.

19/24 Die Beurteilung der Adnexe hat für die Extrauteringravidität eine Bedeutung.

19/25 Wahrscheinliche Schwangerschaftszeichen sind: Vergrößerung der Gebärmutter, Auflockerung, Konsistenzwechsel; Lividität von Introitus, Vagina und Portio.

19/26	In den ersten vier Lunarmonaten sollte die Patientin alle 4 Wochen zu einer Kontrolluntersuchung kommen.
19/27	Ultraschalluntersuchungen sind zwischen der 16. und 20. und in der 32. bis 36. Schwangerschaftswoche angezeigt.
19/28	Im letzten Schwangerschaftsmonat sollte die Patientin jede Woche untersucht werden.
19/29	16. Woche: 2 Querfinger oberhalb der Schamfuge 20. Woche: 2 bis 4 Querfinger unterhalb des Nabels 24. Woche: in Nabelhöhe 28. Woche: 2 bis 3 Querfinger oberhalb des Nabels 32. Woche: zwischen Nabel und Schwertfortsatzspitze 36. Woche: hart am Rippenbogen 40. Woche: 2 Querfinger unterhalb des Rippenbogens
20/1	Voraussetzungen dafür, daß Sie dieser besonderen Arzt-Patienten-Situation gerecht werden, sind: freundliche Zuwendung, auch in kritischen Situationen heitere Gelassenheit und in manchen Fällen viel Geduld.
20/2	Bis zum 4. Lebensjahr ist eine verbale Kommunikation mit dem Kind nur sehr bedingt möglich.
20/3	Statistisch ist die häufigste Fieberursache eine Infektion der Atmungsorgane.
20/4	Kleinkinder lokalisieren Bauchschmerzen meist im Bereich des Nabels.
20/5	Normales Gewicht bedeutet dann eine verzögerte Entwicklung, wenn das Längenwachstum hinter der Norm zurückbleibt.
20/6	Stridor entsteht in erster Linie in den hohen Anteilen des Respirationstraktes (Larynx und Trachea).
20/7	Trachealer Stridor ist inspiratorisch und exspiratorisch, bronchialer Stridor nur exspiratorisch.
20/8	Ein Neugeborenes atmet durchschnittlich 55mal pro Minute.
20/9	Die Relation von Pulsfrequenz zu Atmung ist im 3. Lebensjahr etwa 3:1, bei pulmonaler Dyspnoe ist sie in der Regel kleiner, bei kardialer größer.
20/10	Die hypokalzämische Tetanie kann mit generalisierten und fokalen epileptischen Krampfanfällen, Karpopedalspasmen und Laryngospasmus einhergehen.
20/11	Epileptische Krampfanfälle treten chronisch rezidivierend über längere Zeiträume auf.
20/12	Ursächlich stehen bei den Gelegenheitskrämpfen die Fieberkrämpfe im Vordergrund.
20/13	Mit Enuresis bezeichnet man das Bettnässen von Kindern, die eigentlich schon trocken sein sollten.
20/14	Sie sollten versuchen, mit dem älteren Schulkind, spätestens aber mit dem Jugendlichen ein bilaterales Arzt-Patienten-Verhältnis aufzubauen.
20/15	Für Vorsorgeuntersuchungen bis zum 4. Lebensjahr dient das Untersuchungsheft für Kinder (Ärztekammer oder Kinderklinik).
20/16	Bei der körperlichen Untersuchung von Kleinkindern beginnt man mit den Bereichen, die das Kind am wenigsten belasten.

Lösungsvorschläge zu den Aufgaben für die Selbstkontrolle

20/17 Für die Untersuchung Neugeborener benutzt man den sogenannten Apgar-Index.

20/18 Reifezeichen beim Neugeborenen sind: Mindestlänge 48 cm, Mindestgewicht 2500 g, relative Kopfhöhe 25%, Nasen- und Ohrknorpel fest, Schulterumfang größer als Kopf, Brustumfang 33–55 cm, ausgeprägte subkutane Fettpolster, guter Hautturgor und rosige Hautfarbe, mindestens 2 cm Kopfhaare, Lanugobehaarung nur noch inselförmig, überragende Fingernägel, kleine Labien bedeckt, Hoden im Skrotum.

20/19 Die drei häufigsten Fehlbildungen in der ersten Lebenszeit sind in dieser Reihenfolge: Herzfehler, Hüftpfannendysplasien und -luxationen und Spaltfehlbildungen des Urogenitalsystems.

20/20 Die häufigste geburtstraumatische Schädigung neben dem Kephalhämatom ist die Schlüsselbeinfraktur.

20/21 Von gutem Hautturgor spricht man, wenn in einem zusammengeschobenen Hautareal große Falten entstehen und beim Loslassen sofort wieder verschwinden.

20/22 Beim herabgesetzten Turgor entstehen zusätzliche Runzeln und verzögerter Ausgleich; bei schlechtem Turgor entstehen nur kleine Falten und Runzeln, die längere Zeit stehenbleiben.

20/23 Bei Abmagerung werden aus den quergestellten Adduktorenfalten diagonale oder längsgerichtete Falten.

20/24 Für die Untersuchung auf Kraniotabes nimmt man den Kopf fest zwischen die beiderseits angelegten Hände und palpiert den Hinterkopf.

20/25 An der großen Fontanelle können Sie Spannung und Vorwölbung bei Meningitis, Einziehung bei Dehydratation palpieren.

20/26 Bis zum 2. Lebensjahr sind der Faßthorax und ein fast horizontaler Rippenverlauf physiologisch.

20/27 Durch die größere Schwingungsfähigkeit entsteht ein lauteres Perkussionsgeräusch als beim Erwachsenen, und Dämpfungen sind beim Kind kleiner.

20/28 Pueriles Atmen ist mit dem Bronchialatmen Erwachsener zu vergleichen.

20/29 Urin gewinnt man beim Säugling durch das Vorkleben eines Plastikbeutels.

20/30 Für die neurologische Untersuchung von Neugeborenen und jungen Säuglingen müssen die Umweltbedingungen standardisiert sein.

20/31 Charakteristisch für die normale Neugeborenenperiode sind die sogenannten Primitivreflexe.

20/32 Nach dem zweiten Lebensjahr gilt ein positiver Babinski-Reflex als pathologisch.

20/33 Die Berührung der Mundumgebung führt zur Kopfwendung in Richtung auf den Reiz (sogenannter Such- oder Rooting-Reflex).

20/34 Reizt man die Haut parallel zur Wirbelsäule, so führt der Galant-Reflex zur Beugung mit der konkaven Seite zum Reiz hin und zur Streckung des gegenseitigen Hüft- und Kniegelenkes.

20/35 Die Umklammerungsbewegung gehört zum Moro-Reflex.

20/36 Das Milchgebiß entwickelt sich zwischen dem 7. und 27. Lebensmonat.

20/37 Die Blutdruckmanschette soll zwei Drittel des Oberarmes bedecken.

20/38 Bei der Flush-Methode ersetzt die deutliche Rötung von Haut und Nagelbett die Auskultation.
20/39 Beim Neugeborenen ist eine Pulsfrequenz von 120–140 Schlägen pro Minute normal.
20/40 Perzentilwerte werden auf den Median bezogen.
20/41 Eine Dreierperzentile bedeutet, daß 3% aller Kinder kleiner bzw. leichter und 97% aller Kinder gleichen Alters größer bzw. schwerer sind.
20/42 Der Unterschied zwischen Perzentilkurven und Somatogrammen liegt an der gerafften Ordinate und daran, daß die Somatogramme nur bis zum 4. Lebensjahr reichen.
20/43 Auf die Körpertemperatur wirken körperliche Aktivität und Verdauung mit einer Steigerung bis zu $1{,}3°$ C ein.
20/44 Axillär werden normalerweise $0{,}5°$ C weniger als oral und bis zu $1°$ weniger als rektal gemessen.
20/45 Der Normalbereich der Körpertemperatur liegt zwischen $36{,}8$ und $37{,}5°$ C bei rektaler Messung.
20/46 Die axilläre Messung sollte mindestens 7 Min. lang erfolgen.
20/47 Bei der oralen Temperaturmessung soll das Thermometer unter die Zunge gelegt werden. Die Lippen werden fest geschlossen.
20/48 Das erste Kontaktlächeln auf entsprechende Reize findet man im 2. Lebensmonat.
20/49 Zwischen dem 3. und 6. Monat beginnt der Säugling zu greifen und Kontakt aufzunehmen.
20/50 Nach Abschluß des 1. Lebensjahres lernt das Kind normalerweise gehen.
20/51 Aus dem Lallen wird gegen Ende des 1. Lebensjahres sinnvolle Lautbildung.
20/52 Charakteristisch für diese Entwicklungsphase sind der Tätigkeitsdrang, die Frohgelauntheit und die Kontaktfreudigkeit.
20/53 In der Regel sind Kinder mit $1^{1}/_{4}$ Jahren vom Stuhl sauber, mit 18–24 Monaten über Tag trocken und mit $2^{1}/_{2}$ Jahren über Nacht trocken.
20/54 Die erste Trotzphase setzt im Laufe des 3. Lebensjahres ein.
20/55 Der normale Eintritt von Menarche und Hoden- bzw. Penisvergrößerung erfolgt zwischen dem 9. und 15. Lebensjahr.
20/56 Für die psychologische Untersuchung läßt man den Jugendlichen die eigene Entwicklung, sein Verhältnis zu Eltern, Geschwistern, Freunden und Lehrern schildern bzw. besondere Erlebnisse, Wünsche und Kümmernisse.

Literatur

Alexander, K.: Gefäßkrankheiten. Diagnostische Informationen für die ärztliche Praxis, Heft 1. Steinkopff, Darmstadt 1967

Approbationsordnung für Ärzte v. 28.10.1970

Bailey, H.: Chirurgische Krankenuntersuchung. Barth, München 1974

Balint, M.: Der Arzt, sein Patient und die Krankheit. Klett, Stuttgart 1957

Becker, W.: Atlas der Hals-Nasen-Ohren-Krankheiten. Thieme, Stuttgart 1969

Beetham, W. P.: Physical Examination of the Joints. Saunders, Philadelphia 1966

Bierich, J. R.: In: Lehrbuch der Kinderheilkunde, 23. Aufl. hrsg. von G. Joppich. Fischer, Stuttgart 1975

Birnmeyer, G.: HNO-ärztlicher Spiegelkurs, 3. Aufl. Thieme, Stuttgart 1977

Bjorn, J. C., H. D. Cross: The Problem Oriented Practice of Private Medicine. Modern Hospital Press. McGraw-Hill. Chikago 1970

Briedigkeit, W., H. Richter: Methodische und diagnostische Probleme bei der Blutdruckmessung im Kindesalter. Z. ärztl. Fortbild. 70 (1976) 1268

Buck, R. W.: Physiologic dullness of the right apex. New Engl. J. Med. 219 (1938) 615

Cecil-Loeb: Textbook of Medicine, 13. Ed., edited by P. B. Beeson, W. McDermott. Saunders, Philadelphia 1975

Challenger, F., J. M. Walshe: Fetor hepaticus. Lancet 268 (1955) 1239

Clyne, D. G. W.: A Textbook of Gynecology and Obstetrics. Longmans Green, London 1963

Coleman, W.: The role of the vibration sense in percussion. Amer. J. med. Sci. 197 (1939) 145

Cross, H. D.: Educational needs as determined by the problem oriented medical record. J. Maine med. Ass. 61 (1970) 3, 49–54

Dahmer, H., J. Dahmer: Gesprächsführung – Eine praktische Anleitung. Thieme, Stuttgart 1982

Dahmer, J.: Differentialdiagnose des Ikterus. Klin. Tabellen. Med. Klin. 61 (1966a) Nr. 15, 17, 19, 21, 23, 25

Dahmer, J.: Differentialdiagnose der primären Amenorrhoe. I. Med. Klin. 61 (1966b) 1083–1085

Dahmer, J.: Die ärztliche Untersuchung. Urban & Schwarzenberg, München 1967

Dahmer, J.: Zur Logik der ärztlichen Diagnose. Med. Welt (N.F.) 20 (1969) 1521–1523

Dahmer, J.: Anamnese und Befund im Vorfeld der Dokumentation und des Computers. Münchn. med. Wschr. 112, Sonderteil Datenverarb. in der Med. (Mai 1970)

Dahmer, J.: Problemorientierte Patientenbetreuung – problemorientierte Dokumentation. Prakt. Arzt Nr. 19 (1977) 3000–3020

Dahmer, J.: Diagnostisch-therapeutisches Denken. Schattauer, Stuttgart 1980

Daniels, L., M. Williams, C. Worthingham: Muskelfunktionsprüfungen. Fischer, Stuttgart 1974

Debrunner, H. U.: Orthopädisches Diagnostikum, 3. Aufl. Thieme, Stuttgart 1978

DeGowin, E. L.: Bedside Diagnostic Examination. Macmillan, New York 1965

Delp, M. H., R. T. Manning: Mayor's Physical Diagnosis, 8. Aufl. Saunders, Philadelphia 1975

Dennig, H.: Lehrbuch der Inneren Medizin, 8. Aufl. Bd. II. Thieme, Stuttgart 1969

Dickinson, W. H.: The Tongue as an Indication in Disease. Longmans Green, London 1888

Edens, E., F. von Ewald: Über den Perkussionsschall. Dtsch. Arch. klin. Med. 123 (1917) 275

Enke, H., Editha Enke-Ferchland, Brigitte Malzahn, H. Pohlmaier, G.-W. Speierer, J. v. Troschke: Lehrbuch der Medizinischen Psychologie. Urban & Schwarzenberg, München 1973

Fahr, G., B. Brandi: Weitere Studien über Perkussion und Auskultation. Dtsch. Arch. klin. Med. 164 (1929) 1

Falk, P.: Einführung in die Hals-Nasen-Ohren-Heilkunde, 3. Aufl. Thieme, Stuttgart 1971

Fanconi, G., A. Wallgren: Lehrbuch der Pädiatrie. 9. Aufl. Schwabe, Basel 1972

Literatur

Faßl, H.: Dokumentation der Anamnese. In: Handbuch der medizinischen Dokumentation und Datenverarbeitung, hrsg. von S. Koller, G. Wagner. Schattauer, Stuttgart 1975

Feinstein, A. R.: Clinical judgement. Williams & Wilkins, Baltimore 1967

Feinstein, A. R.: The problems of the problem oriented medical record. Ann. intern. Med. 78 (1973) 5, 751–762

Froelich, R. E., F. M. Bishop: Die Gesprächsführung des Arztes. Springer, Berlin 1973

Froom, J.: Conversion to problem oriented records in an established practice – a timed study. Ann. intern. Med. 78 (1973) 254–257

Gädeke, R.: Diagnostische und therapeutische Techniken in der Pädiatrie, 2. Aufl. Springer, Berlin 1976

Gegenstandskatalog für den Ersten Abschnitt der Ärztlichen Prüfung, 1. Aufl., hrsg. vom Institut für medizinische und pharmazeutische Prüfungsfragen. Schmidt & Bödige, Mainz 1973

Goldfinger, S. E.: The problem oriented record: A critique from a believer. N. Engl. J. Med. 288 (1973) 12, 606–608

Graumann, C. F. (Hrsg.): Handbuch der Psychologie, Bd. VII/2. Hogrefe, Göttingen 1972

Gray, H.: Gray's Anatomy of the Human Body, 29. Aufl., hrsg. von M. Goss. Lea & Febiger, Philadelphia 1973

Gross, R.: Von der Intuition zum Computer. Med. Welt (N. F.) 17 (1965) 873–878

Gross, R.: Medizinische Diagnostik – Grundlagen und Praxis. Springer, Berlin 1969

Gross, R., H. Spechtmeyer: Erhebung der Vorgeschichte und körperliche Untersuchung. In: Rationelle Diagnostik in der inneren Medizin, 2. Aufl., hrsg. von H. Losse, E. Wetzels. Thieme, Stuttgart 1976

Habeck, D.: Systematische Aspekte der Anamnestik und Anamnese. Med. Welt (N. F.) 28 (1977) 8–22

Hafferl, A.: Lehrbuch der topographischen Anatomie, 3. Aufl. Springer, Berlin 1969

Hansen, H. Th.: Praktische ärztliche Untersuchungs- und Behandlungstechnik, 3. Aufl. Thieme, Stuttgart 1977

Hansen, K., H. Schliack: Segmentale Innervation. Ihre Bedeutung für Klinik und Praxis, 2. Aufl. Thieme, Stuttgart 1962

v. Harnack, G.-A.: Kinderheilkunde, 2. Aufl. Springer, Berlin 1971

Hegglin, R.: Differentialdiagnose innerer Krankheiten, 13. Aufl. Thieme, Stuttgart 1975

Heinecker, R.: EKG in Praxis und Klinik, 10. Aufl. Thieme, Stuttgart 1975

Heite, H.-J.: Anamnese. Schattauer, Stuttgart 1971

Holldack, K.: Lehrbuch der Auskultation und Perkussion, 9. Aufl. Thieme, Stuttgart 1979

Hollwich, F.: Augenheilkunde, 9. Aufl. Thieme, Stuttgart 1979

Hoppe, F.: Zur Theorie der Perkussion. Virchows Arch. path. Anat. 6 (1854) 143

Hurst, J. W.: The art and science of presenting a patient's problems. Arch. intern. Med. 128 (1971) 463–465

Hurst, J. W.: How to create a continuous learning system. (Editorial). Amer. J. Cardiol. 29 (1972) 889–891

Hurst, J. W., H. K. Walker: The Problem Oriented System. Medcom Press, New York 1973

Janzen, R.: Schmerzanalyse als Wegweiser zur Diagnostik, 3. Aufl. Thieme, Stuttgart 1973

Jones, E. E., H. B. Gerard: zit. n. Graumann 1972

Joppich, G.: Lehrbuch der Kinderheilkunde, 23. Aufl. Fischer, Stuttgart 1975

Kepp, R., H.-J. Staemmler: Lehrbuch der Gynäkologie, 12. Aufl. Thieme, Stuttgart 1977

Kind, H.: Leitfaden für die psychiatrische Untersuchung. Eine Anleitung für Studierende und Ärzte in Praxis und Klinik. Springer, Berlin 1973

Kloos, G.: Anleitung zur Intelligenzprüfung in der psychiatrischen Diagnostik, 5. Aufl. Fischer, Stuttgart 1965

Kretschmer, E.: Medizinische Psychologie, 14. Aufl. Thieme, Stuttgart 1975; 13. Aufl. 1971, hrsg. von W. Kretschmer

Krönig, G.: Zur Topographie der Lungenspitzen und ihre Perkussion. Berl. klin. Wschr. 26 (1889) 809

Langen, D.: Anamnese und Untersuchung in ihrer Wechselwirkung. In: Anamnese, hrsg. von H.-J. Heite. Schattauer, Stuttgart 1971

Leiber, B., G. Olbrich: Die klinischen Syndrome, 5. Aufl. Urban & Schwarzenberg, München 1972

Leydhecker, W.: Grundriß der Augenheilkunde, 18. Aufl. Springer, Berlin 1975

Lowrey, G. H.: Pediatric Examination. In: Method of Clinical Examination: A Physiologic Approach, 3. Aufl. hrsg. von R. D. Judge, G. D. Zuidema. Little-Brown, Boston 1974

Luberichs, P.: Methodische Untersuchungen zur standardisierten Anamnese. Med. Diss., Münster 1973

McIntyre, N.: The problem oriented medical record. Brit. med. J. 1973/II, 598–600

Mackenzie, J.: The Study of the Pulse. Pentland, London 1902

Martius, H.: Lehrbuch der Geburtshilfe, 9. Aufl. Thieme, Stuttgart 1977

Mauz, F.: Das ärztliche Gespräch. Therapiewoche 10 (1960) 311–316

May, A.: The tongue sign for high venous pressure. Amer. Heart J. 26 (1943) 685

Meerwein, F.: Das ärztliche Gespräch, 2. Aufl. Huber, Bern 1974

Mittermaier, R.: Richtlinien für die ohrenärztliche Begutachtung unter Berücksichtigung der Erwerbsminderung. Arch. Ohren-, Nasen-, Kehlkopfhlkd. 162 (1952/1953) 518–525

Mumenthaler, M.: Neurologie, 6. Aufl. Thieme, Stuttgart 1979

Neiger, A.: Proktologie in der Sprechstunde. Diagnostik 10 (1977) 52–58

Payk, T. R.: Schema des psychischen Befundes. Med. Welt (N.F.) 27 (1976) 2463–2465

Peabody, F. W.: The care of the patient. J. Amer. med. Ass. 88 (1927) 877–882

Pfister, R.: Die Krankheitssymptome an den Nägeln (I-VI). Fortschr. Med. 82 (1964) 809

Pfister, R.: Die Bedeutung der Nagelerkrankungen in der ärztlichen Diagnostik. Bull. schweiz. Akad. med. Wiss. 23 (1968) 465

Popper, K.: Logik der Forschung. Mohr, Tübingen 1969

Prader, A.: Pathologie des Wachstums und der endokrinen Drüsen. In: Lehrbuch der Pädiatrie, 9. Aufl., hrsg. von G. Fanconi, A. Wallgreen. Schwabe, Basel 1972

Prior, J. A., J. S. Silberstein: Physical Diagnosis, 4. Aufl. Mosby, St. Louis 1973

Rettig, H.: Die Untersuchung der Wirbelsäule. Internist (Berl.) 9 (1968) 393–398

Scheid, W.: Lehrbuch der Neurologie, 3. Aufl. Thieme, Stuttgart 1968

Schenck, E.: Neurologische Untersuchungsmethoden, 2. Aufl. Thieme, Stuttgart 1975

Schettler, G.: Innere Medizin, Bd. I u. II, 4. Aufl. Thieme, Stuttgart 1976

Schmidt-Matthiesen, H.: Gynäkologie und Geburtshilfe, 4. Aufl. Schattauer, Stuttgart 1979

Schoop, W.: Praktische Angiologie, 3. Aufl. Thieme, Stuttgart 1975

Siegrist, J.: Das Consensus-Modell. Enke, Stuttgart 1970

Skoda, J.: Abhandlung über Perkussion und Auskultation. Mosle & Braumüller, Wien 1839

Steinhilber, R. M., u. Mitarb.: Symposium on the problem of the chronic alcoholic. Proc. Mayo Clin. 42 (1967) 716

Unterberger, S.: Neue objektiv registrierbare Vestibularis-Körperdrehreaktion, erhalten durch Treten auf der Stelle. Den »Tretversuch«. Arch. Ohr.-Nas.- u. Kehlk.-Heilk. 145 (1938) 478–492

Waring, W. W. in: Pulmonary Disorders, Bd. I, (Ed.: I. L. Keding), Saunders, Philadelphia 1975, S. 95

Waring, W. W.: Practical manuals of pediatrics. A pocket reference for those who treat children. Edited by W. W. Waring und L. O. Jeansonne. Mosby, St. Louis 1975

Weed, L. L.: Medical Records, Medical Education, and Patient Care. Press of Case Western Reserve University, Cleveland, Ohio 1969

Weed, L. L.: The problem oriented record as a basic tool in medical education, patient care, and clinical research. (Editorial). Ann. clin. Res. 3 (1971a) 131–134

Weed, L. L.: Quality control and the medical record. Arch. intern. Med. 127 (1971b) 101–105

Yarnall, S. R.: Structured problem oriented records in office practice. Northw. Med. (Seattle) 70 (1971) 166–167

Symptomenliste mit Diagnosebeispielen

(hier sind nur Symptome und Diagnosen aufgeführt, die im Text des Taschenbuches genannt wurden)

Symptome	Diagnosebeispiele
Amenorrhö, primäre	Chromosomendefekte
– sekundäre	psychische Ursachen, Mangelernährung, Zerstörung des Endometriums, hormonaktive Tumoren
anales Jucken, Brennen, Blutentleerungen, Nässen und getastete Knoten bei der Reinigung des Anus	Hämorrhoiden
Analregion, akutes Druck- bzw. Spannungsgefühl und Schmerzen, bei Inspektion bläuliche Knoten, druckschmerzhaft	Perianalthrombose
Anurie	Schock, nephrologische Systemerkrankungen, Abflußbehinderung
Appetit, vermehrter, bis zur Freßsucht	psychisch bedingt, Gravidität, Bandwurmerkrankungen
Appetitlosigkeit	gastrointestinale Erkrankungen, Angstreaktion, Depression
Arrhythmien	Myokardinfarkt
– absolute	Mitralstenose, Thyreotoxikose
Ataxie	Tabes
Atemgeräusche, feuchte Nebengeräusche, großblasig	Bronchiektasie
– feuchte Nebengeräusche, kleinblasig	Lungenödem
– klingend	Infiltration (Pneumonie)
– nicht klingend	Stauung im Rahmen einer Herzinsuffizienz
– pfeifend	Bronchitis, Asthma
– trockene Nebengeräusche (Rasselgeräusche)	chronische Raucherbronchitis
– im verlängerten Exspirium auftretende trockene Nebengeräusche	asthmatischer Bronchospasmus
– vermindert	Erguß, Pleuraschwarte, Emphysem
– völlig verschwunden	Atelektasen
Aufstoßen	physiologisch bei kohlensäurehaltigen Getränken, pathologisch bei Aerophagie
Augapfel, Gefäßgeräusche auskultierbar	A. ophthalmica, zum Kollateralgefäß ausgebildet, bei Karotisstenose
Augen, Schrägstellung	Mongolismus

Symptomenliste mit Diagnosebeispielen

Symptome	Diagnosebeispiele
Augen, verklebte	Konjunktivitis
Augenbrauen, Ausfall der lateralen (Hertoghe-Zeichen)	Myxödem, Thalliumvergiftung
– extrem stark ausgebildet bei Frauen	Virilismus
Augenschmerz, unerträglicher,	Glaukomanfall
Augenvorderkammer, abgeflacht	Linsenquellung, Glaukom
– vertieft	Linsenluxation
Auswurf, gelb-grün-eitrig	bakterielle Atemwegsinfekte, Bronchiektasen, kavernöse Tuberkulose
– zähglasig, fädig und weißlich	chronische Bronchitis
Bauch, aufgetrieben bei Neugeborenen	Morbus Hirschsprung
– ausladende Flanken mit Flankendämpfung und Vorderbauchtympanie	Aszites
– Vorbuckelungen oder wurmförmige Bewegungen	mechanischer Ileus (Voraussetzung dünne Bauchdecken)
– vorgewölbt	Ovarialzysten
Bauchdecke, lokale Abwehrspannung	Reizung des parietalen Peritoneums
Bauchglatze, mangelhafte bzw. fehlende Sekundärbehaarung	gestörtes Östrogen-Androgen-Gleichgewicht, z. B. bei Lebererkrankung
Bauchraum, Gefäßgeräusche	Aortenaneurysma, arteriosklerotische Veränderungen der Femoralarterien
– deutliche Dämpfung, Klopfschall	gravider Uterus, überfüllte Harnblase
– verschiebliche Dämpfung	Aszites
– Plätschern	Flüssigkeitsansammlungen oberhalb eines Ileus, Pylorusstenose
Bauchschmerzen, nach Ärger	seelische Ursachen
– ausstrahlend in linke Schulter und linken Rücken, Druckschmerz kaudal und medial der Skapula	Erkrankungen des Magenfundus
– Druckschmerz eng umschrieben, rechts, etwa zwei Finger rechts der Mittellinie	Ulcus duodeni
– gürtelförmig unterhalb des Nabels	Pankreaserkrankungen
– gürtelförmig in den Rücken ausstrahlend, linksseitig	Pankreatitis
– linksseitige	Hinterwandinfarkt (?)
– im linken oberen Quadranten	Milzinfarkt, Milzabszeß, entzündliche Prozesse im Pankreasschwanz, Flexura-coli-sinistra-Syndrom
– in rechten Rücken und rechte Schulterregion ausstrahlend	Gallenwegserkrankung

490 Symptomenliste mit Diagnosebeispielen

Symptome	Diagnosebeispiele
Bauchschmerzen, Spontan- oder Druckschmerzen medial der rechten Medioklavikularlinie	retrozäkale Appendizitis, Entzündung der Gallenblase
– und Übelkeit, unmittelbar nach der Nahrungsaufnahme	Gastritis
– in der Umbilikalregion beginnend, schließlich zum McBurney-Punkt ziehend	Appendizitis
– uncharakteristische, Schlaflosigkeit, Impotenz, Appetitmangel, Antriebsarmut	Angstzustände
– unmittelbar nach dem Essen, 3 Std. später gürtelförmig nach links ziehend, 2 Std. später Kreislaufschock	Ulkuspenetration in das Pankreas
»Bauchtumor« im mittleren Unterbauch	gravider Uterus, überfüllte Harnblase
Bauchwand, bretthart	diffuse Peritonitis
Beinschmerzen, bei Hochlagerung des Beines schwindend	Thrombophlebitis
– Schmerzverstärkung bei Beinhochlagerung	arterieller Verschluß
Beinverkürzung	Osteomyelitis, Lähmungen in der Kindheit, Hüftgelenkluxation
Bewegungsarmut, allgemeine	Morbus Parkinson
Blähungen (Meteorismen)	Nahrungsaufnahme von Hülsenfrüchten, Kohl, frischem Brot, Zitrusfrüchten, roher Milch; Gallen- und Pankreaserkrankungen, Luftschlucken; Folgen einer portalen Hypertension bei Rechtsinsuffizienz
Blase palpabel	übermäßige Füllung, Tumor (?)
Blässe, wächserne, der Extremitäten	Raynaud-Syndrom
Bradykardie	Leistungssportler, Vagusreizung bzw. Sympathikuslähmung, Zeichen einer Störung der intrakardialen Reizbildung oder Reizleitung, Typhus, Myxödem, Hirndruck
Braunfärbung, flächenhafte (untere Extremität)	chronisch venöse Abflußbehinderung
Braunpigmentierung, verstärkte	Morbus Addison, Hämochromatose
Bronchophonie, verstärkt	pneumonische Infiltrate
Brustschmerzen im Bereich der Pleurakuppe, in Schulter und Arm ausstrahlend	Pancoasttumor
– in der Herzregion, besonders nach Anstrengungen	Angina pectoris

Symptomenliste mit Diagnosebeispielen

Symptome	Diagnosebeispiele
Brustschmerzen, mehrstündig, linksseitig mit Atemnot, Todesangst, Kollaps, ausstrahlend	Herzinfarkt
– mehrstündig, linksseitig mit segmentalem Kribbeln und Brennen	Herpes zoster
– in Schulter und Arm ausstrahlend, begleitet von Horner-Syndrom	Pancoasttumor, Läsion des Halssympathikus
Caput medusae	untere Einflußstauung, Pfortaderstauung
Carotispulse, klopfende	s. Karotis
Claudicatio intermittens	Durchblutungsstörungen
Courvoisiersches Zeichen	peripherer Gallengangsverschluß, z. B. bei Papillenstein, Papillenkarzinom, Pankreaskarzinom
– fehlend	Schrumpfgallenblase
Darmgeräusche, laut, in schneller Folge wellenförmig ablaufend, hoch, spritzend und metallisch klingend	Zeichen für Stenose oder mechanischen Ileus
– völlig sistierend, nicht auslösbar, Totenstille	paralytischer Ileus
Daumenballen, atrophisch	Druck auf N. medianus
Dermographismus albus	Atopiker (Patienten mit endogenem Ekzem, Asthma und Heuschnupfen)
– ruber	überschießende Ansprechbarkeit des vegetativen Systems
Druckschmerz im Adduktorenkanal, der Vv. saphena magna et parva, des Hiatus saphenus	entzündliche und thrombotische Veränderungen
Duchenne-Trendelenburgsches Hinken	Muskelinsuffizienz
Durchfall	seelische Ursachen, Infektion
Dyskinesien	extrapyramidale Störungen bei Chorea, Tetanus und Tetanie
Dysphagie = Schluckbeschwerden	Einengungen der Speiseröhre, Hiatushernie
– nur während des Essens	Ösophagusstenose, z. B. durch (Reflux-)Ösophagitis, Verätzung, Fremdkörper
– Herunterschlucken, mühsames, »Wiederkäuen« unverdauter Speisereste	Zenkersches Ösophagusdivertikel, Achalasie
Dyspnoe	respiratorische Insuffizienz, Anämie, Azidose
– kardiale (= Asthma cardiale)	Linksinsuffizienz und Lungenödem

492 Symptomenliste mit Diagnosebeispielen

Symptome	Diagnosebeispiele
Dyspnoe, laryngeale und tracheale	endothorakale oder substernale Struma, Aspiration von Fremdkörpern, Mediastinaltumoren
– paroxysmale nächtliche	Herzinsuffizienz
– pulmonale, meist akut	Asthmaanfälle, Pneumonie
– psychogene	Hyperventilationssyndrom
– zerebrale, häufig mit Cheyne-Stokes-Atmung einhergehend	Arteriosklerose der Hirngefäße
elefantiastische Veränderungen, Penis und Skrotum	Filariainfektion
Erbrechen	*Ösophagus:* Ösophagusdivertikel und -atresie, Kardiaspasmen oder -stenosen, Hiatushernien; *Magen:* akute oder chronische Gastritis, Ulkus, Magenkarzinom, Pylorusspasmen, Geschwürnarben oder Tumorstenosen; *Duodenum und Ileum:* Erkrankungen der Leber und der Gallenwege, Pankreatitis, Ileus, Wurmerkrankungen (Koliken der Niere und ableitenden Harnwege), Appendizitis, Divertikulitis, Divertikulose; *allgemein:* kardiopulmonale Ursachen wie Herzinfarkt, Lungenödem, entzündliche, vaskuläre, traumatische bzw. tumoröse zerebrale Ursachen, Intoxikationen (Alkohol, Drogen, Medikamente, z. B. Überdigitalisierung, Thyreotoxikose, Gravidität), Infektionskrankheiten, besonders bei Kindern
– Blut oder kaffeesatzartiges Material	blutendes Ulkus, Ösophagusvarizen
– unverdaute Nahrung, Kot	Ileus
– (Vomitus), kurz nach der Nahrungsaufnahme	akute Erkrankungen des Magens, Verschlüsse im oberen Gastrointestinaltrakt
Erosionen	Aphthen der Mundschleimhaut
Erythem	Schamröte, Zornesröte, entzündliche Ödeme bei Exanthem oder Infektionen. Dermatitis
extrakardiale Dauergeräusche	Perikarditis, arterio-venöse Fistel, offener Ductus arteriosus
Extremität, untere, entzündliche Rötung	oberflächliche Thrombophlebitis
– untere, leise und weniger schabende Strömungsgeräusche	Krampfadern
– untere, Reibegeräusche	ausgeprägte Arteriosklerose der großen Beingefäße

Symptomenliste mit Diagnosebeispielen

Symptome	Diagnosebeispiele
Extremität, untere, trockene Mumifikation	Arterienverschluß
– untere, warme Zyanose	tiefe Venenentzündung
Fallhand	Radialisparese
Faßthorax	Emphysem
Femoralispulse, beidseits schwache	Aortenstenose, Koarktation der Aorta distal der großen oberen Abgänge
– einseitig schwache	arteriosklerotischer Verschluß
Fieber, intermittierendes	Sepsis
– Kontinuafieber	akute Infektionskrankheiten
– periodisches	Malaria, Brucellainfektionen
– remittierendes	Tuberkulose
Finger, Beugekontraktur des IV. und V., Grübchen in der Hohlhand	Dupuytren-Kontraktur
– Gelenke, Verformungen	Gicht, Heberden-Knoten
– Ulnardeviation, Schwanenhalsdeformität	rheumatoide Arthritis
Fingerzittern	Hyperthyreose
Gang ataktisch	Kleinhirn- und Labyrintherkrankungen
– breitbeiniger, ataktisch, Sicherheitsgang	Paralytiker
– hängend	Depression
– Scherengang	spastische Paraplegie
– schlurfend	Parkinson-Krankheit
– spastisch	multiple Sklerose
– Zirkumduktion des gelähmten Beines mit Bewegung des betroffenen Armes	Hemiplegie
Gefäße, oberflächliche, pulsierende	Kollateralkreisläufe bei Aortenisthmusstenose
Gefäßgeräusche, kurzes rauhes autochthones systolisches Karotisgeräusch	erhöhtes Schlagvolumen, Fortleitung systolischer Geräusche, z. B. Aortenstenose in die A. carotis
– pulssynchron	Atheroma der Aorta
– schabendes Systolikum	arteriosklerotische Einengungen
– systolisch-diastolisch	auszukultieren über vergrößerter Thyreoidea
Gefäßton, Turbulenzen	arteriosklerotische Veränderungen
Gefäßturbulenzen	hohes Fieber, Thyreotoxikose, Anämie

Symptomenliste mit Diagnosebeispielen

Symptome	Diagnosebeispiele
Gelenke, Formabweichungen	angeborene Mißbildungen, Luxationen, Lähmungen, Atrophien, Akromegalie, Ganglien, chronische Arthritis
– Geräusche	degenerative Veränderungen
Gelenkschwellungen, Rötung entzündeter	fluktuierende intraartikuläre Ergüsse, Weichteilentzündungen, Knochentumoren, Gichtanfälle, rheumatisches Fieber
Geruch, nach saurem Schweiß	Tuberkulose, rheumatisches Fieber
– süßlich	Coma diabeticum
– urinös	Urämie, Harninkontinenz
Geruchsstörungen	Verlegung des Riechspalts bei Polypen, Tumoren, Erkrankungen des Riechepithels, Schädigung des Riechnervs oder des Riechzentrums
Geschlechtsverkehr, schmerzhaft	anatomische Anomalien, entzündliche Erkrankungen, Spasmen aus psychischen Ursachen
Gesicht, Asymmetrie	Fazialisparesen
– ins Bläuliche gehende Röte	Polycythaemia vera
– eingeschränkte Ausdrucksbeweglichkeit des spitz gehaltenen Mundes	Sklerodermie
– fleckförmige Rötung von Wangen und Nase, Clowngesicht	Hypothyreose
– fixiertes Entsetzen	Hyperthyreoidismus
– ödematös verquollen	akute Nephritis
– plumpe Züge	Myxödem
– Risus sardonicus	Tetanus
– Vollmondgesicht, rundes	Morbus Cushing
Gewichtsabnahme	fortgeschrittene Tuberkulose, Malignom
Gewichtszunahme	auch durch Ödeme
Gingiva, bräunlich verfärbt	Morbus Addison
– schwarze Ränder	Bleivergiftung
Globusgefühl	neurologische Ausfälle, psychogene Mißempfindungen
Haare, Ausfall, besonders deutlich hinter den Ohren	Thalliumvergiftung
– Ausfall, unregelmäßig begrenzter oder fleckförmiger	Alopecia areata, Lupus erythematodes, Antikoagulantien- und Zytostatikatherapie
– männliche Behaarungsformen bei der Frau	maskulinisierender Tumor, Mangel an 17-Ketosteroiden

Symptomenliste mit Diagnosebeispielen

Symptome	Diagnosebeispiele
Haltung, krampfhaft steile Sitzhaltung	sogenannter Rückenpatient
– schlaffe	Depression
– vorgebeugte	Morbus Bechterew
Hämoglobinurie	Sepsis, Typhus, Malaria, hämolytische Anämien, Vergiftung, Transfusionszwischenfälle
Hämaturie	Tumoren, Steine, Infektionen
– Blut im Endstrahl	Erkrankungen des Trigonum vesicae oder der Urethra prostatica
– Blutbeimengungen zum gesamten Harn	aus Nieren, Urethra oder Blase stammend
– initiales Blut	Läsion der Urethra
Hämoptysen	lobäre Pneumonien, Lungeninfarkte (sehen hier wie Roststellen oder bräunlich aus)
Handrücken, verstärkte Venenzeichnung	Herzinsuffizienz, obere Einflußstauung
Hände, feuchte	Hyperthyreose
Händedruck, schlaffer	neurologische oder muskuläre Erkrankungen des Armes
Harndrang	Blasenentzündung, Prostataerkrankung
– imperativer	infektiöse Entzündungen, Zystitis der Frau
– durch Palpation hervorgerufen	überfüllte Blase
Harninkontinenz	iatrogene Sphinkterläsion, neurologische Funktionsstörung
– relative	Deszensus bei Frauen
Harnstottern	entzündliche Erkrankungen des Harntraktes, emotionelle Störung
Harnträufeln oder Harntröpfeln	Striktur der Urethra oder Störung der Entleerungsinnervation, Prostataadenom
Haut, Blässe	Ausdruck arterieller Durchblutungsstörungen in den Extremitäten, generalisiert als Teil einer Anämie
– Einfältelung, atrophische	arterielle Durchblutungsstörungen
– eingedrückte Delle bleibt stehen	echtes Ödem
– eingedrückte Delle bleibt nicht stehen	Myxödem
– über den Gliedmaßen gespannt, glänzend, wie mit Öl eingerieben	Sklerodermie in einem fortgeschrittenen Stadium
– Jucken	Frühsymptom der Hepatitis

Symptomenliste mit Diagnosebeispielen

Symptome	Diagnosebeispiele
Haut, Rötung	Polycythaemia vera oder vermehrte Durchblutung im Fieber, Mitralstenose (Mitralgesicht), Hochofenarbeiter, Glasbläser
– Temperatur, Veränderungen, unabhängig von Außentemperatur	Durchblutungsstörungen
– Veränderung der unteren Extremität, glänzend prall oder bräunlich verfärbt	mit Ödemen sichtbares Zeichen einer Durchblutungsstörung
– Verfärbungen, graue	Argyrose
Heiserkeit, chronisch gleichbleibend oder allmählich zunehmend	chronische Laryngitis, Kehlkopfkarzinom
– chronisch und zunehmend	Bronchialkarzinom
– langsam zunehmend, länger als 3 Wochen	Kehlkopfkarzinom
– plötzliche, aphonisch	Stimmlippenlähmung, akute Laryngitis
– plötzlicher Wechsel der Stimmklarheit	Stimmlippenpolypen
Herpes labialis	bei fieberhaften Erkrankungen des Respirationstraktes
Herz, Auskultation: doppelter Kanonenschlag	Herzblock
– sog. Kanonenschlag	völlige Dissoziation von Vorhof und Kammer
Herzgeräusche, Austin Flint-Geräusch	funktionelle Mitralstenose bei massiver Aorteninsuffizienz, Anämie, Hyperthyreose
– gießend, systolische Dekreszendogeräusche	Mitral- oder Trikuspidalinsuffizienz
– Graham-Steel-Geräusch	Mitralstenose mit Lungenstauung, pulmonaler Hypertonie und relativer Pulmonalklappeninsuffizienz
– hauchend oder gießende diastolische Dekreszendogeräusche	Aorteninsuffizienz, Pulmonalinsuffizienz
– bei Inspiration zunehmend	Systolikum einer Trikuspidalinsuffizienz
– pfeifend oder klingend	Arteriosklerose, Koarktation der Aorta, Endokardveränderungen bei Karzinoid, Sehnenfäden oder Löcher in den Aortenklappen
– rauhe Systolikakreszendo-dekreszendo-Austreibungsgeräusche	Aorten- oder Pulmonalstenose
– tiefe, rumpelnde, diastolische Dekreszendogeräusche	Mitralstenose

Symptomenliste mit Diagnosebeispielen

Symptome	Diagnosebeispiele
Herzgeräusche, zusätzliche systolische	Vorhofseptumdefekt, Hyperthyreose, Anämie
Herzklopfen (Herzakzeleration)	Patienten spüren ihren Herzrhythmus, z. B. bei Extrasystolen, bei völliger Dissoziation von Vorhof und Kammer
– mit Atemnot, Schweiß an den Handflächen und in den Achselhöhlen, erhöhter Muskeltonus, Pollakisurie, Diarrhö	akute Angstzustände
– starkes, mit Angstgefühlen	sympathikovasale Anfälle
Herztöne, Austreibungston, über der Aorta	Aortenaneurysma, Koarktation, Aortenstenose oder Insuffizienz
– Austreibungston, pulmonaler	valvuläre Pulmonalstenose, pulmonale Hypertonie, Hyperthyreoidismus
– dritter	bei Jugendlichen ohne Krankheitswert, bei älteren Patienten Zeichen einer Dilatation des linken Ventrikels, z. B. Mitralinsuffizienz
– erster, abgeschwächt	verminderte Kontraktilität bei Herzmuskelerkrankungen, übermäßiges Füllungsvolumen, z. B. beim Rechts-links-Shunt, unvollständiger Klappenschluß, z. B. durch Veränderungen der Trikuspidalklappen
– erster, Spaltung	meist akzidentell, Zeichen eines Schenkelblocks, Hypertonie, Septumdefekt, pulmonale Hypertonie
– Kreszendogeräusche, späte systolische	Insuffizienz, Mitral-Ballooning, perikardiales Reiben
– Lautstärke vermindert	Adipositas, Pleura- und Perikarderguß, Emphysem, Myxödem
– Mitralöffnungston	Mitralstenose
– zweiter, besonders leise über der Aorta	Aortenstenose
– zweiter, besonders leise über dem Truncus pulmonalis	Pulmonalstenose
– zweiter, paradoxe Spaltung	Aortenstenose, Linksschenkelblock, offener Ductus arteriosus
– zweiter, Spaltung	physiologisch, mechanisch bei Links-rechts-Shunt, Mitralinsuffizienz
– zweiter, weite Spaltung mit erhaltener respiratorischer Variabilität	Rechtsschenkelblock
– zweiter, verstärkt über der Aorta	Hypertonie, Aorteninsuffizienz, pulmonale Hypertonie
Hockstellung bei Kindern	Fallot-Tetralogie

Symptomenliste mit Diagnosebeispielen

Symptome	Diagnosebeispiele
Hodenvergrößerung, allmähliche, nicht durchleuchtbare und nicht entzündliche	Seminom
– allmähliche, entzündliche, Testes- und Epididymisvergrößerungen	Begleitsymptome bei Mumps, Gonorrhö und Lues
– Durchleuchtung nicht möglich	Tumor
– plötzliche, entzündliche, starke Schmerzen	Hodentorsion
– schmerzlos, bei Durchleuchtung rosa aufleuchtend	Hydrozele des Hodens oder des Funiculus spermaticus
Hohmann-Zeichen	tiefe Unterschenkelphlebitis
Hornhaut, Braunfärbung	Siderose, Rosthof
– gelbliche Farbeinlagerung	Morbus Hand-Schüller-Christian
– grün-bräunliche Verfärbung	Blutaustritt
– grünlicher Limbus (Kaiser-Fleischer)	Morbus Wilson
– schmaler grauweißer Ring	Arcus senilis
– Rückfläche, punktförmige Blutungen	Iritis
Husten, länger als 5 Wochen dauernd	Karzinom, Tuberkulose
– produktiver	tracheobronchiale Infekte
– quälender, beim Essen	Ösophagusfistel
– bei dem nur wenig Schleim abgehustet wird, über viele Jahre	sog. morgendlicher Raucherhusten
Hustenstoß, mit plötzlichen Schmerzen	Spontanpneumothorax, Lungenembolie
Hypogenitalismus	angeborene Anorchie, hypophysäre Störungen
Hyperkinesien	Enzephalitis, Torticollis spasticus
Ikterus, blasser Flavinikterus	prähepatischer Ikterus
– gelb-roter Rubinikterus	Leberschädigung (hepatischer Ikterus)
– grünlich-gelber Verdinikterus	posthepatischer Ikterus
Impotentia coeundi	genitalorganische Anomalien, organische Ursachen wie Diabetes, Paralyse, psychische Erkrankungen wie sexuelle Neurasthenie oder Neurosen
Inspirationsgeräusche, pfeifend oder jauchzend	Laryngospasmus
Intentionstremor	multiple Sklerose
Iris, verminderter Abstand von Hornhaut	Engwinkelglaukom
– vergrößerter Abstand von Hornhaut	Keratokonus
– glanzlos, verändertes Relief	Ödem

Symptomenliste mit Diagnosebeispielen

Symptome	Diagnosebeispiele
Iris, aufgehobene Ringform	Kolobome (= Spalten oder Lücken)
Kapillarpulse im Nagelbett	Aorteninsuffizienz, Thyreotoxikose
Karotispulse, klopfende	Aorteninsuffizienz, Thyreotoxikose, Koarktation der Aorta hinter dem Abgang der A. carotis communis sinistra
Kehlkopf, Fremdkörpergefühl, Stridor und Schmerzen	fortgeschrittenes Stadium eines Kehlkopfkarzinoms
– Lage verzogen	Atelektasen, Pneumothorax
Kieferklemme	Tumoren, Parotis, Entzündungen, vom Weisheitszahn ausgehend
Kniegelenk, Knacken beim Beugen	degenerative Veränderungen
Knoten, subkutane am Ellbogengelenk	Rheumaknötchen
Körperbehaarung, Verlust der gesamten	Hyperthyreoidismus, Folge von Bestrahlung oder Medikamenten
– weibliches Behaarungsmuster beim Mann	beim Erwachsenen Zeichen eines Androgenmangels oder ungewöhnlicher Östrogenproduktion
Koliken, vorwiegend in der Nierengegend, abwärts bis zum Mittelbauch	Abflußstörung im Bereich der Niere oder oberen Drittel der Urethra
– Unterbauch, bis in die Hoden bzw. Labien und Oberschenkelinnenseite ausstrahlend	Abflußbehinderungen im distalen Ureter
– wellenförmig, im Unterbauch	Zeichen einer akuten mechanischen Abflußstörung
Konjunktiven, vermehrte Durchblutung	Verletzung, Keuchhusten, Konjunktivitis
– verminderte Durchblutung	Anämie
– Petechien	hämorrhagische Diathese, Endocarditis lenta
– Pigmentablagerungen	Morbus Addison
– Verfärbungen durch Bilirubin bzw. Biliverdin	Ikterus bei hämolytischer Anämie, Erkrankungen der Leber und Rückstau der Galle oder als Pseudoikterus, z.B. beim Hypothyreoidismus
Kopf, Gefäßgeräusche in der Temporalregion	»rauschendes« Sinus-cavernosus-Aneurysma
– Nicken oder Wackeln	Morbus Parkinson
Kopfbehaarung, struppig	Eisenmangelanämie
– trockenes, glanzloses Haar	Hypothyreoidismus
Kopfhaltung, starr	Zervikalsyndrom
Kopfschmerz, diffuser Klopfschmerz	Meningitis
– frontaler über den Nebenhöhlen, gewöhnlich morgens stärker	Erkrankung der Nebenhöhlen

Symptomenliste mit Diagnosebeispielen

Symptome	Diagnosebeispiele
Kopfschmerz, Hinterkopfschmerzen, halbseitige, anfallsartige	Zervikalsyndrom
– beim Lesen	fehlende oder unzureichende Brille
– supraorbitaler oder frontaler, am späten Nachmittag oder abends auftretend	Überanstrengung der Augen
– mit Taumeligkeit und Klingeln in den Ohren	Mittelohrentzündung
– mit gleichzeitiger Übelkeit, Seh- und Hörstörungen	Migräne
– umschriebener Klopfschmerz an der Kalotte	Knochenprozesse, lokal empfindliche Meningen, z.B. durch Tumor
Krämpfe	Epilepsie, zerebrale Herde
Leberkonsistenz, fest	chronische Hepatitis
– hart	Zirrhose
– steinhart	Metastasen
– teigig	Fettleber
– weich	Hepatitis
Leberoberfläche, knotig verändert, grobe Höcker	Metastasen, Leberabszeß, Gummen, Echinokokkus oder andere Zysten, Narbenleber, Zirrhose
Leberpulsationen	Trikuspidalinsuffizienz
Leberrand, abgerundet	Herzinsuffizienz, Hepatitis, Fettleber
– knotig verändert	Lebermetastasen, grobhöckrige Zirrhose
– scharf	Zirrhose, Amyloidose
Lebervergrößerung mit glatter Oberfläche	Entzündungen, Cholestase, Stauung im Rahmen einer Rechtsinsuffizienz
Lederknarren, pleuritisches Reiben	Pleuritis fibrosa
Leistenregion, ödematöse Schwellung	Beckenvenenthrombose (besonders wenn Beine nicht gestreckt werden können)
Leukorrhö	infektiöse oder maligne Erkrankungen von Vagina, Zervix oder Uterus
Lichtblitze	Netzhautablösung
Lider, Volumen vermehrt	Ödem, Hordeolum (Gerstenkorn), Chalazion (Hagelkorn), Lidabszeß, Luftemphysem, z.B. nach Siebbeinverletzung
Lidschluß, fehlender (Lagophthalmus)	periphere Fazialislähmung
– seltener = Stellwag-Zeichen	Hyperthyreose
Lidspalten, übermäßig erweitert	periphere Fazialislähmung, Exophthalmus
– verengt	Ptose, Blepharospasmus bei Entzündung der Lider, Verblitzung (Schweißen usw.)

Symptomenliste mit Diagnosebeispielen

Symptome	Diagnosebeispiele
Lippen, Schlußunfähigkeit oder schiefer Mund	Lähmung des N. facialis
– strichförmige, bei betont kleinem Mund	Sklerodermie
– Zyanose	Erkrankungen von Herz und/oder Lungen
Loslaßschmerz über dem McBurney-Punkt	Beteiligung des parietalen Peritoneums, bei Appendizitis
Lumbalregion, Hautrötung und Vorwölbung	perinephritischer Abszeß
Lumbosakral- und Perianalregion, dumpfe Schmerzen, einseitig	Nierenschmerzen
Lymphknoten, tastbare in der Ellenbeuge	Entzündungen, generelle Erkrankung des lymphatischen Apparates, Morbus Hodgkin
Lymphknotenschwellungen, am äußeren Hals, plötzlich auftretend und schnell wieder abklingend	Infektionen im Mund- und Rachenraum
– äußerer Hals, langsam zunehmend	chronisch-entzündliche Prozesse (Tbc), Erkrankungen des lymphatischen Apparates
– im Bereich von Trachea und Bronchien, zu trockenem Reizhusten führend	Mediastinaltumoren, Tuberkulose, Bronchuskarzinom; bei Kindern an Fremdkörperaspiration denken
– supraklavikuläre und axilläre	entzündliche Veränderungen an Arm und Hand, neoplastische Prozesse
Mammae, palpabler Knoten	so lange als Mammakarzinom anzusehen, bis Gegenteil eindeutig feststeht
– ödematöse Hautverdickungen, Einziehung der Follikel oder der Brustwarzen, Apfelsinenhaut, Plateau-Bildungen, Absonderungen außerhalb der Laktation	Verdacht auf Malignom
Marisken = hypertrophe Analfalten	meist Endzustände abgelaufener perianaler Thrombosen
Mastoid, Druckschmerz über	Mastoiditis als Komplikation der Mittelohrentzündung
Menell-Handgriff, positiv	Frühsymptom bei Spondylarthritis ankylopoetica
Miktion, Startschwierigkeiten	Zeichen einer Prostataerkrankung
Milzkapsel, Reiben gegen Peritonaeum parietale	Perisplenitis im Verlauf einer Endocarditis lenta
Milzvergrößerung	Erkrankungen des hämatopoetischen Systems, Morbus Hodgkin, portale Hypertension

Symptomenliste mit Diagnosebeispielen

Symptome	Diagnosebeispiele
Milzvergrößerung, fest	chronische Krankheit (z. B. Leukämie)
– weich, schwer zu tasten	akute Infekte, akute septische Prozesse
Mundhöhle, Kopliksche Flecken	Masern
– Leukoplakien	Psoriasis, Ichthyosis
Mundschleimhaut, schmerzhafte Ulzerationen	Agranulozytose
Mundwinkelrhagaden	Vitaminmangelschäden, Zahnstellungsanomalien
Münzenzeichen (»signe du sou«)	Pneumothorax
Musset-Zeichen, pulssynchron	Aorteninsuffizienz
Nägel, blasse und fehlende Lunulae	Leberzirrhose, Nephrose, andere Ursache einer Hypalbuminämie
– dünn und spröde	Morbus Raynaud
– gelb verfärbt	Ikteruspatienten, langdauernde Tetrazyklin- bzw. Karotintherapie
– Querrillen	nach Infektionskrankheiten wie Typhus oder Malaria, nach Schockzuständen
– Splitterblutungen unter den Nägeln	Endocarditis lenta
– weiße, »half-and-half-nails«	akute Niereninsuffizienz, in 20% aller Urämiefälle
– weißfleckige	Eisenmangelanämie
Nagelbett, blaß	Anämie
– dunkelrot oder bläulich	Polyzythämie
– Ölflecken	Psoriasis
– zyanotisch	Herzfehler mit Rechts-links-Shunt
– abgekaute (bei Erwachsenen)	(ausführliche psychologische Exploration)
– Verdickungen	Angiopathie, Mykosen
Nase, Absonderungen, dickes, eitriges Sekret	akute Nebenhöhlenentzündungen
– Absonderungen, durchsichtiges, wäßriges Sekret	allergische Reaktionen, Schnupfen
– Absonderungen, einseitige bräunliche (hämorrhagische) Sekretion	Malignom
– Absonderungen, schleimiges Sekret	Schnupfen, Schleimhautpolypen
– Rötungen und ödematöse Schwellungen in der Umgebung	Nebenhöhlenprozesse, akute Entzündung der Tränenorgane
– Sattelnase	Trauma, Septumabszeß
– Schmetterlingsfigur	Lupus erythematodes
– Schwellungen über den Wangen	Prozesse an den oberen Zahnwurzeln, Durchbruch einer eitrigen Kieferhöhlenentzündung

Symptomenliste mit Diagnosebeispielen

Symptome	Diagnosebeispiele
Näseln als Rhinolalia clausa oder aperta	Verschluß der Nase, fehlender Rachenabschluß bei Gaumensegellähmung bzw. Gaumenspalte
Nasenbluten im Bereich des Locus Kiesselbachi	durch Entfernen verkrusteter Sekretreste, Hypertonie, Erkrankung des hämatopoetischen Systems
»Nasenflügeln«	Pneumonie
Nasolabialfalten, tiefe	chronische gastrointestinale Erkrankungen
Nervenaustrittspunkte (NAP), Druckschmerzhaftigkeit	Meningitis, Trigeminusneuralgien, entzündliche Prozesse der Nasennebenhöhlen
– supraorbital und infraorbital schmerzhaft, mit Erbrechen, Bradykardie, Kopfschmerz, Blutdruckabfall	Hirndrucksymptom
Nieren, Klopfschmerz	entzündliche Erkrankungen, Abflußbehinderung, Niereninfarkt, Abszeß
Nierenschmerzen, gleichbleibende, dumpfe Schmerzen in der Lumbosakral- und Perianalregion	Prostataerkrankung (beim Aufrichten nach langem Sitzen stärker werdend)
– gleichbleibende	Entzündung, Tumor
Niesen, häufiges	Trigeminusreizung, allergische Rhinitis
Nonnensausen	erhöhte Strömungsgeschwindigkeit des Blutes, z.B. ausgeprägte Anämie
Nykturie	Erkrankungen des Harntraktes, Herzinsuffizienz
Ödeme, sog. dicke Beine	Zeichen von Herzinsuffizienz
– prätibiale, beidseits auftretend	nephritisch oder kardial bedingt
– prätibiale, Dellenbildung durch Fingerdruck fehlt oder nur sehr gering ausgebildet	Myxödem, Lipödem, Lymphödem
– prätibiale, schmerzhaft	Phlegmasia alba dolens
– prätibiale, seitendifferent	thrombotische oder statische Ödeme, Varikose, Lymphknoten
Ohnmachten, plötzliche, bis 2 Min. Dauer, nach Schwindelgefühl auftretend, gelegentlich mit Krämpfen einhergehend	Folge zerebraler Anämien durch akute Herzrhythmusstörungen (Adams Stokes-Anfälle)
Ohr, Druckschmerz über Tragus beim Säugling	akute Otitis media
Ohrgeräusche mit höheren Frequenzen	Erkrankungen des Innenohres, zentrale Ursachen, Blutdruckveränderungen, Intoxikationen (Nikotin und Alkohol)

Symptomenliste mit Diagnosebeispielen

Symptome	Diagnosebeispiele
Ohrgeräusche, Ohrensausen, tiefe Frequenzen	Erkrankungen des Mittelohres
Ohrläppchen, abstehende	Parotitis
– abstehende, mit Schwellung des Ohrläppchens	lymphatische Leukämie
Ohrmuschel, abstehende, mit schmerzhafter retroaurikulärer Schwellung	Mastoiditis
Ohrsekretion, fötide	Knocheneiterung, Cholesteatom
Oligurie	Infektionen oder toxisch-allergische Schäden der Niere, Abflußbehinderungen, z. B. Strikturen, Steine, Tumoren
Palmarerythem	chronische Lebererkrankungen
Palpation, schmerzhafte, axilläre	Schweißdrüsenabszesse
Papeln	Psoriasis, Warzen
Paraphimose	mechanische Ursachen
Payr-Zeichen	tiefe Thrombophlebitis
Peritonealsack, beim Husten oder Pressen ausgestülpt	Inguinal- und Schenkelhernien
Petechien	hämorrhagische Diathese
Plätschern, hippokratisches	Pneumohydrothorax, Emphysem, auch vorgetäuscht durch große Zwerchfellhernien (Darmgeräusche)
Potenzstörungen	disharmonische Ehe, psychische Störungen, organische Erkrankungen
Prostata, feste, grobhöckrige	Urogenitaltuberkulose (verdickt-klumpige Samenblasen)
– knochenharte, nicht unbedingt vergrößerte Prostata mit eingeschränkter Schleimhautverschieblichkeit	Prostatakarzinom
– prall gespannt, druckschmerzhaft	Prostatitis (eitrig-blutiges Exprimat)
– vergrößert, glatt, weich mit verschieblicher Schleimhaut	Prostataadenom (benigne Prostatahypertrophie)
Pruritus ani, diffuse Rötung, Nässen, Rhagaden oder auch trockene, hyperkeratotische Haut, Perianalthromben	Analekzem
Pseudozyanose	abnorme Hämoglobinverbindungen
Ptosis	Horner-Syndrom, Symblepharon
Pulsationen, epigastrische oder gelegentlich sichtbare Leberpulsationen	Vergrößerung des rechten Herzens, Trikuspidalinsuffizienz
– in der Fossa jugularis	Aneurysma der Aorta ascendens, Aorteninsuffizienz
– sichtbare im 1. oder 2. ICR	Aneurysma der Aorta ascendens, Aorteninsuffizienz

Symptome	Diagnosebeispiele
Pulsationen, sichtbare im 2. und 3. linken ICR	Vorhofseptumdefekt, Pulmonalstenose mit poststenotischer Irritation
– über dem unteren Sternum und im 4. und 5. ICR links	Volumen- oder Druckbelastung des rechten Herzens
Pulsdefizit	Extrasystolen, absolute Arrhythmie
Pulse, beiderseitige Abschwächung	Koarktation vor dem Abgang des Truncus brachiocephalicus, schwere Mitralstenose
– einseitig abgeschwächt bzw. aufgehoben	arteriosklerotische Plaques oder Thromben, z. B. bei Polycythaemia vera
– des Fußes und der Kniekehle nicht palpabel	bei arteriosklerotischen Gefäßverschlüssen
– radial, beidseits fehlend	Adams-Stokes-Anfall, Asystolie, niedrige Blutdruckwerte, wie im Schock
– Seitendifferenzen	Subclavian-steal-Syndrom
Pulsus alterans	Myokardschaden, Linksinsuffizienz
– altus	Aorteninsuffizienz, Thyreotoxikose
– celer	Aorteninsuffizienz, Ductus arteriosus apertus, weitgestellte Gefäße im Fieber, AV-Block, Morbus Paget, Hyperthyreoidismus
– durus	Aortenisthmusstenose, Hypertonie
– filiformis	Kollaps, Schock
– paradoxus	Accretio pericardii
– parvus	Aortenstenose
– tardus	valvuläre Aortenstenose, Mitralinsuffizienz, Pericarditis constrictiva
Pupille, stecknadelkopfgroß	Morphiumkonsum
– ungleich	Pupillenentrundung nach Iritis, Tabes dorsalis
– weit	epileptischer Anfall, Botulismus, Glaukomanfall, Koma
Pupillenstarre, absolute	Unterbrechung des Okulomotoriusanteils, Botulismus
– reflektorische	Tabes dorsalis
Pupillotonie	postganglionäre Läsion oder Störung der parasymphatischen Innervation des Sphincter pupillae
– mit gleichzeitigem Fehlen des Patellar- und Achillessehnenreflexes	Adie-Syndrom
Pustula	Impetigo, Variola
Pyurie	Infektion des Harntraktes

506 Symptomenliste mit Diagnosebeispielen

Symptome	Diagnosebeispiele
Rachenwand, herabfließendes schleimiges Sekret	entzündlicher Prozeß im Nasen-Rachen-Raum
Reibegeräusche	Gefäßaneurysmen, arteriovenöse Fisteln
– perikarditische	Pericarditis sicca
Reizblase, vegetative	urogenitale Symptome
Reizhusten	Anfangsphase tracheobronchialer Infekte
– unstillbarer	Pleuramesotheliom
Rektum, derbe Platten mit wallartigen Ulkusrändern, meist blutend	Rektumkarzinom
– dorsale und ventrale Einbuchtungen der Darmwand	Zysto- und Rektozele, Folge eines Descensus uteri
– multiple, weiche, kaum schmerzhafte Knoten (selten palpabel)	innere Hämorrhoiden
– ventrale Tumoren	Hämatokolpos, Scheidentampons, Ringpessare
– weiche, elastische, gut verschiebliche Tumoren der Schleimhaut	Fibrome oder polypöse Adenome
Rigidität	Meningitis, Tetanus, Veränderungen der Halswirbelsäule
Rötung, flächenhafte, mit scharfen Grenzen	Erysipel
Schlafstörungen	schnarchender Ehepartner, lärmende Kinder, Überreizung, Schmerzen, paroxysmale Dyspnoe, Nykturie, schwere Abendmahlzeiten, Angst, Depression
Schwindel, Anfallsschwindel	Morbus Menière
– Dauerschwindel, im Laufe der Zeit schwächer werdend	Labyrinthausfall
– Dauerschwindel, mit der Zeit stärker werdend	zentrale Vestibularisstörung
– Drehschwindel, mit Ohrensausen, Brechreiz und Kollapsneigung	Morbus Menière
Schwirren über dem Herzen, parasternal, und den großen Gefäßen	Stenosen oder Septumdefekt
– systolisches und diastolisches	Ductus arteriosus apertus, perikarditisches Reiben bei Pericarditis sicca
Schwurhand	Lähmung des N. medianus
Sekundärbehaarung, mangelnde oder fehlende	Morbus Fröhlich, Ovarialinsuffizienz, Leberzirrhose
– maskuline, bei weiblichen Patienten	androgenitales Syndrom, maskulinisierender Tumor
Skleren, blaue	Osteogenesis imperfecta

Symptomenliste mit Diagnosebeispielen

Symptome	Diagnosebeispiele
Skrotal-Penis-Ödem	Begleitsymptom von Rechtsinsuffizienz, Nephritis, untere Einflußstauung, Ausdruck einer lokalen Entzündung
Skrotum, leeres, beidseits oder einseitig	Kryptorchismus
Sodbrennen (Pyrosis)	Reizung der Ösophagusschleimhaut, Hiatushernie
Speiseröhre, Motilitätsstörungen	neurologische Ausfälle, psychogene Mißempfindungen
Sphinktertonus, vermindert	im Alter und beim Rektumkarzinom, bei Schleimhautvorfällen und Proktitis
Spider (Spinnennävi)	(nicht beweisend) Leberzirrhose, Morbus Osler, auch bei Gesunden
Sprache, hohe	Eunuch
– kratzende	Myxödem
– tonlos (Aphonie)	Botulismus
– verfrüht tiefe	Pubertas praecox
– verwaschen	Morbus Parkinson
Sputum, dreischichtig	Bronchiektasen
– reichlich, dünnflüssig oder schaumig	Lungenödem
– von üblem Geruch	Lungenabszeß
– zweischichtig	Lungenabszeß
Stauungen in Haut und Halsvenen, Ödeme, Nykturie, vergrößerte Leber mit Beschwerden im rechten Oberbauch	Rechtsinsuffizienz
Stereotypien	Schizophrenie
Stottern	psychogene Koordinationsstörung
Stimme, belegt bis heiser	Stimmlippenlähmungen
Stimmfremitus verstärkt	Lungenentzündung
– abgeschwächt	Pneumothorax, Pleuraerguß, Pleuraschwarte
Strangurie	infektiöse Erkrankungen von Niere, Blase, Urethra, Blasenentleerungsstörungen anderer Genese
Streifen, roter, der Blutvergiftung	entzündete Lymphbahnen
Striae, hell	Gravidität
– rot	Morbus Cushing
Stridor	entzündliche Erkrankungen, Fremdkörper, Neoplasmen
– inspiratorischer	Veränderungen der oberen Luftwege, des Kehlkopfes und der Trachea
– im verlängerten Exspirium	Asthma

Symptomenliste mit Diagnosebeispielen

Symptome	Diagnosebeispiele
Stuhl, hell	Diarrhö
– mit hellen Blutauflagerungen	Blutungen im Kolon, Rektum oder Analbereich
– dunkel	Obstipation
– grau, voluminös = Fettstühle	Behinderung des Galleabflusses, mangelhafte Pankreassekretion
– schleimige Auflagerungen	Blutungen aus Kolon und Rektum
– schwarz (Teerstühle)	Blutbeimengungen im oberen Gastrointestinaltrakt
Stuhlgang, Schmerzen	Hämorrhoiden
substernale Schmerzen	Koronarerkrankung, Angina pectoris
– mit Todesangst, Schweißausbrüchen und Erbrechen	Herzinfarkt
systolisches Geräusch, scharfes, über der Aorta	Aneurysma dissecans
Systolikum, zischendes über der Aorta	Aortenisthmusstenose
Tachykardie	Anstrengungen, Intoxikation, Herzerkrankung, Anämie, Fieber
Thorax, Kompressionsschmerz	Frühe Phase eines Morbus Bechterew, Knochenkarzinose
– Perkussionsschall amphorisch	Kavernen
– Perkussionsschall, Dämpfung	Pneumonie, Pleuraschwarte
– Perkussionsschall, aufsteigende Dämpfung zwischen vorderer und hinterer Axillarlinie	Erguß
– Perkussionsschall, hypersonor	Emphysem
– Perkussionsschall, tympanitisch	Lungenkavernen, gasgeblähte Darmschlingen
Tonsillen, vergrößert	bei Erwachsenen infektiös-entzündlicher Prozeß, maligne Erkrankungen
Tragus, Druckschmerz beim Erwachsenen gemeinsam mit Schmerzen im äußeren Gehörgang	Gehörgangfurunkel
Tränen, blutige	Papillom der Bindehaut, Vergiftung mit Muscarin und E-605-ähnlichen Stoffen
Tränenfluß, zu geringer	Verbrennungen, Verätzungen des Bindehautsackes
– zu großer = Tränenträufeln oder Epiphora	Dakryozystitis, entzündliche Erkrankungen der Konjunktiven, bei eingeschränkter bzw. aufgehobener Durchlässigkeit des Ductus lacrimalis
Trendelenburg-Zeichen, positiv	muskuläre Insuffizienz des M. glutaeus medius

Symptomenliste mit Diagnosebeispielen

Symptome	Diagnosebeispiele
Trommelfell, Perforation	Trauma
– randständiger Defekt	Knocheneiterung
– Retraktion	chronischer Tubenmittelohrkatarrh
– Rötung und Vorwölbung hinten oben	akute Otitis media
– zentraler Defekt	Schleimhauteiterung, wenn Anulus fibrosus erhalten
Trommelschlegelfinger	chronische kardiopulmonale Erkrankungen
Turmschädel	familiärer hämolytischer Ikterus
Uhrglasnägel	chronische Lungen- und Schilddrüsenerkrankungen
Urticaria factitia	überschießende Ansprechbarkeit des vegetativen Systems
Urtika	entzündliches Reizödem, Insektenstiche oder Medikamente
Venenpuls, durch Atmung nicht beeinflußter	Trikuspidalinsuffizienz, Einflußbehinderung oberhalb des rechten Herzens
Vesikula	Zosterbläschen
Virilismus	Frauen: Nebennierenrindenhyperplasie, androgenproduzierender Ovarialtumor, Pubertas praecox
Vorhofton oder vierter Ton	Hypertonie, Aortenstenose
Voussure	angeborene oder früh erworbene Herzfehler
Wirbelsäule, Blockierung der Bewegungssegmente	Spondylolisthesis, Verspannung des M. erector spinae
– diffuser Klopfschmerz über größeren Abschnitten	Osteoporose, Knochenkarzinose
– druckschmerzhafte Dornfortsätze, Stauchschmerz, Schmerzen durch ruckartigen Druck auf Schultern, Schmerzen beim Fallenlassen vom Zehen- in Fersenstand	lokaler entzündlicher oder neoplastischer Prozeß, Fraktur
– kyphotische Verformungen	Tuberkulose, Morbus Scheuermann
– Rotationseinschränkungen, HWS	Densfraktur, degenerative, traumatische oder entzündliche Veränderungen in Drehgelenken, degenerative Schäden an Bandscheiben
Zahnfleisch, hyperplastisches	Retikulosen, Hydantointherapie
Zahnfleischblutungen	hämorrhagische Diathese, Vitamin-C-Mangelerkrankungen, Parodontose

Symptomenliste mit Diagnosebeispielen

Symptome	Diagnosebeispiele
Zunge, beim A-Sagen Uvulaverziehungen, Gaumensegellähmungen	Glossopharyngeus-Vagus-Schäden
– Atrophie	periphere Hypoglossuslähmung
– Bändchen verdickt	progressive Sklerodermie
– Bändchen, Ulzeration	Keuchhusten
– Belag, bräunlich, rissig, trocken	Dehydratation
– bläulich	Polycythaemia vera, kardiale Stauung
– Furchenzunge (Lingua plicata)	nicht pathologisch
– »Haarzunge«, schwarz oder blond	nicht pathologisch
– Herausstrecken beeinträchtigt	Myasthenia gravis
– Himbeerzunge	Scharlach
– Landkartenzunge (Lingua geographica)	nicht pathologisch
– Muskelwogen	bulbäre Paralyse
– starke Rötung	Eisenmangel, Perniziosa
– Seitenabweichung bei Herausstrecken	Hypoglossuslähmung
– Vergrößerung	Myxödem, Akromegalie
Zyanose, mit Husten, Dyspnoe, Rasselgeräuschen und Pleuraexsudat (Stauungslunge)	Linksinsuffizienz

Sachregister

Abdecktest 119
Abflußverhältnisse, Beine 284
Ablaufdiagramm 450
Ablenkbarkeit 357
Abstrich, gyn. 386
Abszeß 86
Abwehrspannung 235
Abweichreaktionen 135
Achromasie 122
Adiadochokinese 334
Adnexe 390
Agnosie 358 ff.
– optisch-räumliche 360
Akinese 330
Aktionsplan 436, 444 f.
Alexie, totale 360
Algorithmen 3
Allen-Test 223
Allergie 38
Allgemeinzustand 74
Amenorrhö 256
Analabszeß 260
Analfissur 259
Analfistel 259
Analreflex 260
Anamnese, freie 24
– gynäkologische 53
– Pädiatrie 406 f.
– psychologische 56
– Schwangerschaft 393
– sozioökonomische 56
– Standardisierung 24
– teilstandardisierte 24
– vollstandardisierte 24
– Ziele 17
Anamneseerhebung,
  Voraussetzungen 13
Anamneseregeln 13
Anamnesetechnik 13
Anfälle, fokale 405
Anfallschwindel 135
Angst 38
Anisokorie 107
Ansprechbarkeit 362
Anstoßtest 245
Antriebsverhalten 363
Anurie 251
Apgar-Index 409
Aphasie 358 f.
– amnestische 359

– motorische 358
– sensorische 358
Aphasieprüfung 359
Aphthen 146
Appetit, vermehrter 39
Appetitlosigkeit 38
Apraxie 358, 360
– idiomotorische 360
Arbeitsdiagnose 2, 370
Arm, Längenmessung 279
– Umfangmessung 280
Arme, Untersuchung 269
Armmuskulatur, Dauerbelastung 224
Arrhythmien 194
Astereognosie 344
Asynergie 332
Aszites 246
Ataxie 332
Atemanhalteversuch 182
Atemgeräusch, pfeifendes 165
– vermindertes 177
Atemgeräuschqualitäten 176
Atemmuskulatur, auxiliäre 158
Atemzüge pro Minute 182
Ätherumlaufzeit 205
Athetosen 329
Atmung, periodische 168
Audiometrie 135
Aufdecktest 120
Aufgabenlösungen 453 ff.
Aufmerksamkeitsschwäche 357
Aufstoßen 230
Augapfel 103
Augen, Umgebung 98
– Untersuchung 98
Augenbrauen 98
Augenlider 99
– Stellungsanomalien 99
Augenspiegel 112
Augenvorderkammer, Tiefe 106
Ausbelastung 207
Ausdrucksbewegung, Verarmung 330
Ausdrucksfähigkeit 358
Ausfluß = Fluor 380 f.
Auskultation 67, 190
– Herz 190, 193
– palpatorische 247
Auskultationspunkte, dorsale 175
Auskultationsstellen 190
Austin-Flint-Geräusch 202
Auswurf 163

512 Sachregister

Babinski-Gruppe 315
Bakteriologische Untersuchungen 376
Balanitis 257
Ballismus 329
Bauch, aufgetriebener 235
– Hautveränderungen 234
Bauchbeschwerden 229
Bauchglatze 234
Bauchhautreflex 316
Bauchorgane,
  Quadrantenzuordnung 242
Bauchperkussion 246
Bauchraum, Einteilung 232
Bauchschmerzen 229, 231, 402
– Ausstrahlung 231
Bauchtumoren 243
Bauchuntersuchung, Kind 417
Beatmung, Seitenvergleich 169
Beckenneigung 296
Befund, gynäkologischer 382
– Pädiatrie 408, 410
– Zusammenfassung 369
Befunderhebung 65
– Handwerkszeug 65
– Voraussetzungen 65
Begleitbeschwerden 44 ff.
Beine, Untersuchung 281
Beinlänge 291
Belastungsversuche 206
Berührungsempfindung 336
Beschreibungshilfen,
  psychopathologische 364
Beschwerde, Art 30, 32
– Dauer 30
– Differenzierung 30
– Funktionen 30, 33
– Ort 30, 32
– Stärke 30, 31
Bewegungsablauf 88
Bewegungsempfindlichkeit 337
Bewegungskoordination 331
Bewegungsstörungen 304
Bewegungsunfähigkeit 318
Bewußtlose 433
Bewußtseinsverlust 39
Bilderfragebogen 23
Bindung 15
Biot-Atmung 179
Bizeps-brachii-Reflex 308
Blähungen 231
Bläschen 85
Blasenpalpation 254
Blässe 79

Blepharospasmus 99
Blutdruck, kindlicher 397
Blutdruckmessung 221, 419
– Beine 284
Blutgasanalyse 373
Blutuntersuchungen 373
Böhler-Zeichen 288
Brachio-radial-Reflex 310
Bradykardie 194
Bronchialatmen 176
Bronchophonie 179
Bronchovesikuläratmung 176
Brudzinski-Zeichen 344, 346
Brustschmerz 165
– Herzregion 165
Brustwirbelsäule, Messung 298
Bulla 85
BWS-Messung 298

Chalazion s. Hagelkorn
Cheyne-Stokes-Atmung 168, 179
Choanalatresie 413
Claudicatio intermittens 269
Corpora aliena 86
Cotton-wool-Herde 115
Crepitatio 178, 272
Crusta 86

Dämpfung, aufsteigende 174
Darmgeräusche 247
Darmprolaps 260
Datenpool 6, 369, 436 f.
Dauerschwindel 135
Decholinumlaufzeit 205
Denkfähigkeit 362
Denver-Entwicklungsskalen 427 ff.
Dermographismus 85
Deuteranopie s. Grünblindheit
Diagnosebeispiele 487 ff.
Diarrhoe 231
Differentialauskultation 176
Differentialdiagnose 2 f., 369 f.
– nosologische 3, 370
– phänomenologische 2
– symptomatologische 3
Dokumentation 22
– problemorientierte 434 ff.
Drehschwindel 135, 354
Duchenne-Trendelenburgsches
  Hinken 285
Ductus parotideus 147
Durchfälle 231
Dysarthrie 359

Sachregister 513

Dysdiadochokinese 334
Dysmenorrhö 256
Dysmetrie 332, 334
Dysphagie 230
Dyspnoe 164, 404
– abdominale 164
– kardiale 164
– laryngeale 164
– paroxysmale 186
– psychogene 164
– pulmonale 164
– tracheale 164
– zerebrale 164
Dyssynergie 332
Dystonie 319
Dysurie 252

Effloreszenzen 85, 87
Eigenanamnese 49, 408
Eigenreflexe 307
Einbeinstand 286
Eindruck, allgemeiner 72
Einfühlung, Faktoren 16
Einfühlungsvermögen 14 f.
Ektropionieren 102
Ektropium 99
Elektrolyte 372
Elektrophorese 372
Ellenbogengelenk, Beweglichkeit 275
Emotionalität 363
Empfindungsstörung, anatomische Grundlagen 344
Enanthem 147
Endokrinologische Untersuchungen 375
Enophthalmus 98, 103
Entwicklung, motorische, Kind 423
– normale 424
– seelisch-geistige, Kind 423
Entwicklungsanamnese 407
Entwicklungsverzögerung, geistig-motorische 405
Entwicklungszustand 78
Enuresis 406
Epikanthus 99
Epikrise 450
Epiphora 100
Erbkrankheiten 60
Erblindung 103
Erbrechen 40, 230, 403
– Differentialdiagnostik 40
Erfolgskontrolle, Lösungsvorschläge 453 ff.

Erleben der Krankheit 42
Ernährungsanamnese 407
Ernährungszustand 74
Eröffnungsfrage 27
Erosionen 85 f.
Erythem 85
Exkoriationen 86
Exophthalmus 98 f., 103
Extratöne 199

Fahrradergometer 182, 206
Fallhand 270
Familienanamnese 60 f., 408
Farbagnosie 360
Farbensinn 121
Faustschlußprobe 223
Fazialislähmung, periphere 353
– zentrale 353
Fazialisreflex 353
Fehlerquellen, diagnostische 4
Feinbeweglichkeit 334
Femoralarterien 243
Femoralispuls 216
Fieber 40, 402
Fieberkrämpfe 405
Fiebertypen 41
Finger-Boden-Abstand 292, 298
Finger-Nase-Versuch 332 f.
Fingerbewegung 277
Fingergelenkveränderungen 271
Fistelsymptom 135
Flavinikterus 82
Fliegentest 122
Flüssigkeitswellenpalpation 246
Fontanellenuntersuchung 394
Formulierungsstörungen 358
Fötor 145
Fovea centralis 114
Fragebögen 22
Fragen, gezielte 21
– offene 21
Fragenformulierung 21
Frakturzeichen 270
Fremdreflexe 307
Frenzel-Brille 135, 137
Frontoocipitaler Kopfumfang 415
Fundusstand 396 f.
Funktionsprüfung 69

Gallenblasenpalpation 235, 240
Gallenschmerz, Ausstrahlung 239
Gang 88
Gangataxie 332

514 Sachregister

Gastroenterologische Untersuchungen 375
Geburtsanamnese 407
Geburtenanamnese 55
Geburtshilfliche Untersuchung 397
Geburtstermin, Bestimmung 394
Geduld 16
Gefäßauskultation 218
Gefäßgeräusche 160, 203
Gefühle 36
Gefühlsansteckung 15
Gehörgang, äußerer 130
Gelegenheitskrämpfe 405
Gelenkschwellung 283
Genitalorgane, Kind 417
Gerstenkorn 99
Geruch des Patienten 88
Geruchstörungen 139
Geschlechtsverkehr, schmerzhafter 256
Geschmacksqualitäten 355
Gesicht 94
Gesichtsfeld 118
Gesichtsfeldausfälle 103
Gesichtskopfschmerz 93
Gesichtsrötung 82
Gewichtsstillstand 403
Gewichtstabellen 75
Gewichtsveränderung 41
Gewichtsverlust 403
Gewohnheiten 53
Gibbus 295
Gingiva 147
Gleichgewichtsprüfung 135
Gliedataxie 333
Goniometer 276
Gordon-Reflex 315
Graham-Steel-Geräusch 202
Grand mal 405
Greifhand 276
Grenzwert-Tonometer 111
Größenmessung, Kind 420
Großwuchs 422
Grünblindheit 122
Grünschwäche 121
Gunnsches Kreuzungsphänomen 115
Gynäkologische Untersuchung 397
Gynäkologischer Befund 397

Haarausfall 93
Hagelkorn 99
Hals, Bewegungseinschränkung 157
– Muskelschmerzen 157
Halslymphknoten 157 f.
Halsschmerzen 403
Halswirbelsäule, Messung 297
Hämatologische Untersuchungen 374
Hämaturie 253
Hämoglobinurie 254
Hämoptoe 164
Hämoptysen 164
Hämorrhoidalbeschwerden 231
Handgelenk, Beweglichkeit 275
Harndrang 252
– imperativer 252
Harninkontinenz 252
Harnleiterpalpation 254
Harnstrahl, schwacher 252
Harnträufeln 251 f.
Harntröpfeln 252
Harnveränderungen 253
Harnverhaltung 251
Harnwegsuntersuchungen 375
Hauptbeschwerde 27, 29, 78
Haut, Struktur 79
– Untersuchung 78
Hautkrankheiten, Untersuchungsablauf 86
Hautverdickungen 85
Head-Zonen 34
Heiserkeit 153
Hemiparese 320
Hemiplegie 320
Hertoghe-Zeichen 98
Herz, Funktionsprüfungen 203
– Untersuchung 185
Herz- u. Kreislaufuntersuchungen 376
Herzaktion 187
Herzauskultation 190, 193
Herzdämpfung 190
Herzfehler, Differentialdiagnose 208 ff.
Herzgeräusche 192, 200
– Art 193
– Dauer 193
– diastolische 202
– extrakardiale 203
– gießende 202
– Konfiguration 193
– Lautstärke 193
– systolische 201
– tiefe, rumpelnde 202
Herzgrenzen 189
Herzjagen 186
Herzklopfen 185
Herzphobie 186

Herzrhythmus 192
Herzspitzenstoß 186 ff.
Herzstolpern 186
Herztöne 192, 198
Hinken 285
Hirndrucksymptome 95
Hirnleistungsuntersuchung 305, 357
Hirnnerven 347
Hirnnervenuntersuchung 304
Hohmann-Zeichen 282
Hordeolum s. Gerstenkorn
Horner-Syndrom 99
Hornhaut 104 ff.
– Sensibilitätsprüfung 105
Hornhauttrübungen 105
Hörprüfung 354
Hörstörung 128
Hörweiteprüfung 132
Hüftgelenkbeweglichkeit 286
Hüftgelenksdysplasie 413
Hüftgelenksfunktionen 286
Husten 404
– produktiver 163
Hustenstoß, Schmerzen 165
HWS-Messung 297
Hydrozele 257
Hyperkinesen 318, 328
– choreatische 329
Hyperpathien 343
Hypertonie 222
Hypochonder 37
Hypogenitalismus 257
Hypokinesen 318, 330
Hypopion 106
Hypothesenbildung 4
Hypothesenprüfung 4
Hypotonie 222
– muskuläre 319

Ikterus 82
– intrahepatischer 83
– posthepatischer 83
– prähepatischer 83
Impfungen 408
Impotenz 257, 383
Infektionskrankheiten 408
Infertilität 257
Injektion der Konjunktiven 105
Innervation, sensible 341
Inguinalhernien 243 f.
Inspektion 66
Intentionstremor 333
Interaktion 18

Interkostalneuralgie 165
Interkostalräume, pulssynchrones Anheben 186
Interpretationsfragen 22
Intraokularer Druck 110
Intuition, ärztliche 5
Iris 106

Karotispulse 215
Katalogfragen 21
Katarakt 110
Katharsis 17
Katheter 255
Kausalgien 343
Kehlkopfkarzinome 155
Kehlkopf-Palpation 155
Kehlkopfspiegel 154
Kehlkopfspiegelung 153
Kehlkopfuntersuchung 153
Keratokonus 104
Kernig-Zeichen 344 f.
Kieferhöhle 95
Kleinwuchs 422
Klonus 314
Klumpfüße 413
Knie-Hacken-Versuch 333
Kniegelenkmessung 288
Kniegelenksmobilität 288
Knipsreflex nach Hofmann 310
Knochenleitung 134
Kolobom 106
Koma 362
Kommunikationsprozeß 17
Konfrontationsfragen 21
Konjunktiven 101
– Injektion 106
Konstitutionstypen 73
Kontaktlinsen 98
Kontingenz 18
Konzentration 364
Konzentrationsschwäche 357
Koordination 304 f., 331
Koordinationsstörungen 304
Kopf, Beweglichkeit 160
– Untersuchung 93 f., 414
Kopfbehaarung 94
Kopfschmerzen 93, 306
Kopfumfang 394
– frontooccipitaler 395
Kopliksche Flecken 146
Körperbehaarung 84
Körperhaltung 87

516 Sachregister

Kraft 305
- grobe 276, 319
Krämpfe, Gelegenheitskrämpfe 405
- Neugeborenenkrämpfe 385
Krampus 329
Krankenhausaufenthalte 49
Krankheitsbilder 2f., 370
Krankheitsmuster 3
Krankheitsverlauf 48ff.
Kreislaufuntersuchungen 376
Kreislaufzeiten 205
Krümmungsmessung 298
Kußmaul-Atmung 179
Kyphometer 298
Kyphosen 292, 295

Labortests 371ff.
Labyrinthsyndrom 354f.
Lagerungsprobe 222
Lagerungsschwindel 135
Lagesinn 337
Lageschwindel 135
Lagophthalmus 99
Lähmungen, periphere 320, 322
- schlaffe 319
- zentrale 320
Längenmessung 268
Längenwachstum 403
Lanz-Punkt 234
Lasègue-Zeichen 344f.
Lateralisierung 134
Lebergrenze 246
Leberkonsistenz 239
Leberoberfläche 238
Leberpalpation 235f.
Leberpulsationen 239
Leberrand 239
Lebervergrößerung 237
Leitsymptom 28
Lendenwirbelsäule, Messung 298
Lendenwirbelsäulenlordose 295
Leseprobentafeln 117
Leukoplakien 146
Leukorrhö 256
Lichen 86
Lichtreflex 107
Lidabszeß 99
Lidspalte, übermäßig erweiterte 99
Lidspaltenweite 348
Liftgefühl 135
Linse 110
Lippen 145
- Funktion 145

Liste, Symptome 487ff.
Lordosen 292
Loslaßschmerz 235
Lösungsvorschläge 453ff.
Lowenberg-Versuch 284
Luftleitung 134
Lungengrenzen 174
Luxation 270
LWS-Lordose 295
LWS-Messung 298
Lymphknoten, axilläre 170
Lymphknoten am Kopf 95
Lymphknoten, inguinale 243
Lymphknotenvergrößerung 272
- Beurteilung, Gesichtspunkte 95

Makula 85, 103, 114
Mamma, Lymphabflußbahnen 169
Mammaeuntersuchung 168, 391
Mammakarzinom 168
Mammapalpation 171
Mammaschmerzen 380
Marisquen 259
Masseterreflex 350f.
Mayer-Reflex 311
McBurney-Punkt 233
McKenzie-Zonen 34
Medikamente 53
Meningismus 346
Meningomyelozele 412
Meniskuszeichen 288
Mennell-Handgriff 299
Menorrhagie 256
Merkfähigkeit 362
Mesopharynx 148
Meßwerte, Kinder 419
Metamorphosie 360
Meteorismus 231
Metorrhagie 256
Miktionsbeschwerden 258
Milzpalpation 235, 240
Mimik 88
Miosis 107
Mißbildungen, Häufigkeit 412
Mitbewegung, Mangel 330
Mitgefühl 15
Mobilitätsprüfung 120
Motorik 304f.
- Zunge 355
Motorische Entwicklung, Kind 423
Mund, Untersuchung 145
Mundgeruch 148
Mundhöhle, Untersuchung 146

Sachregister

Münzen-Zeichen 179
Muskelatrophie 317 f.
Muskelfunktion 322 ff.
Muskelhypotonie 405
Muskelinnervation 322 ff.
Muskelkraftprüfung 322
Muskelschwäche 317
Muskelsteife 319
Muskeltonus 318
Muskeltrophik 305
Muskelzuckungen, faszikuläre 329
Mydriasis 107
Myogelosen 159
Myotonie 319

Nachschleppen 168
Nackengriff 272
Nackensteife 344 ff.
Nägel 84
– Farbveränderungen 271
– spröde 271
Nagelbett 272
Nagelquerrillen 271
Nagelveränderungen 271
Nagelverdickungen 271
Naheinstellungsreaktion 108
Nahrungsmittelunverträglichkeit 229
Nase, Absonderungen 139
– Durchlässigkeit 140
– Untersuchung 139
Näseln 139
Nasen-Rachen-Spiegelung 156
Nasenbluten 139
Nasenflügel 139
Nasengang 143
Nasennebenhöhlen 95, 140
Nasennebenhöhlenschmerz 93
Nasenspekulum 140
Nebengeräusche, feinblasige 177
– grobblasige 177
– kleinblasige 178
– klingende 178
– trockene 177
Negativa 45
Neigungsmessung 268
Nervenaustrittspunkte 94
Nervendehnungsschmerz 344
Nervensystem, Routineuntersuchung 305
Nervus abducens 351
– accessorius 356
– facialis 351
– glossopharyngeus 355

– hypoglossus 356
– oculomotorius 349
– olfactorius 347
– opticus 348
– statoacusticus 354
– trigeminus 349
– trochlearis 349
– vagus 355
Netzhautablösung 103
Neugeborenenkrämpfe 405
Neugeborenenuntersuchung 409
Neuralgien 343
Neurologische Untersuchung, Kind 417 f.
Neurovegetative Funktionen 305
Neutral-0-Methode 268
Nierenschmerzen 252
Nierenfunktionstests 374
Niesen 139
Nodus 86
Nonnensausen 160
Normalentwicklung 424
Normalwerte 371 ff.
Notfalluntersuchung 433
Nykturie 251
Nystagmus 135
Nystagmusprüfung 121

Oberflächensensibilität 343
Oberschenkel, Umfangsmessung 292
Obstipation 231
Ödeme 186
– prätibiale 283
– schmerzhafte 283
– Seitenverteilung 283
Ohnmacht 186
Ohr, Funktionsprüfungen 132
– Umgebung 128
Ohren, Untersuchung 128
Ohrgeräusche 129
Ohrschmerzen 128
Ohrsekretion 128
Ohrtrichter 128
– Einführung 130
Oligurie 251
Omphalozele 413
Opisthotonus 346
Oppenheim-Reflex 315
Optikusatrophie 348
Orbitalrand 98
Orientiertheit 362
Orthopnoe 165
Ösophagusatresie 413

Pädiatrische Untersuchung 400
Palpation 66
Papeln 85 f.
Papille 113
Papillitis 348
Paraphimose 257
Parästhesien 342
Patientenbetreuung, problemorientierte 434 ff.
Patientenpersönlichkeit 17
Payr-Zeichen 282
Perianalthrombose 260
Periodik 48
Perkussion 67
– seitenvergleichende 173
Perkussionsfigur 189
Perkussionsschall 172
Perkussionsschall, amphorischer 173
– Dämpfung 173
– hypersonorer 173
– tympanitischer 173
Personalien 27
Perzentilen 422
Petechien 85
Petit mal 405
Phimose 257
Photopsie 103
Pigmentierung, bräunliche 84
Plätschern 178
Pleurareiben 203
Pleuraschmerz 165
Politzer-Ballon 135
Pollakisurie 252
Poltern 89
Potenzstörung 41
Problemkonzeption 444
Problemliste 436, 438
Problemlösung 436
Problemorientierte Dokumentation 434 ff.
– Patientenbetreuung 434 ff.
– – Synopsis 452
Proktoskopie 264
Prostatabefund 263
Protanopie s. Rotblindheit
Pseudostrabismus 120
Pseudozyanose 82
Psychische Anamnese 408
Psychologische Untersuchung 305, 362
Ptose 99
Pubertätsverlauf 426
Pulmologische Untersuchung 376

Puls 213
– Beurteilung 214
– Palpation 214
Pulsationen 213
– sichtbare 186
Pulsbesonderheiten 215
Pulsdefizit 198
Pulsfrequenz, Kind 420
Pulsqualitäten 215
Pupillen 106
Pupillenreaktion 107
Pupillenstarre, absolute 108
– amaurotische 108
– reflektorische 109
Pupillotonie 109
Purpura 85
Pustula 85
Pyrosis 230
Pyurie 254

Quadrizepsreflex 311

Rachenwand 150
Radialispuls 216
Rasselgeräusche 177
Rechts-links-Agnosie 360
Reflexbahnung 313
Reflexe 304 f., 307 ff.
Reflexionsfragen 21
Reflexstreifen 114
Reflux, hepatojugulärer 220
Regelanamnese 53, 397
Regelstörungen 379
Regenbogenhaut 106
Reibegeräusche 218, 247
Reiben, perikarditisches 178, 203
– pleuritisches 178
Reifezeichen 409 f.
Reizerscheinungen, sensible 342
Reizhusten 163
Rektale Untersuchung 258, 390
– – Palpationsbefunde 261
Rektum 251
Rheumaknötchen 272
Rhinoscopia anterior 140
– posterior 156
Rhythmik 48
Riechspalte 143
Riesenwuchs 422
Rigor 319
Rinne-Versuch 134
Risikofaktoren 49, 393 f., 398
Romberg-Standprüfung 339

Sachregister

Rotblindheit 122
Rotschwäche 121
Rubinikterus 82
Ruheblutdruck 220
Rumpfataxie 332

Schädelkalotte 95
Schalleitungsstörungen 132
Schallwahrnehmungsstörungen 132
Schellong-Test 222
Schenkelhernien 243, 246
Schilddrüse, Palpation 159
– Schwellung 157
Schiller Jodprobe 386
Schirmer-Test 101
Schlafstörung 41
Schluckauf 230
Schluckbeschwerden 145, 230
Schlüsselbeinfraktur 413
Schmerzempfindungen 336
Schmerzen 34
– ausstrahlende 35 f.
– Erlebnisanteil 35
– präkordiale 185
– substernale 185
– viszerale 34
– zyklusabhängig 379
Schmerzleitung 34 f.
Schmerzpsychologie 35
Schnupfen 403
Schober-Zeichen 296, 298
Schonhinken 285
Schriftprobe 273
Schultergelenk 273
Schultergürtel, Beweglichkeit 275
Schürzengriff 272
Schüttelfrost 40
Schwäche 42
Schwangerschaftsanamnese 393
Schwangerschaftsbefund 395
Schwangerschaftstests 393
Schwankschwindel 135
Schweißdrüsenabszeß 272
Schwindel 128, 135, 306
Schwindelschema 136
Schwurhand 271
Seelisch-geistige Entwicklung, Kind 423
Sehschärfe 116
Sehverschlechterung 103
Sekundärbehaarung, mangelhafte 257
Selbstkontrolle, Lösungsvorschläge 453 ff.

Sensibilität 304 f., 335
– Routineuntersuchung 335
– Zunge 355
Sensibilitätsleitung 343 f.
Sensibilitätsstörungen, Begrenzung 342
– dissoziierte 343
– periphere 340
– zentrale 340, 342
Serumuntersuchungen 371
Sexualität und Fruchtbarkeit 381
Simulant 37
Singultus 230
Skelett, Kind 417
Skleren, Farbveränderungen 102
Skoliose 295
Skotom 103
Skrotum, leeres 257
Sodbrennen 230
Somatogramm 422
Somnolenz 362
Sondierungsfragen 21
Sopor 362
Spastik 319
Spätsystolikum 201
Speicheldrüsen 148
Spekulum, Positionen, HNO 141
Spekulumuntersuchung, gyn. 383
Sphinktertonus 260
Spider 84
Spitzgriff 271, 273
Spontanbericht 19
Sprache 15, 89
– skandierende 334
Sprachentwicklung 425
Sprachverständnis 359
Sprechstörungen 145
Squama 86
Stammeln 89
Standardisierungsverfahren 22
– Nachteile 24
– Vorteile 24
Standardkurven, Größe und Gewicht 421
Standataxie 332
Standprüfung, Romberg 339
Startschwierigkeiten 252
Statolithenschwindel 135
Stauungspapille 348
Steinmann-Zeichen 289
Stellwag-Zeichen 99
Stereoskopisches Sehen 122
Sterilität 257

Stimmfremitus 170
- schematisch 172
Stimmlippenlähmung 155
Stimmungen 363
Stimmungsschwankungen 357
Stimmungslage 36
Stirnhöhle 95
Stirnkopfschmerz 93, 139
Störungen, extrapyramidale 334
Stottern 89
Strabismus 103, 119
Strangurie 252
Streckdefizit 286
Streichholzversuch 182
Stridor 165, 176, 404
Stuhlfarbe 231
Suggestivfragen 21
Symblepharon 99
Sympathie 15
Symptome 2, 369
- iatrotrope 27
Symptomenliste 487 ff.
Symptomkonstellation 2 f., 370
Synechie 106
Systemübersicht 44 ff.
Systolikum, gießendes 201
- rauhes 201

Tabakkonsum 53
Tachykardie 194
Tachypnoe 168
Tarsalgelenkbewegung 289
Temperaturempfindung 336
Temperaturmessung 70
- Dokumentation 71
- Kind 422
Temporomandibulargelenke 299
Tetanie 405
Therapie 2
Thomas-Handgriff 286
Thorax, Nachschleppen 168
- Orientierungslinien 166
Thoraxbefund 166, 416
Thoraxkompression 169
Thoraxumfang 182
Thoraxuntersuchung 163, 416
Tiefensensibilität 343
- Dissoziation 344
Tokentest 359
Tonometer 110
Tonsillen 148 f.
Tonus 305
Torsionsdystonie 329

Totenstille 247
Tränendrüsen, Untersuchung 100
Tränenfluß 100
Tränenorgan 99
Tränenpünktchen 99
Tremor 328
- Finger 271
Trendelenburg-Versuch 284
Trigeminus, sensible Äste 350
Trizeps-brachii-Reflex 309
Trizeps-surae-Reflex 312
Trommelfell, Inspektion 131
- Quadranten 133
Trommelfellreflex 133
Trommelschlegelfinger 271
Trömner-Reflex 310
Tuber 86
Tyndall-Phänomen 106

Übelkeit 42
Übertragung 15
Übergewicht 74
Überleitungsstörungen, neuro-
    muskuläre 320
Uhrglasnägel 271
Ulkus 86
Ulnardeviation 271
Ultraschalluntersuchung,
    Schwangerschaft 396 f.
Untergewicht 78
Untersuchung, geburtshilfliche 397
- gynäkologische 377, 397
- Mammae 391
- Neugeborenes 409
- neurologische, Kind 417 f.
- pädiatrische 400
- psychologische 305, 362
- rektale 258
- vaginale 394
Urinuntersuchungen 374
Urogenitalorgane 251
Urtika 85
Urtikaria 85
Uteruspalpation 388

Valsalva-Versuch 137
Varikozele 257
Varizen 284
Vaskularisation 105
Vegetationen 86
Venendruck 204
Venendruckmessung, blutige 204
Venenklappen 284

Venenpuls 219
Verdauungsstörungen 229
Verdinikterus 82
Verhaltensbeobachtungen 430
Verkürzungshinken 285
Verlangsamung 362
Verlaufsdokumentation 448 f.
Versteifungshinken 285
Verstopfung 231
Vertrauen 16
Vesikula 85
Vesikuläratmung 176
Vestibularissyndrom 354 f.
Vibrationsempfindung 336
Virilismus 257
Volumenpuls 219
Vomitus 230
Vorsorgeuntersuchungen 410 f.
Vulvaödem 258

Wadenuntersuchung 282
Wärme 17
Weber-Versuch 134
Wernicke-und-Mann-Schema 321
Wirbelsäule, Bewegungseinschränkung 292
– Funktionsprüfung 297
– Untersuchung 292

Zahlenschrift 335
Zahnschema 147
Zehengrundgelenk 291
Zeiteinteilung 7 ff.
Zielbewegungen 334
Zuggefühl 135
Zunge, Inspektion 147
Zungenbändchen 148
Zungenbelag 147
Zuwendung 16
Zweigläserprobe 253
Zweistufentest 206
Zwergwuchs 422
Zwischenblutung 256
Zwischenfragen 19
Zyanose 79, 165
– Hämoglobinanomalien 81
– kardiovasale 80
– periphere 81
– zentrale 80
Zysten 86

Schlüssel zum Gegenstandskatalog*
Anamneseerhebung und Krankenuntersuchung*

1 Anamnese

1.1 Allgemeines
1.1.1 Definitionen 13 ff.
1.1.2 Eigen- und Fremdanamnese 51 f.
1.1.3 Standardisierungsgrade 22 f.
1.1.4 Dokumentation 33, 45, 49, 52, 54, 59, 61
1.1.5 Hauptfunktionen der Anamnese 17

1.2 Interaktionsfunktion
1.2.1 Interaktion 18 ff.
1.2.2 Typen der Interaktion 18
1.2.3 Kommunikation 19
1.2.4 Kontaktaufnahme mit dem Patienten 14, 16, 27
1.2.5 Verwirklichung eines tragfähigen Arbeitsbündnisses 13, 18
1.2.7 Rollenverhalten des Patienten 17, 18
1.2.8 Ärztliche Gesprächsführung 19 ff.
1.2.10 Weitere Funktionen der Anamnese 60

1.3 Informationsfunktion
1.3.1 Definition 60
1.3.2 Identifizierende Daten 27
1.3.3 Gegenwärtige Beschwerden des Patienten 27 ff.
1.3.4 Bisher durchgeführte Maßnahmen 51
1.3.5 Standardfragen 52, 53
1.3.6 Sozialanamnese 56 f., 59
1.3.7 Familienanamnese 60, 408
1.3.8 Untersuchungsbedingungen 65
1.3.9 Vom Patienten ausgehende Faktoren 35 ff.
1.3.10 Vom Untersucher ausgehende Faktoren 18 ff.

1.4 Integrationsfunktion 18 ff.
1.4.1 Bedeutung 60
1.4.4 Permanente Integration 2 f.

2 Körperliche Untersuchung des Erwachsenen

2.1 Allgemeine Voraussetzungen
2.1.1 Technische Voraussetzungen 65
2.1.2 Einfluß von Körpergewicht 74 ff.
2.1.3 Hilfsmittel 66, 68 f.
2.1.4 Dokumentation 22, 90, 97, 121, 137, 144, 152, 162, 181, 225, 249, 267, 293, 303, 361, 365

2.2 Wichtige Allgemeinbefunde
2.2.1 Grundmeßgrößen 70
2.2.3 Haut und Schleimhäute 78 ff.
2.2.4 Hautturgor 79, 281, 413

---

* Schlagen Sie bitte bei der Suche nach Zusammenhängen zwischen dem Gegenstandskatalog und diesem Taschenbuch auch die einzelnen Schlagworte des Gegenstandskataloges im Index des Taschenbuches nach.

2.2.5 Bewußtsein 74, 362
2.2.6 Bewegung und Haltung 88, 317ff.
2.2.7 Sprache und Stimme 89
2.2.8 Geruchsphänomene 89, 148
2.2.10 Sehvermögen 114ff.

2.3 Untersuchung des Kopfes
2.3.1 Schädel 94
2.3.2 Haare 94
2.3.3 Aussehen 98f.
2.3.4 Mundhöhle 145ff.

2.4 Untersuchung des Halses
2.4.1 Lymphknoten 158
2.4.2 Halsgefäße 159f.
2.4.3 Schilddrüse 146, 159

2.5 Untersuchung des Thorax; Atmung, Lungen
2.5.1 Topographische Anatomie 166f., 188
2.5.2 Inspektion 166ff.
2.5.3 Untersuchung der Brust 168f.
2.5.4 Palpation 169f.
2.5.5 Atmung 168f.
2.5.6 Stimmfremitus 170
2.5.7 Perkussion der Lunge 172ff.
2.5.8 Auskultation der Lunge 175ff.
2.5.9 Mit Perkussion und Auskultation differenzierbare Symptomenkomplexe 173ff.

2.6 Untersuchung des Kreislaufsystems
2.6.1 Arterien 213ff.
2.6.2 Blutdruck 220ff.

2.7 Untersuchung des Herzens
2.7.1 Inspektion 186
2.7.2 Palpation 187
2.7.3 Perkussion 188
2.7.4 Herzauskultation 190ff.

2.8 Untersuchung des Abdomens
2.8.1 Topographie 232ff.
2.8.2 Inspektion 234
2.8.3 Palpation 235ff.
2.8.4 Perkussion 246
2.8.5 Auskultation 247
2.8.7 Proktologische Untersuchung 258

2.9 Untersuchung der Statik und der Wirbelsäule
2.9.1 Charakterisierung der Körperhaltung 87
2.9.2 Beckenstand 296
2.9.3 Haltungs- und Formabweichungen der Wirbelsäule 87, 292
2.9.4 Funktionsprüfungen der Halswirbelsäule 297
2.9.5 Funktionsprüfung der Brust- und Lendenwirbelsäule in drei Ebenen 298
2.9.6 Schmerzprovokation 296
2.9.7 Muskuläre Zeichen 296

524 Schlüssel zum Gegenstandskatalog

2.10 Untersuchung der Extremitäten
2.10.1 Form- und Haltungsabweichungen 269ff.
2.10.2 Oberflächeninspektion und Palpation 269ff.
2.10.3 Formveränderungen und Fehlstellungen der Gelenke 271 ff.
2.10.4 Funktionsprüfung der Gelenke 273
2.10.5 Prüfung der Gelenkstabilität 288
2.10.6 Komplexe Funktionsprüfungen 256–258, 264, 269, 270f., 276f., 283f., 285

3 Untersuchung des Kindes

3.1 Erhebung der Anamnese
3.1.1 Jetzige Anamnese 401ff.
3.1.2 Familienanamnese 369
3.1.3 Schwangerschaftsanamnese der Mutter 408
3.1.4 Geburtsanamnese 407
3.1.5 Entwicklungsanamnese 407, 409
3.1.6 Ernährungsanamnese 407
3.1.7 Schutzimpfungen und Suchreaktionen 408
3.1.8 Bisherige Erkrankungen 408
3.1.9 Bisherige Klinikaufenthalte und Röntgenuntersuchungen 408
3.1.11 Sozialanamnese 56, 408

3.2 Besonderheiten der Untersuchungstechnik
3.2.1 Grundsätze der Untersuchung 407
3.2.2 Besondere Untersuchungen 411
3.2.3 Neurologische Untersuchungen 417

3.3 Beurteilung der normalen körperlichen, geistigen und seelischen Entwicklung
3.3.1 Längen-, Schädel- und Gewichtswachstum 419
3.3.2 Motorische Entwicklung 423
3.3.3 Geistige, emotionale und soziale Entwicklung 423
3.3.4 Orientierende Beurteilung des Sehens 428 f.
3.3.5 Orientierende Beurteilung des Hörens und der Sprache 428 f.
3.3.6 Skelettalter, Entwicklung des Gebisses 419
3.3.7 Grundlagen der Beurteilung der Pubertätsentwicklung 426

4 Untersuchung am Auge

4.1 Pupillenuntersuchung und -reaktion
4.1.2 Mydriasis, Miosis, Anisokorie 107
4.1.3 Lichtreaktion und Blendenfunktion der Pupille 107, 108
4.1.4 Naheinstellungsmiosis 107

4.2 Störungen der Pupillenmotorik
4.2.1 Afferenzstörungen 108
4.2.2 Amaurotische Pupillenstarre 109
4.2.3 Efferenzstörungen 108

4.3 Ophthalmoskopie
4.3.2 Technik der Ophthalmoskopie 112

5 Untersuchungen an Hals, Nase und Ohren

5.1 Ohr
5.1.2 Inspektion 129ff.
5.1.3 Hör- und Gleichgewichtsprüfung 132ff.

Schlüssel zum Gegenstandskatalog

5.2 Nase
5.2.1 Rhinoskopie 139
5.2.2 Geruchs- und Geschmacksvermögen 143, 353

5.3 Pharynx
5.3.1 Inspektion 133 ff.

5.4 Kehlkopf
5.4.1 Spiegeluntersuchung 153 ff.

6 Untersuchung der Haut, Hautanhangsgebilde, proktologische Untersuchung

6.1 Epidermis und Cutis
6.1.2 Krankhafte Reaktionen der Haut 78 ff.

6.4 Proktologische Untersuchung
6.4.1 Inspektion 259
6.4.2 Digitale Untersuchung 245, 260
6.4.3 Proktoskopie 264

7 Neurologische Untersuchung

7.1 Hirnnerven
7.1.1 Nn. oculomotorius trochlearis, abducens 349
7.1.2 N. trigeminus 349
7.1.3 N. facialis 351
7.1.4 Nn. glossopharyngicus und vagus 355
7.1.5 N. accessorius 356
7.1.6 N. hypoglossus 356

7.2 Motorik 317 ff.

7.3 Reflexe
7.3.1 Eigen- und Fremdreflexe 307 ff.
7.3.2 Pyramidenbahnzeichen 307, 310, 315

7.4 Koordination
7.4.1 Definition 88, 305, 331 ff., 423
7.4.2 Stand und Gang 88, 332
7.4.3 Ataktische Störungen 88, 332 ff.
7.4.4 Asynergie 332 ff.
7.4.5 Dysmetrie 332 ff.

7.5 Sensibilität
7.5.2 Prüfmethoden 335 ff., 429
7.5.3 Sensibilitätsstörungen 336 ff.

7.6 Bewußtsein
7.6.1 Bewußtseinslage und Bewußtseinsstörungen 39, 362

Die Forderungen des Gegenstandskataloges zur gynäkologischen Untersuchung und zur Schwangerschaftsuntersuchung finden sich im GK 3 unter 8.4 und 4.4.